Automédication

Le guide expert

Conception graphique et réalisation : Cursives, Paris
Couverture : JUSTECIEL CONCEPTION GRAPHIQUE

ISBN : 978-2-7324-7704-6

Retrouvez-nous sur :
www.editionsdelamartiniere.fr
facebook.com/editionsdelamartiniere

PROFESSEUR JEAN-PAUL GIROUD

Automédication
Le guide expert

AVEC LA COLLABORATION DE
HÉLÈNE BERTHELOT ET CATHERINE CUPILLARD

Éditions
de La Martinière

Avertissement

Toutes les informations contenues dans les tableaux ont été scrupuleusement vérifiées à l'heure où nous remettons le manuscrit (novembre 2016). Les auteurs ne sont pas responsables de tout changement ayant pu survenir ultérieurement.

Avant-propos

Depuis plusieurs années, les pouvoirs publics cherchent à encourager l'automédication – c'est-à-dire se soigner pour des troubles de santé bénins sans consulter préalablement son médecin –, sans toutefois donner au public les informations objectives sur l'efficacité et la tolérance des médicaments, informations pourtant indispensables à cette pratique. Or, tout est loin d'être parfait dans le domaine du médicament.

CE QU'IL FAUT SAVOIR

• Sur environ 4 000 médicaments vendus sans ordonnance, plus de la moitié sont inefficaces. **L'autorisation de mise sur le marché (AMM) délivrée pour chaque spécialité n'est malheureusement pas un gage d'efficacité ni de bonne tolérance.**
• Une spécialité vendue sans ordonnance ne signifie pas qu'elle est sans danger. Une spécialité **n'est jamais un produit anodin**.
• Les contre-indications, les interactions et les effets indésirables ne sont mentionnés que sur les notices glissées dans les boîtes de médicaments... lisibles uniquement une fois le produit acheté, sauf à consulter la base de données publique des médicaments : http://base-donnees-publique.medicaments.gouv.fr.
• À ce jour, **il est impossible de savoir** quels sont les **médicaments efficaces et présentant le minimum de risques** pour se soigner seul et sans danger lors d'un problème mineur de santé.
• La publicité à la télévision et dans les différents médias, financée par les laboratoires, ne délivre pas une information objective sur les médicaments les plus adaptés au symptôme à traiter.

Pour toutes ces raisons, il nous a paru important de vous proposer ce livre. Ce n'est pas le énième guide sur l'automédication, c'est un ouvrage unique au monde, **le seul guide d'automédication qui s'appuie sur l'évaluation scientifique**, objective et comparative de la balance efficacité/tolérance d'environ 4 000 médicaments vendus sans ordonnance. Le critère prix est retenu dans le choix du favori.

Son auteur, Jean-Paul Giroud, est professeur de pharmacologie clinique, membre de l'Académie de médecine, ancien expert de l'OMS sur les médicaments essentiels, membre durant quinze ans de la Commission d'autorisation de mise sur le marché des médicaments (AMM), de la Commission de pharmacovigilance et de l'automédication au sein de l'Agence nationale de sécurité des médicaments (ANSM).
Il n'a aucun lien avec l'industrie pharmaceutique depuis plus de trente-cinq ans. Les évaluations qu'il mène depuis plus de quarante ans sur l'efficacité et la tolérance des médicaments disponibles sur le marché (avec ou sans ordonnance) n'ont jamais été financées par un quelconque laboratoire pharmaceutique. Ses notations et commentaires critiques sont issus de l'analyse de centaines d'études réalisées dans le monde entier sur les médicaments, et parues dans diverses publications scientifiques

internationales. Ils n'ont jamais été mis en cause ni par les pouvoirs publics ni par les laboratoires pharmaceutiques.

À QUOI VA VOUS SERVIR CE GUIDE ?

Avec ce guide, vous allez :
- savoir dans quels cas recourir à l'automédication et, *a contrario*, dans quels cas et dans quels délais consulter votre médecin ;
- savoir comment réagir face à des troubles de santé ;
- pouvoir consulter, pour chaque problème de santé relevant de l'automédication, la liste des médicaments disponibles sans ordonnance, évalués et notés selon la meilleure balance efficacité/tolérance ;
- disposer d'un descriptif complet avec une indication de prix des médicaments « favoris », sélectionnés pour chacun des problèmes de santé analysés.

Bref, c'est un outil indispensable pour se soigner seul, sans danger !

Remerciements

Nous tenons à remercier chaleureusement pour leur précieuse collaboration à la rédaction des parties symptômes et maladies les personnalités suivantes :

Professeur JACQUES BAZEX, dermatologue, membre de l'Académie de médecine ;

Docteur PASCAL CORLIEU, oto-rhino-laryngologiste des Hôpitaux de Paris ;

Professeur DANIEL COUTURIER, hépato-gastro-entérologue, membre de l'Académie de médecine ;

Professeur GEORGES CRÉMER, médecine interne, membre de l'Académie de médecine ;

Professeur GÉRARD DUBOIS, professeur de santé publique, membre de l'Académie de médecine ;

Docteur DIDIER GABAI, docteur en chirurgie dentaire ;

Professeur HENRI HAMARD, ophtalmologiste, membre de l'Académie de médecine ;

Docteur PIERRE KHALIFA, ancien interne des Hôpitaux de Paris, médecine interne ;

Professeur GÉRAUD LASFARGUES, pédiatre, membre de l'Académie de médecine ;

Professeur BERNARD LECHEVALIER, neurologue, membre de l'Académie de médecine ;

Professeur HENRI LOO, psychiatre, membre de l'Académie de médecine ;

Professeur FRANCOIS-BERNARD MICHEL, pneumologue, membre de l'Académie de médecine ;

Professeur JACQUES MILLIEZ, gynécologue-obstétricien, membre de l'Académie de médecine ;

Professeur MICHEL PARIS, pharmacognosie, membre de l'Académie de pharmacie ;

Docteur DANIEL WALLACH, dermatologue des hôpitaux ;

Professeur DANIEL WASSERMANN, spécialiste des brûlés ;

Professeur MARC ZERBIB, urologue.

Sommaire

Comment bien utiliser ce guide ?

Cet ouvrage se divise en deux parties. La première informe de manière précise sur l'automédication (intérêts et limites, règles à suivre...) et sur les médicaments (généralités, populations à risque, spécificités...) avant d'envisager de se soigner seul. La seconde partie traite des troubles de santé généralement bénins que l'on peut soigner en automédication. Ils sont classés par ordre alphabétique et concernent majoritairement les adultes. Quatorze chapitres sont consacrés aux problèmes de santé courants chez les enfants. Même si pour eux l'automédication doit rester exceptionnelle, ces chapitres dédiés répondent aux interrogations des parents confrontés à ces situations.

Comment s'articule l'information ?
Pour chacun des troubles de santé nous indiquons :
• Les manifestations les plus courantes et les causes les plus fréquentes.
• Les cas où l'automédication ne convient pas et dans quel délai consulter son médecin. Ce délai est matérialisé par un pictogramme spécifique :

☒☒☒ URGENCE

☒☒ dans les 48 heures

☒ dans la semaine

Attention, ce ne sont que des indications. En cas de doute et notamment quand il y a association de symptômes (mal de tête + forte fièvre), (constipation + forte douleur au ventre), il FAUT TOUJOURS consulter son médecin.
• Les cas où l'automédication peut convenir, en détaillant :
– les conseils de prévention permettant d'éviter ou de diminuer le trouble de santé concerné ;
– les informations essentielles sur les médicaments et les traitements disponibles sans ordonnance.
• La liste complète de tous les médicaments sans ordonnance commercialisés en pharmacie, notée et commentée pour chaque symptôme ; **une information que vous ne trouverez nulle part ailleurs**.

Pour les cas graves, nous rappelons le numéro du SAMU : 15 ou 112, à contacter de préférence avec un téléphone sans fil (ou un portable) afin de vous déplacer plus facilement chez vous ou pour faciliter l'exécution d'un geste particulier recommandé par les secours (en cas de fausse-route par exemple).

Mode d'emploi de ce guide
En fin de guide, vous trouverez trois index : un index général incluant des généralités sur les médicaments, les symptômes et les maladies, un index de tous les médicaments et un index des 85 médicaments favoris. Nous rappelons que ce que nous entendons par médicament est le nom de

marque, qui peut être disponible en pharmacie sous plusieurs dosages et formes pharmaceutiques (comprimés, gélules, gel, pommade, etc.).

Par symptômes
Pour chacun des symptômes sont proposés un ou plusieurs tableaux de synthèse dans lesquels les médicaments sont regroupés par substances actives et classés par notes décroissantes.
Choisissez parmi les médicaments ceux dont les notes sont parmi les plus élevées et supérieures ou égales à 10.
Si plusieurs médicaments correspondant à ce choix sont proposés, préférez ceux qui possèdent le moins d'excipients à effet notoire (allergisants ou susceptibles de générer des intolérances).
Sous les tableaux figurent une ou plusieurs spécialités favorites où sont rappelées leurs caractéristiques principales. Une spécialité favorite est rarement la seule possible; elle est seulement choisie à titre d'exemple parmi plusieurs spécialités identiques possédant les mêmes indications, contre-indications et effets indésirables.

Par médicaments
Vous pouvez également rechercher dans l'index le médicament que vous avez coutume d'utiliser puis consulter dans les pages indiquées, le ou les tableaux où ce médicament est listé et enfin le comparer aux autres médicaments traitant ce symptôme.

Par principes actifs (exemple : bourdaine) ou dénominations communes internationales (exemple : paracétamol)
Il est enfin possible de rechercher dans l'index la dénomination commune que vous connaissez puis de vous reporter aux pages indiquées pour trouver dans les listes les médicaments dont la composition comporte ce principe actif ou cette DCI.

Que demander au pharmacien :
- Soit la dénomination commune en précisant la forme pharmaceutique vous convenant le mieux, par exemple : **Paracétamol comprimé ou Paracétamol comprimé effervescent**, et le pharmacien qui connaît les dénominations communes saura vous proposer la spécialité correspondant à votre choix;
- Soit le médicament lui-même, exemple : **DOLIPRANE**, en précisant également la forme pharmaceutique souhaitée, l'âge et le poids de la personne à qui ce médicament est destiné afin que la spécialité proposée par le pharmacien lui soit adaptée.
- Dans les deux cas, précisez à votre pharmacien les excipients que vous ne souhaitez pas trouver dans le médicament (par exemple : alcool, lactose, parabènes, etc.).

Remarque : lorsque le nom du médicament est suivi de XXX, par exemple : **PARACETAMOL XXX**, cela signifie qu'il existe plusieurs spécialités (souvent des génériques) correspondant à ce médicament, de DCI identique mais avec des excipients pouvant être différents.

Comment lire les tableaux de médicaments ?

Action recherchée

Principe actif

Libellé en Dénomination commune internationale (DCI)

Médicaments correspondants

Note

Commentaires du Pr. GIROUD

LAXATIF DOUX (OSMOTIQUE)

Principes actifs et spécialités	Note	Avis
LACTITOL		
Lactitol, sachet		
IMPORTAL 10 g	14	Bonne balance efficacité/tolérance.
LACTULOSE		
LACTULOSE SEUL		
Lactulose, sachet ou solution buvable		
DUPHALAC FLORALAC LACTULOSE XXX LAEVOLAC LAXARON	14	Bonne balance efficacité/tolérance.
LACTULOSE EN ASSOCIATION		
Lactulose + Huile de paraffine + Vaseline, gelée orale, pâte orale ou sachet		
MELAXOSE TRANSULOSE	11	Association discutable et sans intérêt. Risque d'augmentation des effets indésirables.

Nous avons choisi de regrouper les spécialités par les noms de leurs principes actifs ou de leurs Dénominations communes internationales (DCI), ce nouveau langage étant désormais obligatoirement utilisé par les médecins dans la rédaction des ordonnances, par les étudiants en médecine durant leur formation et dans la littérature scientifique. Il est TOUJOURS présent sur l'emballage, en dessous du nom de la spécialité (nom de marque) du médicament, malheureusement dans des caractères moins lisibles!

Le regroupement par DCI présente plusieurs avantages :

- vérifier que, sous des noms de marque différents, sont présentés des principes actifs identiques. Cette information est précieuse pour éviter des surdosages comme dans le cas, par exemple, du paracétamol qui entre dans la composition de près de 90 médicaments;
- lister les différentes spécialités commerciales de composition identique pouvant se substituer les unes aux autres;
- permettre d'éviter des confusions entre les noms de médicaments et assure ainsi une plus grande sécurité, par exemple : PREVISCAN®, anticoagulant, ne doit pas être confondu avec PERMIXON®, médicament de la prostate.

- la DCI étant un langage universel, permettre à un pharmacien à l'étranger de choisir facilement le médicament correspondant au libellé de la DCI, alors que les noms de marque français lui sont probablement inconnus.

Par ailleurs, dans le libellé DCI sont citées les différentes formes galéniques (comprimé, sachet, etc.) des médicaments listés afin de vous permettre de choisir celui vous convenant le mieux. Leurs prix, taux de remboursement, dosages, compositions en arômes ou excipients peuvent être différents.

Attention : lorsqu'un médicament commercialisé est suivi de **XXX** comme ci-dessus pour le lactulose sachet ou solution buvable, cela signifie que plusieurs médicaments de composition identique et de même appellation sont disponibles, leur libellé commun est suivi du nom du laboratoire fabricant lorsque ces médicaments sont remboursables, ce sont généralement des génériques.

Comment ont été établies les notes attribuées aux médicaments ?
Ce guide publie, pour chacun des troubles de santé pouvant se traiter dans le cadre de l'automédication, une liste de tous les médicaments « sans ordonnance » présentés par les laboratoires pharmaceutiques comme ayant une indication pour ce trouble.
Ces médicaments sont notés sur 20 et généralement commentés.

Sur quelle base ?
Chaque substance composant un médicament donné a été analysée en fonction de son efficacité et de sa tolérance, sur la base des multiples études publiées dans le monde entier. Chaque substance doit démontrer une réelle efficacité et une bonne tolérance dans des conditions d'utilisation normale chez l'homme, et non pas uniquement lors de tests de laboratoire.
Les notes reflètent la balance entre l'efficacité indiscutable prouvée par des essais cliniques chez l'être humain et les effets indésirables qui peuvent toujours survenir. Plus la note est haute, meilleure est la balance efficacité/tolérance du médicament.
Les notes attribuées aux 4 000 médicaments « sans ordonnance » présentés dans ce guide, commercialisés en pharmacie en France, tiennent compte du fait que ces médicaments sont utilisés en automédication, c'est-à-dire sans l'encadrement de votre médecin.
Ces notes vous permettent de choisir le médicament le mieux adapté à votre trouble de santé en connaissant sa balance efficacité/tolérance.

Que signifient les notes ?
Aucune note ne dépasse 18/20.
Les médicaments comportant une seule substance ont toujours de meilleures notes (à quelques très rares exceptions) que ceux qui en contiennent deux, voire plus. En effet, plus on multiplie les substances, plus on accroît les risques d'intolérance sans pour autant augmenter l'efficacité.
Ainsi, une substance efficace (cas du paracétamol) peut voir sa note diminuée si elle est associée à une substance inutile (paracétamol + caféine

ou paracétamol + vitamine C par exemple). En effet, ces associations n'apportent pas de bénéfice supplémentaire par rapport au paracétamol seul. En revanche, elles peuvent, dans certains cas, entraîner des effets indésirables.
Attention! Plus la note est basse, plus les risques sont importants.

Plusieurs critères sont pris en compte pour l'élaboration de la note :
1° L'efficacité
L'efficacité d'un médicament est directement dépendante du ou des principes actifs entrant dans sa composition. Nous avons établi, en nous basant sur des informations de référence, plusieurs degrés d'efficacité :
- Bonne .... de 15 à18
- Moyenne .... de 12 à 14
- Limitée............................... 11
- Très limitée......................... 10
- Non démontrée ou inefficace... 7

Qu'est-ce qu'un médicament dont l'efficacité n'est pas démontrée ? L'Autorisation de mise sur le marché (AMM) de tout médicament, validée par l'Agence nationale de sécurité des médicaments, comporte un chapitre Indications résumant les données de l'expertise clinique. Lorsqu'en lieu et place des indications détaillées apparaît une phrase du type « traditionnellement utilisé dans, proposé dans, traitement d'appoint, traitement adjuvant, préconisé dans, modificateur de terrain », cela signifie que ce médicament généralement ancien n'a pas fait l'objet d'expertise scientifique et que son efficacité n'a pas été démontrée.
De plus, il est à regretter que des médicaments plus récents dont les indications sont portées sans mention particulière n'ont pas démontré une réelle efficacité dans des essais cliniques contrôlés contre placebo (100 % des veinotoniques, 100 % des médicaments des maux de gorge, 85 % des médicaments de la toux, etc.).

2° La tolérance
La tolérance peut diminuer la note découlant de l'efficacité en fonction des effets indésirables pouvant survenir lors de l'utilisation d'un médicament :
- Bonne tolérance.................... 0
- Tolérance moyenne .... de -1 à -2
- Mauvaise tolérance .... de -3 à -5

3° L'appréciation du pharmacologue clinicien
Considère la médication proposée dans son ensemble :
- Médication dépassée .... -3
- Médication dangereuse.......... -5

Une médication peut être considérée comme dangereuse si elle détourne le patient d'un traitement efficace. Par exemple si un médicament censé prévenir la grippe est inefficace, le patient qui le prend risque de s'abstenir d'un médicament véritablement préventif tel que le vaccin antigrippe.

4° Un jugement général

Si l'efficacité et la tolérance sont des critères majeurs d'évaluation d'un médicament, des caractéristiques particulières de la spécialité, dans le cas précis du symptôme étudié, peuvent amener à moduler la note. Par exemple, l'ibuprofène dans la fièvre de l'enfant ne sera pas jugé au même titre que l'ibuprofène dans la douleur de l'enfant.

- Positif.................................. +2
- Neutre.................................. 0
- Négatif.................................. -2

La note finale est obtenue par l'addition de ces différentes valeurs et représente l'opinion du pharmacologue clinicien sur un médicament donné dans un contexte particulier.

À propos des favoris :

Parmi les médicaments correspondant à un symptôme à traiter, le choix d'un favori obéit aux critères suivants :

- note la plus élevée à partir de 10. Lorsqu'il n'existe pas de médicament dont la note est égale ou supérieure à 10, aucun favori n'est proposé ;
- comportant le moins d'**excipients à effet notoire** susceptibles d'entraîner des effets indésirables ;
- Résumé des caractéristiques du produit (RCP) le plus récent ;
- remboursable (le prix d'un médicament remboursable est en général nettement inférieur à celui d'un non remboursable).

Quelle information apporte un favori ?

Exemple d'un médicament favori

NORMACOL 62 g/100 g granulés

Note : 12/20 • **Prix :** 5,31 € • **Remboursement SS :** 15 %

Classe thérapeutique : Laxatif doux (de lest).

Indications : Constipation rebelle aux thérapeutiques hygiéno-diététiques habituelles.

Contre-indications générales : Allergie à la gomme sterculia • Maladie de l'œsophage • Difficultés pour avaler • Constipation chronique • Maladies inflammatoires du côlon (rectocolite hémorragique, maladie de Crohn...) • Obstacle digestif • Paralysie intestinale • Douleurs abdominales (douleurs du ventre) de cause inconnue • Dilatation anormale du gros intestin (mégacôlon) • Bouchon de selles (fécalome) • Saignement du rectum • Constipation avec fièvre ou nausées ou vomissements • Intolérance au saccharose • Enfant de moins de 6 ans.

Prudence générale : Sujet âgé • Sujet confiné au lit • Diabète ou régime hypoglucidique (2,4 g de sucre par sachet).

Contre-indications en association : Médicaments inhibant le péristaltisme (contractions musculaires) intestinal (ex. morphine et dérivés, codéine...).

Prudence en association : Absorber les granulés au moins une demi-heure à 1 heure avant la prise d'autres médicaments • Pansements gastro-intestinaux, antiacides et adsorbants à prendre 2 heures avant ou après ce médicament..

Posologie : ***Adulte et enfant de plus de 6 ans :*** 2 à 4 sachets par jour à prendre après les repas. Mettre les granulés dans la bouche et avaler sans mâcher avec un grand verre d'eau. Ne jamais absorber à sec, en position allongée, ou immédiatement avant le coucher.

Incidents : Ballonnements ◆ Flatulence.

Arrêt du médicament et consulter le médecin si : La constipation persiste après 3 jours de traitement ◆ Selles noires ou sang dans les selles (hématémèse) ◆ Douleurs du ventre ou selles irrégulières ◆ Réaction allergique avec rhinite, conjonctivite, difficultés à respirer (asthme).

Composition : par 100 g : Gomme de sterculia 62 g. ◆ **Excipients à prendre en compte :** Saccharose (excipient à effet notoire).

Présentation : 30 sachets de 10 g ◆ **Laboratoire :** Norgine Pharma

Les informations fournies dans les différentes rubriques d'un favori sont constituées à partir des informations officielles telles que le RCP et la notice.

- **Note** (voir ci-dessus).
- **Prix :** Lorsqu'il s'agit d'un médicament remboursable, le prix indiqué est celui figurant dans la base de données publique des médicaments, prix incluant l'honoraire de dispensation. Pour les médicaments non remboursables, leur prix est libre et peut varier d'une officine à l'autre. Nous prenons alors le prix moyen d'une fourchette de prix de vente pratiqués en France par 90 % des officines (source : lepharmacien.fr – référentiel des prix).
- **Remboursement :** Taux de remboursement de 65 %, 30 %, 15 % ou 0 % quand non remboursable (source : base de données publique des médicaments).
- **Indications :** Les indications sont celles présentes dans le RCP du médicament et pouvant être traitées en automédication (par exemple, les rhumatismes inflammatoires, une des indications de l'aspirine, nécessitant l'avis d'un médecin, n'est pas reprise dans le favori).
- **Contre-indications générales :** Outre les contre-indications officielles figurant dans le RCP, sont mentionnées également celles liées au contexte de l'automédication pouvant nécessiter une consultation médicale préalable, pour s'assurer de l'absence de certaines pathologies. Sont également mentionnées les allergies liées aux composants, principes actifs ou excipients ainsi que les allergies communes à une classe de médicaments (Anti-inflammatoires non stéroïdiens ou AINS) ou d'excipients (ammoniums quaternaires) dont le risque allergisant est avéré.
- **Prudence générale :** Précautions à prendre lors de l'utilisation du médicament.
- **Contre-indications en association :** Sont mentionnées les interactions contre-indiquant la prise simultanée avec d'autres médicaments et les interactions déconseillées pour lesquelles la prise simultanée de médicaments ne peut se faire qu'après avis du médecin.
- **Prudence en association :** Sont mentionnées les interactions avec des substances nécessitant des précautions (surveillance, modification de posologie, moment de prise...). En informer le pharmacien.
- **Posologies :** Celles du RCP pour le(s) symptôme(s) traité(s) en précisant au besoin les conditions de bonne utilisation du médicament.
- **Incidents :** Effets indésirables des médicaments pouvant survenir très fréquemment ou fréquemment, même s'ils ne surviennent pas obligatoirement chez tous les patients.

- **Arrêt du médicament et consulter le médecin si :** Les troubles persistent ou s'aggravent (sauf si prévention). Description des manifestations des effets indésirables graves des médicaments (même s'ils peuvent être exceptionnels ou très rares), leur survenue nécessitant toujours d'en informer le médecin.
- **Composition :** Substances actives et excipients à prendre en compte (excipients à effet notoire notamment). D'autres excipients non mentionnés peuvent cependant ne pas convenir à certaines personnes. Consulter la composition dans la notice ou demander au pharmacien avant d'acheter le médicament s'il y a présence ou non d'excipients ne convenant pas (allergie, intolérance...) à la personne à qui il est destiné.

Attention :

- Les informations officielles sur les médicaments équivalents pouvant être actualisées à des dates différentes, celles prises en compte dans « Notre médicament favori » tiennent compte des plus récentes, tous RCP confondus.
- Les interactions sont principalement issues du document référentiel de l'ANSM, le thésaurus des interactions, et parfois de mentions spéciales dans la rubrique Précautions d'emploi. Les rubriques Interactions des documents officiels, RCP et notice, peuvent contenir des informations différentes car non encore actualisées.

Les notes attribuées ne vous libèrent pas de vos responsabilités : vous devez toujours lire attentivement la notice du médicament afin de respecter la posologie, les intervalles entre les prises, la durée du traitement, les contre-indications (liées à votre propre état de santé), les interactions et avoir connaissance des possibles effets indésirables.

L'AUTOMÉDICATION

L'automédication : intérêts, limites, dangers

L'automédication est l'acte de se soigner, sans l'intermédiaire d'un médecin, avec des médicaments délivrés SANS ordonnance. Une pratique qui permet de réduire le nombre de consultations chez le médecin, parfois inutiles (et coûteuses), mais qui n'est ni sans limites ni sans dangers.

Quels sont les problèmes que l'on peut soigner en automédication ?
Ce sont toujours des troubles de santé bénins. Essentiellement le rhume, les maux de gorge et la toux ; les maux de tête ; les douleurs diverses et la fièvre ; les troubles digestifs, en particulier la constipation, la diarrhée et les brûlures d'estomac ; les états grippaux ; l'insomnie et quelques troubles passagers (fatigue, anxiété), ainsi que des problèmes bénins de la peau (poux, plaies superficielles, coups de soleil).

L'automédication convient-elle à tout le monde ?
Certainement pas ! L'automédication doit être réservée à des personnes en bonne santé qui souffrent d'un trouble mineur, à un moment donné. D'une façon générale, l'automédication est à prohiber chez les enfants, les personnes âgées, les femmes enceintes et les femmes qui allaitent.

Quels sont les types de médicaments délivrés sans ordonnance ?
Les médicaments vendus sans ordonnance que l'on peut prendre en automédication représentent 45 % de la production pharmaceutique française. Ils comprennent les médicaments grand public (5 %), qui ont droit à la publicité dans les différents médias, les produits conseil (3 %),

pour lesquels la publicité est limitée à l'officine elle-même, et enfin un nombre important (37 %) de médicaments qui ne peuvent faire l'objet d'aucune promotion.
Depuis 2008, de nombreux médicaments sont accessibles directement en libre-service dans les pharmacies. On en compte environ 600 en 2016. Un chiffre qui pourrait augmenter dans les années à venir.

Les médicaments sans ordonnance sont-ils aussi actifs que les médicaments prescrits par le médecin ?

L'efficacité n'est pas liée au fait qu'un médicament est prescrit ou non par le médecin. La preuve, c'est que certains médicaments sans ordonnance, dits de prescription facultative, sont remboursables par la Sécurité sociale lorsqu'ils sont prescrits par le médecin.

Les médicaments sans ordonnance sont-ils toujours en vente libre ?

En théorie oui. Toutefois, le pharmacien a le droit de refuser la vente d'un médicament, même sans ordonnance, s'il estime que c'est dangereux pour votre santé.

Quels sont les médicaments sans ordonnance généralement utilisés en automédication ?

Ce sont principalement les antidouleurs ou antalgiques, les antifièvre ou antipyrétiques, les laxatifs, les antitussifs (contre la toux), les antifatigue ou antiasthéniques, les médicaments pour lutter contre les « maux de gorge » et les états grippaux, les pansements de l'estomac et les médicaments de la « digestion difficile ».

L'automédication est-elle sans danger ?

Le danger essentiel vient du fait que la prise de certains médicaments en vente libre peut masquer des symptômes qui sont parfois de véritables sonnettes d'alarme de maladies sérieuses et peut ainsi en retarder le diagnostic.
C'est le cas de la fièvre ou de la douleur. Ce sont souvent les signes d'une affection bénigne. Mais associées à d'autres symptômes, elles peuvent être le reflet d'une maladie grave, qui ne doit en aucun cas être traitée en automédication.
Par exemple, un ulcère ou un cancer de l'estomac sont calmés par les pansements gastriques, médicaments sans ordonnance. Mais si la douleur disparaît, les lésions, elles, persistent et peuvent s'aggraver en l'absence d'un diagnostic et d'un traitement précis établis par le médecin. De même, des maux de tête associés à une raideur de la nuque peuvent être le signe d'une méningite.

Les médicaments sans ordonnance sont-ils sans risques ?

Tout médicament – avec ordonnance ou sans, remboursable ou pas – peut entraîner des incidents, voire des accidents. Même s'il s'agit d'un médicament très familier !
Ainsi, l'aspirine peut entraîner, entre autres, des troubles graves chez des personnes allergiques à ce médicament ou ayant des troubles de

l'estomac, des troubles de la coagulation et entraîner de nombreuses interactions médicamenteuses. Le paracétamol peut provoquer une toxicité hépatique sérieuse si l'on dépasse la dose recommandée (4 g par jour maximum) chez l'adulte en bonne santé.

Quelles sont les précautions à prendre en automédication ?
Soyez vigilant avant de prendre un médicament sans ordonnance, notamment si vous avez une maladie chronique (diabète, hypertension, glaucome, insuffisance hépatique ou rénale...). Dans ce cas, vous devez demander à votre médecin, à l'occasion d'une visite, quels sont les médicaments sans ordonnance qui vous sont formellement interdits et ceux que vous pouvez prendre.
Informez-vous avant de prendre un médicament sans ordonnance. Ce guide vous donne un grand nombre de renseignements pour vous aider dans le cadre d'une automédication. Mais à vous de lire les notices, de respecter les contre-indications, les interactions et les posologies. En cas de doute, demandez toujours conseil à votre médecin ou à votre pharmacien.

Quelles sont les recommandations à respecter ?
Privilégiez TOUJOURS les médicaments ne contenant qu'**une seule substance**.
Réservez l'automédication aux symptômes isolés et modérés (fièvre, douleur de l'estomac, constipation, rhume...), mais consultez votre médecin en cas de symptômes associés (maux de tête violents + raideur de la nuque, douleur de l'estomac + sang dans les selles...).
Faites toujours des traitements de courte durée (5 jours). S'il n'y a pas d'amélioration, si les symptômes s'amplifient ou si d'autres apparaissent, consultez sans attendre votre médecin.

En quoi l'automédication est-elle utile à la société ?
Une automédication raisonnée décharge le médecin des multiples consultations données pour des problèmes de santé bénins. Elle le laisse plus disponible pour des situations médicales où sa présence est indispensable.
L'automédication bien encadrée peut être une façon de responsabiliser le patient, contribuant à limiter les abus et à réduire le déficit de la Sécurité sociale.

À propos du concept de « principe actif »
Dans ce livre, nous ne parlons que de substances et non de principes actifs pour la bonne et simple raison que plus de 50 % de ces substances non seulement sont inactives dans le symptôme traité, contrairement aux allégations des laboratoires, mais peuvent cependant entraîner des effets indésirables plus ou moins graves.

Les 10 commandements de l'automédication

1. L'automédication doit être réservée aux adultes en bonne santé pour traiter des troubles de santé bénins.

2. Proscrivez l'automédication chez les nourrissons et les très jeunes enfants, les femmes enceintes ou allaitantes, les personnes âgées polymédicamentées.

3. En automédication, on ne doit traiter qu'un seul symptôme. Par exemple, si vous avez un mal de tête avec vomissements ou raideur de la nuque, ou une diarrhée avec fièvre, consultez votre médecin.

4. Pratiquez une automédication simple en privilégiant un médicament composé d'une seule substance, et pendant une courte durée (maximum 5 jours). Si les symptômes persistent ou s'aggravent, consultez votre médecin.

5. Ne prenez pas de risques inutiles. TOUT médicament peut provoquer des effets indésirables plus ou moins graves. Une bonne hygiène de vie et une activité physique régulière valent mieux que des médicaments pas toujours efficaces ni anodins.

6. Renseignez-vous sur le médicament avant de l'acheter, soit auprès de votre pharmacien, soit sur le site du ministère de la Santé : http://base-donnees-publique.medicaments.gouv.fr/

7. Lors d'une consultation médicale, informez TOUJOURS votre médecin des médicaments que vous prenez par ailleurs.

8. Évitez l'alcool, qui peut modifier l'efficacité ou augmenter les effets indésirables des médicaments.

9. Ne jouez pas les apprentis sorciers! Le médicament n'est pas un produit anodin : celui qui a réussi à votre meilleur(e) ami(e) peut être inefficace voire dangereux pour vous.

10. Conservez le médicament dans son emballage d'origine avec la notice, à l'abri de la lumière et de l'humidité, hors de la portée des enfants.

Homéopathie et automédication

CE QU'IL FAUT SAVOIR

L'homéopathie est une médecine mise au point par le docteur Hahnemann (1755-1843). Elle repose sur trois principes fondamentaux :
1. La loi des similitudes : toute substance qui, à fortes doses, provoque tel ou tel symptôme chez un individu sain est capable de guérir les mêmes symptômes chez un individu malade.
2. La substance présumée active doit être administrée à des dilutions considérables.
3. La dynamisation : à chaque dilution de la substance, celle-ci subit une agitation contrôlée dans son intensité et sa durée, ce qui aurait le pouvoir d'amplifier l'action du produit, même s'il ne reste plus de molécules identifiables.

La préparation

Sur la base de ces trois principes, les préparations homéopathiques sont obtenues à partir de substances ou compositions appelées souches homéopathiques, par la méthode des déconcentrations successives. Elles sont habituellement désignées par le nom latin de la souche, suivi de l'indication de la dilution.
Par exemple :
Il existe en France environ 2500 souches homéopathiques provenant de trois sources naturelles (végétale, minérale et animale) dont environ la moitié sont remboursées à 30 % par la Sécurité sociale.
Les teintures mères (à partir desquelles seront faites les dilutions successives) sont obtenues par la macération de plantes ou parties de plantes fraîches, stabilisées ou plus rarement desséchées, dans une quantité mesurée d'alcool.

Savoir lire les abréviations

• TM : teinture mère.
• DH : (dilution) décimale hahnemannienne (1 goutte diluée dans 9 gouttes à chaque dilution).
• CH : (dilution) centésimale hahnemannienne (1 goutte diluée dans 99 gouttes à chaque dilution).
Ces abréviations sont précédées du chiffre indiquant la hauteur de dilution (exemple : 6 CH = 1 goutte diluée dans 99 gouttes, opération effectuée 6 fois).

NOS RECOMMANDATIONS

Les médicaments homéopathiques peuvent s'avérer utiles en automédication pour traiter, en particulier, des troubles mineurs de santé, comme les insomnies passagères, la nervosité, la fatigue légère, les digestions difficiles, le mal des transports, la nausée. Ces médicaments ont l'avantage d'être pratiquement sans effets indésirables à l'exception de ceux qui contiennent des excipients à effet notoire (lanoline, alcool...), contrairement à nombre de médicaments traditionnels. Pour chacun des symptômes bénins traités dans ce guide, vous trouverez les spécialités homéopathiques disponibles en pharmacie. Cependant les traitements homéopathiques n'ont jamais fait preuve de leur efficacité; pire, ils risquent de retarder un traitement plus adapté! Un grand nombre des spécialités homéopathiques ne figurent pas sur la base de données publique des médicaments.

Pharmaciens et automédication

En automédication, le pharmacien est au cœur de l'achat de médicaments.

CE QU'IL FAUT SAVOIR

Rappelons que les médicaments ne sont pas des produits comme les autres, c'est pourquoi les pharmaciens doivent faire preuve d'une écoute attentive aux demandes de leurs clients, afin de les conseiller au mieux en tenant compte de leurs profils «santé».
Ne vous étonnez donc pas si votre pharmacien vous questionne avant de vous délivrer un médicament sans ordonnance. C'est le devoir d'un bon professionnel.

Les questions d'ordre général que le pharmacien devrait vous poser
- À qui est destiné le médicament? Un enfant (de quel âge)? Un adulte? Une personne âgée? Une femme enceinte ou qui allaite?
- La personne en question souffre-t-elle d'une maladie chronique (diabète, asthme...)?
- Prend-elle déjà d'autres médicaments? Lesquels?
- A-t-elle déjà eu des problèmes avec un médicament?

Les questions spécifiques au trouble de santé pour lequel vous vous rendez en pharmacie
- De quoi souffrez-vous?
- Comment ce trouble de santé est-il apparu? Progressivement ou brutalement?

- Depuis combien de temps ?
- Est-il permanent ou discontinu ?
- Est-ce un problème nouveau ? Une réapparition ? Ou le prolongement d'un problème ancien ?
- Existe-t-il des facteurs qui favorisent, augmentent ou diminuent le trouble ?
- Qu'avez-vous essayé jusqu'à présent ?

Refus de vente d'un médicament

Votre pharmacien peut refuser de vous délivrer un médicament, ceci dans votre propre intérêt (contre-indications, interactions avec votre traitement…).

Ne lui en voulez pas, mais au contraire, appréciez sa conscience professionnelle.

Phytothérapie et automédication

CE QU'IL FAUT SAVOIR

La phytothérapie est le mode de traitement des maladies par les plantes médicinales ; elle recouvre toutes les formes d'administration.

Le médicament de phytothérapie, ou phytomédicament, doit répondre, comme tout médicament, à des critères très précis de qualité pharmaceutique : contrôle des matières premières, du produit fini et des essais de stabilité, absence de contamination par des résidus phytosanitaires tels que les pesticides…

DÉFINITION

Les médicaments à base de plantes sont des médicaments dont les principes actifs sont exclusivement des substances végétales et/ou des préparations à base de « drogues » végétales. « Drogue » est le terme utilisé pour désigner une matière première d'origine végétale, animale ou minérale servant à la préparation des produits pharmaceutiques. Ce terme est impropre pour désigner un médicament, à l'exception des produits pouvant entraîner une toxicomanie.

Ces drogues végétales sont issues de plantes fraîches ou desséchées, utilisées à des fins thérapeutiques. Les préparations sont constituées par des végétaux en fragments ou en poudre, des extraits, des teintures.

Sous quelles formes se présentent les drogues végétales ?

▶ Les tisanes, dont le mode de préparation doit être codifié (généralement 5 à 20 g de drogue/litre) et dont la réalisation fait appel à plusieurs procédés :

• Décoction : portez l'eau à ébullition, puis ajoutez la plante, couvrez, maintenez l'ébullition pendant 5 minutes (en général) et filtrez.

• Infusion : portez l'eau à ébullition, versez-la sur la plante, couvrez, attendez 5 à 15 minutes (en général) puis filtrez.

• Macération : mettez la plante dans l'eau froide en agitant de temps en temps, laissez agir (30 minutes à 4 heures selon la plante) puis filtrez.

Les tisanes doivent être préparées juste avant leur consommation.

▶ Les poudres sont constituées de la totalité de la plante. Elles présentent l'avantage d'être sensiblement constantes sur le plan de la composition chimique qualitative et quantitative, mais leur devenir dans l'organisme reste mal connu.

▶ Les extraits résultent d'une extraction de la drogue végétale par un solvant. Si celui-ci est totalement éliminé, on obtient des extraits secs, voire des nébulisats. Les extraits peuvent être différents selon la nature du solvant employé (eau, alcool, etc.).

Associations ou pas ?

Des mélanges sont possibles mais devraient se limiter à deux ou trois drogues supports de l'activité thérapeutique, accompagnées de deux ou trois drogues correctrices du goût et de l'aspect.

La phytothérapie est-elle indiquée en automédication ?

Oui, mais sous certaines conditions ! Elle ne doit concerner que des troubles bénins, tels que :

• la constipation, en sachant que certaines plantes contiennent des laxatifs irritants qui ne devront être utilisés que de façon exceptionnelle *(voir Constipation)*;
• les insomnies passagères, la nervosité;
• la digestion difficile, les ballonnements, l'aérophagie;
• les petits traumatismes, les contusions, les bleus;
• le mal de gorge;
• la toux passagère;
• les petits troubles de la circulation veineuse.

D'autres indications, bien que reconnues officiellement par le ministère de la Santé, nous apparaissent sans fondement et sans réel intérêt pour le consommateur. C'est le cas notamment de : « facilite les fonctions d'élimination de l'organisme »; « troubles hépatiques »; « troubles urinaires bénins »; « affections bronchiques aiguës bénignes »; « règles douloureuses »...

Phytothérapie et marché parallèle

Une partie des plantes utilisées habituellement en phytothérapie est passée dans le secteur des compléments alimentaires et des dispositifs médicaux. Ces produits ne sont pas soumis aux mêmes exigences de qualité ni aux mêmes contrôles que les produits de phytothérapie et ne sont pas sans défaut, voire sans danger !

▶ **Origine des plantes non certifiée**
En matière de plantes médicinales, il est fondamental de connaître l'origine des matières premières, premier maillon de la chaîne de qualité, sous peine d'accidents parfois mortels.

▶ **Qualité du produit non garantie**
À la différence des médicaments relevant d'une autorisation de mise sur le marché (AMM) les contrôles effectués sur les produits des marchés parallèles sont allégés pour des raisons économiques. L'innocuité du produit n'est pas garantie.

▶ **Indications thérapeutiques dénuées de fondement**
Les plantes médicinales commercialisées en dehors du circuit pharmaceutique sont distribuées avec des indications non validées, fantaisistes et, parfois, cas plus grave, pour des pathologies lourdes (cancer, sida, etc.).

Attention! Méfiez-vous des plantes que l'on peut trouver en vente libre (sans AMM), en dehors des circuits pharmaceutiques, et qui peuvent entraîner des troubles graves (cas de certaines plantes chinoises, du *Datura stramonium*). Prudence avec des produits à base de kava kava, échinacée, bourdaine, séné, millepertuis, etc., achetés dans ces mêmes circuits.
Demandez toujours conseil à votre médecin ou à votre pharmacien et abstenez-vous d'acheter des produits à base de plantes sur Internet *(voir Médicaments et Internet)*.

NOS RECOMMANDATIONS

• Privilégiez les phytomédicaments qui ne comportent qu'une seule indication thérapeutique, exceptionnellement deux.
• Préférez un phytomédicament parfaitement défini en ce qui concerne son mode de préparation, sa composition et qui différencie les substances actives et les excipients, en particulier les correcteurs du goût ou de l'aspect.
• S'il s'agit d'un mélange de drogues végétales en association, veillez à la cohérence des indications revendiquées (pas tout et son contraire!).
• Méfiez-vous d'un phytomédicament sans AMM qui revendique une indication dans une maladie grave (sida, cancer, diabète, etc.).
• Lisez la notice : elle doit signaler les dangers liés à un traitement anarchique et prolongé (cas des drogues végétales laxatives irritantes).
En cas de doute, demandez l'avis de votre pharmacien.
Si les troubles persistent, consultez sans attendre votre médecin.

LES PLANTES DANS LES COMPLÉMENTS ALIMENTAIRES : ATTENTION DANGER

– 60 % des informations (allégations, messages, effets) sont fausses.
– Les effets indésirables ne sont pas soupçonnés par les consommateurs.
– Les consommateurs ont une fausse idée de l'innocuité des plantes : « C'est naturel, donc sans danger! »

– La présentation des compléments alimentaires fait penser à des médicaments ; ce sont ce qu'on appelle des pseudo-médicaments.
– Les motivations des industriels sont purement commerciales, sans souci des problèmes de santé des consommateurs.
– Une méfiance particulière à exercer concerne une nouvelle pratique, consistant à transformer le statut juridique de certains médicaments pour en faire de simples compléments alimentaires, mais *en conservant à l'identique le nom* auquel les consommateurs sont habitués (ex. CARBOPHOS, APHLOINE P, etc.). Avantage pour les fabricants : des contrôles supprimés, des informations sur la composition supprimées, les contre-indications, précautions et effets indésirables supprimés, etc. Il est du ressort du ministère de la Santé d'interdire cette pratique qui a pour conséquence d'induire le consommateur en erreur sur les dangers éventuels d'un produit.

LES MÉDICAMENTS

Quelques vérités bonnes à dire sur les médicaments

Un médicament, qu'il soit sur ordonnance ou non, n'est pas un produit comme les autres.

CE QU'IL FAUT SAVOIR

Qu'est-ce qu'un médicament ?

Le Code de la santé publique (Livre V, art. L511) le définit comme « toute substance ou composition **présentée comme possédant** des propriétés curatives ou préventives à l'égard des maladies humaines ainsi que tout produit pouvant être administré à l'homme en vue d'établir un diagnostic médical ou de restaurer, corriger, modifier ses fonctions organiques ».
Cependant **cette définition ne préjuge en rien de l'efficacité du médicament**. Ainsi, contrairement à ce qu'affirment les autorités de santé, quand vous achetez un médicament en pharmacie, vous ignorez s'il s'agit d'un produit efficace ou d'une poudre de perlimpinpin sans efficacité, voire dangereuse.

Les catégories de médicaments

Les médicaments sont conçus pour répondre à divers objectifs.

- Curatifs, ils s'attaquent à la cause de la maladie (les antibiotiques, les antiparasitaires...).
- Substitutifs, ils compensent une insuffisance de votre organisme qui provoque la maladie (par exemple l'insuline pour traiter le diabète « maigre »).
- Préventifs, ils préviennent l'apparition de la maladie (les vaccins).

- Symptomatiques – les plus nombreux –, ils réduisent ou éliminent telle manifestation de la maladie (fièvre, douleur) mais pas la cause (virus ou bactérie). C'est le cas en particulier du paracétamol, de l'ibuprofène ou de l'aspirine.

L'AMM

Une fois élaborés, tous les médicaments (avec ou sans ordonnance) doivent obtenir une autorisation de mise sur le marché (AMM) pour pouvoir être commercialisés en France. Celle-ci est octroyée par l'Agence nationale de sécurité des médicaments (ANSM), anciennement Agence du médicament, après une expertise portant essentiellement sur deux points :

- l'existence d'une efficacité thérapeutique dans des indications déterminées, c'est-à-dire pour certaines maladies et seulement celles-ci ;
- l'absence d'effets toxiques dans les conditions normales d'utilisation dans ces indications.

Cette autorisation, actuellement donnée pour une période de cinq ans, est renouvelable une fois mais peut être retirée à tout moment. Le numéro d'autorisation de mise sur le marché est inscrit sur la boîte du médicament.

Cependant, pour diverses raisons, **un grand nombre de médicaments dénués de toute efficacité démontrée chez l'homme continuent de recevoir une autorisation de mise sur le marché**.

Avec ou sans ordonnance ?

Les médicaments de prescription facultative, dits « sans ordonnance », peuvent être délivrés par le pharmacien, à votre demande.

Néanmoins, le pharmacien peut vous refuser un médicament sans ordonnance s'il juge celui-ci néfaste pour votre santé (cas des femmes enceintes par exemple). Le pharmacien doit vous informer des contre-indications (problèmes liés à des maladies fréquentes, diabète, hypertension... ou interactions avec des médicaments que vous prenez) et vous rappeler la dose à ne pas dépasser.

Certains médicaments dits de médication officinale (environ 600 en 2016) sont en accès direct (en libre-service) dans les pharmacies. Malheureusement, un grand nombre d'entre eux n'ont aucun intérêt en raison de leur inefficacité.

Certains médicaments de prescription facultative peuvent être remboursés par la Sécurité sociale s'ils sont prescrits par un médecin. Ils sont toujours moins chers que les médicaments sans ordonnance non remboursables. Cette information peut être vérifiée sur la base de données publique sur les médicaments (http://base-donnees-publique.medicaments.gouv.fr).

Les médicaments délivrés uniquement sur prescription médicale, dits « avec ordonnance » (établie par des médecins), sont classés en trois groupes selon la nature et l'intensité des effets nocifs qu'ils peuvent provoquer.

La liste I regroupe les substances qui possèdent une toxicité importante, telles que les anticoagulants, les anticancéreux...
La liste II renferme des substances dites dangereuses car présentant les caractéristiques des substances de la liste I mais à un degré moindre, par exemple certains anti-inflammatoires non stéroïdiens ou AINS, tels que le kétoprofène (BI PROFENID®) et le diclofénac (VOLTARENE®).
Les substances stupéfiantes peuvent entraîner une toxicomanie, dépendance physique ou psychique (morphine, SKENAN®, MOSCONTIN®...) ainsi que certains psychotropes (méthylphénidate, RITALINE®).
Certains médicaments contenant des substances classées en liste II sont des médicaments de prescription facultative : anti-inflammatoires non stéroïdiens ou AINS (ibuprofène, ADVIL®...), ralentisseurs du transit intestinal (lopéramide, INDIARAL®, IMODIUMCAPS®...). En effet, la dose de substance contenue dans la boîte ou l'indication revendiquée sont adaptées à des traitements de courte durée pouvant être utilisés en automédication.
Les médicaments délivrés sur prescription médicale ne sont pas tous remboursés par la Sécurité sociale.

Attention ! Avec ou sans ordonnance, un médicament n'est jamais anodin. Certains médicaments, dangereux hors prescription, sont malheureusement en vente libre en France alors qu'ils sont vendus sur ordonnance à l'étranger. C'est le cas de certains antiparasitaires (GLUCANTIME®, NOTEZINE®).

Sous quelles formes ?
La majorité des médicaments existe sous plusieurs formes : comprimés, gélules, sachets, ampoules, gouttes, suppositoires... Si la présentation de votre médicament ne vous convient pas, demandez à votre médecin ou à votre pharmacien de vous en proposer une autre.

À quel prix ?
Le prix des médicaments (avec ou sans ordonnance) remboursables par l'Assurance maladie est fixé par convention entre le laboratoire et le Comité économique des produits de santé, à défaut par arrêté ministériel.
Le prix des médicaments non remboursables (sur prescription obligatoire ou facultative) est libre. Il varie d'une pharmacie à l'autre.
Notre conseil : **demandez à votre pharmacien les médicaments de prescription facultative remboursables car leurs prix sont fixés par les pouvoirs publics**. Ils sont généralement beaucoup moins chers que les médicaments non remboursables.

Spécialité, substance et DCI
Sur la boîte sont inscrits (en plus des informations administratives) :
• Le nom commercial (ou médicament) dit de fantaisie, par exemple DOLIPRANE®, EFFERALGAN®, DAFALGAN®... Dans ce guide, ce nom est toujours écrit en lettres majuscules.
• En dessous, en plus petits caractères, le nom de la substance ou DCI (Dénomination commune internationale), par exemple Paracétamol.

La DCI vous permet de retrouver votre médicament dans n'importe quel pays. Prêtez-y attention, car elle vous permet de vérifier que vous ne prenez pas plusieurs fois la même substance sous des noms de spécialités différents. Cela vous évitera le risque d'un surdosage toxique.
Dans ce guide, le nom de la substance est écrit en lettres minuscules.

La notice
Sur la notice, on peut lire les informations concernant la ou les dénominations du médicament, sa composition, la voie d'administration et d'autres informations importantes portant sur les conditions d'administration, les indications, les contre-indications, les précautions d'emploi, les effets indésirables éventuels liés à la prise du médicament.
Malheureusement vous n'aurez connaissance de ces précieuses informations qu'après avoir acheté le médicament, sauf à consulter la base de données publique des médicaments : http://base-donnees-publique.medicaments.gouv.fr.

Le paradoxe des notices

Les indications rédigées dans les notices sont fort utiles surtout dans le cas d'une automédication. Ce qui est dommage, c'est qu'elles sont écrites dans un langage souvent trop médical pour être accessibles au grand public et parfois quasi illisibles... même si vous portez des lunettes!

Gamme ombrelle
Marque unique utilisée pour des produits pouvant être de statuts différents (médicaments, dispositifs médicaux voire compléments alimentaires), de manière à faire bénéficier ces produits de la notoriété et de l'image de la marque ombrelle. La coexistence sous une même marque ombrelle de produits de composition différente est source de risque de confusions et d'erreurs graves. Exemples : HUMEX TOUX SECHE®, médicament pouvant être à base de dextrométhorphane (antitussif opiacé) ou d'oxomémazine (antitussif antihistaminique de première génération avec effets atropiniques); TOPLEXIL®, médicament antitussif à base d'oxomémazine, ou TOPLEXIL PHYTO®, dispositif médical à base de miel, etc.
Nous vous déconseillons d'utiliser les produits de gammes ombrelles, exemples : HUMEX (29), DRILL (15), FERVEX (11), ACTIFED (5), VICKS (25), etc.

NOS RECOMMANDATIONS

- Avant d'acheter un médicament sans ordonnance, consultez les informations publiées dans ce guide (en association avec un symptôme) ou prenez l'avis de votre médecin ou de votre pharmacien.
- Lisez attentivement les notices ou renseignez-vous sur le médicament avant de l'acheter, sur le site du ministère de la Santé : http://base-donnees-publique.medicaments.gouv.fr/ et respectez strictement les posologies indiquées dans les notices.

Le parcours des médicaments dans notre corps

Une fois avalés, la plupart des médicaments passent dans le sang pour être distribués dans l'organisme et y exercer leur action. Ils sont ensuite transformés et éliminés.

CE QU'IL FAUT SAVOIR

Un médicament, même sans ordonnance, n'est pas un produit comme les autres : certaines étapes exigent un minimum de précautions.

L'absorption

Un médicament pris par la bouche arrive dans l'estomac, où il se dissout, puis passe dans l'intestin où il se diffuse dans le sang. C'est la résorption : un passage d'autant plus rapide que votre tube digestif est vide (cas des médicaments pris à jeun). Toutefois, certains médicaments sont mieux résorbés au cours des repas.

Attention! Certains aliments très courants peuvent augmenter, réduire, voire annuler, l'efficacité d'un médicament du fait d'une interaction entre le médicament et l'aliment *(voir Médicaments et aliments)*.

La diffusion

Une fois arrivé dans le sang, le médicament se diffuse peu à peu dans l'organisme. Certains médicaments se propagent partout. D'autres, au contraire, s'accumulent dans un seul organe, comme l'iode, qui se concentre sur la glande thyroïde. Certains organes comme le cerveau sont, eux, protégés par une barrière empêchant la diffusion de certains médicaments. C'est le cas de nombreux antibiotiques qui passent mal la barrière hémato-encéphalique.

Futures mamans, attention! La quasi-totalité des médicaments passe à travers le placenta et peut atteindre le futur enfant *(voir Médicaments et grossesse)*.

L'activité

Pour qu'un médicament soit efficace, il doit arriver à l'endroit malade sous sa forme active afin de pénétrer à l'intérieur de l'organe et de le soigner.
Certains médicaments comme l'insuline pénètrent dans toutes les cellules de l'organisme et y exercent une multitude d'effets. D'autres

agissent de façon plus spécifique sur un seul organe, c'est le cas des toni-cardiaques (digoxine).

Le dosage et l'efficacité

L'efficacité d'un médicament est fonction de la quantité prise, à quelques nuances près.

Au-dessous d'une certaine quantité, le médicament n'exerce aucune action thérapeutique.

Plus la dose de médicament est grande, plus l'effet est important.

Au-delà de la dose maximale autorisée, son efficacité n'augmente plus, mais les risques d'accidents s'accentuent, transformant un médicament normalement très bien toléré en une substance toxique, voire mortelle. C'est le cas par exemple du paracétamol (DOLIPRANE®, DAFALGAN®, EFFERALGAN®...). Antidouleur efficace jusqu'à 4 g/24 heures maximum, il peut attaquer le foie de manière gravissime si la dose est dépassée systématiquement. En automédication, mieux vaut se limiter à 3 g/24 heures. En vérifiant la présence ou non de paracétamol dans les médicaments que vous prenez régulièrement, vous limitez les risques de surdosage à votre insu.

Attention! Les doses recommandées sur les notices des boîtes sont calculées pour assurer un juste équilibre entre efficacité et tolérance sur des populations adultes en bonne santé. Cependant, le risque zéro n'existe pas : un médicament efficace peut toujours entraîner des effets indésirables, même à la dose préconisée.

La transformation, le rôle du foie

Un médicament reste actif dans l'organisme pendant quelques heures, voire quelques jours. Véhiculé par le sang, il passe à plusieurs reprises dans le foie, qui en transforme une partie active en une substance inactive (dans quelques cas rares, c'est l'inverse).

Si le foie est malade, comme dans le cas de la cirrhose, le médicament reste trop longtemps dans le corps sous sa forme active, d'où un risque accru d'accidents. C'est pourquoi, en cas d'insuffisance hépatique, les doses de nombreux médicaments doivent être diminuées et certains médicaments sont contre-indiqués.

L'élimination, le rôle des reins

Les médicaments sont éliminés essentiellement par les reins, soit sous une forme inactive après transformation par le foie, soit sous la forme initiale active.

Si le rein ne fonctionne pas correctement (insuffisance rénale), le médicament séjourne davantage dans l'organisme. Cela explique qu'en cas d'insuffisance rénale, il faille diminuer les doses de nombreux médicaments et en éviter certains.

Ce qui n'est pas éliminé par le rein est évacué surtout par la bile et l'air expiré, mais aussi par la sueur, la salive, les larmes, les cheveux, les ongles... et le lait maternel.

Jeunes mamans, attention! Si vous allaitez, pas d'automédication *(voir Médicaments et allaitement).*

NOS RECOMMANDATIONS

- Demandez toujours conseil à votre pharmacien et lisez ATTENTIVEMENT la notice pour savoir comment prendre votre médicament : à quel moment? À jeun, pendant ou entre les repas?
- Conservez TOUJOURS les médicaments dans leur emballage d'origine avec leur notice.
- Évitez toute automédication si vous êtes enceinte *(voir Médicaments et grossesse)* ou si vous allaitez *(voir Médicaments et allaitement).*
- Les enfants *(voir Médicaments et enfants)* et les personnes âgées *(voir Médicaments et personnes âgées)* étant très sensibles aux médicaments, limitez au minimum l'automédication pour ces populations et réduisez comme indiqué dans les notices les doses des médicaments administrés afin d'écarter les risques d'incidents ou d'accidents.

EN SAVOIR PLUS

Les suppositoires, patchs, piqûres sous-cutanées et intramusculaires passent plus ou moins vite dans le sang. Toutefois les suppositoires ont une résorption plus aléatoire.
Les produits utilisés localement (pommade, crème, lotion sur la peau, collyre dans l'œil, collutoire, pastille, gouttes pour les oreilles ou le nez) ne sont pas inoffensifs. Ils peuvent passer dans le sang et exercer une action générale, pouvant entraîner des effets indésirables.
Certains médicaments pris par la bouche ne passent pas dans le sang : par exemple les médicaments traitant les maladies du tube digestif (pansements de l'estomac antiacides), certains médicaments pour traiter la constipation (lactulose, DUPHALAC®, macrogol, FORLAX®) et certains médicaments contre les vers (flubendazole, FLUVERMAL®).

Effet placebo et effet nocebo

Comment définir l'effet placebo et l'effet nocebo ?

Le mot «placebo», du latin «je plairai», désigne une substance inerte (mie de pain, amidon, le plus souvent lactose), dépourvue d'activité, présentée à un patient comme un médicament.

L'effet placebo

Dans certaines circonstances, la prise de cette substance inerte lorsqu'elle est présentée comme un médicament peut entraîner une amélioration de certaines manifestations (troubles digestifs, toux, maux de tête, troubles du sommeil, anxiété) et de symptômes de certaines maladies chroniques (arthrose, eczéma...). Ces effets sont appelés « effets placebo ».
L'effet placebo représente environ 30 % de l'efficacité de tout médicament mais peut être de 50 % à 70 % pour les maux de tête, de 20 % à 80 % pour les douleurs rhumatismales et de 20 % à 60 % pour les troubles digestifs. Mais l'effet placebo ne se manifeste que sur une courte période; c'est ce que démontrent les études menées sur l'efficacité des futurs médicaments avant toute commercialisation.
Pour être commercialisés, les médicaments candidats devraient toujours avoir une efficacité supérieure au placebo auquel ils sont comparés. Ce n'est malheureusement pas toujours le cas !

Les facteurs qui influencent l'effet placebo

L'effet placebo dépend étroitement du placebo lui-même, mais aussi du médecin qui le prescrit et du patient qui le reçoit.

▶ L'influence du placebo : plusieurs facteurs sont en jeu

- Le mode d'administration : on peut classer par ordre d'efficacité décroissante les injections intraveineuses, les injections intramusculaires, les gouttes, les comprimés ou gélules, les suppositoires.
- La présentation du médicament : la couleur bleu clair favorise l'efficacité des tranquillisants, le rouge ou le jaune vif, celle des stimulants, le marron, celle des laxatifs. Une forme singulière, voire un goût particulier (amertume par exemple), semblent amplifier l'efficacité du placebo.
- La taille : une dimension minuscule ou peu commune peut augmenter l'effet.
- La nouveauté, le prix élevé, le nom du médicament, sa composition parfois présentée en latin, sa délivrance sur ordonnance sont également des facteurs favorisant l'efficacité.
- La personnalité du médecin : une attitude accueillante et chaleureuse, l'attention et l'intérêt portés non seulement aux problèmes de santé du patient mais à sa personnalité tout entière, la durée de la consultation, la persuasion du médecin sur l'efficacité de la thérapeutique, la personnalisation des soins peuvent augmenter l'effet placebo.
- Les facteurs liés au malade : la sensibilité à l'effet placebo serait plus fréquente chez les sujets anxieux, déprimés, passifs, que chez les fortes personnalités. Chez un même individu, l'effet placebo d'un médicament diminue lorsque le patient acquiert une meilleure connaissance de sa maladie et des effets du traitement. La confiance en la capacité du médecin améliore l'efficacité de tout médicament. Par exemple, un bonbon au miel présenté en comprimé dans une boîte portant un nom d'apparence scientifique et donné par un médecin traitant convaincant aura probablement plus d'effet sur une gorge irritée que le même acheté chez le confiseur. Surtout si le patient est de nature anxieuse !

Les placebos impurs

Certains laboratoires proposent des médicaments dont les indications ne correspondent pas aux symptômes que ceux-ci devraient traiter. C'est le cas par exemple de l'association de plusieurs vitamines pour soigner la fatigue passagère et de différentes substances à base de magnésium pour traiter la spasmophilie.
Ces médicaments sont appelés «placebos impurs» car, dans ce cas, ils ne peuvent agir que par effet placebo. Leur utilisation doit être condamnée. En effet, en raison de leurs propriétés pharmacologiques, ces médicaments peuvent entraîner des effets indésirables.
Il existe malheureusement encore beaucoup trop de placebos impurs parmi les quelque 12000 médicaments (avec ou sans ordonnance) actuellement en vente en pharmacie.

L'effet nocebo

On appelle «effet nocebo» tout désagrément survenant à la suite de la prise d'une substance inerte (placebo). Les manifestations les plus fréquentes de l'effet nocebo sont par ordre décroissant : la somnolence (25 % des cas), la fatigue, les troubles digestifs, la difficulté de concentration, les maux de tête, les bouffées de chaleur, les tremblements.

Médicaments et grossesse

La grande majorité des médicaments pris par la mère pendant la grossesse sont transmis à l'embryon et au fœtus à travers les échanges sanguins, via le placenta.
L'automédication est donc formellement déconseillée aux femmes enceintes.

CE QU'IL FAUT SAVOIR

Même si un médicament ne produit aucun trouble chez la femme enceinte, il peut en produire chez l'enfant qu'elle porte.
Pendant la grossesse, il faut TOUJOURS demander l'avis de votre médecin ou de votre pharmacien avant de prendre un médicament, même s'il vous paraît anodin.
C'est crucial dans les deux premiers mois de la gestation : pendant cette période, la prise de médicaments peut engendrer des malformations graves, des lésions de certains organes et la mort de l'œuf ou de l'embryon.
Lors des trois derniers mois de la grossesse, des médicaments vendus sans ordonnance contre l'anxiété, l'insomnie, certains antidouleurs (dérivés de la morphine), un grand nombre de sirops antitussifs, les antiallergiques et les anti-inflammatoires non stéroïdiens (aspirine, ibuprofène, diclofénac, acide niflumique...) peuvent déclencher différents types de troubles chez le bébé.

En clair, abstenez-vous de toute automédication durant votre grossesse et même après l'accouchement si vous allaitez *(voir Médicaments et allaitement).* Profitez d'une visite chez votre médecin pour lui demander quels sont les médicaments sans ordonnance que vous pouvez prendre pour soigner des petits troubles : maux de tête, nausées, insomnies, constipation... Lui seul peut vous conseiller un médicament qui ne présente aucun inconvénient. Vous pouvez également consulter le CRAT (Centre de référence sur les agents tératogènes) : http://lecrat.fr/.

NOS RECOMMANDATIONS

- Préférez si c'est possible les mesures d'hygiène aux médicaments.
- En cas de troubles du sommeil, supprimez la caféine, contenue dans le thé, café, chocolat, Coca-Cola®, Pepsi-Cola®... et respectez nos conseils *(voir Insomnie).*
- En cas de constipation, suivez nos conseils d'hygiène de vie *(voir Constipation).* Si cela s'avère insuffisant, vous pouvez utiliser un laxatif doux, mais ne prenez JAMAIS de laxatifs irritants. Si vous avez des doutes, consultez votre médecin.
- En cas de nausées et de vomissements, testez nos suggestions *(voir Nausées et vomissements).* Ne prenez pas de médicaments sans l'avis de votre médecin.
- En cas de maux de tête, de fièvre ou de douleurs passagères, vous pouvez prendre du paracétamol en ne dépassant pas 3 g/24 heures. Mais ne prenez JAMAIS d'anti-inflammatoires non stéroïdiens (AINS) : aspirine, ibuprofène...
- Bannissez totalement l'alcool (même un verre de vin), le tabac (vos cigarettes et celles des autres) et évitez toutes les vapeurs toxiques (produits détachants de teinturerie, décapants ménagers, herbicides, peintures fraîches...). Une belle occasion pour adopter une vie saine et confier les tâches ménagères à d'autres !
- Évitez les compléments alimentaires et les produits à base de plantes, y compris les huiles essentielles, les cocktails de vitamines et de minéraux contenant du fer, de l'iode, de la vitamine A, etc.

EN SAVOIR PLUS

Les substances à éviter pendant la grossesse

L'alcool peut être responsable d'un retard mental et de croissance, d'un visage difforme et de malformations de certains organes.
Le tabac peut entraîner un retard de croissance.
Les vapeurs toxiques peuvent provoquer des troubles neurologiques. Si vous travaillez dans un environnement de produits chimiques, soyez vigilante. Pour plus de détails, consultez le site de l'INRS (Institut national de recherche et de sécurité pour la prévention des accidents du travail et des maladies professionnelles) : www.inrs.fr.

Médicaments et allaitement

Vous allaitez votre enfant? Vous avez raison car il n'y a rien de mieux que le lait maternel pour nourrir un nouveau-né : il contient les éléments nutritifs nécessaires à votre enfant sous une forme facilement assimilable, ainsi que des vitamines, des sels minéraux et des substances protectrices contre les infections (anticorps) permettant au nourrisson de mieux résister à certaines maladies comme la rougeole ou les oreillons. Mais prudence avec les médicaments!

CE QU'IL FAUT SAVOIR

La très grande majorité des médicaments pris par la mère passent dans le lait. C'est tout à fait néfaste pour les nouveau-nés et les nourrissons car leur foie et leurs reins ne détruisent pas ou n'éliminent pas encore parfaitement les médicaments.

NOS RECOMMANDATIONS

- Continuez à respecter les mesures d'hygiène de vie adoptées pendant votre grossesse :
  - évitez le tabac et les fumeurs;
  - ne buvez pas d'alcool ni d'excitants (café) car ils passent en quantité importante dans le lait et peuvent perturber votre bébé.
- Veillez à ne pas être en contact avec des polluants (hexachlorobenzène), des insecticides, de la peinture, des détachants (tétrachloréthylène). Leurs vapeurs sont toxiques et peuvent se retrouver dans votre sang puis dans votre lait.
- Mentionnez à votre médecin que vous allaitez votre enfant et demandez-lui quels sont les médicaments en vente libre que vous pouvez prendre sans risques en cas de problème de santé bénin (maux de tête, fièvre, douleur).
- S'il vous prescrit un médicament, prenez-le juste après la tétée (et non pas avant).
- Si vous devez prendre un traitement sur une courte durée présentant des risques pour l'enfant, mieux vaut suspendre momentanément l'allaitement et attendre 48 heures après la fin de celui-ci pour reprendre l'allaitement. Demandez des précisions à votre médecin.
- Évitez d'appliquer des produits à usage externe et local sur le sein, en particulier sur les crevasses (par exemple, pommades contenant de la vitamine A). Comme elles ne pénètrent jamais totalement dans la peau, votre bébé risque d'en absorber lorsqu'il tète.

EN SAVOIR PLUS

Les médicaments sans ordonnance interdits en cas d'allaitement :
- Les tranquillisants à base de bromure.
- Les médicaments à base d'iode.
- Les sirops antitussifs contenant de la codéine, de la codéthyline.
- Tous les laxatifs irritants : séné, bourdaine, cascara, bisacodyl, etc.
- Les anti-inflammatoires non stéroïdiens (aspirine, ibuprofène, kétoprofène) utilisés comme antidouleurs.
- La vitamine D à forte dose.
- Les antihistaminiques H_1, antiallergiques de première génération.
- Certains vaccins.

Médicaments et enfants

L'automédication par définition ne devrait s'appliquer qu'à soi-même. Cependant, de nombreux parents sont tentés de traiter au quotidien chez leurs enfants des troubles de santé apparemment bénins, sans consulter leur médecin.
Attention, ce n'est pas sans danger!

NOS RECOMMANDATIONS

Pour exercer une automédication responsable et sans risques chez vos enfants, suivez ces conseils :
- Ne pratiquez jamais d'automédication chez un nouveau-né. Votre bébé a l'air malade? Il a plus de 38,5 °C de fièvre? Appelez votre médecin ou, en cas d'urgence, le SAMU (15 ou 112). Ils vous conseilleront en attendant la consultation.
- L'automédication doit être exceptionnelle chez le nourrisson.
- Pas de précipitation! Prenez le temps d'analyser les symptômes présentés dans ce guide afin de juger du caractère indispensable de la prise de tel ou tel médicament. En cas de doute, appelez votre médecin.
- N'utilisez que les médicaments spécifiquement dosés «nourrissons» ou «enfants». Les formes solides (gélules, comprimés, pastilles, gommes) sont d'ailleurs contre-indiquées chez les enfants de moins de 6 ans.
- Vérifiez dans la notice la dose exacte à administrer selon l'âge et le poids. Faites le calcul trois fois plutôt qu'une et respectez l'intervalle de temps préconisé entre les doses.
- Tout symptôme nouveau (montée de fièvre par exemple) doit vous interpeller sur l'intérêt du médicament que vous avez donné à votre enfant. En cas de doute, appelez votre médecin.
- Ne présentez pas un médicament à un enfant comme une friandise au goût agréable. Le médicament doit rester un médicament. Votre enfant le prend parce qu'il est malade.

• Gardez à l'esprit que certains petits problèmes peuvent être traités sans médicaments (*voir Fièvre de l'enfant, Constipation de l'enfant, Diarrhée aiguë de l'enfant*), mais procédez toujours avec prudence.
En règle générale, en automédication, vous ne pouvez traiter qu'un seul symptôme (fièvre ou mal de gorge ou vomissement). En cas d'association de symptômes (par exemple fièvre + vomissement) vous devez consulter votre médecin.
Ne prolongez jamais l'automédication au-delà de 48 heures si vous ne notez aucune amélioration, mais appelez votre médecin.

EN SAVOIR PLUS

L'âge et les médicaments

Un enfant de moins de 1 mois est un nouveau-né.
Un enfant âgé de 1 mois à 30 mois est un nourrisson.
De 30 mois à 15 ans, on parle d'un enfant.
Après 15 ans, un enfant est considéré comme un adulte médicalement parlant, notamment en ce qui concerne les posologies des médicaments.

Médicaments et personnes âgées

En matière d'automédication, un domaine en principe réservé aux populations en bonne santé, les personnes âgées et leur entourage doivent agir avec prudence.

CE QU'IL FAUT SAVOIR

Les personnes âgées sont de grands consommateurs de médicaments, ce qui n'est pas sans risques. 20 % des hospitalisations des sujets âgés sont dues à des accidents liés à la prise de médicaments. Ces risques d'accidents sont trois fois plus élevés chez un homme de 75 ans que chez un homme de 50 ans.

LES CAUSES

Les fonctions du foie et des reins ralentissent avec l'âge (*voir Le parcours des médicaments dans notre corps*). Quand l'âge augmente, il faut réduire les posologies préconisées sous peine de surdosage.
Les personnes âgées, souffrant généralement de troubles multiples, consomment un grand nombre de médicaments. Cela accroît de 20 % les risques liés à des interactions entre médicaments ou les risques de surdosage.

Les personnes âgées sont fréquemment soignées pour de l'arthrose par des anti-inflammatoires non stéroïdiens (AINS). Pour traiter une fièvre ou des petites douleurs, il faut donc éviter l'aspirine, l'ibuprofène et le kétoprofène (AINS) en raison du risque accru de saignement digestif. Il faut préférer le paracétamol, en ne dépassant pas au début 2 g/24 heures. Certaines maladies chroniques fréquentes chez les personnes âgées (hypertension artérielle, problèmes cardiaques, oculaires, prostatiques, constipation) sont totalement incompatibles avec de nombreux médicaments, y compris certains vendus sans ordonnance (cas de l'hypertension artérielle et des AINS par exemple).
Les notices des médicaments ne sont pas toujours adaptées aux personnes âgées : elles sont souvent imprimées en petits caractères et le vocabulaire utilisé est parfois « inaccessible ». Conséquence : cette population ne comprend pas toujours comment prendre les médicaments (prescrits ou non par le médecin), ce qui n'est pas sans risques !

NOS RECOMMANDATIONS AUX PERSONNES ÂGÉES ET À LEUR ENTOURAGE

- Ne prenez pas, de vous-même, un médicament dit « sans ordonnance », sauf si c'est réellement indispensable (par exemple du paracétamol pour un accès de fièvre). Limitez-en la prise à un laps de temps court (48 heures), en respectant toutes les informations contenues dans la notice.
- En cas de médicaments prescrits par le médecin, respectez strictement les doses (ne les augmentez pas, ne les diminuez pas) et la durée indiquées.
- Utilisez un semainier et si vous avez du mal à répartir vous-même le traitement pour une semaine, demandez à votre entourage (ou à votre pharmacien) de vous le préparer.
- N'arrêtez pas le traitement de votre propre chef. Si vous ressentez un problème lié à la prise d'un médicament, demandez l'avis de votre médecin.
- S'il s'agit d'un médicament prescrit à vie (contre l'hypertension, pour le cœur ou pour le diabète par exemple), il n'est PAS QUESTION d'arrêter de vous-même le traitement, même momentanément. Si vous avez des doutes, appelez votre médecin.
- Signalez à votre médecin tout incident, même mineur, survenu avec tel ou tel médicament.
- Si vous avez des difficultés à compter les gouttes, à casser une ampoule, à diviser un comprimé en deux, à avaler une gélule ou à mettre des suppositoires, demandez à votre médecin de vous prescrire les mêmes médicaments mais sous une autre forme.
- Si vous avez des questions sur votre traitement, n'hésitez pas à demander des explications à votre médecin ou à votre pharmacien.
- N'oubliez pas que certaines tisanes, en particulier les tisanes laxatives, et certaines huiles essentielles peuvent entraîner des incidents, voire des accidents graves. Signalez à votre médecin tout problème lié à l'un de ces produits.
- Faites-vous vacciner contre la grippe à l'entrée de l'hiver et veillez à être à jour de votre vaccination antitétanique.

Médicaments et alcool

L'association alcool et médicaments (avec ou sans ordonnance) peut être dangereuse et dans certains cas entraîner des accidents graves. Ces accidents peuvent survenir quel que soit le moment où vous prenez les médicaments (avant, pendant ou après la consommation d'alcool).

CE QU'IL FAUT SAVOIR

Les conséquences de l'association médicaments/alcool peuvent être graves :
- augmentation de l'activité des médicaments ;
- augmentation des accidents dus aux médicaments ;
- modification de la dégradation de l'alcool dans l'organisme (effet « antabuse »).

▸ L'alcool augmente l'effet de tous les médicaments qui réduisent l'activité du cerveau, ce qui accentue encore plus les troubles de l'attention, de la concentration et de la vigilance. Prudence en cas de conduite automobile !
L'alcool accroît, en outre, les risques de troubles respiratoires s'il est associé à certains médicaments. C'est le cas des hypnotiques, des tranquillisants, des neuroleptiques, des antidépresseurs et de plusieurs médicaments en vente libre : tous les antitussifs à base de codéine, codéthyline, et tous les antihistaminiques.
L'alcool associé aux médicaments du diabète (insuline et hypoglycémiants oraux) peut entraîner un coma hypoglycémique.
L'alcool associé aux antihypertenseurs et aux vasodilatateurs coronariens peut provoquer une baisse de la pression artérielle.
▸ L'alcool peut amplifier les accidents liés à la prise de certains médicaments. Il peut ainsi accentuer des saignements du tube digestif provoqués par la prise d'anti-inflammatoires non stéroïdiens (AINS) comme l'aspirine, l'ibuprofène...
▸ Certains médicaments peuvent ralentir ou stopper la dégradation de l'alcool dans l'organisme au stade de l'acétaldéhyde, un produit hypertoxique. C'est l'effet dit « antabuse » *(voir « Gueule de bois »)*, occasionnant des manifestations très désagréables (importante rougeur du visage, maux de tête, malaise, nausées, vomissements), voire dangereuses (tachycardie, chute de pression artérielle, coma). C'est le cas de certains antibiotiques et de plusieurs médicaments contre le diabète, contre les champignons et de certains antiparasitaires dont plusieurs sont en vente libre.
L'alcool diminue l'activité de certains médicaments chez des buveurs chroniques, c'est le cas de plusieurs médicaments de l'épilepsie et des anticoagulants.

NOS RECOMMANDATIONS

- Avant d'acheter un médicament, demandez conseil à votre pharmacien.
- Soyez vigilant. Plusieurs centaines de médicaments contiennent des doses plus ou moins importantes d'alcool. C'est le cas de très nombreux

sirops et de la grande majorité des ampoules buvables, dont beaucoup de spécialités homéopathiques. Ces médicaments peuvent provoquer un effet dit « antabuse ».

• Lisez ATTENTIVEMENT les notices.
• Ne laissez pas les médicaments contenant de l'alcool, notamment les sirops, à portée de vos enfants.
• Ne prenez pas d'aspirine avec un grog brûlant : une recette radicale pour faire saigner votre estomac !
• Ne prenez pas de médicaments à base d'aspirine (type ALKA SELTZER®) pour prévenir ou soigner une « gueule de bois » : lésion de l'estomac assurée.

Médicaments et aliments

Médicaments et aliments ne font pas toujours bon ménage, ces derniers pouvant même contrecarrer leur efficacité !

CE QU'IL FAUT SAVOIR

Certains médicaments doivent être pris à jeun (1 heure et demie à 2 heures avant toute prise alimentaire) parce que leur passage dans le sang peut être ralenti, voire diminué, par la présence d'aliments. C'est le cas de plusieurs antibiotiques.
Certains médicaments doivent être pris au cours du repas afin de passer en plus grande quantité dans le sang, lors de la digestion : par exemple, certains antichampignons de la peau à base de griséofulvine (GRISEFULINE®).
L'aspirine, l'ibuprofène ou les autres anti-inflammatoires non stéroïdiens (AINS) doivent se prendre au cours d'un repas afin de diminuer les irritations et les lésions de l'estomac.
Les pansements digestifs se prennent toujours après les repas (au mieux 1 heure après) et non avant ou au moment des repas, ces derniers servant de « pansements » naturels.
Avalez toujours pilules, comprimés, gélules, cachets, capsules, granulés, pilules avec un grand verre d'eau afin que le médicament ne colle pas à l'œsophage, ce qui peut entraîner une irritation et à terme un ulcère.
Évitez les boissons autres que l'eau (lait, jus de fruits, Coca-Cola®...), qui peuvent modifier l'action et la tolérance des médicaments.
Si vous êtes amateur de pamplemousse ou de jus de pamplemousse ou d'orange sanguine, **signalez-le à votre médecin** en cas de nouveau traitement, car ce fruit combiné à certains médicaments peut accroître de façon considérable leur concentration avec des conséquences parfois très graves sur l'organisme (surdosage).

NOS RECOMMANDATIONS

- Prenez vos médicaments debout ou assis et prévenez les fausses-routes en les plaçant à l'arrière de la langue sans rejeter la tête en arrière.
- N'ouvrez jamais les gélules, car leur contenu (poudre) ne doit se dissoudre qu'une fois arrivé dans l'estomac.
- Ne coupez pas vos cachets sans avoir demandé préalablement l'avis de votre médecin ou de votre pharmacien : certains médicaments ne sont pas sécables.

EN SAVOIR PLUS

Les médicaments pris par la bouche incompatibles avec le pamplemousse :

- Des immunosuppresseurs : ciclosporine (NEORAL®), évérolimus (CERTICAN®), sirolimus (RAPAMUNE®), tacrolimus (ADOPORT®, ADVAGRAF®, etc.).
- Des médicaments cardio-vasculaires : aliskiren (RASILEZ®,...), dronédarone (MULTAQ®), ivabradine (PROCORALAN®).
- Des médicaments du dysfontionnement de l'érection : avanafil (SPEDRA®), vardénafil (LEVITRA®).
- Un médicament anticholestérol (statine) : simvastatine (ZOCOR®, etc.).
- Un antiépileptique : carbamazépine (TEGRETOL®, etc.).
- Un anticancéreux : régorafénib (STIVARGA®).
- Un antidépresseur : sertraline (ZOLOFT®, etc.).
- Un antiagrégant plaquettaire : ticagrélor (BRILIQUE®).

Médicaments associés ou interactions médicamenteuses

Pour traiter certaines maladies, votre médecin peut être amené à vous prescrire plusieurs médicaments afin d'augmenter l'efficacité thérapeutique, de réduire les risques d'accidents ou de soigner plusieurs troubles. Si l'association de plusieurs médicaments est généralement sans risques dans le cadre d'un suivi médical, cela n'est pas le cas en automédication.

CE QU'IL FAUT SAVOIR

Un médicament peut modifier l'activité ou influer sur le devenir d'un autre médicament dans votre organisme et entraîner des incidents, voire des accidents (c'est souvent le cas chez les personnes âgées). On parle alors d'interaction médicamenteuse.

Les différents types d'interactions médicamenteuses

▶ Un médicament peut diminuer l'effet d'un autre médicament

L'aspirine et les autres anti-inflammatoires non stéroïdiens ou AINS peuvent diminuer l'activité des diurétiques, des antihypertenseurs et des médicaments de l'insuffisance cardiaque.

Des produits de phytothérapie (plantes) à base de millepertuis, vendus sans ordonnance, utilisés pour traiter une dépression légère et passagère, peuvent réduire l'efficacité de très nombreux médicaments : la pilule (et provoquer une grossesse non désirée), les médicaments qui traitent les troubles du rythme cardiaque, des antihypertenseurs, des hypocholestérolémiants, des antiviraux, des antibiotiques, des tranquillisants...

Certains produits utilisés pour se déboucher le nez à base de vasoconstricteurs dont la pseudoéphédrine, vendus sans ordonnance, peuvent diminuer l'efficacité de votre traitement contre l'hypertension.

Les pansements de l'estomac, vendus sans ordonnance, diminuent particulièrement l'efficacité de nombreux médicaments résorbables pris par la bouche (antituberculeux, aspirine, certains antibiotiques, certains neuroleptiques, dérivés de la cortisone, digoxine, fluor, médicaments de l'ostéoporose, médicaments de la thyroïde, médicaments de l'ulcère digestif type antihistaminiques H_2, phosphore, etc.); et généralement tous les médicaments pris par voie orale (avalés par la bouche). Prenez-les à distance (si possible, 2 heures avant ou après).

Les médicaments dits antianémiques à base de fer, vendus sans ordonnance, peuvent diminuer l'activité de certains antibiotiques.

La vitamine B6, vendue sans ordonnance, peut diminuer l'action de la lévodopa, un médicament utilisé dans le traitement de la maladie de Parkinson.

▶ Un médicament peut augmenter l'effet d'un autre médicament

L'aspirine comme d'autres anti-inflammatoires non stéroïdiens (AINS) peuvent augmenter l'activité de certains antidiabétiques, du méthotrexate ou des anticoagulants.

Les tranquillisants à base d'antihistaminique *(voir Insomnie)* vendus sans ordonnance, combinés à certains antitussifs disponibles également sans ordonnance, accroissent la somnolence *(voir Médicaments et conduite automobile et Médicaments à effet sédatif).*

NOS RECOMMANDATIONS

- N'utilisez pas de médicaments en automédication si vous êtes déjà traité pour une autre maladie sans en parler préalablement à votre médecin ou à votre pharmacien.
- Si vous prenez un traitement pour une maladie chronique, demandez à votre médecin les médicaments qu'il vous autorise en cas de troubles mineurs de santé.

• **En automédication, préférez toujours les médicaments composés d'une seule substance. Fuyez les médicaments qui contiennent plus de deux substances** : ce sont souvent des produits anciens, dépassés, mal conçus, inefficaces et non dépourvus de risques. Dans le domaine du médicament, 1 + 1 ne double pas l'efficacité mais double généralement les risques.
• Faites des traitements de courte durée (5 jours en général).
• Si les symptômes persistent ou s'aggravent, consultez votre médecin.

Médicaments et conduite automobile

Certains médicaments sont de mauvais compagnons de route, en raison de leur effet sédatif qui diminue les réflexes, la vigilance et la vision.

CE QU'IL FAUT SAVOIR

En dehors de l'alcool, responsable de nombreux accidents de la circulation, beaucoup de médicaments (avec ou sans ordonnance) peuvent gêner sérieusement la conduite automobile en provoquant une baisse de la vigilance et des réflexes, de la somnolence, des étourdissements, des vertiges, des troubles de la vision, des troubles auditifs, une chute de la tension artérielle, voire des évanouissements, et des modifications du comportement.

Les principales familles de médicaments disponibles sans ordonnance présentant un risque pour la conduite (baisse de la vigilance et des réflexes) sont :
• Les tranquillisants à base de bromure de calcium sous de nombreuses formes, parfois même présents dans des préparations à base de plantes (phytothérapie).
• Les antidouleurs ; notamment ceux qui contiennent de la codéine en plus de l'aspirine ou du paracétamol.
• Les antiallergiques (antihistaminiques H_1) ; disponibles sans ordonnance, ils peuvent entraîner une baisse de la vigilance, voire une somnolence.
• Les « anti-mal des transports » ; étant eux aussi des antihistaminiques H_1, ils présentent les mêmes inconvénients.
• Les antitussifs ; tous ceux qui contiennent codéine, codéthyline, dextrométhorphane, prométhazine, alimémazine, bromure. De plus, les sirops comportent fréquemment de l'alcool, évidemment déconseillé en cas de conduite automobile (quand la dose en tant qu'excipient est égale ou supérieure à 3 g par jour).
• Les antivertigineux ; la méclozine (AGYRAX®).

• Les décongestionnants de l'œil à base de vasoconstricteurs; ils peuvent entraîner des troubles de la vision.
Tous ces effets négatifs peuvent s'amplifier avec la prise d'alcool.

Attention! Les drogues de type opium, cannabis, cocaïne, amphétamine ou LSD, prises isolément ou en association, sont à l'origine de très nombreux accidents.

NOS RECOMMANDATIONS

Si vous prenez un médicament sans ordonnance appartenant à une des catégories citées, soyez particulièrement prudent lorsque vous conduisez une voiture ou un engin.
Si vous avez bu de l'alcool et/ou si vous avez fait un repas lourd, ne prenez pas le volant.
Au volant, évitez de fumer, ne surchauffez pas le véhicule, aérez très souvent.
Arrêtez-vous toutes les 2 heures et faites quelques pas pour vous dégourdir.
Buvez de l'eau régulièrement.

EN SAVOIR PLUS

Médicaments sur ordonnance et conduite automobile

Les familles de médicaments suivants présentent un risque pour la conduite de véhicules :
- tranquillisants ou anxiolytiques;
- neuroleptiques;
- antidépresseurs;
- antiépileptiques;
- anti-inflammatoires non stéroïdiens (AINS);
- antidouleurs morphiniques;
- antihypertenseurs;
- antidiabétiques;
- médicaments du trouble du rythme cardiaque;
- antivertigineux, etc.

Si vous êtes traité avec un de ces médicaments et que vous éprouvez de la somnolence et des baisses de vigilance, parlez-en à votre médecin : les inconvénients de ces médicaments ne sont pas toujours signalés clairement dans les notices.
N'arrêtez pas brutalement un traitement en cours.
Les traitements au long cours, comme ceux de l'hypertension, des troubles du rythme cardiaque, du diabète ou de l'épilepsie par exemple, NE DOIVENT PAS être interrompus.

Médicaments et sécheresse de la bouche (effet atropinique)

L'effet atropinique est l'un des effets indésirables d'un certain nombre de médicaments. Il se manifeste toujours par une sécheresse de la bouche.

CE QU'IL FAUT SAVOIR

L'atropine est une substance extraite d'une plante, la belladone, douée de certaines propriétés dont une action antispasmodique, utilisée pour soigner des douleurs liées à des contractures et pour traiter certaines inflammations de l'œil.
De très nombreux médicaments produisent les mêmes effets indésirables que l'atropine. On les appelle « médicaments anticholinergiques ou atropiniques ».
Les substances atropiniques engendrent des effets indésirables :
- **Périphériques** : sécheresse de la bouche, constipation, accélération du pouls, augmentation de la tension à l'intérieur de l'œil, troubles de la vue par défaut d'accommodation, contraction du sphincter vésical, décontraction du sphincter inférieur de l'œsophage... Ces divers effets sont dus au blocage d'une substance présente dans l'organisme : l'acétylcholine.
- **Centraux** (par passage de la barrière hémato-encéphalique) : confusion, désorientation, hallucinations visuelles, délire, agressivité, etc.

Ces médicaments dont certains sont accessibles sans ordonnance sont facilement identifiables en lisant les notices : ils sont tous contre-indiqués en cas de glaucome par fermeture de l'angle ou rétention d'urine (problème prostatique...).

NOS RECOMMANDATIONS

Si vous souffrez de glaucome par fermeture de l'angle ou de rétention urinaire (problèmes de prostate par exemple), soyez particulièrement vigilant lorsque vous achetez un médicament sans ordonnance. Prenez toujours l'avis de votre médecin ou de votre pharmacien avant l'achat.
Lisez les notices des médicaments et conservez-les dans leur emballage d'origine.

EN SAVOIR PLUS

Les catégories de médicaments à effet atropinique

- Les antidépresseurs tricycliques à base d'imipramine (TOFRANIL®...), d'amitriptyline (ELAVIL®, LAROXYL®...).
- Les «anti-mal des transports» à base de diphénhydramine : NAUTAMINE® (vendu sans ordonnance), à base de scopolamine : SCOPODERM TTS®.
- Certains antiparkinsoniens à base de trihexyphénidyle (ARTANE®), de bipéridène (AKINETON®).
- L'atropine comme antispasmodique : ATROPINE LAVOISIER®, ATROPINE AGUETTANT®, etc.
- Les neuroleptiques phénothiaziniques, à base de chlorpromazine (LARGACTIL®).
- Les bronchodilatateurs à base d'ipatropium (ATROVENT®).
- Les antihistaminiques H_1 de première génération à base de dexchlorphéniramine (POLARAMINE®), de bromphéniramine (DIMEGAN®), d'alimémazine (THERALENE®), de prométhazine (PHENERGAN®), d'oxomémazine (TOPLEXIL®...), etc.
- Un antalgique, le néfopam (ACUPAN®).
- Un antiarythmique, à base de disopyramide : RYTHMODAN®.

Médicaments à effet sédatif

De nombreux médicaments sont sédatifs, entraînant de la somnolence, ce qui peut s'avérer dangereux quand on conduit *(voir Médicaments et conduite automobile)*.

CE QU'IL FAUT SAVOIR

Plusieurs familles de médicaments peuvent altérer la vigilance :

- soit parce que c'est leur action principale, raison pour laquelle ils sont prescrits. C'est le cas des tranquillisants ou des somnifères ;
- soit parce qu'il s'agit d'un de leurs effets indésirables. C'est le cas de certains antiallergiques (vendus sans ordonnance).

Comment cela se manifeste-t-il ?

Cela peut aller du simple ralentissement des réflexes, imperceptible par le patient, à un état de somnolence gênant la vie de tous les jours. Ces médicaments qui sont des dépresseurs du système nerveux central peuvent aussi entraîner une dépression respiratoire.

NOS RECOMMANDATIONS

Si vous achetez un médicament sans ordonnance qui appartient aux catégories suivantes, soyez vigilant! Lisez ATTENTIVEMENT la notice et respectez les mises en garde.

Les catégories de médicaments à effet sédatif

- Tous les somnifères ou hypnotiques.
- Tous les tranquillisants ou anxiolytiques.
- Tous les neuroleptiques.
- Certains antidépresseurs : imipramine, amitriptyline, trimipramine, doxépine, miansérine...
- Les antiépileptiques.
- Les antinauséeux ou certains antivertigineux (dont certains vendus sans ordonnance).
- Les dérivés opiacés (antidouleurs et autres) : opium (LAMALINE®...), tramadol (CONTRAMAL®...), morphine (SKENAN®...), codéine (CODOLIPRANE®...), méthadone, buprénorphine (SUBUTEX®...), etc.
- Les antitussifs : codéine, codéthyline, dextrométhorphane (vendus sans ordonnance).
- Les antihistaminiques H_1 de première génération à base de dexchlorphéniramine (POLARAMINE®), de bromphéniramine (DIMEGAN®), d'alimémazine (THERALENE®), de prométhazine (PHENERGAN®), d'oxomémazine (TOPLEXIL®), de diphénhydramine (NAUTAMINE®), etc.
- Certains antihypertenseurs centraux : alphaméthyldopa (ALDOMET®), clonidine (CATAPRESSAN®), moxonidine (PHYSIOTENS®).
- Les médicaments contenant de l'alcool (sirops, ampoules buvables, vendus sans ordonnance).
- Un myorelaxant : baclofène (LIORESAL®).
- Le thalidomide utilisé dans le traitement de certaines affections cancéreuses.

EN SAVOIR PLUS

Comment interpréter les pictogrammes de mises en garde ?

Si vous prenez un médicament appartenant à l'une ou l'autre des catégories mentionnées ci-dessus, vérifiez sur la boîte ou la notice le niveau de mise en garde élaboré par l'Agence des produits de santé (pictogramme montrant une voiture noire dans un triangle), afin d'évaluer plus précisément le risque que vous courez.

▶ **Niveau 1 + pictogramme sur fond jaune**

Le risque est faible et dépend de la sensibilité de chacun. Le patient trouvera dans la notice du médicament les mises en garde lui indiquant les cas où il devra s'abstenir de conduire.

▶ **Niveau 2 + pictogramme sur fond orange**

Le risque est important. Il est indispensable de prendre l'avis de son médecin (ou du pharmacien s'il s'agit d'un médicament sans ordonnance) avant de prendre le volant ou de travailler sur une machine.

▸ **Niveau 3 + pictogramme sur fond rouge**
Le risque est très élevé. Il est totalement contre-indiqué de conduire (voiture ou engin) avec ce type de médicaments. Le médecin devra indiquer à quel moment le patient pourra de nouveau conduire.

Médicaments et examens de laboratoire

De nombreux médicaments peuvent modifier les examens de sang et d'urine.

CE QU'IL FAUT SAVOIR

À titre d'exemple, voici les médicaments sans ordonnance le plus souvent responsables de ces modifications :
La vitamine C peut modifier la recherche de sucre dans les urines, le dosage du cholestérol, de la créatinine, de l'acide urique...
L'aspirine peut modifier le dosage d'acide urique dans le sang ou dans les urines et le temps de saignement, jusqu'à huit jours après la prise d'un comprimé.
Le paracétamol peut fausser le dosage de la glycémie et la recherche de l'acide urique.
La vitamine B2 et certains laxatifs irritants peuvent fausser quelques examens d'urine, en particulier la recherche du sucre.

Pour information, les urines peuvent changer de couleur et virer :

- au brun ou au rouge sous l'effet de laxatifs irritants (à base de séné, cascara, rhubarbe), mais aussi si vous mangez de la betterave ;
- au jaune foncé sous l'effet de la vitamine B2 ;
- au brun-noir ou vert sous l'effet du méthocarbamol (LUMIRELAX®) ;
- au brun rougeâtre sous l'effet du métronidazole (FLAGYL®, RODOGYL®, etc.) ;
- au brun-rouge sous l'effet de la vitamine B12.

NOS RECOMMANDATIONS

Si votre médecin vous prescrit un examen de laboratoire, informez-le TOUJOURS des médicaments que vous prenez régulièrement (avec ou sans ordonnance). Cela évitera d'avoir des résultats difficiles à interpréter ou faussement positifs ou négatifs et des dépenses inutiles.

Médicaments et excipients

Tous les médicaments sont composés de deux parties : la ou les molécules ou substances, et les excipients. Ces derniers ne sont cependant pas toujours neutres.

CE QU'IL FAUT SAVOIR

Les excipients sont des substances sans activité thérapeutique, indispensables à la fabrication d'un médicament pour de multiples raisons :

- Stabiliser le principe actif.
- Faciliter sa dissolution (solubilisation).
- Améliorer l'aspect et le goût du médicament (colorant ou édulcorant).
- Favoriser sa conservation (antiseptiques, conservateurs).
- Aider ou retarder l'absorption du médicament.
- Permettre d'obtenir la forme pharmaceutique définitive (poudre, comprimé, gélule, suppositoire, liquide...).

L'effet notoire

On entend par excipient à effet notoire tout excipient dont la présence peut nécessiter des précautions d'emploi pour certaines catégories particulières de patients, par exemple :

- dans certaines pathologies ;
- chez le nourrisson ou le jeune enfant ;
- en cas d'allergie ;
- en cas de régime particulier.

La prise en compte de ces excipients dépend ou non de la voie d'administration du médicament et/ou de la quantité contenue dans le médicament.

47 excipients (ou groupe d'excipients) sont répertoriés excipients à effet notoire par l'Agence du médicament. Le tableau ci-dessous liste les excipients à effet pouvant être présents dans les spécialités commercialisées.

EXCIPIENTS	VOIE (S)	Risque
Amidon de blé	Orale	Allergie au blé (autre que l'intolérance au gluten ou maladie cœliaque).
Huile d'arachide	Toutes	Allergie à l'arachide (cacahuètes...) ou au soja (urticaire, choc anaphylactique : éruption généralisée, difficultés respiratoire, baisse de la tension artérielle).
Colorants azoïques (tartrazine E102, jaune orangé S E110, azorubine E122, amarante E123, rouge cochenille A E124, rouge allura AC E129, noir brillant E151)	Orale	Allergie (ex. eczéma, urticaire, asthme, choc anaphylactique). Allergie croisée (l'allergie à l'un des colorants entraîne l'allergie aux autres composants de la classe).
Aspartam	Orale	En cas de phénylcétonurie (maladie génétique héréditaire rare).
Baume du Pérou	Cutanée	Allergie cutanée (ex. eczéma).

EXCIPIENTS	VOIE (S)	Risque
Benzalkonium	Oculaire	Irritation des yeux.
	Cutanée	Allergie cutanée.
	Respiratoire	Gonflement de la muqueuse nasale, gêne respiratoire.
Acide benzoïque et benzoates	Cutanée	Allergie cutanée, des yeux et des muqueuses.
	Injectable	Jaunisse (nourrisson de moins de 1 mois).
Alcool benzylique	Injectable	Allergie ou toxicité chez l'enfant de moins de 1 mois ou de moins de 3 ans selon la dose.
Huile de bergamote	Cutanée	Photosensibilisation (sensibilité à la lumière).
Bronopol	Cutanée	Allergie cutanée (ex. eczéma).
Alcool cétostéarylique, cétylique	Cutanée	Allergie cutanée (ex. eczéma).
Chlorocrésol	Cutanée	Allergie cutanée.
Éthanol (alcool)	Orale, injectable	Dangereux chez l'alcoolique. Enfant, insuffisant hépatique, épileptique, femme enceinte ou allaitante. Interactions avec d'autres médicaments, conduite de véhicules ou de machines (à partir de 3 g par jour).
Formaldéhyde	Cutanée	Allergie cutanée (ex. eczéma).
	Orale	Troubles digestifs.
Fructose	Orale, injectable	Nocif pour les dents. Intolérance au fructose (maladie héréditaire rare). Régime pauvre en sucre ou diabète (à partir de 5 g par jour).
Galactose	Orale, injectable	Intolérance au galactose (maladie héréditaire rare). Régime pauvre en sucre ou diabète (à partir de 5 g par jour).
Glucose	Orale, injectable	Nocif pour les dents. Intolérance au glucose (maladie héréditaire rare). Régime pauvre en sucre ou diabète (à partir de 5 g par jour).
Maltitol liquide (sirop de glucose hydrogéné)	Orale	Intolérance au fructose (maladie héréditaire rare). Apport calorique et effet laxatif (à partir de 10 g par jour).
Glycérol	Orale	Maux de tête et diarrhée (à partir de 10 g par jour).
Héparine	Injectable	Allergie aux héparines et dérivés. Thrombopénie (trouble de la coagulation) due aux héparines.
Hydroxyanisole butylé E320	Cutanée	Allergie cutanée (ex. eczéma), irritation des yeux et des muqueuses.
Hydroxytoluène butylé E321	Cutanée	Allergie cutanée (ex. eczéma), irritation des yeux et des muqueuses.
Lactitol E966	Orale	Intolérance au lactitol (maladie héréditaire rare). Apport calorique, troubles digestifs et effet laxatif (à partir de 10 g par jour).
Lactose	Orale	Intolérance au lactose (maladie héréditaire rare). Régime pauvre en sucre ou diabète (à partir de 5 g par jour).
Lanoline (graisse de laine)	Cutanée	Allergie cutanée (ex. eczéma).
Latex (caoutchouc naturel) présent dans les capuchons de seringue par exemple	Toutes	Allergie cutanée ou générale (urticaire, asthme, choc anaphylactique...).
Maltitol E965, isomaltitol E953	Orale	Intolérance au fructose (maladie héréditaire rare). Troubles digestifs et effet laxatif (à partir de 10 g par jour).
Mannitol E421	Orale	Troubles digestifs et effet laxatif (à partir de 10 g par jour).

EXCIPIENTS	VOIE (S)	Risque
Organomercuriels (thiomersal, dérivés du mercure…)	Oculaire, injectable	Allergie.
	Cutanée	Allergie cutanée (ex. eczéma), dépigmentation.
Parabènes (parahydroxybenzoates…)	Orale, oculaire, cutanée	Allergie cutanée ou muqueuse.
	Injectable, respiratoire	Allergie (urticaire, gêne respiratoire).
Phénylalanine	Toutes	En cas de phénylcétonurie (maladie génétique héréditaire rare).
Potassium	Orale, injectable	Régime pauvre en potassium, insuffisance rénale.
	Intraveineuse	Douleur au point d'injection IV, phlébite.
Propylèneglycol et dérivés	Cutanée	Allergie cutanée (ex. eczéma).
	Orale, injectable	Symptômes semblables à ceux provoqués par l'alcool (à partir de 400 mg/kg chez l'adulte ou 200 mg/kg chez l'enfant).
Ricin et dérivés	Cutanée	Allergie cutanée (ex. eczéma).
	Injectable	Allergie cutanée ou générale (gêne respiratoire, choc anaphylactique).
	Orale	Effet laxatif, troubles digestifs.
Saccharose	Orale, injectable	Nocif pour les dents. Intolérance au saccharose (maladie héréditaire rare). Régime pauvre en sucre ou diabète (à partir de 5 g par jour).
Huile de sésame	Toutes	Allergie cutanée ou générale.
Sodium	Orale, injectable	Régime pauvre en sodium.
Soja et dérivés	Toutes	Allergie à l'arachide (cacahuètes…) ou au soja (urticaire, choc anaphylactique : éruption généralisée, difficultés respiratoire, baisse de la tension artérielle).
Acide sorbique et sorbates	Cutanée	Allergie cutanée (ex. eczéma).
Sorbitol	Orale, injectable	Intolérance au fructose (maladie héréditaire rare). Effet laxatif.
Stéarylique alcool	Cutanée	Allergie cutanée (ex. eczéma).
Sucre inverti	Orale	Nocif pour les dents. Intolérance au fructose ou au glucose (maladie héréditaire rare). Régime pauvre en sucre ou diabète (à partir de 5 g par jour).
Sulfites et dérivés (anhydride sulfureux, sulfite de…)	Orale, injectable, respiratoire	Allergie cutanée (ex. urticaire) ou générale (gêne respiratoire, choc anaphylactique).
Xylitol	Orale	Effet laxatif, troubles digestifs (à partir de 10 g par jour).

NOS RECOMMANDATIONS

Si vous êtes sujet à des allergies, demandez conseil à votre médecin ou votre pharmacien avant d'acheter un médicament sans ordonnance.

Médicaments génériques

La part des médicaments génériques en volume en France est d'environ 35 %, un taux encore très faible en regard des taux affichés en Allemagne (72 %), en Grande-Bretagne (71 %) et aux États-Unis (80 %), qui s'explique par un manque de communication de la part des pouvoirs publics et du lobbying exercé par certains laboratoires.

CE QU'IL FAUT SAVOIR

Le médicament générique est la copie d'un médicament de marque dont le brevet est tombé dans le domaine public. Il contient la même substance, mais pas forcément les mêmes excipients *(voir Médicaments et excipients).*
Il possède la même activité thérapeutique.
Il est soumis aux mêmes contrôles que le médicament de référence et doit comme tout médicament obtenir une autorisation de mise sur le marché (AMM) délivrée par l'ANSM, l'Agence nationale de sécurité du médicament et des produits de santé *(voir Quelques vérités bonnes à dire sur les médicaments).*
Il coûte généralement 30 % de moins environ que le médicament de référence (le « princeps »), le laboratoire qui le produit n'ayant pas à amortir les frais de recherches réalisées pour sa mise au point. Une grande majorité de médicaments vendus sans ordonnance (de prescription facultative) ont des équivalents génériques.
La plupart des maladies peuvent se traiter avec des génériques, qui sont disponibles sous diverses formes : comprimés, gélules, sirops, suppositoires...
Certains médecins préfèrent traiter leurs patients avec le médicament de référence. Il appose alors sur son ordonnance un NS (pour « non substituable »).

NOS RECOMMANDATIONS

Si vous prenez un traitement avec un médicament générique, il est préférable de poursuivre ce traitement avec le même générique, en particulier pour des médicaments dont la quantité de substance doit être très précise (marge thérapeutique étroite). C'est le cas notamment des antiépileptiques : valproate de sodium (DEPAKINE®), lamotrigine (LAMICTAL®), etc.; des médicaments de la thyroïde : lévothyroxine (LEVOTHYROX®).

Médicaments et Internet

Depuis plusieurs années, les sites de commercialisation de médicaments sur le Web prolifèrent et proposent, entre autres, des traitements contre le surpoids, les troubles de l'érection, voire le cancer. Attention, ce n'est pas sans danger pour la santé.

CE QU'IL FAUT SAVOIR

Acheter des médicaments sur Internet est totalement irresponsable pour plusieurs raisons :

- 50 % des médicaments vendus sur Internet sont des contrefaçons (source : Organisation mondiale de la santé, OMS). Certains produits sont trop faiblement dosés en principe actif donc inefficaces, d'autres présentent un surdosage potentiellement toxique ou sont au mieux des poudres de perlimpinpin. Une vraie roulette russe!
- Avoir un accès libre à des médicaments de prescription obligatoire est imbécile. Si de nombreux médicaments en France ne sont vendus que sur ordonnance, c'est que leur prise doit être encadrée par votre médecin en raison des risques liés aux interactions, aux contre-indications, au mauvais usage...
- La provenance des médicaments sur Internet est inconnue. Même s'ils affichent un nom connu déjà commercialisé en France, vous n'avez aucune garantie de leur authenticité car leur circuit de distribution (hors du cadre légal français) échappe aux contrôles des autorités sanitaires.
- Automédication ou pas, avec ou sans ordonnance, les médicaments ne sont pas des marchandises comme les autres. Vous n'achèteriez sûrement pas une boîte d'aspirine à un inconnu dans la rue!

NOS RECOMMANDATIONS

Abstenez-vous de tout achat de médicaments par Internet, en dehors des sites de pharmacie reconnus par le Conseil de l'ordre des pharmaciens.

Médicaments et troubles du rythme cardiaque

Certains médicaments peuvent entraîner un trouble du rythme cardiaque sévère, appelé «torsades de pointe», une variété de tachycardie ventriculaire très grave, qui se produit dans certaines circonstances. **Prudence en automédication si vous souffrez de troubles du rythme cardiaque!**

CE QU'IL FAUT SAVOIR

Le risque de «torsades de pointe» est aggravé en cas d'association à des médicaments entraînant une baisse du potassium dans le sang (hypokaliémie), par exemple lors de traitements par des laxatifs irritants (vendus sans ordonnance), de la cortisone et de ses dérivés (glucocorticoïdes), du tétracosactide (SYNACTHENE®) ou des diurétiques hypokaliémiants.

NOS RECOMMANDATIONS

Attention en automédication! Si vous avez des troubles du rythme cardiaque, ne prenez JAMAIS de laxatifs irritants sous peine d'accident gravissime. Si vous en avez dans votre armoire à pharmacie, mieux vaut les éliminer!

Les médicaments, disponibles en pharmacie d'officine, à risque de torsades de pointe

- Des antiarythmiques : amiodarone (CORDARONE®, etc.), disopyramide (RYTHMODAN®, ISORYTHM®), dronédarone (MULTAQ®), hydroquinidine (SERECOR®), sotalol (SOTALEX®, etc.).
- Des neuroleptiques : amisulpride (SOLIAN®), chlorpromazine (LARGACTIL®), cyamémazine (TERCIAN®), flupentixol (FLUANXOL®), fluphénazine (MODECATE®), halopéridol (HALDOL®), lévomépromazine (NOZINAN®), pipampérone (DIPIPERON®), pipotiazine (PIPORTIL®), pimozide (ORAP®), sulpiride (DOGMATIL®, etc.), tiapride (TIAPRIDAL®, etc.), zuclopenthixol (CLOPIXAN®).
- Des antidépresseurs : citalopram (SEROPRAM®, etc.), escitalopram (SEROPLEX®, etc.).
- Des antihistaminiques H_1 : hydroxyzine (ATARAX®, etc.), méquitazine (PRIMALAN®).
- Des antiparasitaires : chloroquine (NIVAQUINE®), luméfantrine (RIAMET®), pentamidine (PENTACARINAT®), pipéraquine (EURARTESIM®), quinidine (QUINIMAX®).
- Des anticancéreux : torémifène (FARESTON®), vandétanib (CAPRELSA®).
- Des antibiotiques : spiramycine (RODOGYL®, etc.), moxifloxacine (IZILOX®, etc.).

- Un antiémétique : dompéridone (MOTILIUM®, etc.).
- Un antirhumatismal et médicament de dermatologie : hydroxychloroquine (PLAQUENIL®).
- Un laxatif : prucalopride (RESOLOR®).
- Un médicament de la dépendance aux opiacés : méthadone (METHADONE APHP®).

Médicaments et soleil

Certains médicaments peuvent provoquer des manifestations anormales de la peau lors des expositions au soleil. Attention si vous êtes sous traitement !

CE QU'IL FAUT SAVOIR

Plusieurs classes de médicaments peuvent entraîner des réactions de la peau plus ou moins importantes : la phototoxicité et la photoallergie.

- La phototoxicité est une réaction excessive de la peau aux endroits exposés au soleil. Elle peut se traduire dès la première exposition par un banal coup de soleil jusqu'à une brûlure du deuxième degré superficielle, en fonction de la durée de l'exposition.
- La photoallergie se déclenche après une deuxième exposition au soleil, quelques jours après la première. Elle se manifeste sous forme d'éruption de la peau, type eczéma. Elle déborde sur les parties du corps non exposées.

Quels sont les médicaments en cause ?

Certains médicaments appliqués localement : des antiseptiques colorés comme la merbromine (MERCURESCEINE AQUEUSE GIFRER®), l'éosine ou des traitements locaux antichampignons, des crèmes antiallergiques (antihistaminiques tels la prométhazine, type PHENERGAN®), certains produits antiacné à base de dérivés de la vitamine A ou de peroxyde de benzoyle (CURASPOT®, PAPCLAIR®...).
C'est aussi le cas de médicaments pris par la bouche : plusieurs antibactériens comme les sulfamides, les tétracyclines (doxycycline, minocycline), certains antidiabétiques ou diurétiques, certains antiallergiques, certains antidépresseurs, certains neuroleptiques, certains antichampignons, certains antiseptiques urinaires, certains médicaments du cœur, certains anticoagulants, certaines pilules contraceptives.

NOS RECOMMANDATIONS

Si vous êtes sous traitement médical, avant de partir au soleil, demandez TOUJOURS conseil à votre médecin ou à votre pharmacien et lisez attentivement les notices des médicaments.

LES BONNES PRATIQUES

Armoire à pharmacie

Indispensable pour gagner du temps en cas d'urgence, une armoire à pharmacie familiale bien conçue est l'outil de base pour pratiquer une automédication efficace et sans danger.

CE QU'IL FAUT SAVOIR

Quel contenant ?

Choisissez une armoire en bois ou en métal, non vitrée, avec de nombreux compartiments et étagères pour faciliter le rangement.

Placez l'armoire à pharmacie dans un endroit sec, loin d'une source de chaleur (donc pas dans la cuisine !). Les médicaments peuvent perdre de leur efficacité et même devenir dangereux s'ils sont exposés à la chaleur, à l'humidité et à la lumière.

Placez l'armoire à un endroit totalement inaccessible aux enfants. L'idéal est un modèle qui ferme à clé (avec la clé dans un lieu sûr) pour éviter les accidents.

EN SAVOIR PLUS

Les intoxications par les médicaments sont la deuxième cause d'accidents chez les enfants de moins de 15 ans. Dans 55 % des cas, les médicaments impliqués sont des somnifères, des tranquillisants, l'aspirine sous toutes ses formes, les médicaments à sucer ou à croquer de goût sucré, les sirops.

Que peut-on y mettre ?

Les médicaments, pansements et instruments de première nécessité pour soigner les petits troubles de santé et accidents mineurs (écorchures, brûlures superficielles...) qui peuvent arriver n'importe quand (même la nuit et le dimanche !).

À part, les médicaments prescrits par votre médecin pour vous et pour les vôtres.

L'ensemble des ordonnances, placées dans une pochette, en éliminant au fur et à mesure celles qui ne sont plus valables.

▶ **Le petit matériel**

- Des compresses stériles en emballages individuels.
- Des pansements adhésifs dits hypoallergéniques.
- Du sparadrap.
- Du coton hydrophile.
- Un thermomètre électronique buccal incassable ou indicateur frontal de température.
- Des ciseaux à bouts ronds.
- Une pince à épiler.
- Une bande extensible, type VELPEAU®.
- Des épingles de sûreté.
- Du fil dentaire.
- Des préservatifs.

▶ **Les médicaments de première nécessité**

- De l'alcool à 70° pour désinfecter la peau (avant une injection).
- Un antiseptique pour les plaies cutanées à base, par exemple, de chlorhexidine aqueuse, type DOSISEPTINE®, et de la povidone iodée, type BETADINE DERMIQUE® *(voir Plaies et coupures superficielles).*
- Du paracétamol, type PARACETAMOL EG LABO® *(voir Fièvre, Douleur)* en différents dosages.
- Un anti-inflammatoire non stéroïdien (AINS) comme l'ibuprofène, type ANTARENE®.
- Du sérum physiologique en dosettes unitaires pour le nez et les yeux, type PHYSIODOSE®.
- Un antihistaminique à base de cétirizine, type CETIRIZINE SANDOZ CONSEIL®.
- Un médicament contre la toux *(voir Toux)* à base de dextrométhorphane, type PULMODAXE® ou TUSSIDANE®.
- Un laxatif doux *(voir Constipation)* à base de lactulose, type LACTULOSE MYLAN®, de lactitol, type IMPORTAL®, ou de macrogol, type MACROGOL SANDOZ®.
- Un antidiarrhéique : un ralentisseur du transit et antisécrétoire à base de lopéramide, type LOPERAMIDE ARROW CONSEIL®, ou de racécadotril, antisécrétoire type TIORFAST® *(voir Diarrhée).*
- Une pommade ou crème à l'hydrocortisone à 0,5 % contre les piqûres d'insectes et autres petites démangeaisons, type CORTAPAISYL®.
- Un antispasmodique à base de phloroglucinol, type SPASFON LYOC®.
- Un pansement antiacide de l'estomac type XOLAAM®.
- Du tulle gras pour les brûlures *(voir Brûlures de la peau).*

- De la ouate antihémorragique, type COALGAN® ouate *(voir Saignement de nez ou épistaxis).*
- Un anti-ecchymose à base d'arnica, type ARNICA BOIRON®.

La bonne organisation

Rangez d'un côté les médicaments prescrits par le médecin. De l'autre, les médicaments pour soigner les petits troubles quotidiens de santé.
Séparez soigneusement les médicaments pour les adultes de ceux pour les enfants (paracétamol, sirop, gouttes nasales...).
Conservez absolument tous les médicaments et leur notice dans leur emballage d'origine. Vous pourrez ainsi vérifier à chaque utilisation les indications, les conditions d'utilisation, les posologies, les contre-indications et la date de validité.
Affichez la liste des médicaments à l'intérieur de l'armoire. Conservez les prescriptions médicales dans une pochette.

Comment bien gérer son armoire à pharmacie

Éliminez tous les médicaments sans emballage et sans notice.
Soyez vigilant avec les médicaments sous forme liquide, en particulier les médicaments de l'œil. Attention, les collyres se périment très rapidement (2 semaines) après ouverture du flacon, même si la date limite d'utilisation n'est pas dépassée.
Mettez vos vaccins au frais, à 4 °C dans votre réfrigérateur, jusqu'à utilisation.
Vérifiez ou faites contrôler vos médicaments, une fois par an, par votre médecin ou votre pharmacien, afin d'éliminer ceux qui sont périmés ou devenus inutiles.
Évitez de verser les médicaments liquides dans le tout-à-l'égout (évier ou WC) : certains produits sont toxiques et peuvent polluer l'environnement.
Évitez de brûler vous-même des médicaments liquides car leur combustion peut entraîner soit des vapeurs nocives, soit provoquer un petit incendie.
À la fin de tout traitement prescrit par votre médecin, éliminez TOUTES les boîtes de médicaments non utilisées, oui, même les antibiotiques ! Ceci vous évitera de les utiliser en automédication, ce qui n'est JAMAIS recommandé.
Ne les jetez pas dans une poubelle : cela peut s'avérer dangereux, car ils peuvent être ramassés et réutilisés. Rapportez-les chez votre pharmacien.

Les numéros indispensables

Collez sur la porte de l'armoire à pharmacie une liste de numéros de téléphone en cas d'urgence :
N° du SAMU : 15 ou 112
N° des pompiers : 18
N° de votre médecin
N° de police secours : 17. Vous pourrez y obtenir le numéro du médecin ou de la pharmacie de garde.
N° du centre antipoison de votre région
N° du centre de traitement des brûlés de votre région

N° de l'hôpital le plus proche
N° d'une compagnie d'ambulances
N° d'une société de taxis (ou de la borne la plus proche)

Trousse de secours pour la voiture

Même si vous ne traversez pas le désert de Gobi ou l'Amazonie, mieux vaut vous équiper d'une petite trousse de secours, surtout si vous voyagez avec des enfants.

CE QU'IL FAUT SAVOIR

Quel type de trousse ?

L'idéal est d'acheter une petite trousse dans un tissu isotherme pour protéger vos médicaments de la chaleur. Vous conserverez la trousse dans le coffre, plus frais que la boîte à gants, dans un endroit facilement accessible. Vérifiez-en le contenu une fois par an (par exemple avant les vacances d'été) et aménagez son contenu en fonction des personnes transportées et du voyage envisagé.

Ce qu'elle doit contenir

▸ Le petit matériel

- Des compresses stériles.
- Des pansements adhésifs.
- Des ciseaux à bouts ronds, une pince à épiler.
- Une bande élastique avec épingle de sûreté.

▸ Les médicaments

- Une solution antiseptique à base de chlorhexidine aqueuse, type DOSI-SEPTINE®.
- Un antidouleur : paracétamol pouvant être pris sans eau (PARALYOC®).
- Un antiallergique : cétirizine, type CETIRIZINE SANDOZ CONSEIL®.
- Un antidémangeaison ou, en cas de piqûres d'insectes : hydrocortisone 0,5 %, type CORTAPAISYL®.
- Un « anti-mal des transports » : diphénhydramine, type NAUTAMINE® (à ne pas donner au conducteur en raison des risques de somnolence).
- Un sérum physiologique en dosettes, type PHYSIODOSE®.
- Un produit anti-ecchymose à base d'arnica, type ARNICA BOIRON®.

▸ Les produits d'hygiène et cosmétiques

- Un tube de crème solaire filtrante *(voir Coup de soleil ou érythème solaire)*.
- Une paire de lunettes de soleil de qualité.
- Un produit répulsif contre les moustiques : à base de diéthyltoluamide DEET, type INSECT ECRAN®.

Trousse à pharmacie du voyageur

Même si vous ne partez pas très longtemps ni très loin, vous devez emporter une petite trousse à pharmacie, surtout si vous voyagez à l'étranger ou avec des enfants.

CE QU'IL FAUT SAVOIR

Cette trousse doit contenir les médicaments prescrits sur ordonnance que vous prenez régulièrement. Évaluez 48 heures avant le départ (pour avoir le temps de vous approvisionner) le nombre de médicaments nécessaires à la durée de votre séjour. Par sécurité, prenez une copie de vos ordonnances que vous garderez avec vos papiers.
Ajoutez les médicaments et le matériel de soin qui peuvent vous rendre service sur place. Cette liste est à aménager en fonction du lieu où vous vous rendez.
Si vous restez en France ou si vous allez dans une grande ville, vous n'avez besoin que de vos médicaments personnels, d'un antidouleur (toujours utile), d'une crème solaire (hiver comme été), de quelques pansements adhésifs et d'un spray antiseptique. Mais si vous voyagez dans des conditions plus précaires, soyez prévoyant!

▶ Les médicaments à emporter

- Un antidouleur : paracétamol, type PARACETAMOL EG LABO®, ibuprofène, type ANTARENE® *(voir Fièvre).*
- Un antispasmodique à base de phloroglucinol, type SPASFON LYOC® (pour calmer une éventuelle crise intestinale douloureuse).
- Un antiallergique à base de cétirizine, type CETIRIZINE SANDOZ CONSEIL® pour faire face à des petits problèmes allergiques.
- Un ralentisseur du transit en cas de diarrhée sans fièvre à base de lopéramide, type LOPERAMIDE ARROW CONSEIL®, ou de racécadotril, type TIORFAST®.
- Un laxatif doux osmotique, tel que MACROGOL SANDOZ®, si vous êtes sujet à la constipation lors de vos déplacements.
- Un antinauséeux tel que le NAUSICALM® en cas de vomissements.
- Un antibiotique pour les problèmes urinaires : par exemple l'ofloxacine (MONOFLOCET®) ou la fosfomycine (MONURIL®) prescrits par votre médecin.
- Du sérum physiologique en dosettes pour le lavage des yeux ou pour déboucher le nez, type PHYSIODOSE®.
- Une pommade à l'hydrocortisone à 0,5 % contre les démangeaisons et piqûres d'insectes, type CORTAPAISYL®.
- Des antipaludiques prescrits par votre médecin pour les pays impaludés à base de chloroquine, type NIVAQUINE® (à titre préventif et curatif

éventuel) et, pour les régions de résistance, un antipaludique plus spécifique prescrit par votre médecin.

► Le matériel de soins et les pansements à emporter

- Des compresses stériles, une solution antiseptique à base de chlorhexidine aqueuse, type DOSISEPTINE®, des pansements adhésifs antiseptiques.
- Un thermomètre électronique ou un indicateur frontal de température.
- Des ciseaux à bouts ronds, une pince à épiler.
- Des crèmes solaires filtrantes.
- Des répulsifs contre les moustiques à base de DEET (diéthyltoluamide), type INSECT ECRAN®.

► En fonction du pays de séjour

- Une moustiquaire imprégnée de répulsif contre les moustiques (tel INSECT ECRAN MOUSTIQUAIRE®) si vous séjournez dans une zone fortement impaludée.
- Des comprimés antiseptiques : HYDROCLONAZONE® ou mieux : AQUATABS®, pour la désinfection de l'eau.

NOS RECOMMANDATIONS

Oubliez suppositoires, emballages en verre, alcool, éther, antiseptiques colorés et comprimés sans emballage et sans notice.
Si vous prenez votre trousse avec vous en cabine d'avion, renseignez-vous sur les normes en vigueur auprès de votre compagnie.

Pour tout renseignement complémentaire

Centres de renseignements sur la prévention des maladies des voyages :
Centre médical Institut Pasteur, www.pasteur.fr;
Santé Voyages, hôpital Bichat-Claude-Bernard, tél. 01 40 25 88 92.
Pour trouver le numéro de téléphone du centre Santé Voyages de votre région, cherchez sur Internet « Santé Voyages » suivi du nom de la ville universitaire la plus proche de chez vous.

EN SAVOIR PLUS

Si vous êtes à l'étranger, vous pouvez retrouver le nom d'un médicament par sa DCI (dénomination commune internationale), qui est celui de la substance. Elle est toujours écrite en petits caractères sur les boîtes de médicaments, juste en dessous du nom de marque. Les noms des spécialités, c'est-à-dire les noms commerciaux écrits sur les boîtes de médicaments, sont écrits en MAJUSCULES et varient d'un pays à l'autre.

Exemple :
DOLIPRANE® (nom de marque)
Paracétamol (DCI)

Vaccinations

Cauchemars d'enfance pour certains, les vaccinations – obligatoires ou pas – sont un acte médical et doivent être encadrées par votre médecin.

CE QU'IL FAUT SAVOIR

La vaccination contre une maladie infectieuse (virus ou bactérie) consiste à inoculer, c'est-à-dire à transmettre à une personne (ou un animal) le germe responsable de la maladie, après l'avoir préalablement tué ou modifié. La vaccination se fait généralement par piqûre.
Une fois modifie ou tué, le germe ne peut pas transmettre la maladie mais seulement provoquer la formation par l'organisme de substances de défense, les anticorps. Ce sont eux qui protégeront la personne vaccinée s'ils sont en contact ultérieurement avec le germe concerné.

Attention! Pour que la protection soit efficace, il faut refaire le vaccin deux fois à quelques semaines d'intervalle sauf par exemple dans le cas de la vaccination contre la grippe.
La vaccination n'est pas une protection éternelle. Il faut donc procéder à des rappels tous les 5 ou 10 ans.
Pour faciliter le suivi des vaccinations, il est important de tenir à jour un carnet de vaccinations. Faites-le viser par votre médecin à chaque vaccination.
Même si de nombreux vaccins sont délivrés sans ordonnance, nous vous recommandons de toujours consulter au préalable votre médecin qui jugera de l'intérêt ou non de la vaccination et prendra en compte les contre-indications du vaccin par rapport à votre état de santé.

Principe
Le calendrier vaccinal fixe les vaccinations applicables aux personnes résidant en France, en fonction de leur âge.

Les **vaccinations obligatoires** sont les suivantes :
- contre la diphtérie, le tétanos et la poliomyélite (DTP);
- contre la fièvre jaune (infection due à un virus transmis par des moustiques) pour les résidents du département de la Guyane âgés de plus de 12 mois ou toute personne y séjournant.

Les personnes titulaires de l'autorité parentale doivent veiller au respect de cette obligation.

Les **vaccinations recommandées** concernent :
- les maladies telles que la tuberculose (BCG), la coqueluche, la rubéole, la rougeole, et les oreillons, la varicelle, la grippe, l'hépatite B, le zona;
- les infections invasives à *Haemophilus influenzae* de type B, à pneumocoque, à méningocoque C.

Attention! Même si les vaccins sont généralement délivrés sans ordonnance, rappelons qu'il faut toujours demander l'avis de votre médecin avant de vous faire vacciner. Soyez vigilant au contexte « santé » de la personne à vacciner : personnes sous certains traitements, femmes enceintes ou qui allaitent, états fiévreux, maladies...

La vaccination, outil d'éradication des épidémies!

En 1945, le tétanos faisait 1000 morts en France contre seulement 11 décès entre 2008 et 2011, et la vaccination antivariolique a permis d'éradiquer la variole dès 1977. La protection individuelle par la vaccination, étendue à l'ensemble de la population, s'est avérée ainsi avoir une dimension de prévention collective.

Aujourd'hui, une campagne antivaccination se propage sur Internet qui, mettant en exergue les quelques cas d'intolérance, alimente l'idée que tout vaccin égale danger, ignorant ainsi l'histoire médicale. En effet, selon l'OMS (1994), les vaccinations (diphtérie, tétanos, coqueluche, rougeole, poliomyélite, tuberculose) permettent d'éviter trois millions de décès chaque année.

Outre le danger que représente pour un enfant l'absence de vaccination contre les maladies infectieuses contagieuses les plus graves, cette hostilité aux vaccins diminue la protection de la collectivité contre certaines épidémies comme la rougeole (selon l'Agence nationale de santé publique, du 1er janvier 2008 au 31 mai 2016, plus de 24000 cas de rougeole ont été déclarés en France dont près de 15000 cas notifiés pour la seule année 2011. Près de 1500 cas ont présenté une pneumopathie grave, 34 une complication neurologique et 10 sont décédés).

EN SAVOIR PLUS

L'utilité du carnet de vaccinations

Comment savoir si vous êtes à jour dans vos vaccinations? L'idéal est d'avoir un carnet de vaccinations pour chacun des membres de votre famille et de le conserver avec les passeports ou dans la pharmacie familiale.

Vous ignorez si vous êtes à jour de vos vaccinations et vous avez égaré votre carnet? Demandez conseil à votre médecin. Par exemple, si vous jardinez souvent, il est indispensable d'être vacciné contre le tétanos (il tue encore en France!). Le rappel se fait tous les dix ans.

Vous voyagez et vous n'êtes pas sûr de vos vaccinations? Certaines vaccinations sont obligatoires comme la fièvre jaune (Guyane et certains pays). Si vous projetez un voyage dans un pays en voie de développement, consultez votre médecin (ou votre pharmacien) trois mois avant le départ. Il vous indiquera les vaccinations recommandées en fonction de la destination, de la durée, des conditions du voyage et de votre cas.

Pour en savoir plus : http://social-sante.gouv.fr/IMG/pdf/calendrier_vaccinal_2016.pdf

SYMPTÔMES, MALADIES ADULTES ET MÉDICAMENTS

A

Acné (adultes/adolescents)

Des points noirs, des petits boutons rouges, des petits kystes remplis de pus (pustules) sur le visage, sur les épaules, voire sur le dos ? C'est de l'acné, le cauchemar des adolescents ! Peu y échappent (70 à 80 % sont concernés) et certains même en souffrent à l'âge adulte !

CE QU'IL FAUT SAVOIR

L'acné est un trouble mineur mais ce n'est pas une raison pour le traiter à la légère. Parfois psychologiquement difficile à assumer car inesthétique, une acné profonde mal soignée peut aussi laisser des traces indélébiles sur le visage.

LES CAUSES

L'acné est provoquée par une hyperactivité des glandes sébacées (production accrue de sébum) annexées aux poils. L'excès de sébum génère des points noirs qui peuvent s'infecter (pustules).
L'acné survient à la puberté en raison de l'augmentation de la sécrétion d'hormones mâles présentes surtout chez les hommes mais aussi chez les femmes. Elle affecte plutôt les peaux grasses et peut s'accentuer avant les règles.
Contrairement à une idée reçue, l'acné n'a aucun lien avec l'alimentation (pas la peine de vous priver de chocolat !), ni avec la constipation ou le foie. En revanche, certains médicaments peuvent favoriser l'acné : dérivés de la cortisone, certaines pilules contraceptives, certains neuroleptiques, certains antidépresseurs, certains antiépileptiques, certains antituberculeux, certains sirops contre la toux, les dérivés de l'hormone mâle (androgènes) ainsi que des médicaments contenant du fluor, du brome ou de l'iode.

Pour une lecture optimale des tableaux, reportez-vous à la page 17.

LES INTERDITS

- Ne « triturez » pas les boutons d'acné, ne les percez pas, ne les faites pas éclater.
- Ne vous frottez pas la peau énergiquement, cela ne fait qu'irriter les lésions.
- N'utilisez pas de savon antibactérien, ni de savon décapant ou parfumé.
- N'abusez pas du soleil en été, il est en partie responsable des poussées d'acné à la rentrée !
- Ne vous maquillez pas, ou d'une main légère.
- Ne poursuivez pas un traitement en automédication en cas d'acné envahissante mais consultez un dermatologue.

LES BONNES PRATIQUES

- Si vous avez quelques points noirs, extirpez-les entre deux compresses imbibées d'alcool à 70° (et jamais entre vos doigts !).
- Lavez-vous minutieusement le visage deux fois par jour avec un savon doux, non parfumé, afin d'éliminer l'excès de gras (sébum). Séchez-le avec un linge propre en tamponnant doucement. Changez gant et serviette après chaque toilette ou utilisez des gants et serviettes en papier non tissé, jetables.
- Utilisez des produits de beauté non comédogènes formulés pour ne pas provoquer d'acné, évitez les crèmes trop grasses.

LES MÉDICAMENTS

En plus du respect des règles d'hygiène énoncées, vous pouvez soigner une acné inflammatoire modérée par un traitement local vendu sans ordonnance. La substance la plus active est le peroxyde de benzoyle sous forme de gel.

Les médicaments pris par la bouche à bas de zinc sont moins efficaces et nécessitent un traitement de plusieurs mois.

Les autres traitements vendus sans ordonnance sont, eux, sans intérêt, mais pas sans risques. Ils contiennent en particulier du soufre, qui peut être un facteur aggravant de l'acné car il est comédogène.

En cas de résultat insatisfaisant, consultez votre médecin qui vous prescrira un médicament plus efficace.

Pour une lecture optimale des tableaux, reportez-vous à la page 17.

ANTIACNÉ

Principes actifs et spécialités	Note	Avis
PEROXYDE DE BENZOYLE		
Peroxyde de benzoyle 5 %, gel		
CURASPOT PAPCLAIR	14	Traitement de premier choix dans l'acné juvénile inflammatoire. Balance efficacité/tolérance positive.
ZINC		
Zinc 15 mg, gélule ou ampoule buvable		
EFFIZINC GRANIONS DE ZINC RUBOZINC	11	Sans intérêt en automédication. Il s'agit d'un traitement de plus de 3 mois pour des acnés inflammatoires et nécessitant une surveillance médicale stricte.
PHYTOTHÉRAPIE		
Bardane, gélule		
ARKOGELULES BARDANE ELUSANES BARDANE	7	Une indication discutable, mais bien toléré, qui ne risque pas de faire disparaître ces boutons de jeunesse.
OLIGOTHÉRAPIE		
Zinc (traces), ampoule buvable		
ZINC OLIGOSOL	7	Avec cette brillante spécialité, vous perdrez plus facilement les boutons de votre culotte que ceux de votre peau.
HOMÉOPATHIE		
Association homéopathique, comprimé		
SILICEA COMPLEXE N°11 LEHNING	5	Pas d'intérêt sauf pour le laboratoire.
SOUFRE		
Soufre + Cuivre + Zinc, pommade		
DERMO SULFURYL	2	Produit dépassé, de plus, la présence de soufre peut entraîner la formation de comédons (points noirs) !

NOTRE MÉDICAMENT FAVORI

CURASPOT 5 gel

Note : 14/20 ◆ **Prix :** 15,40 € ◆ **Remboursement SS :** 0 %

Classe thérapeutique : Antiacnéique.

Indications : Acné de sévérité moyenne.

Contre-indications générales : Allergie aux peroxydes (peroxyde de benzoyle, eau oxygénée) ◆ Application sur une peau lésée (plaie, peau brûlée, peau infectée…) ◆ Application sur les seins en cas d'allaitement ◆ Enfant de moins de 12 ans.

Prudence générale : Grossesse ◆ Allaitement ◆ Faire un essai sur une petite surface de la peau pendant 10 à 15 jours ◆ Prudence chez les sujets blonds ou roux à peau fragile et en cas de lésions sur les zones fragiles (cou, décolleté, aisselles, pourtour des yeux et de la bouche) ◆ Éviter le contact avec les yeux et les paupières, la bouche, les narines et les lèvres. En cas d'application accidentelle, rincer soigneusement à l'eau ◆ En cas de desquamation ou d'irritation gênante, espacer les applications ou arrêter temporairement le traitement pendant quelques jours ◆ Ne pas appliquer sur une peau irritée par des traitements préalables ou en cas d'érythème solaire ◆ Éviter l'emploi de tout produit alcoolisé ou parfumé. Utiliser un pain dermatologique doux ◆ Éviter toute exposition directe au soleil et aux UV (risque de photoallergie) ◆ Décoloration possible de certains tissus (vêtements, literie, linge de toilette…), des cheveux, des ongles.

Posologie : ***Adulte et enfant de plus de 12 ans :*** 1 application matin et soir après avoir nettoyé et séché la zone à traiter (visage, dos, thorax). Puis rincer abondamment le produit après 1 à 2 minutes d'attente. Généralement, l'amélioration est visible après 4 à 6 semaines de traitement ◆ Une utilisation prolongée peut être nécessaire.

Incidents : Légères sensations de brûlure, desquamation de la peau (peau qui pèle), rougeurs de la peau, sécheresse de la peau, réactions normales en début de traitement.

Arrêt du médicament et consulter le médecin si : L'irritation gênante (sensation de cuisson, rougeurs trop importantes) persiste malgré l'espacement des applications ◆ Réaction allergique avec brusque gonflement du visage, du cou et/ou de la langue, difficultés à respirer ou à avaler (œdème de Quincke), malaise brutal avec chute de la pression artérielle, perte de connaissance (choc anaphylactique).

Composition : par 100 g : Peroxyde de benzoyle 5 g. ◆ **Excipients à prendre en compte :** Aucun excipient à effet notoire.

Présentation : Tube de 100 g ◆ **Laboratoire :** Galderma International

Pour une lecture optimale des tableaux, reportez-vous à la page 17.

Allergies

Des démangeaisons provoquées par des bijoux fantaisie (eczéma) ou l'ingestion de fraises (urticaire)? Un nez qui coule et des yeux larmoyants, prémices d'un rhume des foins aux beaux jours? Une peau qui gonfle exagérément sous l'effet d'une piqûre de guêpe comme dans le cas d'un œdème de Quincke? Une toux sèche qui se déclenche dans un lieu enfumé? Ce sont quelques-unes des multiples manifestations de l'allergie, une maladie qui touche 15 millions de Français soit 25 % de la population.

CE QU'IL FAUT SAVOIR

L'allergie est multiforme :

- 50 % des allergies concernent la peau (allergies cutanées, *voir Piqûres d'insectes*).
- 37 % sont des rhinites allergiques *(voir Rhume des foins ou rhinite allergique)*.
- 17 % sont des asthmes allergiques *(voir Asthme)*.
- 3 % sont des allergies médicamenteuses ou liées à l'alimentation.
- 2 % sont des conjonctivites allergiques *(voir Conjonctivite, troubles de l'œil et de la paupière)*.

L'allergie affecte des personnes ayant une sensibilité particulière. Certaines allergies (eczéma, rhume des foins) touchent des personnes génétiquement prédisposées tandis que d'autres comme les allergies à certains médicaments peuvent atteindre tout individu.

LES CAUSES

L'allergie désigne une réaction de défense excessive (hyperergie) de l'organisme vis-à-vis de certaines substances, certes étrangères, mais *a priori* pas dangereuses (pollens, poussières, poils d'animaux, acariens, huiles essentielles, parfums, produits ménagers et certains aliments), en dehors du venin de certains animaux.

Pour une lecture optimale des tableaux, reportez-vous à la page 17.

Il faut au minimum deux contacts avec la substance allergène pour que la réaction allergique se manifeste. Cependant, elle n'apparaît généralement qu'après une utilisation ou un contact répété ou prolongé avec la substance allergène.
Le premier contact « sensibilise » les cellules du sang (lymphocytes) responsables de l'immunité, celles qui ont la faculté de défendre l'organisme contre toute agression par des substances étrangères. Lors d'un contact ultérieur, ces cellules engendrent une réaction plus ou moins importante : elles entraînent la libération dans le sang de substances très actives, telle l'histamine, responsable des manifestations de l'allergie.

EN SAVOIR PLUS

Médicaments et allergies

Un grand nombre de médicaments pris par la bouche et par injection (piqûre) peuvent entraîner des réactions allergiques. Ce risque est plus important avec les médicaments que l'on utilise localement sur la peau (pommade, crème, lotion, baume), en particulier certains antibiotiques voire certaines crèmes antiallergiques.

LES INTERDITS

☒☒☒ Pas d'automédication mais consultez votre médecin en urgence si vous faites manifestement une réaction allergique et si :
• Vous avez des difficultés à respirer, vous avez un gonflement localisé du visage et du cou, vous avez de la fièvre.
• Vous êtes traité pour un glaucome, des problèmes de prostate, une maladie cardiaque, des problèmes thyroïdiens, une hypertension.
• Vous avez des antécédents d'asthme ou de bronchite chronique.
• La personne affectée est un jeune enfant ou une personne âgée.

LES BONNES PRATIQUES

▸ Si vous ignorez quelle est la substance responsable de votre allergie

Consultez votre médecin qui pourra vous faire faire des tests afin de détecter ce qui provoque l'allergie (la substance allergène) et établir qu'il ne s'agit pas d'une réaction d'intolérance (symptômes identiques mais traitement différent).
Si cette allergie est handicapante, vous pourrez, selon son type, envisager une désensibilisation (technique qui permet d'« habituer l'organisme à la substance allergisante ») avec un médecin spécialiste : un allergologue.

▸ Si vous connaissez les coupables, fuyez-les !

• En cas d'allergie respiratoire déclenchée principalement par les poussières de maison et particulièrement les acariens, des micro-organismes qui adorent l'humidité et la chaleur, faites la chasse à la poussière.
– Préférez l'aspirateur au balai, aérez pendant un bon quart d'heure, même en hiver, ne chauffez pas au-delà de 20 °C, sortez tapis, matelas,

Pour une lecture optimale des tableaux, reportez-vous à la page 17.

oreillers, couvertures au soleil en été (les acariens détestent le soleil), supprimez les « nids à poussière » (tentures, rideaux, tapis, moquette), lavez couvertures et housses une fois par mois.
– Évitez les atmosphères enfumées.
– Limitez la présence d'animaux domestiques (chiens, chats, oiseaux, etc.).
– N'utilisez ni aérosols, ni parfums, ni vernis, ni cires, ni insecticides, etc., en présence d'une personne « allergique ».
– Rangez vos vêtements dans les armoires.
– En période de pollinisation (poussière de pollen) ne faites pas sécher votre linge à l'extérieur car les pollens se fixent sur les fibres et le contact de votre peau avec l'allergène sera permanent.
– De même, si vous êtes très sensible aux pollens, lavez-vous les cheveux tous les soirs afin de les éliminer et ne pas les déposer sur votre oreiller!

- En cas d'allergie à des piqûres d'insectes, *voir Piqûres d'insectes.*
- En cas de rhume des foins, *voir Rhume des foins.*
- En cas d'allergie alimentaire ou de contact, évitez bien sûr le produit responsable et vérifiez sur les emballages la composition des produits.

LES MÉDICAMENTS

Les seuls médicaments efficaces pour traiter une allergie cutanée limitée sont des pommades ou crèmes à base d'hydrocortisone à 0,5 % ou des antihistaminiques H_1 de *seconde génération* (à base de cétirizine ou de loratadine) pris par la bouche (moins d'effets indésirables que ceux de première génération), mais surtout pas d'antihistaminiques sous forme de crème, car ils sont souvent peu efficaces et responsables eux-mêmes d'allergies.

Pour traiter les rhumes des foins, on utilise des antihistaminiques H_1 de *seconde génération*, à prendre de préférence 1 heure avant le contact allergisant lorsqu'il est connu et qu'il peut être évité (par exemple un pique-nique à la campagne en toute saison!).

L'allergie dans tous ses états !

L'eczéma

Un nom qui recouvre des réactions de la peau (ou cutanées) se manifestant sous forme d'une rougeur, d'un suintement associé à une démangeaison. L'épiderme pèle ensuite comme un oignon. En cas d'eczéma chronique, la peau s'épaissit. L'eczéma peut être lié à un terrain particulier (dermatite atopique) ou plus fréquemment provoqué par une cause externe (eczéma allergique), déclenché par un élément allergisant.
Certains produits sont plus allergisants que d'autres, en particulier le chrome, responsable des allergies au cuir (le chrome intervient dans le tannage), le nickel, métal très courant (bijoux fantaisie, fermetures Éclair, ceintures...), l'essence de térébenthine, certains caoutchoucs, de nombreux cosmétiques et produits d'hygiène (vernis, parfums, gels douche, savons, déodorants...), de nombreux produits ménagers mais aussi des

Pour une lecture optimale des tableaux, reportez-vous à la page 17.

médicaments en crème ou pommade contenant du baume du Pérou, des antihistaminiques comme le PHENERGAN®, des sulfamides pris par la bouche (antibactériens, diurétiques...), des antibiotiques (pénicillines), des essences (menthol, camphre, thymol...), des désinfectants à base de dérivés du mercure, y compris des sparadraps dits hypoallergéniques!

L'urticaire

Cette réaction très fréquente de la peau tire son nom de l'ortie, une plante «urticante». Près de 20 % de la population souffre d'urticaire au moins une fois dans sa vie. Elle se manifeste par des boursouflures sur la peau, rouges ou rosées, accompagnées d'une sensation de brûlure et de démangeaison. L'urticaire peut être provoquée par l'allergie à certains aliments (allergie alimentaire), certains médicaments (en particulier les pénicillines ou d'autres antibiotiques mais aussi les sulfamides), certains cosmétiques, des piqûres d'ortie ou d'insectes, une réaction au froid, au soleil ou à l'eau, et plus rarement par des maladies parasitaires, un début d'hépatite ou des maladies «généralisées» type mononucléose infectieuse.

Le syndrome de Lyell

C'est la plus grave des affections de la peau, provoquée majoritairement par des réactions à des médicaments (toxidermie) et notamment : pénicillines, sulfamides, AINS, allopurinol... Même traitée, elle est mortelle dans 30 % des cas. Elle se manifeste par des taches rouge franc plus ou moins douloureuses évoluant en bulles, associées à des décollements de peau importants, mettant parfois la peau à nu (la personne a l'air d'avoir été ébouillantée!). L'hospitalisation d'urgence est impérative!

Le syndrome de Stevens-Johnson

Il se manifeste par des ulcérations des muqueuses (par exemple conjonctivite, pharyngite, atteinte de l'anus...), de la fièvre et une aggravation de l'état général. Risques associés : surinfections, difficultés respiratoires.

L'œdème de Quincke

C'est la réaction de l'organisme d'une personne sensibilisée à un facteur allergisant (piqûre d'insecte, aliment, médicament). La peau se met à gonfler de façon spectaculaire, en particulier au niveau du visage (paupières) et du cou, et s'accompagne de difficultés respiratoires parfois très importantes. Sans prise en charge, l'œdème peut engendrer une impossibilité à respirer (gonflement de la langue, du larynx) ou évoluer vers un choc anaphylactique.

Le choc anaphylactique

Il s'agit d'une réaction allergique violente et brutale de l'organisme d'une personne sensibilisée, entraînant une chute brutale de la tension artérielle, une accélération du rythme cardiaque, des difficultés à respirer, des troubles digestifs (vomissements, diarrhée), pouvant provoquer, dans sa forme gravissime et sans traitement immédiat, la mort de la victime. Les facteurs déclenchants sont les piqûres d'hyménoptères (abeilles, guêpes, taons), des antalgiques, des antibiotiques et certains aliments (fruits de mer, arachides, noix, œufs, poissons). Le seul traitement demeure l'adrénaline en injection sous-cutanée.

Si vous êtes sujet à ce type de réaction, ayez toujours à votre portée une dose d'adrénaline auto-injectable (stylo) ou de l'adrénaline + une seringue prescrite par votre médecin et prévenez votre entourage.

EN SAVOIR PLUS

L'allergie alimentaire

L'allergie alimentaire est une réaction intense des moyens de défense de l'organisme (système immunitaire) face à une substance, l'allergène, présente dans un aliment. Elle touche des personnes génétiquement prédisposées. 3 % des Français font des allergies alimentaires. Elle se manifeste par des symptômes d'ordre digestif (nausées, vomissements, douleurs abdominales, diarrhée) ou extra-digestif (urticaire, eczéma, œdème laryngé, choc anaphylactique).

Les allergènes majoritairement responsables d'allergie se trouvent dans le lait de vache, les œufs, les poissons, les crustacés, les mollusques, les arachides, le soja, les fruits à coque (noix, noisettes...), les graines de sésame, le céleri, la moutarde, le lupin et ses produits dérivés, le gluten, les sulfites. Cependant tous les aliments et boissons (y compris le café) peuvent provoquer des allergies digestives, à ne pas confondre avec les réactions d'intolérance !

Si vous avez un terrain allergique, évitez les aliments en question et vérifiez la composition des produits sur les emballages avant consommation.

Si vous ignorez le nom du coupable, consultez votre médecin pour une investigation poussée (et souvent laborieuse !).

Dans le cas des enfants, c'est un vrai casse-tête ! En milieu scolaire, il faut oublier la cantine et préparer un repas à emporter en évitant toutefois des diètes trop restrictives, souvent frustrantes.

ANTIALLERGIQUE

Principes actifs et spécialités	Note	Avis
CETIRIZINE – Antihistaminique H_1		
Cétirizine, comprimé ou comprimé à sucer		
ACTIFED ALLERGIE CETIRIZINE ALAIRGIX ALLERGIE CETIRIZINE CETIRIZINE XXX DRILL ALLERGIE CETIRIZINE HUMEX ALLERGIE CETIRIZINE ZYRTECSET	15	Cet antihistaminique de deuxième génération entraîne moins d'effets indésirables que ceux de première génération.

Pour une lecture optimale des tableaux, reportez-vous à la page 17.

Pour une lecture optimale des tableaux, reportez-vous à la page 17.

BROMPHENIRAMINE – Antihistaminique H_1		
Bromphéniramine, gélule		
DIMEGAN	12	Cet antihistaminique de première génération peut présenter un effet sédatif important, sécheresse de la bouche, constipation, troubles de la vue, accélération du rythme cardiaque, difficulté à uriner (effets atropiniques de la substance).
DEXCHLORPHENIRAMINE – Antihistaminique H_1		
Dexchlorphéniramine, comprimé		
POLARAMINE	12	Cet antihistaminique de première génération peut présenter un effet sédatif important, sécheresse de la bouche, constipation, troubles de la vue, accélération du rythme cardiaque, difficulté à uriner (effets atropiniques de la substance).
CYPROHEPTADINE – Antihistaminique H_1		
Cyproheptadine, comprimé		
PERIACTINE	8	Antihistaminique de première génération peu efficace et dépassé.
OLIGOTHÉRAPIE		
Manganèse, ampoule buvable		
GRANIONS DE MANGANESE MANGANESE OLIGOSOL	7	Présentés comme des modificateurs de terrain sans aucune preuve d'efficacité clinique. Il est précisé que l'oligothérapie ne dispense pas d'un traitement spécifique, c'est encore une chance ! La Haute Autorité de santé a préconisé son déremboursement en 2006.
PROMETHAZINE – Antihistaminique phénothiazinique		
Prométhazine, comprimé ou sirop		
PHENERGAN	6	Cet antihistaminique phénothiazinique de première génération présente un effet sédatif important et de nombreux effets indésirables.
ALIMEMAZINE – Antihistaminique phénothiazinique		
Alimémazine, sirop		
THERALENE	5	Cet antihistaminique phénothiazinique ne devrait pas être utilisé en automédication car il entraîne un effet sédatif important, de nombreuses interactions avec d'autres médicaments et des effets indésirables graves.

NOS MÉDICAMENTS FAVORIS

CETIRIZINE SANDOZ CONSEIL 10 mg comprimé

Note : 15/20 ◆ **Prix :** 3,85 € ◆ **Remboursement SS :** 0 %

Classe thérapeutique : Antihistaminique H_1 antiallergique.

Indications : Rhinite allergique ◆ Conjonctivite allergique ◆ Urticaire.

Contre-indications générales : Allergie à la cétirizine, à la lévocétirizine, à l'hydroxyzine, à la méclozine ◆ Allergie au macrogol ◆ Insuffisance rénale ◆ Intolérance au lactose ◆ Enfant de moins de 6 ans ◆ Grossesse ◆ Allaitement.

Prudence générale : Épilepsie ◆ Antécédent de convulsions ◆ Difficultés pour uriner ◆ Tests programmés pour diagnostic d'allergie (arrêt du traitement 3 jours avant) ◆ Conduite de véhicules ou de machines (risque de somnolence, vertiges).

Prudence en association : Pansements gastro-intestinaux, antiacides et adsorbants à prendre 2 heures avant ou après ce médicament.

Posologie : ***Adulte et enfant de plus de 12 ans :*** 1 comprimé 1 fois par jour ◆ ***Enfant de 6 à 12 ans :*** ½ comprimé matin et soir.
Avaler le comprimé avec une boisson.

Incidents : Somnolence ◆ Vertiges ◆ Mal de tête ◆ Mal de gorge ◆ Rhinite ◆ Sécheresse de la bouche ◆ Nausées ◆ Diarrhée ◆ Fatigue.

Arrêt du médicament et consulter le médecin si : Les troubles persistent ou s'aggravent après 7 jours de traitement ◆ Réaction allergique avec éruption ou rougeur cutanée, démangeaisons cutanées, brusque gonflement du visage, du cou et/ou de la langue, difficultés à respirer ou à avaler (œdème de Quincke), malaise brutal avec chute de la pression artérielle, perte de connaissance (choc anaphylactique) ◆ Apparition de bleus, de saignements de nez ou de gencives inhabituels (thrombopénie).

Composition : par comprimé : Cétirizine 10 mg. ◆ **Excipients à prendre en compte :** Lactose (excipient à effet notoire), macrogol.

Présentation : 7 comprimés ◆ **Laboratoire :** Sandoz

DIMEGAN 12 mg gélule

Note : 12/20 ◆ **Prix :** 3,37 € ◆ **Remboursement SS :** 15 %

Classe thérapeutique : Antihistaminique H_1 antiallergique.

Indications : Rhinite allergique ◆ Conjonctivite allergique ◆ Urticaire allergique.

Contre-indications générales : Allergie à la bromphéniramine ◆ Glaucome par fermeture de l'angle (ou antécédent familial) ◆ Difficultés pour uriner d'origine prostatique ou autre ◆ Consommation d'alcool ◆ Intolérance au saccharose ◆ Enfant de moins de 12 ans ◆ Grossesse ◆ Allaitement.

Prudence générale : Insuffisance rénale ◆ Insuffisance hépatique ◆ Constipation ◆ Sujet âgé ◆ Tests programmés pour diagnostic d'allergie (arrêt du traitement 3 jours avant) ◆ Conduite de véhicules ou de machines (risque de somnolence, vertiges, hallucinations, troubles visuels, baisse de la vigilance).

Contre-indications en association : Alcool ou médicaments contenant des quantités importantes d'alcool ◆ Oxybate de sodium.

Prudence en association : Pansements gastro-intestinaux, antiacides et adsorbants à prendre 2 heures avant ou après ce médicament.

Posologie : ***Adulte et enfant de plus de 12 ans :*** 1 gélule matin et soir en commençant le traitement le soir et en espaçant les prises de 8 heures.

Incidents : Somnolence ◆ Sécheresse de la bouche et des muqueuses ◆ Troubles visuels ◆ Palpitations ◆ Constipation ◆ Rétention d'urine ◆ Vertiges ◆ Hypotension.

Arrêt du médicament et consulter le médecin si : Aggravation des symptômes ◆ Troubles psychiques (hallucinations, confusion…) ◆ Tremblements ◆ Réaction allergique avec éruption ou rougeur cutanée, démangeaisons cutanées, brusque gonflement du visage, du cou et/ou de la langue, difficultés à respirer ou à avaler (œdème de Quincke), malaise brutal avec chute de la pression artérielle, perte de connaissance (choc anaphylactique) ◆ Apparition de bleus, de saignements de nez ou de gencives inhabituels (thrombopénie) ◆ Apparition de fièvre, d'angine ou de toute autre infection (agranulocytose).

Composition : par gélule : Bromphéniramine 12 mg. ◆ **Excipients à prendre en compte :** Saccharose (excipient à effet notoire).

Présentation : 12 gélules ◆ **Laboratoire :** Ethypharm

Pour une lecture optimale des tableaux, reportez-vous à la page 17.

Pour une lecture optimale des tableaux, reportez-vous à la page 17.

Ampoules

Une petite cloque au talon après avoir marché tout un après-midi dans des chaussures neuves ou après une séance de sport prolongée? C'est une ampoule.
Les ampoules sont des incidents généralement sans complication, sous réserve de prendre certaines précautions. Le plus simple consiste, bien sûr, à les éviter!

CE QU'IL FAUT SAVOIR

L'ampoule est une bulle remplie d'un liquide en général clair, provoquée par le frottement permanent de la peau au contact, par exemple, d'une chaussure, d'un outil (un rabot, une scie...). Dans un premier stade, la peau s'échauffe et rougit comme une brûlure du premier degré. Puis, si le frottement se poursuit, l'ampoule se forme et équivaut à une brûlure superficielle du deuxième degré, ce qui peut être vraiment douloureux!
Une ampoule peut aussi apparaître après un coup de soleil ou une brûlure.

LES INTERDITS

☒☒ Pas d'automédication mais consultez rapidement votre médecin s'il y a des signes d'infection (gonflement, rougeur, voire fièvre).

LES BONNES PRATIQUES

▶ En prévention

- Si vous faites de la marche ou du sport, choisissez des chaussures souples et à votre pointure : attention aux chaussures trop ajustées.
- Ne vous lancez pas dans une randonnée avec des chaussures neuves, portez-les plusieurs fois avant pour les «faire»!
- Mettez des chaussettes en coton ou spécial «sport», qui vont absorber la transpiration.
- En été, évitez de porter des chaussures trop fermées, pieds nus. La transpiration risque de favoriser une ampoule.
- Si vous êtes sujet aux ampoules, protégez les zones de frottement (arrière du talon par exemple) avec un sparadrap ou un produit spécifique de protection.

▶ En cas d'ampoule

- Percez-la avec une aiguille préalablement désinfectée avec une flamme (allumette, briquet).
- Nettoyez la plaie avec un antiseptique et laissez la peau de l'ampoule pour protéger la plaie.
- Séchez soigneusement.

Pour une lecture optimale des tableaux, reportez-vous à la page 17.

- Puis protégez l'ampoule avec un pansement (mais pas de coton hydrophile, qui va se coller à la plaie).
- Portez des chaussures souples et confortables en attendant la guérison.

LES MÉDICAMENTS

En dehors des pansements traditionnels, on peut utiliser des pansements dits hydrocolloïdes ou seconde peau (type COMPEED® Ampoules, EPITACT® Ampoules), qui conservent la plaie humide et la protègent des infections.

Angine

Vous avez du mal à avaler? Votre gorge est douloureuse? Vos amygdales sont gonflées, rouges? Votre cou est douloureux avec des ganglions? Vous avez de la fièvre? Il s'agit probablement d'une angine, mais laquelle?

CE QU'IL FAUT SAVOIR

L'angine est une inflammation de la gorge généralement bénigne (douleur de gorge progressive, fièvre variable, problèmes de déglutition modérés) mais s'avère parfois plus grave si elle est liée à certaines bactéries (fièvre élevée et soudaine, difficultés intenses à déglutir).

LES CAUSES

Plus de 80 % des angines sont d'origine virale mais il n'existe aucun médicament pour en traiter les causes. Toutefois, vous pouvez utiliser certains médicaments sans ordonnance (antalgiques, anti-inflammatoires) pour soulager la douleur.
En revanche, s'il s'agit d'une angine d'origine bactérienne (streptococcique le plus souvent, mais aussi diphtérie, mononucléose infectieuse, angine de Vincent), la seule solution est d'éradiquer la bactérie avec des antibiotiques prescrits par votre médecin.

EN SAVOIR PLUS

L'angine virale ou bactérienne

L'angine virale et l'angine bactérienne présentent des symptômes très différents. Mieux vaut les connaître!
L'angine virale. Début progressif. Absence de fièvre, peu ou pas de difficultés à déglutir. Présence de toux. Rhume ou voix enrouée.
L'angine bactérienne. Survenue brutale. Fièvre élevée supérieure à 38,5 °C. Mal de gorge intense. Déglutition douloureuse. Pas de toux ni d'écoulement nasal.

Pour une lecture optimale des tableaux, reportez-vous à la page 17.

LES INTERDITS

☒☒ Pas d'automédication mais consultez votre médecin rapidement en cas de :
- forte fièvre (39 °C et plus), gorge rouge avec des points blancs ou recouverte d'une membrane blanchâtre;
- douleurs de gorge aggravées par la déglutition ou irradiant vers l'oreille;
- maux de tête importants;
- ou si le malade est une personne âgée ou un enfant *(voir Mal de gorge et angine de l'enfant)*.

Seul le médecin peut déterminer rapidement par un petit test TDR angine (Test diagnostic rapide angine) si l'angine est bactérienne et due à un streptocoque hémolytique ou si elle n'est que virale.
En attendant la consultation, vous pouvez prendre un antalgique (type paracétamol) pour atténuer les manifestations douloureuses.
☒☒ Ne poursuivez pas un traitement en automédication plus de 48 heures s'il n'y a pas d'amélioration mais consultez votre médecin.

LES BONNES PRATIQUES

- Buvez beaucoup : eau, thé, tisanes (sauge, camomille) sucrées avec du miel (adoucissant).
- Faites des gargarismes (eau bouillie avec une cuillère à soupe de gros sel).
- Si la douleur à la gorge est trop forte, prenez un antalgique, de préférence à base de paracétamol.
- Mangez liquide (soupe, œufs coque, purées, compotes).
- Sucez des bonbons, cela fait saliver, humidifie votre gorge et atténue la douleur.

LES MÉDICAMENTS

Inutile de prendre des pastilles, des comprimés à sucer, des solutions pour pulvérisation, des collutoires, des gommes et autres confiseries proposés en pharmacie. Ils sont **totalement inefficaces** quel que soit le type d'angine. De plus, ils peuvent entraîner des effets indésirables. Si vous souffrez (mal de gorge, mal de tête, fièvre), prenez du paracétamol en respectant toujours les doses indiquées (en automédication, jusqu'à 3 g par jour mais ne dépassez JAMAIS 4 g par jour, sous peine de grave intoxication du foie).

À titre d'information, voici la liste des médicaments inutiles, inefficaces voire dangereux et chers que vous devriez éviter.

ANTI-MAL DE GORGE

Principes actifs et spécialités	Note	Avis
TETRACAINE		
Tétracaïne, comprimé à sucer		
SOLUTRICINE MAUX DE GORGE TETRACAINE	7	Efficacité des plus limitées, dans la mesure où le temps de contact de l'anesthésique est trop court. Pour une petite efficacité, il faudrait sucer les pastilles en continu, en s'exposant à un risque de fausse-route !

BENZALKONIUM EN ASSOCIATION		
Benzalkonium + Lidocaïne, collutoire		
HUMEX MAL DE GORGE LIDOCAINE / BENZALKONIUM	7	Antiseptique non justifié, car le mal de gorge n'est provoqué ni par un virus ni par une bactérie. Anesthésique local à l'efficacité des plus limitées, dans la mesure où le temps de contact est trop court, et une utilisation plus fréquente pourrait entraîner un risque de fausse-route.
CETYLPYRIDINIUM EN ASSOCIATION		
Cétylpyridinium + Lidocaïne, comprimé à sucer		
EUPHONYL MAUX DE GORGE CETYLPYRIDINIUM LIDOCAINE	7	Antiseptique non justifié, anesthésique local dont l'efficacité est très limitée.
Cétylpyridinium + Lysozyme, comprimé à sucer		
LYSOPAINE MAUX DE GORGE CETYLPYRIDINIUM LYSOZYME LYSOPAINE MAUX DE GORGE CETYLPYRIDINIUM LYSOZYME FRAISE LYSOPAINE MAUX DE GORGE CETYLPYRIDINIUM LYSOZYME MIEL CITRON	5	Association de 2 composants dépassés et inefficaces. Le lysozyme n'a démontré son efficacité qu'en laboratoire, mais pas dans des essais cliniques contrôlés. Cela n'empêche pas le laboratoire d'en faire la publicité à la télévision.
HEXAMIDINE EN ASSOCIATION		
Hexamidine + Lidocaïne, collutoire		
COLLUDOL	7	Antiseptique non justifié, anesthésique local dont l'efficacité est très limitée.
AMYLMETACRESOL EN ASSOCIATION		
Amylmétacrésol + Alcool dichlorobenzylique + Lidocaïne, collutoire ou pastille		
HUMEX MAL DE GORGE LIDOCAINE / ALCOOL DICHLOROBENZYLIQUE / AMYLMETACRESOL MENTHE HUMEX MAL DE GORGE LIDOCAINE / ALCOOL DICHLOROBENZYLIQUE / AMYLMETACRESOL MENTHE GLACIALE HUMEX MAL DE GORGE LIDOCAINE / ALCOOL DICHLOROBENZYLIQUE / AMYLMETACRESOL MIEL CITRON STREPSILSPRAY (A LA LIDOCAINE) STREPSILS LIDOCAINE	7	Un anesthésique local, associé à des antiseptiques inutiles et dépassés.
Amylmétacrésol + Alcool dichlorobenzylique, pastille		
STREPSILS CITRON STREPSILS FRAISE STREPSILS MENTHE GLACIALE STREPSILS MIEL CITRON	5	La présence de ces 2 antiseptiques n'est pas justifiée car le mal de gorge n'est provoqué ni par des bactéries ni par des virus.
Amylmétacrésol + Alcool dichlorobenzylique + Vitamine C, pastille		
STREPSILS ORANGE VITAMINE C	4	L'association de la vitamine C à des antiseptiques inutiles et dépassés n'est pas justifiée.

Pour une lecture optimale des tableaux, reportez-vous à la page 17.

Pour une lecture optimale des tableaux, reportez-vous à la page 17.

CHLORHEXIDINE

CHLORHEXIDINE EN ASSOCIATION

Chlorhexidine + Lidocaïne, collutoire		
ANGI-SPRAY MAL DE GORGE CHLORHEXIDINE / LIDOCAINE	7	Antiseptique non justifié, anesthésique local dont l'efficacité est très limitée.
Chlorhexidine + Tétracaïne, collutoire ou pastille		
DRILL DRILL ANIS MENTHE DRILL CITRON MENTHE DRILL MAUX DE GORGE DRILL MIEL ROSAT DRILL PAMPLEMOUSSE ELUDRIL	7	Antiseptique non justifié, car le mal de gorge n'est provoqué ni par un virus ni par une bactérie. Anesthésique local à l'efficacité des plus limitées, dans la mesure où le temps de contact est trop court, et une utilisation plus fréquente pourrait entraîner un risque de fausse-route.
Chlorhexidine + Tixocortol, collutoire		
RHINADVIL MAUX DE GORGE TIXOCORTOL / CHLORHEXIDINE THIOVALONE	7	La présence d'antiseptique associé à un dérivé de la cortisone n'est pas justifié pour traiter un mal de gorge.
Chlorhexidine + Tétracaïne + Lysozyme, comprimé à sucer		
CANTALENE	6	Association sans intérêt. Si votre palais brûle, évitez ce mauvais extincteur.

CHLORHEXIDINE SEULE

Chlorhexidine, collutoire		
COLLUNOVAR	5	La présence d'un antiseptique seul même efficace n'est pas justifiée pour traiter un mal de gorge.

ENOXOLONE EN ASSOCIATION

Énoxolone + Lidocaïne + Érysimum, gomme ou pâte à sucer		
HUMEX GORGE IRRITEE LIDOCAINE VOCADYS	7	L'association d'énoxolone (pseudo-anti-inflammatoire) à un anesthésique local (lidocaïne) et à l'érysimum (plante destinée à l'enrouement) demeure sans intérêt pour le patient.

PHYTOTHÉRAPIE

PHYTOTHÉRAPIE SEULE

Érysimum, pastille		
DRILL ENROUEMENT EUPHON EUPHON MENTHOL	7	Médicaments à base d'érysimum, une plante traditionnellement utilisée pour lutter contre les enrouements. Ils pourront donc aider à adoucir les cordes vocales, même si son efficacité n'a jamais été démontrée.

PHYTOTHÉRAPIE EN ASSOCIATION

Lévomenthol + Alcool benzylique + Eucalyptus + Camphre + Thymol + Baume de Tolu, pastille à sucer		
PASTILLES MEDICINALES VICKS MENTHOL EUCALYPTUS	5	Médicament sans intérêt thérapeutique, qui pourrait être avantageusement remplacé par une confiserie.
Réglisse + Sambucus, pâte à sucer		
PATES DE REGLISSE AU SAMBUCUS BOIRON	5	Confiserie pharmaceutique, à éviter chez les hypertendus (présence de 4 % de réglisse).

Pour une lecture optimale des tableaux, reportez-vous à la page 17.

HOMÉOPATHIE		
Associations homéopathiques, comprimé, comprimé orodispersible, granules ou solution buvable		
ANGIPAX ECHINACEA COMPLEXE N°40 LEHNING HOMEOGENE 9 HOMEOVOX IODUM COMPLEXE N°118 LEHNING MERCURIUS SOLUBILIS COMPLEXE N°39 LEHNING VOXPAX	7	Aucune de ces spécialités n'a démontré une efficacité en clinique. Pas d'effets indésirables en vue ! À réserver aux croyants.
OLIGOTHÉRAPIE		
Argent, ampoule buvable GRANIONS D'ARGENT *Bismuth, ampoule buvable* GRANIONS DE BISMUTH BISMUTH OLIGOSOL *Cuivre, ampoule buvable* GRANIONS DE CUIVRE CUIVRE OLIGOSOL *Manganèse + Cuivre, ampoule buvable* MANGANESE-CUIVRE OLIGOSOL *Soufre, ampoule buvable* GRANIONS DE SOUFRE SOUFRE OLIGOSOL	7	Présentés comme des modificateurs de terrain sans aucune preuve d'efficacité clinique. Il est précisé que l'oligothérapie ne dispense pas d'un traitement spécifique, c'est encore une chance ! La Haute Autorité de santé a préconisé son déremboursement en 2006.
ALFA-AMYLASE		
Alfa-amylase, comprimé ou sirop		
ALFA-AMYLASE BIOGARAN DRILL MAUX DE GORGE ALFA-AMYLASE MAXILASE MAUX DE GORGE ALFA-AMYLASE MEGAMYLASE	6	Médicament inefficace, très allergisant et dépassé depuis 50 ans.
BICLOTYMOL		
BICLOTYMOL SEUL		
Biclotymol, collutoire		
HEXASPRAY HEXASPRAY FRUITS EXOTIQUES	5	Ce médicament n'a jamais prouvé son efficacité, ce qui a entraîné son déremboursement en 2006. Il contient un antiseptique, qui n'est pas justifié pour traiter un mal de gorge.
Biclotymol, pastille		
HUMEX MAL DE GORGE BICLOTYMOL FRUITS ROUGES HUMEX MAL DE GORGE BICLOTYMOL MENTHE HUMEX MAL DE GORGE BICLOTYMOL MIEL CITRON HUMEX MAL DE GORGE BICLOTYMOL ORANGE	5	Un antiseptique inefficace et non justifié pour traiter un mal de gorge ! Allez directement chez votre confiseur.

Pour une lecture optimale des tableaux, reportez-vous à la page 17.

BICLOTYMOL EN ASSOCIATION		
Biclotymol + Lysozyme + Énoxolone, comprimé à sucer		
HEXALYSE	4	Association de produits dépassés et inutiles.
FLURBIPROFENE		
Flurbiprofène, pastille		
STREFEN STREFEN ORANGE	5	Transformer un anti-inflammatoire non stéroïdien (AINS) en confiserie est tout à fait regrettable, et même dangereux, vu les nombreux risques et effets indésirables !
DÉRIVÉ SOUFRÉ		
DÉRIVÉ SOUFRÉ SEUL		
Sulfosilicoaluminate de sodium, comprimé à croquer		
SULFURYL	5	Dérivé soufré à visée antiseptique mais risque d'intolérance : spécialité inefficace et dépassée avec en prime en excipient un dérivé terpénique (menthe poivrée).
Ténoate d'éthanolamine, gélule		
GELUTROPHYL	5	Dérivé soufré à visée antiseptique mais risque d'intolérance : spécialité inefficace et dépassée.
Thiosulfate de sodium et de magnésium, comprimé et ampoule buvable		
DESINTEX	5	Dérivé soufré inefficace et dépassé.
DÉRIVÉ SOUFRÉ EN ASSOCIATION		
Ténoate d'éthanolamine + Lysozyme, comprimé sublingual		
GLOSSITHIASE	4	Association de 2 substances inefficaces et dépassées.
Soufre + L-cystine + Vitamine A + Levure, gélule		
SOLACY ADULTES	3	Dérivé soufré inefficace et dépassé. Pour arriver à concevoir une telle ineptie, il faut une ignorance encyclopédique.
GUAIFENESINE EN ASSOCIATION		
Guaïfénésine + Bismuth + Cinéole, suppositoire		
PHOLCONES BISMUTH ADULTES	4	Association de produits dépassés et inefficaces : une spécialité qui donne un air très pénétré !
LYSOZYME EN ASSOCIATION		
Lysozyme + Pyridoxine, comprimé sublingual		
LYSO 6	4	Association loufoque sans doute préparée par un pharmacien imbibé. On se demande pourquoi une telle mise sur le marché.
AMBROXOL		
Ambroxol, collutoire ou pastille		
LYSOPAINE MAUX DE GORGE AMBROXOL MENTHE 17,86 mg/ml LYSOPAINE MAUX DE GORGE AMBROXOL CASSIS LYSOPAINE MAUX DE GORGE AMBROXOL CITRON LYSOPAINE MAUX DE GORGE AMBROXOL MENTHE	3	La balance efficacité/tolérance de cet anti-mal de gorge est très défavorable. Risque de réactions allergiques graves.

Pour une lecture optimale des tableaux, reportez-vous à la page 17.

Anxiété

Vous avez peut-être déjà éprouvé ce type de sensation : une peur diffuse, sans vraiment de cause réelle, qui peut s'accompagner de troubles physiques et survenir en crises subites parfois handicapantes. Ce sont des crises d'anxiété.

CE QU'IL FAUT SAVOIR

L'anxiété est un des motifs les plus fréquents de consultation en médecine générale (20 %). Elle se caractérise par des troubles physiques plus ou moins intenses et plus ou moins fréquents : sensation d'une boule dans la gorge ou d'un poids sur l'estomac, maux de ventre, troubles de l'appétit, palpitations, sensations de resserrement dans la poitrine, accélération de la respiration, sueurs, tremblements, fatigue, sécheresse de la bouche, maux de tête...
L'anxiété peut engendrer de l'insomnie, notamment des difficultés à s'endormir, et conduire à une dépression. Si les troubles persistent ou s'aggravent, ils nécessitent une prise en charge médicale adaptée.

LES CAUSES

Les troubles sont généralement dus à une conjonction de multiples facteurs :
- le contexte personnel : chômage, problèmes d'argent, conflit familial, difficultés professionnelles, stress au travail, isolement ;
- la personnalité : mauvaise image de soi, difficultés à s'adapter, faible confiance en soi ;
- un désordre chimique au niveau du cerveau ;
- un épisode traumatisant ancien ou récent ou des sévices subis pendant l'enfance.

LES INTERDITS

☒ Pas d'automédication mais consultez votre médecin si :
- Les symptômes s'aggravent et deviennent vraiment gênants pour votre vie sociale, familiale ou professionnelle.
- Vous avez augmenté votre consommation d'alcool, de tabac ou autre substance...
- Vous êtes triste, vous n'avez envie de rien, vous vous dévalorisez, vous avez des idées noires.
- Ces troubles persistent au-delà de 15 jours.

Pour une lecture optimale des tableaux, reportez-vous à la page 17.

LES BONNES PRATIQUES

- Parlez à un proche et racontez-lui vos angoisses.
- Prenez quelques jours de détente, en dehors de chez vous, pour prendre du recul.
- Essayez de modifier votre mode de vie : limitez le café et le thé, faites du sport (natation, marche à pied), testez des techniques de relaxation (yoga, respiration profonde, méditation...).
- Si votre état ne s'améliore pas, consultez votre médecin.

LES MÉDICAMENTS

Les Français sont de très gros consommateurs de tranquillisants ou anxiolytiques (benzodiazépines). Ce sont des médicaments délivrés uniquement sur ordonnance.

Plusieurs catégories de tranquillisants sont délivrées sans ordonnance :

- Les bromures et dérivés, très prisés au XIXe siècle, sont des produits dépassés et toxiques. Ils peuvent entraîner des troubles neurologiques, de la confusion et des problèmes de peau. Ils sont, hélas, toujours en vente dans les pharmacies.
- La phytothérapie (valériane, passiflore, aubépine) peut suffire à calmer des manifestations légères d'anxiété.
- Le magnésium, les oligoéléments et les produits homéopathiques peuvent s'avérer utiles chez certains sujets.

EN SAVOIR PLUS

L'anxiété

L'anxiété est un état «psychobiologique» tout à fait normal. Sa fonction? Nous protéger contre les situations dangereuses. Un peu d'anxiété, voire de stress, est tout à fait naturel et même bénéfique pour affronter une situation difficile.

Les troubles anxieux sont multiples et divers : crise de panique, névrose obsessionnelle compulsive (idées ou pensées répétitives et persistantes, comportements répétitifs), trouble d'anxiété généralisée, phobie sociale ou spécifique (par exemple claustrophobie = peur des lieux clos, agoraphobie = peur de la foule...), syndrome de stress post-traumatique (peur à la suite d'un événement traumatisant), attaque de panique.

Cette dernière, assez fréquente, est particulièrement spectaculaire car elle peut faire penser à une attaque de type cardiaque : palpitations, tremblements, douleurs thoraciques, suées, étouffements.

TRANQUILLISANT

Principes actifs et spécialités	Note	Avis
PHYTOTHÉRAPIE		
Valériane, gélule		
ARKOGELULES VALERIANE ELUSANES VALERIANE	12	Une légère efficacité a été démontrée.
Valériane + Aubépine, comprimé		
SPASMINE TRANQUITAL	12	Idem.
Valériane + Passiflore + Mélisse, comprimé		
DORMICALM	12	Idem.
Aubépine, comprimé ou gélule		
AUBELINE ARKOGELULES CARDIOCALM ELUSANES AUBEPINE	11	Peut être utile en cas de légère anxiété avec palpitations.
Aubépine + Passiflore, gélule ou solution buvable		
ELUSANES NATUDOR PASSIFLORINE	11	Idem.
Aubépine + Eschscholtzia + Mélilot, gélule		
SEDOPAL	11	Idem.
Aubépine + Passiflore + Houblon + Tilleul + Mélisse, tisane en sachet ou en vrac		
SANTANE N9	11	Idem.
Passiflore, comprimé ou gélule		
ANXEMIL ARKOGELULES PASSIFLORE ELUSANES PASSIFLORE NIRVA	11	
Eschscholtzia, gélule		
ARKOGELULES ESCHSCHOLTZIA ELUSANES ESCHSCHOLTZIA	10	
Eschscholtzia + Passiflore, comprimé		
PLENESIA NERVOSITE	10	
Houblon, gélule		
ARKOGELULES HOUBLON	10	
Mélisse, gélule		
ARKOGELULES MELISSE	10	
Eschscholtzia + Aubépine + Magnésium, comprimé		
SYMPATHYL	9	Le magnésium n'est pas justifié dans cette indication.
Aubépine + Mélisse + Magnésium + Calcium, comprimé		
OMEZELIS	8	Association de bric et de broc.

Pour une lecture optimale des tableaux, reportez-vous à la page 17.

Pour une lecture optimale des tableaux, reportez-vous à la page 17.

Valériane + Passiflore + Aubépine + Ballote, comprimé		
EUPHYTOSE	7	La présence de ballote n'incite pas à le recommander (risque hépatique).
Aubépine + Passiflore + Valériane + Mélisse + Avoine + Agripaume, solution buvable		
BIOCARDE	6	Degré alcoolique élevé (63°).
OLIGOTHÉRAPIE		
Lithium, ampoule buvable	7	Présentés comme des modificateurs de terrain sans aucune preuve d'efficacité clinique. Il est précisé que l'oligothérapie ne dispense pas d'un traitement spécifique. La Haute Autorité de santé a préconisé son déremboursement en 2006 pour efficacité insuffisante.
GRANIONS DE LITHIUM		
LITHIUM OLIGOSOL		
Magnésium, ampoule buvable		
GRANIONS DE MAGNESIUM		
MAGNESIUM OLIGOSOL		
Phosphore, ampoule buvable		
PHOSPHORE OLIGOSOL		
Manganèse + Cobalt, ampoule buvable		
MANGANESE-COBALT OLIGOSOL		
HOMÉOPATHIE		
Associations homéopathiques, comprimé, comprimé à croquer, comprimé sublingual, granules ou solution buvable		
BIOMAG AGRUMES	7	Aucune de ces spécialités n'a démontré une réelle efficacité mais dans certains cas elles peuvent rendre service. Attention, les solutions buvables contiennent des concentrations importantes d'alcool.
CRATAEGUS COMPLEXE N°15 LEHNING		
HOMEONORMYL		
GELSEMIUM COMPLEXE N°70 LEHNING		
L72 LEHNING		
NEUREXAN		
OENANTHE CROCATA COMPLEXE N°78 LEHNING		
SEDATIF PC		
STRESSDORON		
TARENTULA COMPLEXE N°71 LEHNING		
ZENALIA		
DÉRIVÉS BROMÉS		
DÉRIVÉ BROMÉ SEUL		
Bromo-galactogluconate de calcium, comprimé effervescent		
CALCIBRONAT	4	Les dérivés bromés sont des produits dépassés depuis plus de 60 ans et risquent de faire obstacle à vos transports en commun.
DÉRIVÉ BROMÉ EN ASSOCIATION		
Bromure de sodium + Bromure de potassium + Aubépine + Passiflore, sirop		
SEDATIF TIBER	4	Le bromure a eu son heure de gloire à la Belle Époque mais a très mal vieilli.

Pour une lecture optimale des tableaux, reportez-vous à la page 17.

NOTRE MÉDICAMENT FAVORI

SPASMINE comprimé

Note : 12/20 ◆ **Prix :** 7,40 € ◆ **Remboursement SS :** 0 %

Classe thérapeutique : Phytothérapie sédative.

Indications : Nervosité ◆ Troubles mineurs du sommeil.

Contre-indications générales : Intolérance au lactose ou au saccharose ◆ Enfant de moins de 6 ans ◆ Grossesse ◆ Allaitement.

Prudence générale : Conduite de véhicules ou de machines (risque de somnolence, modification des réflexes).

Prudence en association : Pansements gastro-intestinaux, antiacides et adsorbants à prendre 2 heures avant ou après ce médicament.

Posologie : ***Adulte :*** nervosité : 1 à 2 comprimés, 1 à 3 fois par jour. Troubles du sommeil : 2 à 4 comprimés le soir ◆ ***Enfant de plus de 6 ans :*** nervosité : 1 comprimé, 1 à 3 fois par jour. Troubles du sommeil : 1 à 2 comprimés le soir.
Avaler le comprimé avec un peu d'eau.

Incidents : Nausées ◆ Crampes abdominales (douleur de l'estomac et/ou du ventre).

Composition : par comprimé : Valériane 120 mg + Aubépine 100 mg. ◆ **Excipients à prendre en compte :** Lactose, saccharose (excipients à effet notoire).

Présentation : 60 comprimés ◆ **Laboratoire :** Jolly-Jatel

Aphtes de la bouche

Vous souffrez d'une ulcération jaunâtre et douloureuse de la langue, des gencives, de la bouche? Ce sont des aphtes, une affection généralement bénigne sans fièvre ni ganglions, qui se traite essentiellement par des mesures de prévention.

CE QU'IL FAUT SAVOIR

Les aphtes sont des petits ulcères arrondis ou de forme ovale plus ou moins grands (de 3 à 10 mm de diamètre) qui disparaissent sans traitement au bout d'une dizaine de jours. En cas de récidive régulière, il s'agit d'une aphtose, pour laquelle il est indispensable de consulter son médecin.

LES CAUSES

On ne sait pas exactement ce qui provoque les aphtes mais on constate qu'il y a des facteurs déclenchants :

- certains aliments : noix, bananes, amandes, figues, fromages (gruyère);
- des blessures dans la bouche;
- le stress, la fatigue;

Pour une lecture optimale des tableaux, reportez-vous à la page 17.

- la prise de tous les anti-inflammatoires non stéroïdiens (AINS) dont l'aspirine, l'ibuprofène et le kétoprofène, vendus sans ordonnance;
- ainsi que certains traitements anticancéreux.

LES INTERDITS

☒☒ Pas d'automédication mais consultez rapidement votre médecin si :
- vous avez de la fièvre et que vos aphtes sont supérieurs à 1 cm de diamètre ou sont multiples;
- vos aphtes saignent;
- vos aphtes persistent après 2 semaines;
- vous avez des rougeurs aux yeux;
- vous souffrez de douleurs articulaires;
- vous avez une diarrhée persistante ou des douleurs abdominales.

LES BONNES PRATIQUES

▸ En prévention

- Ayez une bonne hygiène buccale.
- Évitez de vous blesser en mangeant (faites vérifier vos prothèses dentaires si les vôtres vous blessent).
- Identifiez les aliments qui vous provoquent des aphtes et supprimez-les.

▸ En cas d'aphtes

- Oubliez les aliments comme les ananas, tomates, noix, épices ainsi que les boissons irritantes (café) ou acides (jus d'orange...).
- Calmez la gêne occasionnée avec un glaçon ou un bonbon à la menthe.

Si c'est insuffisant, prenez un anesthésique local ou un dérivé de la cortisone.
- Faites des bains de bouche à l'aspirine soluble (6 comprimés de 500 mg dans un grand verre d'eau) mais n'avalez surtout pas le liquide!
- Si vous avez toujours mal, prenez un antidouleur oral (paracétamol de préférence).
- Et si les aphtes persistent plus de 8 jours, consultez votre médecin.

LES MÉDICAMENTS

De très nombreuses spécialités sont proposées en pharmacie. Elles contiennent des antiseptiques sous différentes formes : pastilles, solutions (collutoires), comprimés à sucer... Elles n'ont jamais démontré la moindre efficacité, car la cause des aphtes n'est pas une infection. Vous pouvez donc vous en passer au même titre que les oligoéléments à base d'argent.

Seuls les pastilles ou les collutoires contenant un anesthésique local à base de lidocaïne ou de tétracaïne peuvent diminuer temporairement la douleur.

ANTIAPHTES

Principes actifs et spécialités	Note	Avis
LIDOCAINE		
LIDOCAINE SEULE		
Lidocaïne, crème buccale		
DYNEXANGIVAL 1 %	12	L'application de cet anesthésique local entraîne une diminution du phénomène douloureux.
LIDOCAINE EN ASSOCIATION		
Lidocaïne + Sulfate de zinc, gel buccal		
AFTAGEL	12	La présence d'un astringent (sulfate de zinc) peut se justifier.
Lidocaïne + Cétylpyridinium, comprimé à sucer		
EUPHONYL MAUX DE GORGE CETYLPYRIDINIUM LIDOCAINE	8	Antiseptique non justifié, anesthésique local dont l'efficacité est de courte durée.
Lidocaïne + Amylmétacrésol + Alcool dichlorobenzylique, collutoire ou pastille		
HUMEX MAL DE GORGE LIDOCAINE / ALCOOL DICHLOROBENZYLIQUE / AMYLMETACRESOL MENTHE HUMEX MAL DE GORGE LIDOCAINE / ALCOOL DICHLOROBENZYLIQUE / AMYLMETACRESOL MENTHE GLACIALE HUMEX MAL DE GORGE LIDOCAINE / ALCOOL DICHLOROBENZYLIQUE / AMYLMETACRESOL MIEL CITRON STREPSILSPRAY (A LA LIDOCAINE) STREPSILS LIDOCAINE	8	Les aphtes n'ont pas une origine infectieuse (ni bactérienne ni virale). La présence d'antiseptiques dépassés est pour le moins non justifiée.
TETRACAINE		
TETRACAINE SEULE		
Tétracaïne, comprimé à sucer		
SOLUTRICINE MAUX DE GORGE TETRACAINE	11	Efficacité limitée.
TETRACAINE EN ASSOCIATION		
Tétracaïne + Chlorhexidine, pastille		
DRILL SANS SUCRE DRILL SANS SUCRE ANIS MENTHE DRILL SANS SUCRE PAMPLEMOUSSE	8	La présence de chlorhexidine n'est pas justifiée pour traiter un aphte.
Tétracaïne + Chlorhexidine + Lysozyme, comprimé à sucer		
CANTALENE	6	Association sans intérêt. Si votre palais brûle, éviter ce mauvais extincteur.
ACIDE SALICYLIQUE EN ASSOCIATION		
Acide salicylique + Rhubarbe, gel buccal et gingival ou solution buccale et gingivale		
PYRALVEX	8	Personnellement, nous préférons la rhubarbe sous forme de compote et non sous forme de gel. Association discutable.
Salicylate de choline + Cétalkonium, gel buccal		
PANSORAL	4	Association de produits inefficaces et dépassés.

Pour une lecture optimale des tableaux, reportez-vous à la page 17.

Pour une lecture optimale des tableaux, reportez-vous à la page 17.

HOMÉOPATHIE		
Association homéopathique, comprimé à sucer		
HOMEOAFTYL	7	Absence de données scientifiques sur l'efficacité.
OLIGOTHÉRAPIE		
Argent, ampoule buvable		
GRANIONS D'ARGENT	7	Présentés comme des modificateurs de terrain sans aucune preuve d'efficacité clinique. Il est précisé que l'oligothérapie ne dispense pas d'un traitement spécifique, c'est encore une chance ! La Haute Autorité de santé a préconisé son déremboursement en 2006.
BETA-ESCINE		
Bêta-escine, gel gingival		
FLOGENCYL	4	Ce médicament a changé de laboratoire, sans malheureusement changer de composition. Produit toujours dépassé.
BICLOTYMOL		
Biclotymol, pastille		
HUMEX MAL DE GORGE BICLOTYMOL FRUITS ROUGES HUMEX MAL DE GORGE BICLOTYMOL MENTHE HUMEX MAL DE GORGE BICLOTYMOL MIEL CITRON HUMEX MAL DE GORGE BICLOTYMOL ORANGE	4	Un antiseptique inefficace et non justifié pour traiter des aphtes !

NOTRE MÉDICAMENT FAVORI

AFTAGEL gel buccal

Note : 12/20 ◆ **Prix :** 6,65 € ◆ **Remboursement SS :** 0 %

Classe thérapeutique : Anesthésique buccal.

Indications : Aphtes ◆ Inflammations de la bouche.

Contre-indications générales : Allergie aux anesthésiques à liaison amide (ex. lidocaïne, prilocaïne…) ◆ Allergie aux colorants azoïques (ex. rouge cochenille A E124), au propylèneglycol.

Prudence générale : Grossesse.

Posologie : Après s'être soigneusement lavé les mains, appliquer le gel sur le doigt et masser doucement la région douloureuse. Se laver les mains ensuite. Renouveler l'application si nécessaire.

Incidents : Irritation buccale ou de la peau du doigt applicateur.

Arrêt du médicament et consulter le médecin si : Réaction allergique avec éruption ou rougeur de la muqueuse buccale, démangeaisons dans la bouche, brusque gonflement du visage, du cou et/ou de la langue, difficultés à respirer ou à avaler (œdème de Quincke), malaise brutal avec chute de la pression artérielle, perte de connaissance (choc anaphylactique).

Composition : pour 100 ml : Lidocaïne chlorhydrate 600 mg + Zinc sulfate 500 mg. ◆ **Excipients à prendre en compte :** Rouge cochenille A (E124), propylèneglycol (excipients à effet notoire).

Présentation : Tube de 15 ml ◆ **Laboratoire :** Coopération pharmaceutique française

Arrêt du tabac et sevrage tabagique

En France, 78000 décès sont, chaque année, imputables au tabac, soit 215 morts par jour. C'est de loin la première cause de mortalité en France. Fumer est dangereux pour soi et pour son entourage (fumeurs passifs). Même si s'arrêter de fumer demande toujours un effort, un certain nombre de mesures peuvent vous y aider.

CE QU'IL FAUT SAVOIR

► **Fumer tue !**

• Le tabac augmente considérablement les risques de développer des maladies cardio-vasculaires, des bronchites chroniques, des cancers des organes en contact avec le tabac ou la fumée : langue, larynx, trachée, bronche, mais aussi rein, vessie. 30 % des cancers sont dus au tabac.
• Le tabac est particulièrement néfaste pour la femme enceinte comme pour le fœtus (fausses couches plus fréquentes, accouchements prématurés, enfants chétifs).
• Le tabac diminue la cicatrisation des ulcères digestifs, des plaies de la bouche après intervention dentaire (pose d'implants, de prothèses...), augmente le risque de récidive d'ulcères digestifs et accélère le vieillissement de la peau.

► **L'arrêt du tabac engendre très rapidement de nombreux bénéfices pour la santé :**

• Après quelques semaines, vous ne toussez plus, vous respirez mieux, vous récupérez le goût, l'odorat et la forme physique.
• En 1 an, les risques d'infarctus du myocarde diminuent de moitié et le risque d'accident vasculaire cérébral (AVC) tombe au niveau de celui d'un non-fumeur.
• En 5 ans, le risque de cancer diminue de moitié et au bout de 10-15 ans, l'espérance de vie redevient identique à celle d'un non-fumeur!

Arrêter de fumer, c'est rompre la dépendance au tabac pour améliorer sa santé. Mais plus tôt on arrête, meilleurs sont les résultats!

LES INTERDITS

• N'essayez pas d'arrêter de fumer sans consulter un médecin si vous vous sentez dépressif, anxieux, stressé ou si vous êtes dans un contexte psychologique, familial ou professionnel, difficile.
• Ne prenez pas un traitement de substitution nicotinique sans consulter votre médecin en cas de maladie cardio-vasculaire sévère (infarctus, accident vasculaire cérébral récent), maladie du foie ou des reins, ulcère gastrique ou duodénal en évolution, ou si vous êtes enceinte, si vous allaitez ou si vous prenez des médicaments.

Pour une lecture optimale des tableaux, reportez-vous à la page 17.

Pour une lecture optimale des tableaux, reportez-vous à la page 17.

• Ne choisissez pas un dosage trop faible en nicotine ou n'arrêtez pas trop vite le traitement. Il faut compter au moins deux à trois mois pour en voir les effets tout en sachant que ce sont les deux premières semaines les plus difficiles! Les «rechutes» sont souvent dues à un traitement insuffisamment dosé et sur des durées trop courtes.
Ne vous découragez pas, l'envie de fumer diminue progressivement.

LES BONNES PRATIQUES

• L'arrêt du tabac demande de la motivation personnelle car c'est lutter contre une dépendance terrible de nature pharmacologique.
• Réfléchissez sérieusement aux raisons pour lesquelles vous voulez vous arrêter. Cela vous évitera de vous trouver des alibis pour reprendre la cigarette.
• Choisissez une bonne période, par exemple les vacances, propices aux changements d'habitudes. Fixez-vous une date et tenez-vous-y.
• Impliquez votre entourage en parlant autour de vous de votre décision. Cela aide à tenir!
• Diminuez le nombre de cigarettes en attendant la date fixée et cessez radicalement de fumer le moment venu.
• Pratiquez régulièrement une activité physique qui vous occupe la tête et vous «déstresse» (natation, jogging, marche rapide). Cela vous évitera aussi de grossir.
• Échangez avec les anciens fumeurs les trucs qui font «tenir» en période de sevrage.
• Soignez votre régime alimentaire. Buvez beaucoup d'eau, évitez les pièges du grignotage, ne vous resservez pas, limitez l'alcool et le café!
• Rendez-vous dans une consultation antitabac si vous appréhendez d'arrêter.
• Consultez un médecin spécialisé (tabacologue) en cas d'échecs multiples, si vous ne vous sentez pas bien ou si vous prenez d'autres substances toxiques (alcool, drogue).
• Ne vous découragez pas si vous rechutez. Gardez à l'esprit que vous avez réussi à vous arrêter un certain temps. Vous avez gagné une bataille mais pas encore la guerre. Sachez que les chances de réussir ne diminuent pas avec le nombre d'essais!

EN SAVOIR PLUS

Les cigarettes électroniques et la santé

La cigarette électronique, inventée en Chine en 2006, ne produit ni goudrons (risques de cancer) ni monoxyde de carbone (risque d'infarctus). Elle est donc réellement moins dangereuse que la cigarette, qui tue la moitié des ses fidèles consommateurs.
Elle pourrait aider les fumeurs à diminuer leur consommation de tabac, voire à arrêter. Cependant les femmes enceintes doivent prendre un avis médical avant de l'utiliser.
http://www.inpes.sante.fr/10000/themes/tabac/cigarette-electronique/questions-reponses.asp

Pour une lecture optimale des tableaux, reportez-vous à la page 17.

LES MÉDICAMENTS

Même s'ils ne remplacent pas la volonté, certains traitements de la dépendance au tabac augmentent les chances de réussir son sevrage tabagique.

▶ Les substituts nicotiniques

Réservés aux adultes de plus de 15 ans, ils augmentent le taux de succès dans l'arrêt du tabac tout en retardant la prise de poids. Au bout de 1 an, 16 % des patients traités avec de la nicotine en substitution ne fument plus, quelle que soit la forme de produit utilisée (10 % pour un groupe sous placebo). Ces substituts fournissent à l'organisme l'équivalent de la nicotine contenue dans les cigarettes, sans les substances toxiques comprises dans la fumée. Bien dosés, ils vous évitent de souffrir du manque et la dépendance physique diminue rapidement.

▶ Pour une prise à la demande

- Gommes à mâcher (2 dosages et arômes différents).
- Comprimés sublinguaux (sous la langue) en 1 dosage.
- Comprimés à sucer (4 dosages).
- Pastilles à sucer (2 dosages).
- Inhaleur (1 seul dosage) sous forme d'un embout en plastique dans lequel on insère une cartouche contenant un tampon imprégné de nicotine, pouvant être associé à un dispositif transdermique (patch).
- Spray buccal (1 seul dosage).

▶ Pour une prise en continu

Dispositifs ou patchs transdermiques en 3 dosages et/ou 3 tailles. Ils se placent sur la peau et libèrent de la nicotine en continu pendant 16 ou 24 heures.

Attention! Il est formellement déconseillé de fumer si vous êtes sous patch, car c'est générateur d'échec.
Si au bout de 8 semaines vous n'arrivez toujours pas à diminuer le dosage ou si vous n'arrivez pas à vous passer de fumer, consultez votre médecin ou un tabacologue.

Prudence! Ne laissez pas les produits à base de nicotine à portée des enfants. Repliez les patchs usagés et jetez-les dans un endroit sûr. **Les risques d'intoxications sont graves, voire mortels chez l'enfant.**

Pour une lecture optimale des tableaux, reportez-vous à la page 17.

Évaluez votre dépendance à la nicotine en faisant le test de Fagerström de dépendance à la nicotine*

Pour vous, le tabagisme est-il une habitude ou une dépendance? Répondez à ce test pour connaître votre niveau de dépendance à la nicotine.

1. Combien de temps s'écoule entre votre réveil et votre première cigarette?
- ❑ Plus de 60 minutes (0)
- ❑ Entre 31 et 60 minutes (1)
- ❑ Entre 6 et 30 minutes (2)
- ❑ Moins de 5 minutes (3)

2. Trouvez-vous difficile de vous abstenir de fumer là où c'est interdit?
- ❑ Non (0)
- ❑ Oui (1)

3. À quelle cigarette auriez-vous le plus de mal à renoncer?
- ❑ La première de la journée (1)
- ❑ N'importe quelle autre (0)

4. Combien de cigarettes fumez-vous par jour?
- ❑ 10 ou moins (0)
- ❑ Entre 11 et 20 (1)
- ❑ Entre 21 et 30 (2)
- ❑ Plus de 30 (3)

5. Fumez-vous davantage le matin qu'au cours du reste de la journée?
- ❑ Non (0)
- ❑ Oui (1)

6. Fumez-vous même quand vous êtes malade au lit presque toute la journée?
- ❑ Non (0)
- ❑ Oui (1)

Comptez les points obtenus en fonction de vos réponses, le score total mesure votre niveau de dépendance à la nicotine.
- Votre score est de 0 à 2 : Vous n'êtes pas dépendant à la nicotine. Vous pouvez arrêter de fumer sans substitut nicotinique. Toutefois, si vous redoutez d'arrêter, parlez-en à votre médecin.
- Votre score est de 3 ou 4 : Vous êtes faiblement dépendant à la nicotine.
- Votre score est de 5 à 6 : Vous êtes moyennement dépendant à la nicotine. En utilisant des substituts nicotiniques, vous augmentez vos chances de réussite. Prenez conseil auprès de votre médecin ou de votre pharmacien afin de prendre le traitement le plus adapté à votre cas.
- Votre score est de 7 et plus : Vous êtes fortement ou très fortement dépendant à la nicotine.

*Heatherton T. F., Kozlowski L. T., Frecker R. C., Fagerström K. O. : « The Fagerström Test for Nicotine Dependence : A revision of the Fagerström Tolerance Questionnaire », *British Journal of Addictions*, 1991, 86(9) : 1119-1127.

Pour une lecture optimale des tableaux, reportez-vous à la page 17.

EN SAVOIR PLUS

Le bon dosage des substituts nicotiniques

Il est important car c'est un facteur de réussite. Vous pouvez demander à un médecin de vous aider à le trouver en faisant le test de Fagerström.

- Si vous souffrez de symptômes de manque graves, nervosité, agitation, fatigue, insomnies, troubles de la concentration, irritabilité, humeur maussade ou dépressive, appétit décuplé, prise de poids, votre traitement est sous-dosé. Renforcez le dosage.
- Si vous salivez anormalement ou si vous avez des sueurs froides, des maux de tête, des palpitations, des insomnies, des nausées, des douleurs abdominales, des diarrhées, des étourdissements, une diminution de l'audition, le traitement est surdosé. Diminuez-le.

SEVRAGE TABAGIQUE

Principes actifs et spécialités	Note	Avis
NICOTINE		
Nicotine, dispositif transdermique		
NICOPATCH 7 mg/24 h NICOPATCH 14 mg/24 h NICOPATCH 21 mg/24 h NICORETTESKIN 10 mg/16 h NICORETTESKIN 15 mg/16 h NICORETTESKIN 25 mg/16 h NICOTINELL TTS 7 mg/24 h NICOTINELL TTS 14 mg/24 h NICOTINELL TTS 21 mg/24 h NIQUITIN 7 mg/24 h NIQUITIN 14 mg/24 h NIQUITIN 21 mg/24 h	12	Permettent de soulager en partie les manifestations désagréables du sevrage tabagique. Ces médicaments ne se justifient réellement que chez les fumeurs fortement motivés vis-à-vis de l'arrêt du tabac.

Pour une lecture optimale des tableaux, reportez-vous à la page 17.

Nicotine, comprimé à sucer, comprimé sublingual, gomme à mâcher ou pastille		
NICOPASS EUCALYPTUS 1,5 mg	11	Permettent de soulager en partie les manifestations désagréables du sevrage tabagique. Ces médicaments ne se justifient réellement que chez les fumeurs fortement motivés vis-à-vis de l'arrêt du tabac. Leurs effets indésirables sont plus importants que ceux liés à l'utilisation des patchs.
NICOPASS MENTHE FRAICHEUR 1,5 mg		
NICOPASS MENTHE FRAICHEUR 2,5 mg		
NICOPASS REGLISSE MENTHE 1,5 mg		
NICOPASS REGLISSE MENTHE 2,5 mg		
NICORETTE 2 mg		
NICORETTE 4 mg		
NICORETTE FRUITS 2 mg		
NICORETTE FRUITS 4 mg		
NICORETTE MENTHE FRAICHE 2 mg		
NICORETTE MENTHE FRAICHE 4 mg		
NICORETTE MENTHE GLACIALE 2 mg		
NICORETTE MENTHE GLACIALE 4 mg		
NICORETTE MICROTABS 2 mg		
NICORETTE MICROTABS CITRON 2 mg		
NICOTINE EG MENTHE 2 mg		
NICOTINE EG MENTHE 4 mg		
NICOTINELL FRUIT 2 mg		
NICOTINELL FRUIT EXOTIQUE 2 mg		
NICOTINELL MENTHE 1 mg		
NICOTINELL MENTHE 2 mg		
NICOTINELL MENTHE FRAICHEUR 2 mg		
NICOTINELL MENTHE FRAICHEUR 4 mg		
NIQUITIN MENTHE DOUCE 2 mg		
NIQUITIN MENTHE DOUCE 4 mg		
NIQUITIN MENTHE FRAICHE 2 mg		
NIQUITIN MENTHE FRAICHE 4 mg		
NIQUITINMINIS MENTHE FRAICHE 1,5 mg		
NIQUITINMINIS MENTHE FRAICHE 4 mg		
Nicotine, solution buccale		
NICORETTE INHALEUR 10 mg	11	
NICORETTESPRAY 1 mg/dose		
NICOTINAMIDE EN ASSOCIATION		
Nicotinamine + Thiamine + Pyridoxine + Vitamine C + Aubépine, comprimé		
NICOPRIVE	4	Produit inefficace et dépassé.

Pour une lecture optimale des tableaux, reportez-vous à la page 17.

NOS MÉDICAMENTS FAVORIS

NICOPATCH 14 mg/24 heures dispositif transdermique

Note : 12/20 ◆ **Prix :** 14,25 € ◆ **Remboursement SS :** 0 %

Classe thérapeutique : Sevrage tabagique.

Indications : Aide pour le fumeur désirant se désaccoutumer du tabac.

Contre-indications générales : Allergie à l'un des constituants du patch ◆ Non-fumeur ou fumeur occasionnel ◆ Maladie de peau pouvant gêner l'utilisation du patch ◆ Enfant de moins de 15 ans ◆ Allaitement.

Prudence générale : Insuffisance hépatique ◆ Insuffisance rénale ◆ Ulcère digestif ◆ Grossesse ◆ Ne pas laisser à la portée des enfants.

Posologie : Le degré de dépendance à la nicotine sera apprécié par le nombre de cigarettes consommées par jour ou par le test de Fagerström. Demandez à votre médecin ou à votre pharmacien de vous aider à choisir le bon dosage.
Adulte : Appliquer 1 dispositif 1 fois par jour et le changer au bout de 24 heures. L'appliquer sur peau propre et sèche et se laver les mains après application. Changer de site d'application tous les jours pour limiter les risques d'irritation.

Incidents : Rougeur, démangeaisons, gonflement ou sensation de brûlure au site d'application ◆ Insomnie ◆ Étourdissements ◆ Mal de tête ◆ Nausées ◆ Vomissements ◆ Palpitations.

Arrêt du médicament et consulter le médecin si : Réaction allergique avec éruption ou rougeur cutanée, démangeaisons cutanées, brusque gonflement du visage, du cou et/ou de la langue, difficultés à respirer ou à avaler (œdème de Quincke) ◆ Accélération du rythme cardiaque, essoufflement, douleur dans la poitrine, évanouissements, vertiges, fatigue inhabituelle (fibrillation auriculaire).

Composition : par dispositif : Nicotine 14 mg/24 heures. ◆ **Excipients à prendre en compte :** Aucun excipient à effet notoire.

Présentation : 7 dispositifs ◆ **Laboratoire :** Pierre Fabre Médicament

NICORETTE 2 mg comprimé à sucer

Note : 11/20 ◆ **Prix :** 7,45 € ◆ **Remboursement SS :** 0 %

Classe thérapeutique : Sevrage tabagique.

Indications : Aide pour les fumeurs désirant se désaccoutumer du tabac.

Contre-indications générales : Non-fumeur ou fumeur occasionnel ◆ Enfant et adolescent de moins de 18 ans.

Prudence générale : Insuffisance hépatique ◆ Insuffisance rénale ◆ Ulcère digestif ◆ Grossesse ◆ Allaitement ◆ Ne pas laisser à la portée des enfants.

Prudence en association : Pansements gastro-intestinaux, antiacides et adsorbants à prendre 2 heures avant ou après ce médicament.

Posologie : La posologie et le dosage sont adaptés à l'importance de la dépendance à la nicotine pouvant être évaluée par le test de Fagerström.
Adulte de plus de 18 ans : Ne pas dépasser 15 comprimés à sucer par jour. ◆ Arrêt complet du tabac : 1 comprimé à sucer toutes les 1 à 2 heures (au minimum 9 comprimés par jour) pendant 6 semaines puis 1 comprimé à sucer toutes les 2 à 4 heures pendant 2 semaines puis 1 comprimé à sucer toutes les 4 à 8 heures pendant 2 semaines. Si besoin, poursuivre avec 1 à 2 comprimés à sucer par jour seulement en cas de tentations fortes. ◆ Abstinence temporaire du tabac : 1 comprimé à sucer chaque fois que l'envie de fumer apparaît. ◆ Réduction de la consommation de tabac (en alternance avec les cigarettes) : 1 comprimé à sucer en cas d'envie de fumer et rester aussi longtemps que possible sans fumer.
Placer le comprimé dans la bouche, où il va se dissoudre. Le déplacer d'un côté de la bouche à l'autre, jusqu'à dissolution complète (20 à 30 min environ). Ne pas le mâcher ou l'avaler. Ne pas boire ou manger lorsque le comprimé est dans la bouche.

Pour une lecture optimale des tableaux, reportez-vous à la page 17.

Incidents : Mal de gorge ◆ Irritation ou sensation de brûlure de la bouche ◆ Sécheresse de la bouche ◆ Toux ◆ Rhinite ◆ Insomnie ◆ Étourdissements ◆ Mal de tête ◆ Nausées ◆ Vomissements ◆ Hoquet ◆ Troubles digestifs ◆ Diarrhée ◆ Palpitations.

Arrêt du médicament et consulter le médecin si : Accélération du rythme cardiaque, essoufflement, douleur dans la poitrine, évanouissements, vertiges, fatigue inhabituelle (fibrillation auriculaire).

Composition : par comprimé : Nicotine 2 mg. ◆ **Excipients à prendre en compte :** Mannitol (excipient à effet notoire).

Présentation : 20 comprimés ◆ **Laboratoire :** Johnson & Johnson Santé Beauté France

Asthme

Une toux sèche en quintes ? Des difficultés respiratoires engendrant une respiration sifflante ? Une sensation d'étouffement (dyspnée) liée à des difficultés à expulser l'air des poumons ? Telles sont les manifestations courantes des crises d'asthme.
L'asthme ne relève pas de l'automédication, même si certains produits sont disponibles sans ordonnance.

CE QU'IL FAUT SAVOIR

L'asthme est une maladie fréquente et en progression dans les pays industrialisés. Elle affecte de 5 à 10 % de la population, plus particulièrement au cours de l'enfance et autour de la quarantaine.
Les crises d'asthme peuvent durer de quelques minutes à plusieurs heures. Elles peuvent disparaître spontanément ou sous l'effet de médicaments qui vont dilater les bronches.
Dans certains cas, les crises se répètent tout au long de la vie, engendrant une obstruction permanente des petites bronches : c'est l'asthme à dyspnée continue.

LES CAUSES

Les crises d'asthme sont provoquées par une contraction des muscles lisses des bronches, doublée d'une inflammation de leur paroi (œdème de la muqueuse bronchique) et d'une augmentation des sécrétions. Au final, le va-et-vient de l'air dans les bronches est entravé et les poumons ont tendance à gonfler (distension).
Les facteurs déclenchants sont multiples et souvent associés :

- Une allergie *(voir Allergies)* au contact de substances particulières : la poussière de maison, les acariens, les pollens, les poils, les plumes, la salive ou les déjections d'animaux.
- Des substances irritantes : tabac et autres polluants, des médicaments (aspirine, antibiotiques, etc.), des aliments et certaines substances inhalées (farine, peinture...).
- Des activités physiques : asthme d'effort, asthme au rire.
- Des infections : sinusite ou maladie virale.

Pour une lecture optimale des tableaux, reportez-vous à la page 17.

• Des conditions climatiques particulières : vent, brouillard, humidité, froid et variation brutale de température.
• Des conditions biologiques spécifiques : facteurs hormonaux, puberté, période prémenstruelle, grossesse, ménopause, mais aussi des facteurs psychologiques (stress de la vie quotidienne, soucis familiaux ou professionnels).

LES INTERDITS

☒ Si une crise d'asthme survient, ne vous affolez pas!
Respirez profondément avec le diaphragme : gonflez le ventre à l'inspiration, puis, en une expiration lente et longue, videz-le en terminant par le thorax jusqu'aux clavicules.
Détendez-vous. Buvez un peu d'eau.
Une fois la crise passée, consultez rapidement votre médecin afin qu'il effectue un bilan complet, recherche le degré d'obstruction permanente des bronches (spirographie) et les facteurs aggravants, et vous prescrive un traitement.

☒☒☒ Si la crise se prolonge ou s'amplifie, rendez-vous en urgence chez votre médecin ou appelez le SAMU (15 ou 112).

Attention! Ne négligez jamais une première crise d'asthme. Mal traité, l'asthme peut occasionner des dommages irréversibles aux poumons et entraîner d'autres complications.

LES BONNES PRATIQUES

▶ **En prévention**
• Évitez les facteurs déclenchants : animaux domestiques (chat, chien, etc.), plantes d'appartement, poussière, doubles rideaux, moquettes et tentures, tabac.
• Aérez les matelas, aspirez les poussières, utilisez des antiacariens (ACARDUST®, PARAGERM®...) plusieurs fois par an, en vous protégeant avec un masque.
• Maîtrisez votre allergie : évitez l'allergène s'il est identifié ou tout facteur déclenchant la crise. Apprenez à identifier un début de crise.
• Organisez vos loisirs (pas de virées à la campagne si le taux de pollen dans l'air est élevé), fuyez les travaux de peinture ou de menuiserie dans un endroit fermé...
• Évitez les métiers à risques (contact avec solvants, peinture, poussières, pollen, farines...).
• Ayez toujours avec vous une trousse d'urgence (spray bronchodilatateur) et prévenez votre entourage.

LES MÉDICAMENTS

Attention! La théophylline et ses dérivés (leurs noms se terminent en **-phylline**) ne sont enfin plus disponibles sans ordonnance depuis 2011. En effet, la dose efficace étant proche de la dose toxique, il était indispensable que le traitement soit encadré par un médecin.

B

Ballonnements, flatulences et aérophagie

Ballonnements ou flatulences sont des troubles généralement sans gravité. Cependant, ils peuvent occasionner des maux de ventre pénibles à supporter et leurs manifestations sont parfois gênantes... en société ! Avec quelques simples mesures d'hygiène, vous pouvez vous en débarrasser.

CE QU'IL FAUT SAVOIR

Ballonnements et flatulences, termes équivalents, désignent la présence de gaz en excès dans le tube digestif. La rétention de ces gaz ou leur expulsion produisent parfois de drôles de bruits : borborygmes, gargouillis, pets et rots, accompagnés d'odeurs plus ou moins désagréables et parfois de fortes douleurs au ventre.

LES CAUSES

La production de gaz intestinaux est un phénomène parfaitement normal lors de la digestion des aliments. Ces gaz se forment lorsque les bactéries présentes dans le côlon s'attaquent à certains composants des aliments qui n'ont pas été dégradés et absorbés dans l'intestin grêle. On estime qu'une personne expulse environ 14 émissions de gaz par jour.
Certains aliments – choux, féculents, aliments riches en fibres alimentaires – mais aussi la constipation, l'aérophagie ou des repas trop lourds, qui ralentissent la digestion, peuvent accentuer les ballonnements et les flatulences. La tolérance à ces aliments varie beaucoup d'un sujet à l'autre.
Les ballonnements accompagnés de diarrhée peuvent être provoqués par

l'ingestion de produits laitiers, ce qui peut signifier une intolérance au sucre contenu dans le lait, le lactose. Dans ce cas, parlez-en à votre médecin.

LES INTERDITS

☒☒ Pas d'automédication mais consultez rapidement votre médecin si :
- Les ballonnements sont importants, douloureux, soudains et se prolongent.
- Ils sont associés à une constipation importante et persistante (plus de 3 jours).
- Ils s'accompagnent de vomissements, de malaises, de diarrhée avec fièvre et frissons.
- Il devient difficile ou impossible d'émettre des gaz.
- Les ballonnements sont associés à la présence de sang dans les selles.

LES BONNES PRATIQUES

- Mangez lentement, calmement, mâchez bien.
- Limitez les oignons, les choux, la choucroute, les haricots, les lentilles, les radis, le raifort, les poireaux, les asperges, les fruits à noyau, le son et les édulcorants artificiels.
- Buvez abondamment (plus de 1,5 litre d'eau)
- Si vous êtes adepte d'une alimentation riche en fibres (pain au son, céréales), démarrez par de petites quantités afin d'y habituer votre organisme.
- Si vous êtes sujet à l'aérophagie, limitez la consommation de chewing-gums et de boissons gazeuses. Évitez de parler en mangeant. Buvez et mangez lentement.

LES MÉDICAMENTS

Il n'existe malheureusement pas de produits entièrement satisfaisants pour traiter ce genre de problème. Cependant vous pouvez prendre des médicaments à base de charbon végétal ou à base de phloroglucinol (SPASFON LYOC®, PHLOROGLUCINOL XXX) si les ballonnements s'accompagnent de douleurs au ventre.
L'intérêt de la diméticone ou de la siméticone présentes dans certains pansements digestifs est plus que discutable.

EN SAVOIR PLUS

L'aérophagie

L'aérophagie, littéralement « manger de l'air », est le fait d'avaler de l'air en mangeant ou en buvant. Nous en avalons tous mais certaines personnes en avalent trop et tolèrent mal la dilatation de l'estomac que cela engendre (distension gastrique). L'air s'accumule dans l'estomac et provoque des éructations (rots) ainsi qu'une dilatation de l'estomac plus ou moins importante.
L'aérophagie touche davantage les personnes nerveuses, qui ont tendance à boire et à manger trop vite.
Si l'aérophagie devient trop envahissante, parlez-en à votre médecin.

Pour une lecture optimale des tableaux, reportez-vous à la page 17.

Pour une lecture optimale des tableaux, reportez-vous à la page 17.

ANTI-AÉROPHAGIE – ANTIBALLONNEMENTS

Principes actifs et spécialités	Note	Avis
CHARBON		
CHARBON SEUL		
Charbon, capsule, comprimé, gélule ou granulé		
ACTICARBINE 70 mg ARKOGELULES CHARBON VEGETAL CARBACTIVE CHARBON DE BELLOC FORMOCARBINE SPLENOCARBINE	12	Peut améliorer les troubles du transit avec ballonnements.
CHARBON EN ASSOCIATION		
Charbon + Levure, gélule		
CARBOLEVURE ADULTES	10	Association sans intérêt.
Charbon + Siméticone, gélule		
CARBOSYLANE	10	Idem.
CROSPOVIDONE		
Crospovidone, comprimé		
BOLINAN	11	
PHYTOTHÉRAPIE		
Mélisse, gélule		
ARKOGELULES MELISSE	7	
HOMÉOPATHIE		
Associations homéopathiques, comprimé ou solution buvable		
BASILICUM COMPLEXE N°96 LEHNING BILINUM COMPLEXE N°113 LEHNING DIGESTODORON	7	Spécialités merveilleusement inefficaces mais bien tolérées.
SIMETICONE		
Siméticone, capsule		
SILIGAZ	5	Présence de 2 excipients allergisants. L'efficacité dite « antimousse » de la siméticone est plus que discutable, c'est un mythe.
DIMETICONE		
DIMETICONE SEULE		
Diméticone, gel oral ou sachet		
POLYSILANE UPSA	5	L'efficacité dite « antimousse » de la diméticone est plus que discutable, c'est un mythe. Présence de 3 excipients allergisants.
DIMETICONE EN ASSOCIATION		
Diméticone + Gaïazulène, capsule ou sachet		
PEPSANE	4	Association dépassée.

Pour une lecture optimale des tableaux, reportez-vous à la page 17.

NOTRE MÉDICAMENT FAVORI

FORMOCARBINE 15 % granulé

Note : 12/20 ◆ **Prix :** 8,43 € ◆ **Remboursement SS :** 0 %

Classe thérapeutique : Antigaz intestinal.

Indications : Ballonnements intestinaux.

Contre-indications générales : Sang dans les selles imposant toujours une consultation médicale ◆ Intolérance au saccharose ◆ Enfant de moins de 15 ans.

Prudence générale : Diabète ou régime hypoglucidique (4,24 g de saccharose par cuillère à café) ◆ Grossesse.

Prudence en association : Tout autre médicament par voie orale doit être pris à distance (2 heures avant ou après) en raison du risque de diminution de son absorption.

Posologie : ***Adulte :*** 1 à 2 cuillères à café, après les repas ou au moment des douleurs.

Incidents : Coloration plus foncée des selles sans conséquence pour votre santé.

Arrêt du médicament et consulter le médecin si : Les troubles persistent.

Composition : par 100 g : Charbon activé 15 g. ◆ **Excipients à prendre en compte :** Saccharose (excipient à effet notoire).

Présentation : Sachet de 100 g ◆ **Laboratoire :** Omega Pharma France

B

ANTISPASMODIQUE (DIGESTIF)

Principes actifs et spécialités	Note	Avis
PHLOROGLUCINOL		
PHLOROGLUCINOL SEUL		
Phloroglucinol, comprimé, comprimé orodispersible, lyophilisat oral ou suppositoire		
PHLOROGLUCINOL 80 mg XXX SPASFON SPASFON LYOC 80 mg SPASFON LYOC 160 mg SPASMOCALM 80 mg	11	Efficacité faible, confirmée par la Haute Autorité de santé.
PHLOROGLUCINOL EN ASSOCIATION		
Phloroglucinol + Siméticone, gélule		
METEOXANE	10	L'efficacité dite « antimousse » de la siméticone est plus que discutable, c'est un mythe.
PAPAVERINE EN ASSOCIATION		
Papavérine + Charbon, comprimé		
ACTICARBINE	9	La papavérine est un antispasmodique musculotrope contre-indiqué en cas de problèmes cardiaques.
ALVERINE EN ASSOCIATION		
Alvérine + Siméticone, capsule		
METEOSPAMYL	6	L'alvérine est un antispasmodique musculotrope mais assez mal toléré (atteinte du foie, hypotension…). L'efficacité dite « antimousse » de la siméticone est plus que discutable, c'est un mythe.

Pour une lecture optimale des tableaux, reportez-vous à la page 17.

NOTRE MÉDICAMENT FAVORI

SPASFON LYOC 80 mg lyophilisat oral

Note : 11/20 ◆ **Prix :** 2,35 € ◆ **Remboursement SS :** 15 %

Classe thérapeutique : Antispasmodique.

Indications : Douleurs spasmodiques digestives, biliaires, urologiques ou gynécologiques.

Contre-indications générales : Allergie au phloroglucinol ◆ Allaitement.

Prudence générale : Grossesse.

Prudence en association : Morphine ou ses dérivés ◆ Pansements gastro-intestinaux, antiacides et adsorbants à prendre 2 heures avant ou après ce médicament.

Posologie : ***Adulte :*** 2 lyophilisats à prendre au moment de la crise, à renouveler en cas de spasmes importants. À laisser fondre sous la langue ou à dissoudre dans un verre d'eau ◆ ***Enfant :*** 1 lyophilisat 2 fois par jour à dissoudre dans un verre d'eau.

Arrêt du médicament et consulter le médecin si : Les douleurs persistent ou s'aggravent ◆ Réaction allergique avec éruption ou rougeur cutanée, démangeaisons cutanées, brusque gonflement du visage, du cou et/ou de la langue, difficultés à respirer ou à avaler (œdème de Quincke), malaise brutal avec chute de la pression artérielle, perte de connaissance (choc anaphylactique).

Composition : par lyophilisat : Phloroglucinol 80 mg. ◆ **Excipients à prendre en compte :** Aucun excipient à effet notoire.

Présentation : 10 lyophilisats oraux ◆ **Laboratoire :** Teva Santé

Bleus, ecchymoses et hématomes

Bleus, ecchymoses et hématomes sont tous, à des degrés divers, des épanchements de sang et demandent parfois des soins spécifiques.

CE QU'IL FAUT SAVOIR

• Les bleus sont des petites hémorragies liées à un traumatisme léger. Celui-ci a entraîné la rupture d'un petit vaisseau qui a saigné en nappe sous la peau. La tache plus ou moins large passe en trois semaines par diverses couleurs : bleue, violacée, bistre puis jaune, et finit par disparaître.
• Les hématomes sont dus à des traumatismes plus importants provoquant la rupture de plus gros vaisseaux qui saignent non pas en nappe comme le bleu, mais en « boule », pouvant entraîner des bosses. Les hématomes disparaissent en général spontanément comme les bleus, mais nécessitent parfois une consultation chez le médecin.
• Les ecchymoses sont des taches violacées plus ou moins larges, aux contours irréguliers. Elles peuvent être provoquées par un petit traumatisme mais elles peuvent être aussi liées à une fragilité des capillaires

sanguins, à des troubles de la coagulation sanguine (plaquettes) ou à certaines maladies du sang.

Pour une lecture optimale des tableaux, reportez-vous à la page 17.

LES INTERDITS

☒☒☒ Pas d'automédication mais consultez votre médecin de toute urgence si l'hématome est localisé au niveau de l'œil (type œil au beurre noir), sur les testicules ou l'oreille.

☒☒ Pas d'automédication mais consultez rapidement votre médecin si :
- Vous avez régulièrement des bleus, des ecchymoses ou des hématomes qui apparaissent sans traumatisme ou à la suite d'un traumatisme minime.
- Vos bleus sont accompagnés de fièvre.
- Vous prenez des médicaments anticoagulants (soit par la bouche, comme les antivitamines K, soit en injection, type héparine), des antiagrégants plaquettaires (aspirine de 75 mg à 300 mg par jour, ticlopidine, etc.), plus communément appelés fluidifiants du sang, ou des anti-inflammatoires non stéroïdiens ou AINS (aspirine, ibuprofène, kétoprofène, vendus sans ordonnance).

LES BONNES PRATIQUES

▶ En prévention
- Protégez coudes et genoux si vous pratiquez des sports type roller, patin, etc.
- Protégez vos oreilles quand vous faites du sport type rugby, boxe, judo, close-combat.
- Mettez des protections aux coins de vos tables en verre, surtout si vous avez des enfants en bas âge.
- Évitez de prendre de l'aspirine sauf si elle a été prescrite par votre médecin pour des problèmes cardiaques.

▶ En cas de choc ou de coup
Appliquez sur la zone blessée une compresse d'eau froide ou une poche de glace glissée dans un linge fin pendant un bon quart d'heure. Puis faites un pansement compressif pour limiter l'hématome.
Vous pouvez également utiliser un médicament anti-ecchymose *(voir tableau)*.
Si l'hématome ne disparaît pas et que la douleur s'intensifie, consultez votre médecin.

LES MÉDICAMENTS

Ce sont essentiellement des anti-ecchymoses en application locale, à base d'arnica ou d'aloès : ils peuvent avoir une certaine efficacité.
Les traitements par la bouche à base de plantes (hamamélis, fragon, marron d'Inde, myrtille...) sont sans intérêt.

Pour une lecture optimale des tableaux, reportez-vous à la page 17.

ANTI-ECCHYMOSE

Principes actifs et spécialités	Note	Avis
ARNICA		
Arnica, compresse imprégnée, crème, gel, solution pour application cutanée, pommade		
ARNICA 4 % BOIRON ARNICA DU SAINT-BERNARD ARNICA MONTANA TEINTURE MERE BOIRON ARNICA MONTANA TEINTURE MERE WELEDA ARNICAGEL ARNICAN 4 % ARNIGEL TEINTURE D'ARNICA GILBERT	11	Peut rendre de petits services.
ALOES DU CAP		
Aloès du Cap, crème		
CONTRE-COUPS DE L'ABBE PERDRIGEON	11	Une formule sans doute apportée au laboratoire par les Rois mages. Grande nouveauté, l'encens et la myrrhe sont passés dans les excipients, sans doute pour rajeunir la formule. Vive la transparence !
PENTOSANE POLYESTER SULFURIQUE		
Pentosane polyester sulfurique, crème		
HEMOCLAR 0,5 %	8	Médicament dépassé et allergisant.
DIOSMINE		
Diosmine, comprimé, comprimé dispersible ou sachet		
DIO 300 mg DIO 600 mg DIOSMINE 300 mg XXX DIOSMINE 600 mg XXX DIOVENOR 600 mg MEDIVEINE 300 mg MEDIVEINE 600 mg VENACLAR 600 mg	7	Efficacité non démontrée.
MYRTILLE EN ASSOCIATION		
Myrtille + Bêta-carotène, comprimé		
DIFRAREL 100 mg	7	Efficacité non démontrée.
PHYTOTHÉRAPIE		
Hamamélis + Marronnier d'Inde, solution buvable		
PHYTOMELIS	7	Efficacité non démontrée mais bonne tolérance.
Hamamélis + Marronnier d'Inde + Fragon + Hydrastis + Viburnum, solution buvable		
CLIMAXOL	7	Efficacité non démontrée mais bonne tolérance.
Hamamélis + Marronnier d'Inde + Bourse à pasteur + Anémone + Esculoside, solution buvable		
HISTOFLUINE P	7	Efficacité non démontrée mais bonne tolérance.
HOMÉOPATHIE		
Associations homéopathiques, comprimé orodispersible ou solution buvable		
ARNICA COMPLEXE N°1 LEHNING ARNICALME	7	N'aura sans doute d'intérêt que pour la santé financière des laboratoires.

Pour une lecture optimale des tableaux, reportez-vous à la page 17.

RUTINE EN ASSOCIATION		
Rutine + Vitamine C + Vitamine E, comprimé		
VELITEN	6	Association de substances inefficaces.
ACIDE SALICYLIQUE EN ASSOCIATION		
Acide salicylique + Lévomenthol + Résorcinol + Vératrole, gel ou solution pour application cutanée		
SYNTHOL	6	Efficacité non démontrée, risque de réaction cutanée.

NOTRE MÉDICAMENT FAVORI

POMMADE ARNICA 4 % BOIRON

Note : 11/20 ◆ **Prix :** 2,31 € ◆ **Remboursement SS :** 30 %

Classe thérapeutique : Anti-ecchymoses.

Indications : Petits traumatismes ◆ Contusions ◆ Bleus.

Contre-indications générales : Allergie à l'arnica, aux astéracées (ou composées) ◆ Ne pas appliquer sur les muqueuses, sur les yeux, sur une plaie ou sur une lésion suintante ou infectée ◆ Ne pas appliquer sur les seins en cas d'allaitement ◆ Enfant de moins de 1 an.

Prudence générale : Grossesse.

Posologie : ***Adulte et enfant de plus de 1 an :*** 1 application 3 à 4 fois par jour en massant jusqu'à pénétration complète. Se laver les mains après application.

Arrêt du médicament et consulter le médecin si : Réaction allergique avec éruption ou rougeur cutanée, démangeaisons cutanées.

Composition : par 100 g : Arnica teinture mère 4 g. ◆ **Excipients à prendre en compte :** Aucun excipient à effet notoire.

Présentation : Tube de 20 g ◆ **Laboratoire :** Boiron

Bouton de fièvre ou herpès labial

Tout commence par une démangeaison ou un picotement près des lèvres. Peu après apparaissent des petites cloques (ou vésicules) en bouquet contenant un liquide clair. Cela brûle un peu et cela gratte. Il s'agit d'un bouton de fièvre, qui va durer quelques jours.

CE QU'IL FAUT SAVOIR

Le bouton de fièvre ou herpès labial est un trouble fréquent mais généralement sans gravité. Il peut s'accompagner de fièvre (d'où son nom), de courbatures et de maux de tête. Après apparition, les vésicules brunissent rapidement et forment une croûte. Les lésions disparaissent en moins de quinze jours sans laisser de trace.

Pour une lecture optimale des tableaux, reportez-vous à la page 17.

LES CAUSES

Le bouton de fièvre est provoqué par un virus très contagieux, l'herpès simplex. Il pénètre dans l'organisme à l'occasion d'un contact rapproché avec une personne infectée, puis s'installe au niveau de certaines cellules nerveuses sans se manifester forcément : il est « dormant ».
Le stress, la fatigue, les règles, une infection, le soleil ou le froid, une maladie virale (rhume, grippe), une baisse des défenses immunitaires ou une poussée de fièvre peuvent réactiver le virus et provoquer une poussée de petites vésicules.

EN SAVOIR PLUS

Attention! Vous êtes **contagieux** dès les premiers signes (démangeaison, picotement) jusqu'à l'apparition des croûtes, signe de cicatrisation.
Rappelez-vous que le respect des règles d'hygiène réduit le risque de transmission du virus.

LES INTERDITS

☒☒ Pas d'automédication mais consultez votre médecin rapidement en cas de doute ou si :

- L'éruption s'accompagne d'une forte fièvre.
- Les vésicules apparaissent sur d'autres parties du visage, par exemple près des yeux, ou s'étalent carrément au-delà des lèvres.
- Les douleurs sont intenses et persistent après plusieurs jours.
- La poussée est plus sévère que les poussées précédentes.
- La poussée dure depuis plus de 10 jours.
- La récidive est fréquente (plus de 5 poussées par an).

N'utilisez pas de traitement local sans prendre l'avis d'un médecin en cas d'herpès étendu à d'autres zones que le contour des lèvres (près des yeux, parties génitales...).
Ne prenez pas de traitement en automédication si vous avez des doutes sur l'origine de la lésion mais consultez votre médecin.
Ne poursuivez pas le traitement si les symptômes s'aggravent ou si cela ne cicatrise toujours pas au bout de 10 jours.
N'arrachez jamais la croûte : cela retarde la cicatrisation.
Ne traitez jamais les lésions avec un produit à base de dérivés de la cortisone.

LES BONNES PRATIQUES

▶ Adoptez des règles d'hygiène strictes pour ne pas transmettre le virus à votre entourage :

- Ne donnez ni baisers ni accolades.
- Ne vous approchez pas des enfants en bas âge ou souffrant de problèmes de peau, type eczéma. Ils pourraient faire un herpès grave.
- Nettoyez les jouets des enfants (risque de contamination par la salive).

Pour une lecture optimale des tableaux, reportez-vous à la page 17.

• Ne touchez pas les petites cloques (vésicules), ne les grattez surtout pas.
• Lavez-vous très soigneusement et fréquemment les mains à l'eau et au savon, et impérativement si vous avez touché votre lésion.
• Ne frottez ni vos yeux ni vos paupières.
• Si vous portez des lentilles de contact, ne les humidifiez jamais avec votre salive.
• Ne partagez ni votre serviette, ni votre gant de toilette, ni votre oreiller.
• Ne pratiquez pas de sport de contact (judo, lutte, rugby), ne nagez pas en piscine avant la guérison complète.
• Évitez les visites chez l'esthéticienne (soins du visage).

▶ Lavez le bouton doucement, séchez-le avec un mouchoir jetable puis lavez-vous les mains (eau et savon).

▶ En cas de récidive d'un bouton de fièvre après une exposition solaire prolongée, protégez le pourtour de vos lèvres avec un produit solaire hypoallergénique à indice de protection élevé (50+) ou un pansement protecteur.

LES MÉDICAMENTS

Des traitements locaux ciblés sur le bouton de fièvre sont disponibles mais ils n'éliminent pas les virus. Ils n'ont aucun effet sur les risques de récidive, ni sur leur fréquence. Leur efficacité est faible.

▶ **Les traitements locaux sont à base de :**
• aciclovir en crème à 5 %. Réservé à l'adulte et à l'enfant de plus de 6 ans. Il peut réduire la durée des troubles de 1 à 2 jours s'il est appliqué très précocement mais n'a pas d'effet sur la douleur et n'empêche pas la récidive. N'appliquez jamais ce produit au niveau des yeux, du vagin ou de la bouche. Après application, recouvrez le bouton de fièvre d'un pansement pour éviter la contagion et lavez-vous soigneusement les mains.
• pansements hydrocolloïdes (ACTIVAPATCH BOUTON DE FIEVRE®, COMPEED BOUTONS DE FIEVRE®, URGO BOUTON DE FIEVRE®, etc.) : évitent la contagion, permettent le maquillage, diminuent les sensations de brûlure.

▶ **En cas de surinfection**, on peut utiliser, en traitement d'appoint, un antiseptique de la peau à base de chlorhexidine aqueuse.
Les autres médicaments, à base d'ibacitabine, ainsi que les traitements homéopathiques et l'oligothérapie sont inefficaces.

En cas de récidives trop fréquentes (plus de 5 par an), il existe des traitements de prescription médicale obligatoire à prendre par la bouche, qui permettent d'espacer les périodes de crise.

Pour une lecture optimale des tableaux, reportez-vous à la page 17.

ANTIHERPÈS

Principes actifs et spécialités	Note	Avis
ACICLOVIR		
Aciclovir 5 %, gel		
ACICLOVIR XXX ACTIVIR HERPESEDERMYL KENDIX REMEX ZOVIRAX	11	Pour avoir une très légère efficacité, ce médicament doit être utilisé dès les premières manifestations (sensation de brûlure, de fourmillements).
DOCOSANOL		
Docosanol, crème		
ERAZABAN	11	Idem précédent.
HOMÉOPATHIE		
Association homéopathique, solution buvable		
EUPHORBIUM COMPLEXE N°88 LEHNING	7	
OLIGOTHÉRAPIE		
Cuivre, ampoule buvable GRANIONS DE CUIVRE CUIVRE OLIGOSOL *Soufre, ampoule buvable* GRANIONS DE SOUFRE SOUFRE OLIGOSOL	7	Présentés comme des modificateurs de terrain sans aucune preuve d'efficacité clinique. Il est précisé que l'oligothérapie ne dispense pas d'un traitement spécifique, c'est encore une chance ! La Haute Autorité de santé a préconisé son déremboursement en 2006.
IBACITABINE		
Ibacitabine, gel		
CUTERPES	4	Médicament inefficace et dépassé.

NOTRE MÉDICAMENT FAVORI

ACICLOVIR 5 % SANDOZ CONSEIL crème

Note : 11/20 ◆ **Prix :** 3,95 € ◆ **Remboursement SS :** 0 %

Classe thérapeutique : Antiherpès

Indications : Bouton de fièvre au niveau de la lèvre (herpès labial).

Contre-indications générales : Allergie à l'aciclovir ou à ses dérivés (-ciclovir) ◆ Allergie au propylèneglycol, à l'alcool cétylique, au macrogol ◆ Application dans l'œil, la bouche ou le vagin ◆ Immunodépression grave (ex. greffe, sida) ◆ Enfant de moins de 6 ans.

Posologie : ***Adulte et enfant de plus de 6 ans :*** 1 application 5 fois par jour en espaçant les applications d'au moins 3 à 4 heures. Appliquer la crème avec le doigt, sur les lésions herpétiques et en débordant largement autour de la lésion. Commencer le traitement le plus tôt possible, dès les premières démangeaisons ou brûlures avant même que n'apparaissent les vésicules. Se laver soigneusement les mains avant et après application. La durée du traitement est de 5 jours.

Incidents : Sensations de picotements ou de brûlures transitoires ◆ Rougeur de la peau ◆ Sécheresse de la peau ◆ Desquamation de la peau.

Pour une lecture optimale des tableaux, reportez-vous à la page 17.

Arrêt du médicament et consulter le médecin si : Absence d'amélioration ou aggravation du bouton de fièvre après 5 jours de traitement ◆ Réaction allergique avec éruption ou rougeur cutanée, démangeaisons cutanées, brusque gonflement du visage, du cou et/ou de la langue, difficultés à respirer ou à avaler (œdème de Quincke).

Composition : par 100 g : Aciclovir 5 g. ◆ **Excipients à prendre en compte :** Propylèneglycol, alcool cétylique (excipients à effet notoire), macrogol.

Présentation : Tube de 2 g ◆ **Laboratoire :** Sandoz

Bronchite aiguë bénigne

Cela peut commencer par de la fièvre (38 °C) mais pas toujours, avec une sensation de brûlure au niveau du sternum, et une toux sèche au début, qui se charge peu à peu de sécrétions blanches puis jaunâtres. Ce n'est pas le signe d'une surinfection mais l'évolution habituelle de la maladie.

CE QU'IL FAUT SAVOIR

Généralement contagieuse mais bénigne, même si les quintes de toux peuvent être douloureuses, la bronchite aiguë disparaît normalement en quelques jours. Vous pouvez toutefois en soulager les symptômes.

LES CAUSES

La bronchite aiguë est une infection des bronches due à des agents infectieux (virus, bactéries), physiques (le froid) ou allergiques. C'est une maladie saisonnière (automne, milieu de l'hiver, début du printemps).

LES INTERDITS

☒☒☒ Pas d'automédication mais consultez votre médecin si :

- Vous souffrez d'une maladie pulmonaire chronique (asthme, bronchite chronique, insuffisance respiratoire, mucoviscidose).
- Vous avez du sang dans les crachats.
- Vous avez des difficultés à respirer, vous êtes essoufflé en position couchée, vous avez des douleurs dans la poitrine.
- Vous souffrez d'insuffisance rénale, d'une cirrhose du foie.
- Le malade est une personne âgée ou fragilisée (diabétique ou immunodéficiente).

☒☒ Ne prolongez pas un traitement en automédication mais consultez votre médecin si les symptômes (fièvre, toux, crachats) persistent ou s'aggravent au-delà d'une semaine.

Pour une lecture optimale des tableaux, reportez-vous à la page 17.

LES BONNES PRATIQUES

▶ En prévention

- Lavez-vous les mains plusieurs fois par jour (eau + savon) surtout après vous être mouché.
- Mouchez-vous dans des mouchoirs en papier et jetez-les après.
- Aérez quotidiennement les endroits où vous vivez et maintenez-y une ambiance suffisamment humide et saine (attention au tabac !).

▶ En cas de bronchite déclarée

- Fuyez les endroits enfumés ou pollués, qui peuvent irriter les bronches et provoquer des quintes de toux.
- Si vous fumez, arrêtez-vous.
- Buvez tout au long de la journée : du thé, de l'eau, des infusions.
- Aérez votre chambre un bon quart d'heure tous les jours et mettez un humidificateur (ou une coupelle d'eau) sur vos radiateurs.

LES MÉDICAMENTS

Il n'existe pas de médicaments spécifiques contre la bronchite aiguë. Les antibiotiques ne servent à rien dans ce cas et les antitussifs sont contre-indiqués dans les toux grasses.

▶ En cas de fièvre

Vous pouvez prendre un antifièvre, de préférence du paracétamol, en respectant les doses recommandées (en automédication, jusqu'à 3 g par jour mais ne dépassez JAMAIS 4 g par jour, sous peine de grave intoxication du foie).

▶ En cas de toux sèche pénible

Vous pouvez prendre un antitussif à base de dextrométhorphane.

▶ En cas de toux grasse

Les fluidifiants bronchiques et expectorants, à base de carbocistéine, acétylcystéine, diacétylcystéine, ambroxol, bromhexine, erdostéine, guaïfénésine, n'ont jamais démontré d'efficacité réelle. Mieux vaut les remplacer par des inhalations à base d'eucalyptus ou d'autres substances pour inhalation.

Les antiseptiques respiratoires, les décongestionnants respiratoires et autres traitements dits « adjuvants des affections des voies broncho-pulmonaires » délivrés sans ordonnance n'ont aucun intérêt. On comprend mal que ces antiquités soient encore sur le marché et disponibles dans les pharmacies.

Pour une lecture optimale des tableaux, reportez-vous à la page 17.

DÉCONGESTIONNANT RESPIRATOIRE

Spécialités	Note	Avis
INHALATIONS		
AROMASOL BALSOLENE CALYPTOL INHALANT ESSENCE ALGERIENNE GOMENOL INHALATION HUMEX INHALER PERUBORE INHALATION VICKS INHALER VICKS VAPORUB	9	L'utilisation de différents dérivés terpéniques (eucalyptol, terpinéol, camphre, lévomenthol, huiles essentielles de niaouli, lavande, thym, romarin, sapin, serpolet) dans ces inhalations peut favoriser une décongestion des voies respiratoires. En revanche l'activité antiseptique n'a jamais été démontrée chez l'homme. Ces différents composés sont contre-indiqués en automédication en cas d'antécédents de convulsions ou d'épilepsie, chez les enfants de moins de 12 ans, les femmes enceintes ou allaitantes, et doivent être utilisés avec précaution chez les sujets âgés en raison de possibilité d'agitation, confusion, voire de convulsions. À noter que quelques feuilles d'eucalyptus ou de romarin dans de l'eau très chaude peuvent aussi bien faire l'affaire.

ANTISEPTIQUE RESPIRATOIRE

Spécialités	Note	Avis
POMMADES		
BRONCHODERMINE VICKS VAPORUB	5	Ces pommades composées de différents dérivés terpéniques présentées comme des traitements des affections respiratoires sont non seulement inefficaces mais peuvent entraîner des risques d'irritation ou d'allergie, voire de brûlures cutanées.
SUPPOSITOIRES		
BRONCHODERMINE ADULTES BRONCHORECTINE AU CITRAL ADULTES COQUELUSEDAL PARACETAMOL 500 mg COQUELUSEDAL ADULTES TROPHIRES ADULTES	4	Association de différents dérivés terpéniques considérés au XIXe siècle comme des antiseptiques, dont l'efficacité clinique n'a jamais été démontrée, mais qui peuvent entraîner des lésions locales de l'anus et du rectum et provoquer agitation, confusion voire convulsions. Ne présentez que la notice à votre derrière, qui vous en sera reconnaissant !

Brûlures d'estomac

Une sensation de brûlure à l'estomac ? Une douleur qui élance après le repas ? Des renvois acides ? Ces symptômes, fréquents après 50 ans, sont bénins s'ils restent occasionnels. Mais si ces brûlures se prolongent ou reviennent régulièrement, consultez votre médecin : elles peuvent être le signe d'une maladie de l'estomac ou du début de l'intestin (duodénum).

CE QU'IL FAUT SAVOIR

Les aliments, une fois mâchés, passent de la bouche à l'œsophage, un tube long de 25 centimètres. Pour atteindre l'estomac, ils doivent franchir une ouverture au bas de l'œsophage, une sorte de clapet, le cardia.

Pour une lecture optimale des tableaux, reportez-vous à la page 17.

Cette ouverture vers l'estomac se referme normalement après le passage des aliments. Si elle ne se referme plus, les sucs gastriques de l'estomac passent par l'ouverture et remontent dans l'œsophage. C'est ce que l'on appelle le reflux gastro-œsophagien (RGO).
Ces sucs particulièrement acides irritent l'œsophage et engendrent une sensation de brûlure, avec le risque à la longue de développement d'ulcérations.

LES CAUSES
Plusieurs facteurs peuvent favoriser ces troubles :
- Une hernie hiatale ou un défaut du mécanisme qui ferme la communication œsophage-estomac *(voir En savoir plus)*.
- Une hyperproduction d'acide et la diminution de mucus protecteur.
- Un excès de poids ou une grossesse, qui augmentent la pression sur l'estomac.
- Des repas trop copieux, trop gras.
- Certains aliments (trop acides ou épicés) ou boissons (café, alcool).
- Le stress.

EN SAVOIR PLUS

Hernie hiatale et reflux

Dans le cas d'une hernie hiatale, un trouble relativement fréquent, une partie de l'estomac est repoussée dans le thorax, entraînant souvent un reflux de liquide acide vers l'œsophage et même jusqu'à la bouche lorsque le sujet est penché en avant ou en position couchée.

LES INTERDITS

☒ Pas de traitement en automédication mais consultez votre médecin si :
- Vous avez des quintes de toux fréquentes et en position couchée (reflux gastro-œsophagien).
- Vous avez des régurgitations ou des vomissements.
- Vos brûlures d'estomac surviennent souvent en position couchée et/ou sont favorisées par l'effort.
- En plus des brûlures, vous avez des difficultés à avaler.

☒ Ne prolongez pas un traitement en automédication (pansements/anti-acides) qui ne fait pas d'effet sous 8 jours mais consultez votre médecin.

LES BONNES PRATIQUES

Suivez quelques règles d'hygiène et de diététique :
- Si vous fumez, arrêtez.
- Limitez le café et les autres boissons contenant de la caféine (par exemple les colas), évitez l'alcool et en particulier la bière.
- Faites des repas légers et prenez le temps de mâcher.
- Évitez les agrumes, les aliments à base de tomate, la choucroute, les cornichons, le chocolat, le miel, les confitures, les bonbons à la menthe,

les aliments gras, les oignons, les mets épicés (plats mexicains, réunionnais, africains), certains médicaments et en particulier les anti-inflammatoires non stéroïdiens ou AINS (aspirine, ibuprofène...). Demandez conseil à votre médecin.
• Ne vous allongez pas immédiatement après un repas. Attendez au moins un quart d'heure.
• Surélevez la tête de votre lit en posant des cales sous les pieds du lit.
• Portez des vêtements larges qui ne serrent pas à la taille.
• Prenez des mesures pour vous détendre (activités physiques, techniques de relaxation).
• Si vous avez un excédent de poids, mettez-vous au régime.

LES MÉDICAMENTS

Si malgré ces mesures vous souffrez toujours, vous pouvez prendre un de ces médicaments :
• Les pansements antiacides. Ils calment la douleur engendrée par l'acide. Préférez ceux qui ne contiennent pas de calcium, car celui-ci peut stimuler secondairement l'acidité. Ils sont surtout constitués de sels de magnésium, qui peuvent provoquer de la diarrhée, ou de sels d'aluminium, qui peuvent constiper! L'association des deux évite en principe ces troubles digestifs. À prendre 1 heure après les repas, au plus haut de la sécrétion gastrique acide (stimulée par les aliments). Si vous prenez d'autres médicaments, attendez 2 heures après avoir pris un pansement antiacide sous peine de diminuer leur résorption.

Pour bien vous conseiller, votre pharmacien a besoin de savoir

À qui est destiné le médicament? Vous-même? Un enfant et de quel âge? Une personne âgée? Une femme enceinte ou qui allaite?

• Depuis quand souffrez-vous?
• À quels moments de la journée la douleur survient-elle?
• Est-elle calmée par les repas ou, au contraire, réveillée par certains aliments?
• Avez-vous vomi du sang?
• La couleur des selles est-elle normale ou noire?
• Prenez-vous actuellement des médicaments? Contiennent-ils de l'aspirine ou un autre anti-inflammatoire (ibuprofène...)?
• Buvez-vous régulièrement de l'alcool ou fumez-vous?
• Avez-vous déjà utilisé un pansement de l'estomac antérieurement? Avec quel résultat?
• Suivez-vous un régime particulier, par exemple sans sel?
• Quels médicaments prenez-vous?

Pour une lecture optimale des tableaux, reportez-vous à la page 17.

Pour une lecture optimale des tableaux, reportez-vous à la page 17.

PANSEMENT DE L'ESTOMAC

Principes actifs et spécialités	Note	Avis
ALUMINIUM ET MAGNESIUM		
Hydroxydes d'aluminium et de magnésium, comprimé à croquer, comprimé à croquer ou à sucer, sachet ou suspension buvable		
MAALOX MAUX D'ESTOMAC HYDROXYDE D'ALUMINIUM / HYDROXYDE DE MAGNESIUM MAALOX MAUX D'ESTOMAC HYDROXYDE D'ALUMINIUM / HYDROXYDE DE MAGNESIUM FRUITS ROUGES XOLAAM	14	Médicaments de premier choix. Bonne balance efficacité / tolérance. MAALOX, anagramme de XOLAAM, est son équivalent non remboursable, vendu environ 2 fois plus cher.
Hydrotalcite, sachet		
RENNIELIQUO	14	Médicament de premier choix. Bonne balance efficacité / tolérance.
Magaldrate, comprimé ou sachet		
RIOPAN	14	Médicament de premier choix. Bonne balance efficacité / tolérance.
Hydroxydes d'aluminium et de magnésium + Carbonate de calcium, comprimé à sucer		
MARGA	12	
Hydroxydes d'aluminium et de magnésium + Monmectite, sachet		
GELOX	12	
Hydroxydes d'aluminium et de magnésium + Phosphate d'aluminium + Gomme guar, comprimé pour solution buvable ou sachet		
MOXYDAR	12	
Hydroxyde d'aluminium + Carbonate de magnésium + Attapulgite de Mormoiron, sachet		
GASTROPULGITE	12	
ALUMINIUM		
ALUMINIUM SEUL		
Phosphate d'aluminium, sachet ou suspension buvable PHOSPHALUGEL *Hydroxyde d'aluminium, sachet* ROCGEL	12	Médicaments efficaces mais risque de constipation.
ALUMINIUM EN ASSOCIATION		
Hydroxyde d'aluminium + Siméticone, comprimé à croquer		
POLYSILANE DELALANDE	11	Association discutable.
CALCIUM ET MAGNESIUM		
Carbonates de calcium et de magnésium, comprimé à croquer ou à sucer		
RENNIE RENNIE ORANGE	11	
Carbonates de calcium et de magnésium + Diméticone, comprimé à croquer		
RENNIE DEFLATINE	11	
Carbonates de calcium et de magnésium + Silicates d'aluminium et de magnésium, comprimé à croquer		
NEUTROSES	11	

Carbonates de calcium et de magnésium + Silicates d'aluminium et de magnésium + Bicarbonate de sodium + Hydroxyde de magnésium + Phosphate de calcium, poudre pour solution buvable		
GASTROPAX	11	
MAGNESIUM EN ASSOCIATION		
Oxyde de magnésium + Charbon + Siméticone, gélule		
CARBOSYMAG	10	
HOMÉOPATHIE		
Association homéopathique, comprimé		
ARGENTUM COMPLEXE N°98 LEHNING	7	C'est la seule fois où l'argent n'a pas d'intérêt.
DIMETICONE		
DIMETICONE SEULE		
Diméticone, gel oral ou sachet		
POLYSILANE UPSA	5	L'efficacité dite « antimousse » de la diméticone est plus que discutable, c'est un mythe. Présence de 3 excipients allergisants.
DIMETICONE EN ASSOCIATION		
Diméticone + Gaïazulène, capsule ou sachet		
PEPSANE	4	Association de substances dépassées et inefficaces.

Pour une lecture optimale des tableaux, reportez-vous à la page 17.

NOTRE MÉDICAMENT FAVORI

XOLAAM comprimé à croquer ou à sucer

Note : 14/20 ◆ **Prix :** 2,74 € ◆ **Remboursement SS :** 15 %

Classe thérapeutique : Antiacide.

Indications : Brûlures de l'estomac et remontées acides.

Contre-indications générales : Allergie aux sels d'aluminium ◆ Insuffisance rénale ◆ Troubles associés à une perte de poids ◆ Difficultés à avaler ou gêne abdominale persistante ◆ Douleurs, brûlures ou crampes de l'estomac d'apparition récente et n'ayant pas fait l'objet d'une consultation médicale ◆ Risque de manque de phosphore (ex. régime pauvre en phosphore) ◆ Intolérance au fructose ou au saccharose ◆ Enfant de moins de 15 ans.

Prudence générale : Diabète ou régime hypoglucidique ◆ Sujet âgé ◆ Grossesse.

Prudence en association : Tout autre médicament par voie orale doit être pris à distance (2 heures avant ou après) en raison du risque de diminution de son absorption.

Posologie : ***Adulte :*** 1 à 2 comprimé à sucer ou à croquer au moment des brûlures d'estomac ou des remontées acides sans dépasser 6 fois par jour et 12 comprimés par jour. Durée de traitement de 10 jours maximum.

Incidents : Constipation ◆ Diarrhée.

Arrêt du médicament et consulter le médecin si : Les douleurs persistent ou s'aggravent ◆ Réaction allergique avec éruption ou rougeur cutanée, démangeaisons cutanées, brusque gonflement du visage, du cou et/ou de la langue, difficultés à respirer ou à avaler (œdème de Quincke), malaise brutal avec chute de la pression artérielle, perte de connaissance (choc anaphylactique) ◆ Selles noires (hématémèse) ◆ Amaigrissement.

Composition : par comprimé : Hydroxyde d'aluminium 400 mg + Hydroxyde de magnésium 400 mg. ◆ **Excipients à prendre en compte :** Saccharose, sorbitol (excipients à effet notoire).

Présentation : 40 comprimés ◆ **Laboratoire :** Ranbaxy

Pour une lecture optimale des tableaux, reportez-vous à la page 17.

Brûlures de la peau

Se brûler est l'accident domestique le plus fréquent. En France, on dénombre plus de 300 000 brûlures par an dont 3 000 graves nécessitant une hospitalisation.
Se brûler, même légèrement, n'est jamais anodin et exige toujours un minimum de soins pour ne pas risquer de complications.
En cas de brûlure grave, pas d'hésitation, courez aux urgences ou chez le médecin!

CE QU'IL FAUT SAVOIR

Le feu ou la chaleur, mais aussi des produits chimiques, l'électricité, peuvent être à l'origine d'une brûlure.
La gravité d'une brûlure est fonction de quatre paramètres : profondeur, surface, localisation et état général du sujet victime de la brûlure.

▸ **La profondeur**
La brûlure du premier degré, la plus légère, affecte l'épiderme, la couche la plus superficielle de la peau. La peau est rouge, chaude, douloureuse au moindre contact, type coup de soleil léger. Pas de cloques (phlyctènes). La guérison est facile, rapide et ne laisse pas de séquelles.
La brûlure du deuxième degré (superficiel ou profond) détruit la totalité de l'épiderme et une partie de la couche la plus profonde de la peau, le derme. Des cloques, poches remplies d'un liquide, apparaissent. La lésion est suintante, douloureuse, rouge ou rosée. La cicatrisation se fait spontanément en une à trois semaines. Si elle ne laisse aucune trace pour les lésions du deuxième degré superficiel, elle est difficile, longue et laisse une cicatrice indélébile pour les lésions du deuxième degré profond.
La brûlure du troisième degré détruit totalement la peau et atteint le tissu sous-cutané. Pas de cloques, la peau est plus ou moins foncée mais elle n'est pas douloureuse en raison d'une perte de sensibilité à l'endroit de la brûlure.

▸ **La surface**
On détermine la surface d'une brûlure en pourcentage de la surface corporelle. Une brûlure à 50 % signifie que les lésions couvrent la moitié de la surface corporelle.

▸ **La localisation**
Les brûlures au visage, aux mains, aux fesses et aux organes génitaux nécessitent toujours un avis médical, même si la plaie est peu étendue.

▸ **L'état général de la victime**
Les brûlures sont évidemment plus graves chez les nourrissons, les personnes âgées, les personnes atteintes d'une affection chronique ou ayant des défenses immunitaires affaiblies. Prenez l'avis de votre médecin.

Pour une lecture optimale des tableaux, reportez-vous à la page 17.

LES INTERDITS

☒☒☒ Pas d'automédication mais rendez-vous aux urgences (si possible dans un service spécialisé) ou appelez le SAMU (15 ou 112) ou le centre de traitement des brûlés de votre ville si les brûlures sont du deuxième ou du troisième degré et qu'elles couvrent plus de 5 % de la surface corporelle (un bras par exemple).
La liste des centres de brûlés se trouve sur www.securiteconso.org. Notez le numéro de téléphone du centre le plus proche de chez vous sur la liste des numéros indispensables à coller dans votre armoire à pharmacie.

☒☒ Pas d'automédication mais consultez rapidement votre médecin si les brûlures sont de gravité moyenne (deuxième degré, surface supérieure à 2 %, un avant-bras par exemple), ou si elles sont localisées au visage ou aux deux mains.

Attention !
- Pas de glace sur les brûlures.
- Pas de matière grasse, beurre, huile, dentifrice, pommes de terre....
- Pas d'alcool ou d'eau oxygénée.
- Pas de pommade sur une plaie à vif.
- Pas de colorants, type éosine ou merbromine sodique (MERCURESCEINE AQUEUSE GIFRER®).

LES BONNES PRATIQUES

Dans tous les cas, et immédiatement, faites refroidir la brûlure en passant les parties brûlées (et elles seules) sous l'eau froide du robinet pendant 10 à 15 minutes montre en main. Retenez ce slogan : « Brûlure, vite sous l'eau ! »

► **En cas de brûlures graves**, en attendant l'admission aux urgences : déshabillez la victime très rapidement en cas de brûlure chimique ou par un liquide chaud, ne mettez rien sur ses brûlures, ne lui donnez ni à boire ni à manger.

► **En cas de brûlures moyennes**, en attendant la consultation médicale, appliquez un hydrocolloïde recouvert par des compresses stériles et maintenu par un bandage léger. Si la douleur est trop forte, prenez du paracétamol (entre 500 mg et 1000 mg toutes les 6 heures).

► **En cas de brûlures banales** (faible étendue, premier ou deuxième degré superficiel) après avoir refroidi la peau pendant plus de 15 minutes :
- Appliquez une crème calmante type DEXATOPIA®, peu allergisante (glycérol, vaseline, paraffine liquide), ou un tulle gras maintenu avec un bandage léger.
- Si aucune cloque n'apparaît, continuez le traitement pendant 48 heures maximum.

Pour une lecture optimale des tableaux, reportez-vous à la page 17.

• En cas de douleur, vous pouvez prendre du paracétamol en respectant les doses (en automédication, jusqu'à 3 g par jour mais ne dépassez JAMAIS 4 g par jour, sous peine de grave intoxication du foie).
• Si des cloques surviennent (deuxième degré superficiel), vous pouvez les laisser intactes si aucun liquide ne s'en écoule. Sinon, enlevez la peau décollée avec une pince à épiler, préalablement stérilisée avec de l'alcool que vous faites flamber (attention à ne pas vous brûler!), puis désinfectez avec un antiseptique (chlorhexidine aqueuse). Ne mettez surtout ni alcool ni eau oxygénée sur la plaie. Puis effectuez un pansement fermé avec une couche de tulle gras, placez par-dessus une compresse stérile qui permet d'absorber les sécrétions, enfin une bande souple pour maintenir le tout. N'utilisez jamais de coton. Renouvelez le pansement tous les 2 jours.

☒☒ Si vous ne constatez aucune amélioration au bout de 5 jours ou si la lésion s'infecte (pansement souillé ou nauséabond, douleur, rougeur, gonflement, fièvre), consultez votre médecin rapidement.

EN SAVOIR PLUS

Que faire en cas de brûlures particulières

Les brûlures chimiques (soude caustique)
• Quelle que soit leur étendue, déshabillez vite la victime, rincez abondamment les zones brûlées sous l'eau pendant au moins 15 minutes. Et rendez-vous immédiatement chez votre médecin ou aux urgences.
• Attention aux brûlures chimiques à l'œil : lavez l'œil de toute urgence, à l'eau, pendant 20 minutes (montre en main) en faisant couler de l'eau dans l'œil, paupière maintenue écartée. Consultez impérativement et EN URGENCE un ophtalmologiste.

Les brûlures électriques provoquées par le passage du courant électrique. Consultez impérativement et EN URGENCE un médecin, quelle que soit l'étendue de la lésion cutanée.

Les brûlures secondaires à l'ingestion de produit caustique (eau de Javel et la majorité des produits ménagers). N'essayez SURTOUT PAS de diluer le caustique en faisant boire abondamment ni en faisant vomir. Mais courez aux urgences de l'hôpital le plus proche avec si possible le flacon du produit ingéré.

LES MÉDICAMENTS

On trouve de très nombreux médicaments, notamment des adoucissants, protecteurs ou calmants de la peau. Leur intérêt est limité.
Concernant les antiseptiques, nous vous conseillons d'éviter ceux contenant de l'alcool ou de l'eau oxygénée, qui peuvent faire très mal, et ceux qui sont colorés car ils risquent de gêner le diagnostic médical ultérieur.

CALMANT DE LA PEAU (BRÛLURES)

Principes actifs et spécialités	Note	Avis
GLYCEROL EN ASSOCIATION		
Glycérol + Vaseline + Paraffine, crème		
DEXATOPIA DEXERYL DEXERYLCARE GLYCEROL / VASELINE / PARAFFINE XXX	12	Préparation adoucissante à privilégier ne contenant qu'un seul excipent à effet notoire (parabène).
TROLAMINE		
Trolamine, émulsion cutanée		
BIAFINE BIAFINEACT LAMIDERM TROLAMINE XXX	11	Spécialités contenant un nombre impressionnant d'excipients (dont quatre excipients à effet notoire allergisants).
PHYTOTHÉRAPIE		
Calendula officinalis, crème		
CALENDORON	9	Présence de lanoline et d'huile de sésame susceptibles d'entraîner des réactions allergiques.
Calendula officinalis + Hypericum perforatum + Achillea millefollium + Ledum palustre, pommade		
CICADERMA	8	Risque de photosensibilisation liée à la présence de millepertuis (*Hypericum perforatum*).
HUILE DE FOIE DE MORUE EN ASSOCIATION		
Huile de foie de morue + Vitamine A, pommade		
FLETAGEX	8	Possibilité d'eczéma lié à la présence de lanoline.
OXYDE DE ZINC EN ASSOCIATION		
Oxyde de zinc + Dioxyde de titane + Baume du Pérou, pommade		
BAUME AGATHOL	4	Mis sur le marché en 1927. À éviter. Ce produit est très allergisant du fait de la présence de baume du Pérou et de lanoline.
Oxyde de zinc + Phénazone + Phénol + Salicylate de sodium + Baume du Pérou, pommade		
BRULEX	2	Mis sur le marché en 1939, a malheureusement échappé à la débâcle ! Une brillante association d'au moins quatre substances allergisantes.
PHENAZONE EN ASSOCIATION		
Phénazone + Acide tannique + Hamamélis, pommade cutanée et nasale		
HEC	2	La phénazone est un AINS dépassé, très allergisant (éruption de la peau), et toxique pour les cellules sanguines, sans oublier la présence en excipients de lanoline et de baume du Pérou.

Pour une lecture optimale des tableaux, reportez-vous à la page 17.

Pour une lecture optimale des tableaux, reportez-vous à la page 17.

NOTRE MÉDICAMENT FAVORI

DEXATOPIA crème

Note : 12/20 ◆ **Prix :** 3,51 € ◆ **Remboursement SS :** 15 %

Classe thérapeutique : Protecteur de la peau.

Indications : Brûlures superficielles et peu étendues ◆ Sécheresse de la peau.

Contre-indications générales : Allergie aux parabènes.

Posologie : Appliquer la crème en couche mince sur les zones à traiter 1 à 2 fois par jour, ou plus si nécessaire.

Arrêt du médicament et consulter le médecin si : Réaction allergique avec éruption ou rougeur cutanée, démangeaisons cutanées.

Composition : par 100 g : Glycérol 15 g + Vaseline 8 g + Paraffine 2 g. ◆ **Excipients à prendre en compte :** Parahydroxybenzoate de propyle (parabène) (excipient à effet notoire).

Présentation : Tube de 250 g ◆ **Laboratoire :** Bailleul

B

Les 10 commandements de l'automédication

RÈGLE N° 1 L'automédication doit être réservée aux adultes en bonne santé pour traiter des troubles de santé bénins.

RÈGLE N° 2 Proscrivez l'automédication chez les nourrissons et les très jeunes enfants, les femmes enceintes ou allaitantes, les personnes âgées polymédicamentées.

C

Chute de cheveux ou alopécie

Si vous ramassez quelques cheveux sur votre oreiller le matin, il n'y a pas de quoi vous alarmer. En revanche, si vous avez l'impression d'en perdre vraiment plus que d'habitude (c'est-à-dire plus de 100 !), voire par poignées, il est temps d'en rechercher les causes et d'essayer d'y remédier.

CE QU'IL FAUT SAVOIR

Notre chevelure se compose, en moyenne, d'environ 100 000 cheveux. Leur durée de vie est de 3 à 6 ans. Chaque jour, il en tombe de 50 à 100.
Le vieillissement et les changements de saison peuvent favoriser une accélération de la chute des cheveux, dite alopécie : un terme tiré du mot grec *alopex* (renard), allusion au fait que cet animal perd sa toison à la fin de l'hiver.

LES CAUSES

Elles varient en fonction du type d'alopécie, aiguë ou chronique.

► **Les alopécies aiguës.** Soudaines et limitées à une courte période, elles sont réparties sur l'ensemble de la chevelure ou localisées à quelques endroits, comme dans le cas de la pelade ou de la teigne. Elles peuvent également être dues à un soin capillaire agressif, un mauvais état général (une maladie infectieuse) ou une cure d'amaigrissement mal équilibrée, mais aussi à un choc émotionnel ou tout simplement un stress important (« on se fait des cheveux ! », une curieuse expression pour dire qu'on les perd).

Pour une lecture optimale des tableaux, reportez-vous à la page 17.

Certains médicaments peuvent aussi déclencher une chute de cheveux, tels la chimiothérapie des cancers ou très rarement les traitements contre l'acné comme les dérivés synthétiques de la vitamine A (rétinoïdes), et certains traitements anticoagulants.
Dans tous ces cas, consultez votre médecin.

▶ **Les alopécies chroniques** (au long cours) sont généralement diffuses sur l'ensemble de la chevelure. Parfois liées à une maladie (thyroïde...), elles nécessitent une consultation médicale. Dans la majorité des autres cas, elles sont d'origine génétique et concernent en priorité les hommes. C'est le cas de l'alopécie androgénétique due à un excès local d'hormone mâle qui peut aussi affecter les femmes, mais différemment :
• Chez l'homme, ce sont d'abord les tempes qui se dégarnissent, puis une légère tonsure apparaît au sommet du crâne. Ces deux zones sans cheveux vont peu à peu s'agrandir. L'alopécie évolue vers la calvitie.
• Chez la femme, l'alopécie est au contraire diffuse. La chevelure s'éclaircit progressivement et perd de sa densité.

LES INTERDITS

☒ Pas d'automédication mais consultez votre médecin :
• en cas de chute de cheveux importante et qui persiste plus de 15 jours;
• en cas d'apparition de zones rouges ou suintantes, de croûtes, de fortes démangeaisons.

EN SAVOIR PLUS

Chute de cheveux et chimiothérapie

Si vous êtes sous chimiothérapie, vos cheveux risquent de tomber. Faites-vous couper les cheveux. Cela n'empêchera pas leur chute mais ce sera plus facile à gérer. Demandez à votre médecin de vous prescrire une perruque remboursée par la Sécurité sociale. Une fois la thérapie terminée, les cheveux vont repousser normalement, parfois même de façon plus vigoureuse qu'avant.

LES BONNES PRATIQUES

▶ **En prévention**
• Utilisez de préférence des shampooings doux, non détersifs (panapos, bois de Panama non moussants).
• Espacez les teintures et les permanentes et ne faites surtout jamais les deux en même temps.
• Ne changez pas de couleur radicalement, vos cheveux risquent de ne pas apprécier!
• N'utilisez pas de séchoir trop chaud. Le mieux est d'absorber doucement l'humidité des cheveux avec une serviette et de les laisser sécher à l'air libre.
• Si vous nagez souvent en piscine ou en mer, rincez soigneusement vos cheveux après.
• Appliquez-leur un soin nourrissant de temps en temps si nécessaire.

LES MÉDICAMENTS

Le marché regorge de médicaments en vente libre, à base de vitamines ou d'acides aminés qui n'ont jamais démontré une réelle efficacité contre la chute des cheveux.
La seule substance qui a une certaine activité contre l'alopécie androgénétique est le minoxidil (ALOPEXY®, MINOXIDIL XXX...).

Attention! Au début d'un traitement avec du minoxidil, la chute des cheveux peut augmenter sur une courte période. C'est normal! Ces cheveux devaient tomber mais ils le font plus rapidement. Continuez le traitement. La chute devrait s'enrayer, un petit duvet devrait pousser puis commencer à épaissir après 6 à 8 mois de traitement.
En cas de bons résultats vous devez poursuivre le traitement à vie, le traitement n'étant que suspensif.
Pour les femmes, il est conseillé de consulter son médecin. Celui-ci prescrira dans certains cas, et selon l'origine de l'alopécie, des médicaments sur ordonnance à base d'antiandrogène ou d'œstroprogestatifs qui peuvent apporter une certaine amélioration.

Pour une lecture optimale des tableaux, reportez-vous à la page 17.

EN SAVOIR PLUS

Ces maladies qui font perdre les cheveux!

- La pelade est une maladie dermatologique relativement fréquente mais ses causes sont mal connues. Cheveux ou poils tombent d'un endroit très localisé ou rarement étendu. Son traitement est long et difficile. La consultation médicale est indispensable.
- La teigne, dont certaines formes sont contagieuses, est une maladie qui touche les enfants. C'est une infection du cuir chevelu par un champignon microscopique. Les cheveux se cassent à la racine et finissent par tomber. À traiter avec des médicaments antichampignons (antifongiques) sur prescription médicale.
- Les chutes saisonnières. À l'entrée de l'automne, et parfois au printemps, les cheveux peuvent tomber... un peu comme les feuilles! Une chute dont on ignore les causes mais qui passe, au bout de quelques jours, sans traitement.

Pour une lecture optimale des tableaux, reportez-vous à la page 17.

ANTICHUTE DES CHEVEUX

Principes actifs et spécialités	Note	Avis
MINOXIDIL – Vasodilatateur		
Minoxidil, mousse ou solution cutanée		
ALOPEXY 2 % ALOPEXY 5 % ALOSTIL 2 % ALOSTIL 5 % MINOXIDIL XXX 2 % MINOXIDIL XXX 5 % UNIPEXIL 2 % UNIPEXIL 5 %	12	La seule substance, sans ordonnance, ayant démontré une certaine efficacité dans la chute de cheveux androgénétique. À prendre en continu sinon rechute assurée. Le 5 % est plus efficace mais contre-indiqué chez la femme.
CYSTINE – Acide aminé soufré		
CYSTINE SEULE		
Cystine, gélule		
GELUCYSTINE	7	Ne vous rongez pas les ongles si vos cheveux ne repoussent pas. Inefficacité assurée.
CYSTINE EN ASSOCIATION		
Cystine + Pyridoxine (Vitamine B6), comprimé		
CYSTINE B6 BAILLEUL CYSTINE / VITAMINE B6 XXX	5	Hisser le néant à une telle hauteur, cela suppose une ingéniosité certaine.
BIOTINE – Vitamine H		
Biotine, comprimé ou solution injectable		
BIOTINE BAYER	5	Devrait être vendu avec une perruque pour plus d'efficacité.
DEXPANTHENOL – Vitamine B5		
Dexpanthénol, comprimé ou solution injectable		
BEPANTHENE	5	Si vous avez des résultats, prévenez-nous. Un médicament inefficace qui ne manque pas de toupet.
METHIONINE EN ASSOCIATION – Acide aminé soufré		
Méthionine + Cystéine, gélule		
LOBAMINE CYSTEINE	5	Mis en vente en France avant 1960. Inefficacité assurée, à déconseiller aux sinistrés de la toiture.

NOTRE MÉDICAMENT FAVORI

MINOXIDIL 5 % BAILLEUL solution cutanée

Note : 12/20 ◆ **Prix :** 28,44 € ◆ **Remboursement SS :** 0 %

Classe thérapeutique : Antichute des cheveux.

Indications : Chute de cheveux modérée (alopécie androgénétique due aux hormones mâles) chez l'homme adulte.

Contre-indications générales : Allergie au minoxidil ◆ Allergie au propylèneglycol ◆ Lésions du cuir chevelu (boutons, plaies, rougeurs, douleurs…) ◆ Intolérance au minoxidil dosé à 2 % ◆ Maladie cardiaque (même ancienne) ◆ Chute de cheveux due aux médicaments ou à une maladie ◆ Chute de cheveux brutale ◆ Femme ◆ Enfant et adolescent de moins de 18 ans ◆ Sujet âgé de plus de 65 ans.

Prudence générale : Ne pas laisser le produit à portée des enfants ◆ En cas de contact accidentel avec l'œil, une plaie ou une muqueuse, rincer abondamment à l'eau courante froide ◆ Éviter d'exposer la zone traitée au soleil ou aux UV (port de chapeau, casquette...).

Posologie : ***Adulte homme de 18 à 65 ans :*** appliquer matin et soir 1 dose de 1 ml (maximum 2 ml par jour) sur cheveux parfaitement secs, en prenant pour point de départ le centre de la zone à traiter et en étendant du bout des doigts sur toute la zone à traiter. Se laver les mains avant et après application. L'efficacité n'apparaît qu'au bout d'environ 2 mois de traitement continu. Ne pas arrêter les applications au risque de revenir à l'état antérieur après un délai de 3 à 4 mois.

Incidents : Démangeaisons de la peau ◆ Rougeur de la peau ◆ Sécheresse de la peau ◆ Sensation de brûlure ◆ Irritation avec desquamation de la peau ◆ Acné ◆ Développement des poils à distance (hypertrichose).

Arrêt du médicament et consulter le médecin si : La chute de cheveux persiste ou s'aggrave après 6 mois de traitement ◆ Absence de repousse des cheveux après 4 mois de traitement ◆ Réaction allergique avec éruption cutanée, rougeur généralisée, brusque gonflement du visage, du cou et/ou de la langue, difficultés à respirer ou à avaler (œdème de Quincke) ◆ Rougeur ou irritation persistante du cuir chevelu ◆ Hypotension, palpitations, douleur dans la poitrine, faiblesse ou vertiges, prise de poids soudaine et inexpliquée, gonflement des mains ou des pieds.

Composition : par 100 ml : Minoxidil 5 g. ◆ **Excipients à prendre en compte :** Propylèneglycol (excipient à effet notoire).

Présentation : 3 flacons de 60 ml ◆ **Laboratoire :** Bailleul

Claquage musculaire

Vous avez démarré votre séance de sport hebdomadaire sans échauffement et soudain vous ressentez une douleur violente et fulgurante, comme un coup de poignard dans la cuisse ou le mollet. Il s'agit vraisemblablement d'un claquage musculaire.

CE QU'IL FAUT SAVOIR

Le claquage musculaire est dû à la rupture de fibres du muscle, un peu comme si une corde se déchirait. Un hématome et un gonflement (œdème) à l'endroit du claquage peuvent se former.

LES INTERDITS

• Ne massez surtout pas la zone concernée par le claquage car cela risque d'amplifier l'hématome.
• N'appliquez pas de compresses chaudes à l'endroit du claquage.
• Ne cherchez pas à poursuivre votre activité en cours.

LES BONNES PRATIQUES

▶ En prévention

• Échauffez-vous sérieusement avant de faire une activité physique (surtout en hiver).

Pour une lecture optimale des tableaux, reportez-vous à la page 17.

Pour une lecture optimale des tableaux, reportez-vous à la page 17.

- Pratiquez votre sport de manière progressive et régulière.
- Buvez abondamment lors de vos séances.

▶ **En cas de claquage**

- Appliquez un spray réfrigérant ou une poche de glace (enveloppée d'un tissu léger) ou une compresse d'eau froide. Répétez l'opération plusieurs fois dans la journée.
- Comprimez la zone lésée par un bandage élastique.
- Si vous avez très mal, prenez un antidouleur, de préférence du paracétamol (en automédication, jusqu'à 3 g par jour mais ne dépassez JAMAIS 4 g par jour, sous peine de grave intoxication du foie), **en évitant surtout l'aspirine** qui favorise le saignement.
- Consultez votre médecin s'il n'y a aucune amélioration dans les 3 jours afin de surveiller l'évolution du claquage, d'éviter des complications et de décider du moment de la rééducation musculaire.

LES MÉDICAMENTS

Les packs thermiques chaud-froid coussins PHYSIOPACK® ou URGO FROID® spray contribuent à atténuer la douleur.
Attention à toujours placer un linge fin sur votre peau avant d'y appliquer un pack glacé : le froid peut brûler!

Conjonctivite, troubles de l'œil et de la paupière

Des paupières collées ou gonflées? Des yeux rouges? Des sécrétions jaunâtres? Des larmoiements? La sensation d'avoir du sable dans les yeux? Vous souffrez probablement d'une conjonctivite, une affection de la conjonctive.

CE QU'IL FAUT SAVOIR

Nos yeux sont sensibles aux agressions extérieures. La conjonctive, membrane transparente qui tapisse l'intérieur des paupières et le blanc de l'œil (sclère), peut être facilement affectée par un élément externe : fumée, poussières, microbes...

LES CAUSES

Les conjonctivites peuvent avoir une origine :

- allergique : elle peut affecter une personne allergique à la suite d'un contact avec du pollen, des poils d'animaux, des poussières, etc. Les deux yeux sont atteints, ils piquent ou démangent et les sécrétions sont claires.

• bactérienne : les paupières sont gonflées, les sécrétions sont purulentes et les yeux peuvent être très rouges.
• virale : l'œil est larmoyant, avec une rougeur modérée, les secrétions sont claires. La conjonctivite peut accompagner une rhino-pharyngite ou une autre affection virale.
• mécanique : un corps étranger (une écharde, un grain de sable, un éclat métallique, etc.).

Une flaque de sang non douloureuse dans l'œil? C'est une hémorragie sous-conjonctivale, bénigne la plupart du temps. Toutefois, en cas de récidive, ce type de problème demande une consultation ophtalmologique car il peut être le signe d'une maladie générale.

LES INTERDITS

☒☒ Pas d'automédication mais consultez rapidement votre ophtalmologiste si :
• Vous avez l'impression de voir moins bien.
• Vos yeux sont rouges et douloureux *(voir Un œil rouge et douloureux).*
• Votre œil vous gêne, vous avez l'impression d'avoir un corps étranger.
• Votre paupière est gonflée, rouge et douloureuse.

☒☒ Ne prolongez pas un traitement en automédication au-delà de 48 heures si votre état ne s'est pas amélioré et/ou s'aggrave, mais consultez votre ophtalmologiste.
Ne vous frottez pas les yeux : cela augmente l'irritation et en cas de corps étranger, cela risque de l'enfoncer plus profondément.
N'essuyez pas un œil qui pleure, les larmes peuvent faciliter l'élimination d'un corps étranger superficiel.

LES BONNES PRATIQUES

▸ En prévention

• Portez des lunettes de soleil, et tout particulièrement si vous êtes sur la neige, en mer ou sur le sable. La réverbération augmente la puissance des rayons solaires et met vos yeux en danger. Choisissez des lunettes de bonne qualité, certifiées, achetées de préférence chez un opticien.
• Si vous nagez la tête dans l'eau, en mer ou en piscine, portez des lunettes de natation.
• Si vous souffrez d'un herpès, d'un zona ou d'une autre infection, attention! Celle-ci peut atteindre vos yeux. Prenez l'avis de votre médecin.
• Si vous avez les yeux sensibles, portez des lunettes de soleil même en ville par temps gris : la poussière ou la pollution peuvent vous gêner.
• Si vous passez beaucoup de temps devant un écran (vidéo, ordinateur, télévision), efforcez-vous de cligner régulièrement des yeux pour en limiter la déshydratation, facteur de fatigue oculaire (et même de somnolence!). Faites de courtes pauses les yeux fermés.

Pour une lecture optimale des tableaux, reportez-vous à la page 17.

Pour une lecture optimale des tableaux, reportez-vous à la page 17.

Si cette fatigue oculaire persiste, consultez votre ophtalmologiste : elle peut en effet être le signe de troubles plus sérieux de la vision.

▶ **En cas de conjonctivite ou d'œil rouge**, en attendant la consultation :
• Si vous avez des lentilles, enlevez-les et portez vos lunettes de vue.
• Mesdames, mesdemoiselles, arrêtez de vous maquiller pendant quelques jours et débarrassez-vous des mascaras et ombres à paupières suspects (trop vieux ou restés ouverts).
• Nettoyez-vous les yeux et enlevez les sécrétions à l'aide d'une compresse, d'un coton-tige imbibé de sérum physiologique, ou avec une solution oculaire de lavage en allant de l'extérieur de l'œil vers le nez.

▶ **Si vous portez des lentilles**
• Lavez-vous toujours les mains (eau + savon) avant de mettre vos lentilles.
• Ne portez JAMAIS vos lentilles 24 heures/24. Ne dormez pas avec vos lentilles : risque d'infection (l'abcès de la cornée pouvant être rapidement gravissime).
• Ne mettez pas de collyre dans vos yeux sans avis médical, car celui-ci peut parfois endommager vos lentilles (surtout les souples).
• En cas de vision trouble ou d'œil rouge, enlevez vos lentilles et consultez votre ophtalmologiste.
• La grossesse, la prise de nombreux médicaments à effet atropinique (antispasmodiques, tranquillisants, antiallergiques, neuroleptiques, antidépresseurs), antihypertenseurs, antiseptiques, antibiotiques, antiviraux, anti-inflammatoires dérivés de la cortisone, certaines pilules contraceptives peuvent modifier la qualité de votre vue avec les lentilles et diminuer l'humidité de l'œil. Parlez-en à votre médecin et/ou à votre ophtalmologiste.
• Mesdames, mesdemoiselles, ne maquillez vos yeux qu'une fois vos lentilles placées. Fermez les yeux si vous vous laquez les cheveux ou si vous vous parfumez afin de ne pas abîmer vos lentilles.

Autres troubles de l'œil

Un œil rouge et douloureux nécessite TOUJOURS la consultation d'un médecin ou d'un ophtalmologiste.
Voici les facteurs qui peuvent déclencher des problèmes graves :
• **Un corps étranger** qui ne peut pas être enlevé risque de léser très gravement la conjonctive et la cornée. Consultez un ophtalmologiste en urgence ou allez aux urgences de l'hôpital le plus proche.
• **Le glaucome aigu.** Il se manifeste par des maux de tête, des nausées, des vomissements, une diminution de la vue (vue brouillée en rapport avec un œdème de la cornée), une douleur très vive dans l'œil et à son pourtour et une rougeur diffuse du « blanc de l'œil ».
Cette crise douloureuse est liée à une augmentation brutale de la pression à l'intérieur de l'œil (le liquide, c'est-à-dire l'humeur aqueuse, ne pouvant plus être éliminé). Ne négligez pas ce trouble car vous pouvez perdre

la vue. Consultez un ophtalmologiste en urgence ou allez à l'hôpital le plus proche.
En attendant la consultation, ne vous mettez RIEN dans les yeux.

- **Les kératites et kératoconjonctivites.** Ce sont des maladies de la cornée qui s'accompagnent d'une gêne à la lumière. Elles sont en général très douloureuses et se doublent souvent d'une atteinte conjonctivale : le pourtour de la cornée, voire l'ensemble de la conjonctive, devient rouge.
Les causes : ophtalmie des neiges (skieur sans lunettes de soleil), brûlures par arc électrique, traumatisme (coup d'ongle...), infections virales (herpès...), insuffisance ou mauvaise qualité des larmes, allergies. Consultez toujours votre ophtalmologiste.
- **L'épisclérite**, une inflammation du tissu épiscléral, qui ne peut être diagnostiqué que par un ophtalmologiste.
- **Les uvéites**, une inflammation de l'iris.

Pour une lecture optimale des tableaux, reportez-vous à la page 17.

Les troubles de la paupière : l'orgelet et le chalazion

- **L'orgelet** est un furoncle situé sur la bordure ciliaire (c'est-à-dire la partie de la paupière où poussent les cils), dû généralement à un staphylocoque doré. Cela vous gêne et est souvent douloureux.
Le traitement est simple : après vous être soigneusement lavé les mains à l'eau et au savon, appliquez 2 à 3 fois par jour sur la paupière concernée une compresse chaude, humidifiée avec de l'eau bouillie puis tamponnez doucement avec un coton-tige imprégné d'un antiseptique à base d'hexamidine 0,1 % type HEXOMEDINE® 0,1 % Gel. Jetez chaque coton-tige après utilisation.
En cas d'échec du traitement après quelques jours ou en cas d'orgelets multiples ou de récidive régulière, consultez votre médecin ou votre ophtalmologiste.
- **Le chalazion** est une tuméfaction (c'est-à-dire un gonflement) inflammatoire provoquée par l'obstruction d'une glande sébacée de la paupière, la glande de Meibomius. Le petit nodule qui s'est formé est gênant mais généralement peu sensible.

Attention ! Ne percez JAMAIS le nodule et n'essayez pas de le triturer sous peine d'une infection sérieuse... ou de vous crever un œil !
Traitez rapidement le chalazion, car il peut empirer (infection ou kyste). Après vous être lavé les mains, appliquez localement trois ou quatre fois par jour une compresse chaude humidifiée avec de l'eau bouillie, puis appliquez un antiseptique à base d'hexamidine, type HEXOMEDINE® 0,1 % Gel, à l'aide d'un coton-tige que vous jetterez après utilisation.
En cas d'échec ou de récidive fréquente, consultez votre médecin ou votre ophtalmologiste.

Pour une lecture optimale des tableaux, reportez-vous à la page 17.

LES MÉDICAMENTS

D'une façon générale, l'automédication n'est pas indiquée pour traiter une conjonctivite bactérienne ou virale. L'œil est un organe très fragile et il faut toujours consulter son médecin avant d'utiliser un médicament même en vente libre. Par exemple, nous vous déconseillons :

- les collyres antiseptiques, peu ou pas efficaces et souvent allergisants;
- les vasoconstricteurs à base de phényléphrine, en raison des nombreuses contre-indications et des accidents graves qu'ils peuvent entraîner.

Toutefois, si vous avez déjà été traité pour une conjonctivite allergique et qu'il s'agit d'une récidive, vous pouvez utiliser :

- les collyres antiallergiques contenant en particulier du cromoglicate de sodium, sans conservateur et en unidoses;
- les antihistaminiques H_1 à prendre par la bouche *(voir Rhume des foins ou rhinite allergique)*. Ils peuvent vous soulager mais sont contre-indiqués en cas de glaucome par fermeture de l'angle, de rétention urinaire (problèmes prostatiques...), de grossesse et d'allaitement. Attention! Ils peuvent plus ou moins provoquer des somnolences.

Dans tous les autres cas et en cas de doute, consultez votre médecin ou un ophtalmologiste de préférence.
En attendant la consultation, vous pouvez utiliser les solutions de lavage oculaire à base de chlorure de sodium à 0,9 %, de préférence en unidoses, une présentation sans conservateurs, facteurs d'irritation.
Si vous n'observez aucune amélioration, consultez rapidement votre médecin ou un ophtalmologiste.

ANTIALLERGIQUE (CONJONCTIVITE ALLERGIQUE)

Principes actifs et spécialités	Note	Avis
CETIRIZINE – Antihistaminique H_1		
Cétirizine, comprimé ou comprimé à sucer		
ACTIFED ALLERGIE CETIRIZINE ALAIRGIX ALLERGIE CETIRIZINE CETIRIZINE XXX DRILL ALLERGIE CETIRIZINE HUMEX ALLERGIE CETIRIZINE ZYRTECSET	15	Cet antihistaminique de deuxième génération entraîne moins d'effets indésirables que ceux de première génération.
BROMPHENIRAMINE – Antihistaminique H_1		
Bromphéniramine, gélule		
DIMEGAN	12	Cet antihistaminique de première génération peut présenter un effet sédatif important, sécheresse de la bouche, constipation, troubles de la vue, accélération du rythme cardiaque, difficulté à uriner (effets atropiniques de la substance).

Pour une lecture optimale des tableaux, reportez-vous à la page 17.

DEXCHLORPHENIRAMINE – Antihistaminique H_1		
Dexchlorphéniramine, comprimé		
POLARAMINE	12	Cet antihistaminique de première génération peut présenter un effet sédatif important, sécheresse de la bouche, constipation, troubles de la vue, accélération du rythme cardiaque, difficulté à uriner (effets atropiniques de la substance).
CYPROHEPTADINE – Antihistaminique H_1		
Cyproheptadine, comprimé		
PERIACTINE	8	Antihistaminique de première génération peu efficace et dépassé.
HOMÉOPATHIE		
Associations homéopathiques, comprimé ou solution buvable		
EUPHRASIA COMPLEXE N°115 LEHNING LERGYPAX RHINALLERGY	7	Produits dont l'efficacité n'a pas été démontrée.
OLIGOTHÉRAPIE		
Manganèse, ampoule buvable		
GRANIONS DE MANGANESE MANGANESE OLIGOSOL	7	Présentés comme des modificateurs de terrain sans aucune preuve d'efficacité clinique. Il est précisé que l'oligothérapie ne dispense pas d'un traitement spécifique, c'est encore une chance ! La Haute Autorité de santé a préconisé son déremboursement en 2006.
PROMETHAZINE – Antihistaminique phénothiazinique		
Prométhazine, comprimé ou sirop		
PHENERGAN	6	Cet antihistaminique phénothiazinique de première génération présente un effet sédatif important et de nombreux effets indésirables.
ALIMEMAZINE – Antihistaminique phénothiazinique		
Alimémazine, sirop		
THERALENE	5	Cet antihistaminique phénothiazinique ne devrait pas être utilisé en automédication car il entraîne un effet sédatif important, de nombreuses interactions avec d'autres médicaments et des effets indésirables graves.

NOS MÉDICAMENTS FAVORIS

CETIRIZINE SANDOZ CONSEIL 10 mg comprimé

Note : 15/20 ◆ **Prix :** 3,85 € ◆ **Remboursement SS :** 0 %

Classe thérapeutique : Antihistaminique H_1 antiallergique.

Indications : Rhinite allergique ◆ Conjonctivite allergique ◆ Urticaire.

Contre-indications générales : Allergie à la cétirizine, à la lévocétirizine, à l'hydroxyzine, à la méclozine ◆ Allergie au macrogol ◆ Insuffisance rénale ◆ Intolérance au lactose ◆ Enfant de moins de 6 ans ◆ Grossesse ◆ Allaitement.

Prudence générale : Épilepsie ◆ Antécédent de convulsions ◆ Difficultés pour uriner ◆ Tests programmés pour diagnostic d'allergie (arrêt du traitement 3 jours avant) ◆ Conduite de véhicules ou de machines (risque de somnolence, vertiges).

Prudence en association : Pansements gastro-intestinaux, antiacides et adsorbants à prendre 2 heures avant ou après ce médicament.

Pour une lecture optimale des tableaux, reportez-vous à la page 17.

Posologie : ***Adulte et enfant de plus de 12 ans :*** 1 comprimé une fois par jour ◆ ***Enfant de 6 à 12 ans :*** ½ comprimé matin et soir.
Avaler le comprimé avec une boisson.

Incidents : Somnolence ◆ Vertiges ◆ Mal de tête ◆ Mal de gorge ◆ Rhinite ◆ Sécheresse de la bouche ◆ Nausées ◆ Diarrhée ◆ Fatigue.

Arrêt du médicament et consulter le médecin si : Les troubles persistent ou s'aggravent après 7 jours de traitement ◆ Réaction allergique avec éruption ou rougeur cutanée, démangeaisons cutanées, brusque gonflement du visage, du cou et/ou de la langue, difficultés à respirer ou à avaler (œdème de Quincke), malaise brutal avec chute de la pression artérielle, perte de connaissance (choc anaphylactique) ◆ Apparition de bleus, de saignements de nez ou de gencives inhabituels (thrombopénie).

Composition : par comprimé : Cétirizine 10 mg. ◆ **Excipients à prendre en compte :** Lactose (excipient à effet notoire), macrogol.

Présentation : 7 comprimés ◆ **Laboratoire :** Sandoz

DIMEGAN 12 mg gélule

Note : 12/20 ◆ **Prix :** 3,37 € ◆ **Remboursement SS :** 15 %

Classe thérapeutique : Antihistaminique H_1 antiallergique.

Indications : Rhinite allergique ◆ Conjonctivite allergique ◆ Urticaire allergique.

Contre-indications générales : Allergie à la bromphéniramine ◆ Glaucome par fermeture de l'angle (ou antécédent familial) ◆ Difficultés pour uriner d'origine prostatique ou autre ◆ Consommation d'alcool ◆ Intolérance au saccharose ◆ Enfant de moins de 12 ans ◆ Grossesse ◆ Allaitement.

Prudence générale : Insuffisance rénale ◆ Insuffisance hépatique ◆ Constipation ◆ Sujet âgé ◆ Tests programmés pour diagnostic d'allergie (arrêt du traitement 3 jours avant) ◆ Conduite de véhicules ou de machines (risque de somnolence, vertiges, hallucinations, troubles visuels, baisse de la vigilance).

Contre-indications en association : Alcool ou médicaments contenant des quantités importantes d'alcool ◆ Oxybate de sodium.

Prudence en association : Pansements gastro-intestinaux, antiacides et adsorbants à prendre 2 heures avant ou après ce médicament.

Posologie : ***Adulte et enfant de plus de 12 ans :*** 1 gélule matin et soir en commençant le traitement le soir et en espaçant les prises de 8 heures.

Incidents : Somnolence ◆ Sécheresse de la bouche et des muqueuses ◆ Troubles visuels ◆ Palpitations ◆ Constipation ◆ Rétention d'urine ◆ Vertiges ◆ Hypotension.

Arrêt du médicament et consulter le médecin si : Aggravation des symptômes ◆ Troubles psychiques (hallucinations, confusion…) ◆ Tremblements ◆ Réaction allergique avec éruption ou rougeur cutanée, démangeaisons cutanées, brusque gonflement du visage, du cou et/ou de la langue, difficultés à respirer ou à avaler (œdème de Quincke), malaise brutal avec chute de la pression artérielle, perte de connaissance (choc anaphylactique) ◆ Apparition de bleus, de saignements de nez ou de gencives inhabituels (thrombopénie) ◆ Apparition de fièvre, d'angine ou de toute autre infection (agranulocytose).

Composition : par gélule : Bromphéniramine 12 mg. ◆ **Excipients à prendre en compte :** Saccharose (excipient à effet notoire).

Présentation : 12 gélules ◆ **Laboratoire :** Ethypharm

Pour une lecture optimale des tableaux, reportez-vous à la page 17.

ANTIALLERGIQUE DE L'ŒIL (CONJONCTIVITE ALLERGIQUE)

Principes actifs et spécialités	Note	Avis
CROMOGLICATE DE SODIUM		
Cromoglicate de sodium, collyre en flacon ou unidoses		
ALLERGOCOMOD CROMABAK CROMADOSES CROMEDIL CROMOFREE CROMOGLICATE DE SODIUM XXX CROMOPTIC HUMEX CONJONCTIVITE ALLERGIQUE MULTICROM OPHTACALM OPHTACALMFREE OPTICRON	11	Ces spécialités sont des traitements de seconde intention après l'éviction allergénique, lorsqu'elle est possible, et le lavage des yeux. Utilisez de préférence les collyres en unidoses, les conservateurs des flacons multidoses étant des facteurs d'irritation et d'allergie.
ACIDE N-ACETYL ASPARTYL GLUTAMIQUE		
Acide N-acétyl aspartyl glutamique, collyre en flacon ou unidoses		
NAABAK NAAXIA	11	Idem.
LODOXAMIDE		
Lodoxamide, collyre en unidoses		
ALMIDE	9	Balance efficacité/tolérance faible (mal de tête, vertiges, troubles digestifs, éruption de la peau, troubles oculaires).
LEVOCABASTINE – Antihistaminique H_1		
Lévocabastine, collyre en flacon ou unidoses		
ALLERGIFLASH LEVOFREE LEVOPHTA	9	Cet antihistaminique peut lui-même entraîner des manifestations allergiques (œdème des paupières, prurit oculaire, larmoiement).
HOMÉOPATHIE		
Euphrasia, collyre en unidoses		
EUPHRASIA 3DH WELEDA	7	

NOTRE MÉDICAMENT FAVORI

CROMADOSES 2 % collyre en unidoses

Note : 11/20 ◆ **Prix :** 4,35 € ◆ **Remboursement SS :** 30 %

Classe thérapeutique : Antiallergique de l'œil.

Indications : Conjonctivite allergique saisonnière ou non saisonnière.

Contre-indications générales : Allergie au cromoglicate ◆ Enfant de moins de 15 ans (sans avis médical) ◆ Grossesse.

Pour une lecture optimale des tableaux, reportez-vous à la page 17.

Prudence générale : En cas de traitement avec un autre collyre, espacer les instillations d'au moins 15 minutes ◆ En cas de gêne visuelle après instillation du collyre, attendre la fin des symptômes pour conduire un véhicule ou utiliser une machine.

Posologie : Instiller 1 goutte dans chaque œil, 2 à 6 fois par jour à intervalles réguliers, dans le cul-de-sac conjonctival en regardant vers le haut, et en tirant légèrement la paupière inférieure vers le bas. Jeter l'unidose après utilisation. Ne pas la conserver pour un usage ultérieur. Éviter le contact de l'embout du flacon avec l'œil et les paupières. Se laver soigneusement les mains avant et après instillation.

Incidents : Gêne visuelle passagère après instillation du collyre.

Arrêt du médicament et consulter le médecin si : Les troubles persistent ou s'aggravent après 7 jours de traitement.

Composition : par 100 ml : Cromoglicate de sodium 2 g. ◆ **Excipients à prendre en compte :** Aucun excipient à effet notoire.

Présentation : 30 unidoses de 0,3 ml ◆ **Laboratoire :** Thea

ANTI-IRRITATION DE L'ŒIL

Principes actifs et spécialités	Note	Avis
BORATES		
Borax + Acide borique, solution pour lavage oculaire en flacon ou unidoses		
BORAX/ACIDE BORIQUE XXX	11	Bonne balance efficacité/tolérance. Utiliser de préférence les unidoses sans conservateurs, facteurs d'irritation et d'allergie.
DACRYOSERUM		
DACRYUM		
DACUDOSES		
NETDOSE		
STERIDOSE		
PHYTOTHÉRAPIE		
Plantain, collyre en unidoses		
SENSIVISION AU PLANTAIN	11	
ACIDE SALICYLIQUE		
Acide salicylique, collyre en flacon ou unidoses		
ANTALYRE	10	Utiliser de préférence les unidoses sans conservateurs, facteurs d'irritation et d'allergie.
SOPHTAL		
Acide salicylique, solution pour lavage oculaire en unidoses		
CIELLA	10	
HOMÉOPATHIE		
Euphrasia, collyre en unidoses		
EUPHRASIA 3DH WELEDA	7	
Euphrasia + Calendula + Magnesia carbonica, collyre en unidoses		
HOMEOPTIC	7	

Pour une lecture optimale des tableaux, reportez-vous à la page 17.

NOTRE MÉDICAMENT FAVORI

BORAX/ACIDE BORIQUE ZENTIVA 12 mg/18 mg/ml solution pour lavage ophtalmique en unidoses

Note : 11/20 ◆ **Prix :** 2,75 € ◆ **Remboursement SS :** 30 %

Classe thérapeutique : Solution de lavage ophtalmique à action antiseptique locale et astringente légère.

Indications : Lavage de l'œil en cas d'irritations.

Contre-indications générales : Baisse de la vue ◆ Yeux douloureux.

Prudence générale : En cas de traitement avec un autre collyre, espacer les instillations d'au moins 15 minutes ◆ En cas de gêne visuelle après instillation du collyre, attendre la fin des symptômes pour conduire un véhicule ou utiliser une machine ◆ En cas de port de lentilles de contact, les retirer avant de procéder au lavage oculaire.

Posologie : 1 à 3 lavages oculaires par jour. Les lavages se font de façon directe par jet en retournant le flacon unidose et en appuyant légèrement sur celui-ci, en prenant garde de ne pas mettre en contact le flacon avec la surface de l'œil et en essuyant l'excédent avec une compresse ou un mouchoir. Jeter l'unidose après utilisation dans un œil ou dans les deux yeux. Ne pas la conserver pour un usage ultérieur. Se laver soigneusement les mains avant et après instillation.

Arrêt du médicament et consulter le médecin si : Les troubles persistent ou s'aggravent après 2 jours de traitement.

Composition : par ml : Borax 12 mg + Acide borique 18 mg. ◆ **Excipients à prendre en compte :** Aucun excipient à effet notoire.

Présentation : 20 unidoses de 5 ml ◆ **Laboratoire :** Sanofi Aventis France

ANTISEPTIQUE DE L'ŒIL

Principes actifs et spécialités	Note	Avis
HEXAMIDINE		
Hexamidine, collyre en flacon		
DESOMEDINE	11	Toute infection de l'œil nécessite une consultation médicale rapide. À éviter en automédication.
PICLOXYDINE		
Picloxydine, collyre en flacon ou unidoses		
VITABACT	11	Toute infection de l'œil nécessite une consultation médicale rapide. À éviter en automédication.
CETHEXONIUM – Ammonium quaternaire		
Céthexonium, collyre en flacon ou unidoses		
BIOCIDAN MONOSEPT SEDACOLLYRE CETHEXONIUM	9	Toute infection de l'œil nécessite une consultation médicale rapide. Risque d'allergie aux ammoniums quaternaires. À éviter en automédication.
CETYLPYRIDINIUM – Ammonium quaternaire		
Cétylpyridinium, collyre en flacon ou unidoses		
NOVOPTINE SEDACOLLYRE CETYLPYRIDINIUM	9	Toute infection de l'œil nécessite une consultation médicale rapide. Risque d'allergie aux ammoniums quaternaires. à éviter en automédication.

Pour une lecture optimale des tableaux, reportez-vous à la page 17.

CHLORHEXIDINE EN ASSOCIATION		
Chlorhexidine + Phényléphrine, collyre en unidoses		
VISIODOSE	6	L'association d'un vasoconstricteur à un antiseptique est fortement déconseillée. Risque de glaucome, de dilatation de la pupille, de vision floue.

Constipation

Rien n'est plus inconfortable que d'être constipé! Vous avez mal au ventre et vous vous sentez ballonné. La constipation est un trouble généralement sans gravité qui se règle avec quelques mesures diététiques simples. Chez les personnes âgées et chez les tout-petits *(voir Constipation de l'enfant)*, elle demande à être surveillée.

CE QU'IL FAUT SAVOIR

Médicalement parlant, on considère qu'une personne est constipée lorsque la fréquence de ses selles est inférieure à trois par semaine. Mais tout le monde n'ayant pas le même «rythme» en ce domaine, si vos selles diminuent de fréquence et sont moins abondantes que d'habitude, vous êtes *a priori* constipé : vos selles sont dures et vous avez du mal à les évacuer.

LES CAUSES

La constipation peut survenir suite à un changement de régime alimentaire ou de mode de vie (voyage, alitement, accouchement, ménopause, certaines périodes du cycle menstruel…) ou être tout simplement liée au fait de partager occasionnellement des toilettes à plusieurs!

Un épisode toxi-alimentaire du type «diarrhée des voyageurs» et certains médicaments (certains antidépresseurs, antiallergiques, médicaments contre la douleur, contre la toux, contre les ulcères de l'estomac dont les antihistaminiques H_2, certains pansements de l'estomac, les diurétiques) peuvent également favoriser une constipation passagère.

▶ Chronique ou passagère ?

La constipation passagère est un trouble bénin qui disparaît généralement tout seul.

La constipation chronique ou qui récidive régulièrement nécessite une consultation médicale surtout si vous avez plus de 50 ans.

Pour une lecture optimale des tableaux, reportez-vous à la page 17.

LES INTERDITS

Attention! Pas de médicament en automédication (laxatif, etc.) mais consultez votre médecin :

☒☒☒ de toute urgence
• en cas de sang dans les selles, de vomissement, de fortes douleurs dans le ventre, de fièvre, de perte de poids;
• ou si vous avez la sensation d'être très «ballonné» et de ne plus pouvoir émettre de gaz (pets) : il s'agit peut-être d'une occlusion intestinale.

☒☒ rapidement
• si vous souffrez d'une maladie chronique de l'intestin ou du côlon, d'une maladie des reins, de déshydratation sévère, d'une douleur dans le ventre d'origine inconnue;
• si vous êtes enceinte ou si vous allaitez;
• si vous pensez que votre constipation est causée par la prise de médicaments.

► N'arrêtez surtout pas de manger lors d'une constipation passagère. Cela risque d'accentuer la constipation en forçant l'intestin à se mettre au repos.

► Ne prenez pas de laxatifs sans précaution. Certains laxatifs sont très irritants pour les intestins et d'autres peuvent créer de l'accoutumance. Mieux vaut demander l'avis de votre médecin surtout si votre constipation est chronique.

► Ne poursuivez pas un traitement contre la constipation au-delà de 5 jours mais consultez votre médecin si :
• la constipation persiste;
• vous éprouvez des douleurs dans le ventre;
• vous avez des épisodes de diarrhée et de constipation en alternance;
• vous avez des glaires dans les selles.

LES BONNES PRATIQUES

Une constipation passagère ne nécessite aucun traitement et disparaît toujours spontanément. Cependant, si cela vous incommode trop, forcez sur les aliments contenant des fibres, buvez de l'eau en abondance (au moins 1,5 litre), marchez, bougez… et patientez!

Une constipation chronique est dans la majorité des cas le fruit de mauvaises habitudes alimentaires et d'une hygiène de vie médiocre (activités physiques inexistantes…). Mais contrairement aux idées reçues, cela se résout facilement avec un peu de persévérance et de discipline, en suivant quelques règles :
• Augmentez votre consommation de liquides : eau, soupes, jus de fruits, tisanes, etc.
• Optez pour une alimentation riche en fibres (fruits, légumes verts, pain complet, son, céréales complètes…) pour augmenter le volume des selles et stimuler le transit intestinal.
• Faites du sport (marche, natation, gymnastique…), c'est un excellent moyen pour favoriser le transit intestinal.

Pour une lecture optimale des tableaux, reportez-vous à la page 17.

• Rééduquez votre réflexe «exonérateur» (autrement dit le réflexe qui expulse) en allant à la selle tous les jours à la même heure, par exemple une demi-heure après le petit déjeuner... quitte à patienter en lisant un magazine. Surélevez vos pieds avec un petit tabouret (ou deux gros annuaires), cela favorisera la poussée. Ne résistez surtout pas à l'envie d'y aller dans la journée.
• Supprimez tout laxatif irritant au profit – si besoin est – de laxatifs doux, comme le son, les mucilages (extraits d'algues, de gommes, de graines), l'huile de paraffine, le macrogol, le lactulose ou le lactitol. À prendre toujours avec beaucoup d'eau (plus de 1,5 litre par jour) afin d'éviter toute sensation de ballonnement.

EN SAVOIR PLUS

La constipation chronique

La constipation chronique, même installée depuis des années, n'est pas une maladie. Elle ne présente aucun inconvénient même si la sensation d'être «ballonné» ou d'avoir un poids sur l'estomac n'a rien d'agréable.
C'est tout simplement un dysfonctionnement de l'appareil digestif, assez fréquent chez les femmes. Les causes? Une alimentation trop pauvre en fibres, pas assez de liquides au cours des repas, un manque d'exercices physiques, ou même de mauvaises habitudes contractées parfois dès l'enfance comme résister à l'envie d'aller à la selle.
Elle doit être surveillée de près chez les personnes âgées, car en l'absence d'un traitement approprié, elle peut conduire à une occlusion intestinale.

LES MÉDICAMENTS

Si votre constipation persiste malgré vos efforts en matière de diététique et d'hygiène de vie, vous pouvez recourir à certains laxatifs mais jamais au-delà d'une semaine sans avis médical.
En automédication, on trouve trois classes de laxatifs bien adaptés pour lutter contre la constipation passagère :

▶ **Les laxatifs osmotiques** (lactulose, lactitol, macrogol, pentaérythritol). Ils augmentent le volume des selles et les ramollissent en attirant l'eau dans l'intestin. L'effet laxatif débute 24 à 48 h après la prise du médicament. Effets indésirables : ballonnements et douleurs abdominales en début de traitement, que vous éviterez en buvant beaucoup d'eau (plus de 1,5 litre d'eau par jour). Attention, ils sont contre-indiqués en cas de maladie inflammatoire du côlon ou de douleur abdominale de cause inconnue.

▶ **Les laxatifs de lest** (son de blé, carraghénates, gomme guar ou de sterculia, psyllium ou ispaghul). À prendre toujours en position debout. Ils modifient le volume et la consistance des selles. Peu d'effets indésirables sauf gaz et ballonnements, que vous éviterez en buvant beaucoup d'eau.

Contre-indiqués chez les personnes alitées et les personnes âgées. Effet 48 heures après la prise du laxatif.

► **Les laxatifs lubrifiants** (paraffine, vaseline) ramollissent le contenu de l'intestin dans un délai de 8 à 72 heures. Ils ne conviennent pas aux personnes alitées ou ayant des problèmes de déglutition. Ils peuvent entraîner des suintements et des irritations au niveau de l'anus. Attention, pas d'utilisation prolongée car ils réduisent le passage des vitamines A, D, E, K dans l'organisme.

Les laxatifs suivants ont de nombreuses contre-indications. Soyez prudent!
► **Les laxatifs irritants dits stimulants** (sels de magnésium, docusates sodiques, picosulfate de sodium, bisacodyl, laxatifs anthraquinoniques : séné, bourdaine, aloès, cascara). À utiliser à la rigueur en cas d'échec des règles diététiques et des laxatifs doux. Ils provoquent tous une disparition provisoire de la constipation et souvent une diarrhée par irritation de la paroi intestinale avec fuite du potassium. Leur utilisation constante engendre une inflammation chronique de l'intestin avec disparition des contractions spontanées et retour à une constipation chronique (ou maladie des laxatifs). **À proscrire si vous prenez notamment des diurétiques ou certains médicaments pour le cœur, si vous êtes enceinte ou si vous allaitez, si vous avez plus de 70 ans et que vous prenez déjà de nombreux médicaments. Attention!** Les laxatifs irritants sont à réserver à des cas rebelles, sous surveillance médicale en raison de leurs inconvénients sérieux.

► **Les laxatifs en suppositoires** ou micro-lavements (à base de glycérine, bile de bœuf, docusate de sodium, sorbitol ou à dégagement gazeux) déclenchent l'expulsion des selles en facilitant la vidange du rectum. Ils sont préconisés quand les selles s'accumulent et que les poussées répétées sont sans effet. Efficaces dans l'heure, ils sont contre-indiqués en cas d'hémorroïdes ou de fissure anale, en raison des risques d'irritation au niveau de l'anus.

Pour bien vous conseiller, votre pharmacien a besoin de savoir

Pour qui est le médicament? Vous-même? Un enfant et de quel âge? Une personne âgée? Une femme enceinte ou qui allaite?

- Depuis quand êtes-vous constipé? Habituellement, quelle est la fréquence de vos selles?
- Ont-elles changé d'aspect récemment?
- La constipation est-elle associée à des douleurs abdominales, des ballonnements, une perte de poids, des nausées, des vomissements?
- Votre régime alimentaire contient-il des céréales, des fruits, des légumes?
- Faites-vous de l'exercice ou du sport régulièrement?
- Buvez-vous au moins 1,5 litre d'eau dans la journée?
- Êtes-vous traité pour une autre maladie? Avez-vous subi une intervention chirurgicale récemment?
- Avez-vous déjà utilisé des laxatifs? Lesquels?

Pour une lecture optimale des tableaux, reportez-vous à la page 17.

Pour une lecture optimale des tableaux, reportez-vous à la page 17.

LAXATIF DOUX (OSMOTIQUE)

Principes actifs et spécialités	Note	Avis
LACTITOL		
Lactitol, sachet		
IMPORTAL 10 g	14	Bonne balance efficacité/tolérance.
LACTULOSE		
LACTULOSE SEUL		
Lactulose, sachet ou solution buvable		
DUPHALAC FLORALAC LACTULOSE XXX LAEVOLAC LAXARON	14	Bonne balance efficacité/tolérance.
LACTULOSE EN ASSOCIATION		
Lactulose + Huile de paraffine + Vaseline, gelée orale, pâte orale ou sachet		
MELAXOSE TRANSULOSE	11	Association discutable et sans intérêt. Risque d'augmentation des effets indésirables.
MACROGOL		
MACROGOL SEUL		
Macrogol, sachet		
CASENLAX 10 g FORLAX 10 g MACROGOL 10 g XXX MICROLAX MACROGOL TRANSIPEG TRANSIPEGLIB	13	Bonne balance efficacité/tolérance mais de très rares cas de réactions allergiques (prurit, urticaire, gonflement du visage).
MACROGOL EN ASSOCIATION		
Macrogol + Bicarbonate de sodium + Chlorure de potassium + Chlorure de sodium, sachet		
MOVICOL CHOCOLAT MOVICOL MOVICOL SANS AROME	12	Association discutable sans amélioration de l'efficacité.
PENTAERYTHRITOL		
Pentaérythritol, sachet		
AUXITRANS	12	Spécialité de seconde intention en complément des mesures hygiéno-diététiques.
SORBITOL		
SORBITOL SEUL		
Sorbitol, sachet		
SORBITOL DELALANDE SORBITOL RICHARD	9	À éviter, risque de diarrhée et de douleurs abdominales.
SORBITOL EN ASSOCIATION		
Sorbitol + Acide citrique + Arginine + Sulfate de sodium + Hydrogénophosphate de sodium, sachet		
HEPARGITOL	6	Association sans intérêt dans la constipation.

NOS MÉDICAMENTS FAVORIS

IMPORTAL 10 g poudre pour solution buvable en sachet

Note : 14/20 ◆ **Prix :** 4,02 € ◆ **Remboursement SS :** 30 %

Classe thérapeutique : Laxatif doux (osmotique).

Indications : Constipation rebelle aux thérapeutiques hygiéno-diététiques habituelles.

Contre-indications générales : Constipation chronique ◆ Maladies inflammatoires du côlon (rectocolite hémorragique, maladie de Crohn, mégacôlon toxique ou dilatation anormale de l'intestin…) ◆ Obstacle digestif ◆ Perforation intestinale ou suspicion de perforation ◆ Douleurs abdominales (douleurs du ventre) de cause inconnue ◆ Galactosémie ◆ Intolérance au fructose ou au galactose ◆ Régime sans galactose (lactose, produits laitiers, abats, jaune d'œuf, soja et dérivés…) ◆ Désordre hydro-électrolytique (eau, sodium, potassium…) ◆ Insuffisance rénale ◆ Enfant de moins de 7 ans.

Prudence en association : Espacer d'au moins 2 heures la prise de tout autre médicament.

Posologie : ***Adulte :*** 2 sachets 1 fois par jour ◆ ***Enfant de 7 à 15 ans :*** 1 sachet 1 fois par jour.
Diluer le contenu du sachet dans une boisson (eau, infusion) ou le mélanger avec de la nourriture (yaourt).

Incidents : Ballonnements ◆ Flatulence.

Arrêt du médicament et consulter le médecin si : La constipation persiste après 8 jours de traitement ◆ Douleurs du ventre ◆ Diarrhée ◆ Selles noires ou sang dans les selles (hématémèse).

Composition : par sachet : Lactitol 10 g. ◆ **Excipients à prendre en compte :** Absence d'excipient.

Présentation : 20 sachets de 10 g ◆ **Laboratoire :** Serb

LACTULOSE MYLAN 10 g/15 ml solution buvable en sachet

Note : 14/20 ◆ **Prix :** 3,35 € ◆ **Remboursement SS :** 30 %

Classe thérapeutique : Laxatif doux (osmotique).

Indications : Constipation rebelle aux thérapeutiques hygiéno-diététiques habituelles.

Contre-indications générales : Constipation chronique ◆ Maladies inflammatoires du côlon (rectocolite hémorragique, maladie de Crohn, mégacôlon toxique ou dilatation anormale de l'intestin…) ◆ Obstacle digestif ◆ Perforation intestinale ou suspicion de perforation ◆ Douleurs abdominales (douleurs du ventre) de cause inconnue ◆ Galactosémie ◆ Intolérance au fructose ou au galactose ◆ Régime sans galactose (lactose, produits laitiers, abats, jaune d'œuf, soja et dérivés…) ◆ Enfant de moins de 7 ans.

Prudence en association : Pansements gastro-intestinaux, antiacides et adsorbants à prendre 2 heures avant ou après ce médicament.

Posologie : ***Adulte :*** traitement d'attaque : 1 à 3 sachets par jour (pendant environ 2 à 3 jours) ; traitement d'entretien : 1 à 2 sachets par jour ◆ ***Enfant de 7 à 15 ans :*** 1 sachet par jour.
Ce médicament peut être pris en une seule prise par jour (par exemple au petit déjeuner) ou en 2 prises par jour. À prendre pur ou dilué dans une boisson.

Incidents : Douleur anale ◆ Ballonnements ◆ Flatulence ◆ Nausées ◆ Vomissements.

Arrêt du médicament et consulter le médecin si : La constipation persiste après 8 jours de traitement ◆ Douleurs du ventre ◆ Diarrhée ◆ Selles noires ou sang dans les selles (hématémèse) ◆ Amaigrissement.

Composition : par sachet : Lactulose 10 g. ◆ **Excipients à prendre en compte :** Absence d'excipient.

Présentation : 20 sachets de 15 ml ◆ **Laboratoire :** Mylan

Pour une lecture optimale des tableaux, reportez-vous à la page 17.

Pour une lecture optimale des tableaux, reportez-vous à la page 17.

MACROGOL 4000 SANDOZ 10 g poudre pour solution buvable en sachet

Note : 13/20 ◆ **Prix :** 3,43 € ◆ **Remboursement SS :** 30 %

Classe thérapeutique : Laxatif doux (osmotique).

Indications : Constipation rebelle aux thérapeutiques hygiéno-diététiques habituelles.

Contre-indications générales : Allergie au macrogol (polyéthylèneglycol) ◆ Allergie aux sulfites ◆ Constipation chronique ◆ Maladies inflammatoires du côlon (rectocolite hémorragique, maladie de Crohn, mégacôlon toxique ou dilatation anormale de l'intestin…) ◆ Obstacle digestif ◆ Perforation intestinale ou suspicion de perforation ◆ Douleurs abdominales (douleurs du ventre) de cause inconnue ◆ Intolérance au fructose ◆ Enfant de moins de 8 ans.

Prudence en association : Pansements gastro-intestinaux, antiacides et adsorbants à prendre 2 heures avant ou après ce médicament.

Posologie : ***Adulte et enfant de plus de 8 ans :*** 1 à 2 sachets par jour à prendre de préférence en une seule prise, le matin. Dissoudre le contenu du sachet dans un verre d'eau.
L'effet se manifeste 24 à 48 heures après le début du traitement.
Le macrogol peut être utilisé en cas de régime sans galactose.

Incidents : Ballonnements ◆ Flatulence ◆ Nausées.

Arrêt du médicament et consulter le médecin si : La constipation persiste après 15 jours de traitement ◆ Douleurs du ventre ◆ Diarrhée ◆ Selles noires ou sang dans les selles (hématémèse) ◆ Réaction allergique avec éruption ou rougeur cutanée, démangeaisons cutanées, brusque gonflement du visage, du cou et/ou de la langue, difficultés à respirer ou à avaler (œdème de Quincke), malaise brutal avec chute de la pression artérielle, perte de connaissance (choc anaphylactique).

Composition : par sachet : Macrogol 4000 10 g. ◆ **Excipients à prendre en compte :** Sorbitol, anhydride sulfureux (sulfites) (excipients à effet notoire).

Présentation : 20 sachets ◆ **Laboratoire :** Sandoz

LAXATIF DOUX (DE LEST)

Principes actifs et spécialités	Note	Avis
ISPAGHUL (ou PSYLLIUM)		
ISPAGHUL (ou PSYLLIUM) SEUL		
Ispaghul, graines, granulés, poudre ou sachet		
PSYLIA PSYLLIUM LANGLEBERT SPAGULAX SPAGULAX MUCILAGE PUR TRANSILANE	13	Bonne balance efficacité/tolérance.
ISPAGHUL (ou PSYLLIUM) EN ASSOCIATION		
Ispaghul + Huile de paraffine, poudre ou sachet		
PARAPSYLLIUM	11	Association discutable et sans intérêt.
STERCULIA		
STERCULIA SEULE		
Sterculia, granulé enrobé ou sachet		
NORMACOL	12	Bonne balance efficacité/tolérance.
STERCULIA EN ASSOCIATION		
Sterculia + Polyvinylpolypyrrolidone, sachet		
POLY-KARAYA	11	Association sans intérêt.

Pour une lecture optimale des tableaux, reportez-vous à la page 17.

NOS MÉDICAMENTS FAVORIS

SPAGULAX MUCILAGE PUR granulés

Note : 13/20 ◆ **Prix :** 3,76 € ◆ **Remboursement SS :** 30 %

Classe thérapeutique : Laxatif doux (de lest).

Indications : Constipation rebelle aux thérapeutiques hygiéno-diététiques habituelles.

Contre-indications générales : Allergie à l'ispaghul ◆ Maladie de l'œsophage ◆ Difficultés pour avaler ◆ Constipation chronique ◆ Maladies inflammatoires du côlon (rectocolite hémorragique, maladie de Crohn…) ◆ Obstacle digestif ◆ Paralysie intestinale ◆ Douleurs abdominales (douleurs du ventre) de cause inconnue ◆ Dilatation anormale du gros intestin (mégacôlon) ◆ Bouchon de selles (fécalome) ◆ Saignement du rectum ◆ Constipation avec fièvre ou nausées ou vomissements ◆ Intolérance au saccharose ◆ Enfant et adolescent de moins de 18 ans.

Prudence générale : Sujet âgé ◆ Sujet confiné au lit ◆ Diabète ou régime hypoglucidique (3 g de sucre par sachet).

Contre-indications en association : Médicaments inhibant le péristaltisme (contractions musculaires) intestinal (ex. morphine et dérivés, codéine…).

Prudence en association : Hormones thyroïdiennes ◆ Absorber les granulés au moins une demi-heure à 1 heure avant la prise d'autres médicaments ◆ Pansements gastro-intestinaux, antiacides et adsorbants à prendre 2 heures avant ou après ce médicament.

Posologie : ***Adulte de plus de 18 ans :*** 1 sachet matin, midi et soir avant ou après les repas. Absorber le contenu du sachet en plusieurs fois avec environ 200 ml de liquide pour la totalité du sachet (eau, lait, jus de fruits ou liquides similaires) sans croquer les granulés. Ne jamais absorber à sec, en position allongée, ou immédiatement avant le coucher. L'effet se manifeste 12 à 24 heures après le début du traitement.

Incidents : Ballonnements ◆ Flatulence.

Arrêt du médicament et consulter le médecin si : La constipation persiste après 3 jours de traitement ◆ Selles noires ou sang dans les selles (hématémèse) ◆ Douleurs du ventre ou selles irrégulières ◆ Réaction allergique avec éruption ou rougeur cutanée, démangeaisons cutanées (urticaire), rhinite, conjonctivite, difficultés à respirer (asthme), malaise brutal avec chute de la pression artérielle, perte de connaissance (choc anaphylactique).

Composition : par sachet : Ispaghul 7 g. ◆ **Excipients à prendre en compte :** Saccharose (excipient à effet notoire).

Présentation : 20 sachets de 10 g ◆ **Laboratoire :** Almirall

NORMACOL 62 g/100 g granulés

Note : 12/20 ◆ **Prix :** 5,31 € ◆ **Remboursement SS :** 15 %

Classe thérapeutique : Laxatif doux (de lest).

Indications : Constipation rebelle aux thérapeutiques hygiéno-diététiques habituelles.

Contre-indications générales : Allergie à la gomme sterculia ◆ Maladie de l'œsophage ◆ Difficultés pour avaler ◆ Constipation chronique ◆ Maladies inflammatoires du côlon (rectocolite hémorragique, maladie de Crohn…) ◆ Obstacle digestif ◆ Paralysie intestinale ◆ Douleurs abdominales (douleurs du ventre) de cause inconnue ◆ Dilatation anormale du gros intestin (mégacôlon) ◆ Bouchon de selles (fécalome) ◆ Saignement du rectum ◆ Constipation avec fièvre ou nausées ou vomissements ◆ Intolérance au saccharose ◆ Enfant de moins de 6 ans.

Pour une lecture optimale des tableaux, reportez-vous à la page 17.

Prudence générale : Sujet âgé ◆ Sujet confiné au lit ◆ Diabète ou régime hypoglucidique (2,4 g de sucre par sachet).

Contre-indications en association : Médicaments inhibant le péristaltisme (contractions musculaires) intestinal (ex. morphine et dérivés, codéine…).

Prudence en association : Absorber les granulés au moins une demi-heure à 1 heure avant la prise d'autres médicaments ◆ Pansements gastro-intestinaux, antiacides et adsorbants à prendre 2 heures avant ou après ce médicament..

Posologie : ***Adulte et enfant de plus de 6 ans :*** 2 à 4 sachets par jour à prendre après les repas. Mettre les granulés dans la bouche et avaler sans mâcher avec un grand verre d'eau. Ne jamais absorber à sec, en position allongée, ou immédiatement avant le coucher.

Incidents : Ballonnements ◆ Flatulence.

Arrêt du médicament et consulter le médecin si : La constipation persiste après 3 jours de traitement ◆ Selles noires ou sang dans les selles (hématémèse) ◆ Douleurs du ventre ou selles irrégulières ◆ Réaction allergique avec rhinite, conjonctivite, difficultés à respirer (asthme).

Composition : par 100 g : Gomme de sterculia 62 g. ◆ **Excipients à prendre en compte :** Saccharose (excipient à effet notoire).

Présentation : 30 sachets de 10 g ◆ **Laboratoire :** Norgine Pharma

LAXATIF DOUX (LUBRIFIANT)

Principes actifs et spécialités	Note	Avis
HUILE DE PARAFFINE – À n'utiliser que de façon ponctuelle		
HUILE DE PARAFFINE SEULE		
Huile de paraffine, gel oral, gelée orale ou solution buvable		
HUILE DE PARAFFINE COOPER	12	Balance efficacité/tolérance favorable.
HUILE DE PARAFFINE GIFRER		
HUILE DE PARAFFINE GILBERT		
LANSOYL SANS SUCRE		
LANSOYL FRAMBOISE		
LUBENTYL		
RESTRICAL ESTRAGON		
RESTRICAL NOISETTE		
HUILE DE PARAFFINE EN ASSOCIATION		
Huile de paraffine + Vaseline, gelée orale		
TRANSITOL	12	
Huile de paraffine + Lactulose + Vaseline, gelée orale, pâte orale ou sachet		
MELAXOSE	11	Association discutable et sans intérêt. Risque d'augmentation des effets indésirables.
TRANSULOSE		
Huile de paraffine + Ispaghul, poudre ou sachet		
PARAPSYLLIUM	11	Association discutable et sans intérêt.

Pour une lecture optimale des tableaux, reportez-vous à la page 17.

NOTRE MÉDICAMENT FAVORI

LUBENTYL gelée orale

Note : 12/20 ◆ **Prix :** 2,93 € ◆ **Remboursement SS :** 15 %

Classe thérapeutique : Laxatif doux (lubrifiant).

Indications : Constipation rebelle aux thérapeutiques hygiéno-diététiques habituelles.

Contre-indications générales : Constipation chronique ◆ Maladies inflammatoires du côlon (rectocolite hémorragique, maladie de Crohn, mégacôlon toxique ou dilatation anormale de l'intestin…) ◆ Obstacle digestif ◆ Douleurs abdominales (douleurs du ventre) de cause inconnue ◆ Difficultés à avaler ◆ Intolérance au saccharose ◆ Enfant de moins de 6 ans.

Prudence générale : Ne pas s'aliter dans les 2 heures suivant la prise ◆ Sujet confiné au lit ◆ Diabète ou régime hypoglucidique (1,5 g de sucre par cuillère à café) ◆ L'utilisation prolongée peut diminuer l'absorption des vitamines liposolubles (A, D, E, K).

Prudence en association : Pansements gastro-intestinaux, antiacides et adsorbants à prendre 2 heures avant ou après ce médicament.

Posologie : ***Adulte :*** 2 cuillères à café le matin à jeun ◆ ***Enfant de plus de 6 ans :*** ½ cuillère à café le matin à jeun.
L'effet se manifeste 6 à 8 heures après la prise.

Incidents : Suintement anal ◆ Irritation autour de l'anus.

Arrêt du médicament et consulter le médecin si : La constipation persiste.

Composition : par 100 g : Paraffine liquide 57,85 g + Paraffine solide 7,31 g + Cire paraffinique 1,33 g. ◆ **Excipients à prendre en compte :** Saccharose (excipient à effet notoire).

Présentation : Pot de 250 g ◆ **Laboratoire :** Sanofi Aventis

LAXATIF PAR VOIE RECTALE

Principes actifs et spécialités	Note	Avis
TARTRATE DE POTASSIUM EN ASSOCIATION		
Tartrate acide de potassium + Bicarbonate de sodium, suppositoire effervescent		
EDUCTYL ADULTES	13	Bonne balance efficacité/tolérance en cas de constipation basse.
GLYCEROL (GLYCERINE)		
Glycérol, gel rectal ou suppositoire		
BEBEGEL CRISTAL ADULTES SUPPOSITOIRES A LA GLYCERINE ADULTES XXX	12	À utiliser de façon ponctuelle dans les constipations basses.
SORBITOL EN ASSOCIATION		
Sorbitol + Citrate de sodium + Laurilsulfoacétate de sodium, solution rectale		
MICROLAX SORBITOL CITRATE ET LAURILSULFOACETATE DE SODIUM	8	N'utiliser que de manière très occasionnelle car désensibilise progressivement le rectum et risque d'entraîner une constipation définitive.
BISACODYL		
Bisacodyl, suppositoire		
DULCOLAX	8	Ce bonbon à fesses pour adulte est à éviter en automédication (laxatif irritant avec nombreuses contre-indications et risques d'interactions médicamenteuses).

Pour une lecture optimale des tableaux, reportez-vous à la page 17.

DOCUSATE DE SODIUM		
Docusate de sodium, gel rectal		
NORGALAX	8	À éviter en automédication. Les micro-lavements irritants font progressivement perdre toute sensibilité au rectum et risquent d'installer une constipation chronique.
HYDROGENOPHOSPHATE DE SODIUM		
Dihydrogénophosphate de sodium + Hydrogénophosphate de sodium, solution rectale		
NORMACOL LAVEMENT ADULTES	8	Laxatif irritant à éviter en automédication.
BILE DE BŒUF		
Bile de bœuf, gel rectal ou suppositoire		
GEL RECTOPANBILINE RECTOPANBILINE ADULTES	5	Ce laxatif agit en irritant le rectum, ce qui lui fait perdre progressivement toute sensibilité et peut installer une constipation chronique.

NOTRE MÉDICAMENT FAVORI

EDUCTYL ADULTES suppositoire effervescent

Note : 13/20 ◆ **Prix :** 2,52 € ◆ **Remboursement SS :** 30 %

Classe thérapeutique : Laxatif par voie rectale.

Indications : Constipation rebelle aux thérapeutiques hygiéno-diététiques habituelles.

Contre-indications générales : Allergie au soja, à l'arachide ◆ Constipation chronique ◆ Maladies inflammatoires du côlon (rectocolite hémorragique, maladie de Crohn, mégacôlon toxique ou dilatation anormale de l'intestin…) ◆ Douleurs abdominales (douleurs du ventre) de cause inconnue ◆ Hémorroïdes ◆ Fissure anale ◆ Enfant de moins de 15 ans.

Posologie : ***Adulte :*** 1 suppositoire quelques minutes avant le moment choisi pour aller à la selle.

Incidents : Brûlure de l'anus.

Arrêt du médicament et consulter le médecin si : La constipation persiste ◆ Démangeaisons locales.

Composition : par suppositoire : Tartrate acide de potassium 1,15 g + Bicarbonate de sodium 0,7 g. ◆ **Excipients à prendre en compte :** Soja (excipient à effet notoire).

Présentation : 12 suppositoires ◆ **Laboratoire :** Techni-Pharma

LAXATIF IRRITANT (STIMULANT)

Principes actifs et spécialités	Note	Avis
BISACODYL – Produit efficace mais à risque de perte de potassium		
Bisacodyl, comprimé		
CONTALAX DULCOLAX	8	Utilisez de préférence les laxatifs doux, aussi efficaces et mieux tolérés.
DOCUSATE DE SODIUM – Produit efficace mais à risque de perte de potassium		
Docusate de sodium, comprimé		
JAMYLENE	8	À éviter en automédication.

Pour une lecture optimale des tableaux, reportez-vous à la page 17.

SENE – Produit efficace mais à risque de perte de potassium		
SENE SEUL		
Séné, comprimé, gélule ou tisane en sachet		
ARKOGELULES SENE GRAINS DE VALS HERBESAN MEDIFLOR N°7 CONSTIPATION PURSENNIDE	8	Utilisez de préférence les laxatifs doux, aussi efficaces et mieux tolérés.
SENE EN ASSOCIATION		
Séné + Aloès, comprimé		
IDEOLAXYL	6	Utilisez de préférence les laxatifs doux, aussi efficaces et mieux tolérés.
Séné + Boldine + Romarin, comprimé		
BOLDOFLORINE	6	Utilisez de préférence les laxatifs doux, aussi efficaces et mieux tolérés.
Séné + Bourdaine + Boldo + Romarin, tisane en sachet		
BOLDOFLORINE	6	Utilisez de préférence les laxatifs doux, aussi efficaces et mieux tolérés.
Séné + Mauve, tisane en sachet		
SANTANE C 6	6	Changement de composition. La disparition de la composition de l'écorce de bourdaine nous paraît bienvenue.
Séné + Bourdaine + Mauve, tisane en sachet		
YERBALAXA	6	Association de deux laxatifs stimulants et d'un laxatif doux (mauve). On voit mal l'intérêt d'une telle association.
Séné + Ispaghul, granulés		
AGIOLAX	5	Association illogique, composition à revoir.
Séné + Vitamine B5 (panthothénate de calcium), comprimé		
MODANE	5	Association loufoque, le pharmacien responsable ne devrait pas laisser l'enfant jouer avec les étiquettes.
PICOSULFATE DE SODIUM – Produit efficace mais à risque de perte de potassium		
Picosulfate de sodium, comprimé à sucer		
FRUCTINES AU PICOSULFATE DE SODIUM	8	Utilisez de préférence les laxatifs doux, aussi efficaces et mieux tolérés.
HYDROXYDE DE MAGNESIUM – Laxatif salin irritant		
HYDROXYDE DE MAGNESIUM SEUL		
Hydroxyde de magnésium, poudre		
CHLORUMAGENE MAGNESIE SAN PELLEGRINO ANISEE 44,9 % MAGNESIE SAN PELLEGRINO ANISEE 90 % MAGNESIE SAN PELLEGRINO SANS ANIS 90 %	8	Utilisez de préférence les laxatifs doux, aussi efficaces et mieux tolérés.
HYDROXYDE DE MAGNESIUM EN ASSOCIATION		
Hydroxyde de magnésium + Huile de paraffine, gelée orale		
LUBENTYL A LA MAGNESIE	6	Association d'un laxatif irritant (stimulant) et d'un laxatif doux (lubrifiant), illogique.

Pour une lecture optimale des tableaux, reportez-vous à la page 17.

Sterculia + Kaolin + Oxyde et sulfate de magnésium, granulés		
KARAYAL	6	Association de laxatif irritant (stimulant) et de laxatif doux (de lest), illogique.
BOURDAINE EN ASSOCIATION – Produit efficace mais à risque de perte de potassium		
Bourdaine + Cascara, comprimé		
DRAGEES VEGETALES REX	6	Association de deux laxatifs stimulants. On voit mal l'intérêt d'une telle association.
Bourdaine + Cascara + Fucus, comprimé		
DRAGEES FUCA	5	Association de deux laxatifs stimulants et d'apports de fibres (fucus), inutile et illogique. Un seul laxatif irritant suffit !
RHUBARBE EN ASSOCIATION		
Rhapontic (ou Rhubarbe) + Genièvre + Bouleau + Romarin + Thym + Fumeterre + Arrête-bœuf, gélule		
DEPURATUM	5	Cueillette faite vraisemblablement à la faucheuse, à fuir.

Contraception

L'invention de la pilule en 1955 aux États-Unis a bouleversé la contraception féminine, jusque-là basée sur des méthodes pas toujours fiables. En France, la pilule est de loin le contraceptif le plus utilisé (60 % des contraceptifs). Elle n'est délivrée que sur ordonnance.
En dehors du stérilet, il existe cependant plusieurs moyens de contraception disponibles sans ordonnance. Même s'ils sont moins fiables et parfois d'utilisation contraignante, ils offrent une bonne alternative à la pilule.

CE QU'IL FAUT SAVOIR

Plusieurs types de contraceptifs locaux sont disponibles en vente libre.

♀ Les contraceptifs locaux féminins

Pour qui ?

- Celles pour lesquelles la pilule est contre-indiquée (femmes qui allaitent par exemple).
- Celles qui sont sous traitement(s) diminuant ou annulant l'efficacité des contraceptifs hormonaux.
- Celles qui sont opposées à la prise régulière de médicaments.
- Celles qui ne supportent pas le stérilet.

Le pourcentage d'échec est faible si les conditions d'utilisation sont SCRUPULEUSEMENT respectées et si les deux types de contraceptifs locaux sont associés.

Pour une lecture optimale des tableaux, reportez-vous à la page 17.

▶ Les diaphragmes et les capes
Ce sont des capuches en caoutchouc que l'on met au fond du vagin afin de recouvrir le col de l'utérus avant le rapport sexuel.
Pour les utiliser convenablement, demandez l'avis de votre gynécologue, qui vous aidera dans le choix et les modalités de mise en place. Une fois placés correctement, ils bloquent l'entrée des spermatozoïdes. Pour un maximum d'efficacité, utilisez ce contraceptif en association aux spermicides. À garder 8 heures après un rapport.

▶ Les spermicides (crèmes, ovules, éponges)
Placés au fond du vagin avant un rapport, ils tuent les spermatozoïdes et ont même un rôle antiseptique faible. Renouvelez la dose de spermicide après chaque rapport et gardez le produit 8 heures après le dernier rapport.
Consultez au préalable votre médecin qui vous aidera à bien savoir utiliser ces produits.
Attention! Ne vous lavez pas avec une lotion vaginale savonneuse avant ou après les rapports : les savons, même à l'état de traces, font perdre l'activité du spermicide.

♂ Les préservatifs masculins ou « capotes anglaises »[1]
C'est la seule prévention efficace contre le sida, car le sida ne se guérit pas encore!
Avant toute pénétration, il faut placer le préservatif sans le dérouler à l'extrémité de la verge en érection, le bourrelet à l'extérieur, puis le dérouler jusqu'à la base de la verge.
Après l'éjaculation, pour empêcher le sperme de pénétrer dans le vagin, il faut se retirer avant la fin de l'érection. On doit s'assurer de la bonne étanchéité en maintenant le bourrelet du préservatif avec les doigts.
Le préservatif ne sert qu'une fois. Il faut en mettre un nouveau à chaque rapport. Très résistant bien qu'en caoutchouc très fin, il n'aime cependant pas les ongles trop longs... Bien utilisé, il est efficace et protège des maladies vénériennes.
Attention! N'achetez que ceux aux normes NF[2].

LES INTERDITS

▶ Mesdames, mesdemoiselles
• Ne choisissez pas un moyen de contraception sans avoir consulté auparavant votre médecin ou une personne du planning familial.
• Ne continuez pas à utiliser un contraceptif local si vous avez des irritations ou des signes d'allergie qui semblent liés à ce contraceptif.

1 D'après un texte du Comité français d'éducation pour la santé.

2 La norme NF est une norme collective de certification, qui garantit la qualité et la sécurité du produit.

Pour une lecture optimale des tableaux, reportez-vous à la page 17.

LES BONNES PRATIQUES

▶ Mesdames et mesdemoiselles

• Même si vous choisissez un contraceptif local, consultez votre médecin qui vous montrera comment bien l'utiliser.

• Si vous avez un doute sur l'efficacité d'un contraceptif lors de votre dernier rapport, n'attendez pas ! Procurez-vous la pilule du lendemain *(voir Pilule du lendemain).*

Attention ! Soyez vigilant lors de vos premières rencontres ou d'une rencontre passagère : protégez TOUJOURS vos rapports avec un préservatif. Le virus du sida est présent dans toutes les sociétés et dans le monde entier et se transmet lors des rapports non protégés.

LES MÉDICAMENTS

Le chlorure de benzalkonium et de miristalkonium (PHARMATEX®, ALPAGELLE®) sont deux antiseptiques qui détruisent les spermatozoïdes. Ils diminuent les risques de grossesse mais ne les suppriment pas totalement. Ils sont moins efficaces que les autres modes de contraception (pilules, stérilets, diaphragmes, préservatifs) mais, surtout, ne protègent pas contre les maladies sexuellement transmissibles ou MST, en particulier le sida.

CONTRACEPTIF LOCAL (SPERMICIDE)

Principes actifs et spécialités	Note	Avis
BENZALKONIUM – Ammonium quaternaire		
Benzalkonium, crème vaginale avec ou sans applicateur, capsule molle vaginale, mini-ovule ou ovule		
PHARMATEX	12	Peuvent être utilisés lorsqu'il existe une contre-indication à la contraception orale ou aux dispositifs intra-utérins (diaphragmes, stérilets). Attention, ne pas considérer ces spécialités comme présentant une activité antiseptique efficace vis-à-vis des maladies sexuellement transmissibles.
MIRISTALKONIUM – Ammonium quaternaire		
Miristalkonium, crème vaginale avec ou sans applicateur ou unidoses		
ALPAGELLE	12	Idem.
Miristalkonium, comprimé vaginal		
PHARMATEX		

NOTRE MÉDICAMENT FAVORI

PHARMATEX 18,9 mg ovule

Note : 12/20 ◆ **Prix :** 10,40 € ◆ **Remboursement SS :** 0 %

Classe thérapeutique : Contraceptif local.

Indications : Contraception locale.

Contre-indications générales : Allergie au benzalkonium, aux ammoniums quaternaires ◆ Survenue ou aggravation d'une lésion génitale.

Prudence générale : Ne pas nettoyer les parties intimes avec un savon, 2 heures avant ou après le rapport sexuel. Éviter de prendre un bain, de se baigner dans la mer ou dans une piscine. En cas de nécessité d'un traitement par voie vaginale, attendre la fin du traitement pour (re)commencer la contraception locale.

Contre-indications en association : Tout autre traitement local vaginal ◆ Savons.

Posologie : Utiliser systématiquement avant chaque rapport, quelle que soit la période du cycle (y compris pendant les règles). En position allongée, placer l'ovule au fond du vagin 5 minutes avant tout rapport sexuel. Placer un autre ovule avant chaque rapport sexuel en cas de rapports répétés. La durée de protection est de 4 heures. Immédiatement avant ou après les rapports, seule une toilette externe, à l'eau pure, est possible pour les 2 partenaires.

Incidents : Démangeaisons vaginales ◆ Sensations de brûlures ou d'irritations locales chez l'un ou les 2 partenaires.

Arrêt du médicament et consulter le médecin si : Réaction allergique.

Composition : par ovule : Benzalkonium chlorure 18,9 mg. ◆ **Excipients à prendre en compte :** Aucun excipient à effet notoire.

Présentation : 10 ovules ◆ **Laboratoire :** Innotech International

Pour une lecture optimale des tableaux, reportez-vous à la page 17.

Cors, durillons et œils-de-perdrix

Cors, durillons et œils-de-perdrix affectent principalement nos pieds. Ils peuvent être très douloureux et gêner la marche. Même si ce sont des lésions généralement mineures, soignez-les pour votre confort !

CE QU'IL FAUT SAVOIR

Les cors se situent sur le dessus des articulations des orteils, les œils-de-perdrix entre les orteils, les durillons sous la plante des pieds.

LES CAUSES

Sous l'effet de frottements divers dus à des chaussures peu appropriées ou des déformations du pied, des couches de peau morte se sont formées, s'épaississant et engendrant des callosités plus ou moins importantes de kératine.

Pour une lecture optimale des tableaux, reportez-vous à la page 17.

LES INTERDITS

☒ Pas d'automédication mais consultez votre médecin si :
• Ces lésions changent d'aspect, saignent, s'irritent.
• Vous souffrez de diabète, de troubles de la circulation (artérite), ou vous êtes atteint de neuropathie (polynévrite).

LES BONNES PRATIQUES

• Éliminez les cals en faisant tremper vos pieds dans un bain d'eau chaude savonneuse quelques minutes puis en les frottant avec une pierre ponce aux endroits épaissis. Hydratez-les ensuite soigneusement.
• Si vos cals sont trop durs, allez chez un pédicure (et pas un esthéticien du pied) qui vous enlèvera ces formations à l'aide d'une petite lame.
• Consultez un spécialiste des pieds (podologue) qui vous prescrira, si c'est nécessaire, des semelles orthopédiques ou parlez-en à votre médecin.
• Pour éviter les récidives, ne portez pas de chaussures à bouts pointus, trop étroites, ou à talons trop hauts.
• Choisissez des chaussures confortables, réalisées dans des matières souples.

LES MÉDICAMENTS

Le traitement le plus efficace est une association d'acide salicylique et d'acide lactique en solution, sinon l'acide salicylique seul en solution, pommade ou pansement coricide peut être utilisé. Ceux-ci vont éliminer la kératine, la peau morte qui à force d'épaissir provoque cors, durillons et œils-de-perdrix.

Attention! Ce traitement est contre-indiqué en cas de diabète, d'artérite ou d'allergie à l'aspirine ou aux dérivés salicylés.
Le coricide peut irriter une peau saine : appliquez-le uniquement sur la partie à traiter, sans dépasser.

ANTICORS – ANTIDURILLONS

Principes actifs et spécialités	Note	Avis
ACIDE SALICYLIQUE		
ACIDE SALICYLIQUE EN ASSOCIATION		
Acide salicylique + Acide lactique, solution pour application locale		
KERAFILM	12	Contre-indiqué en cas d'allergie aux salicylés et à utiliser avec beaucoup de prudence chez les diabétiques, en cas d'artérite (inflammation des artères) ou de polynévrite (atteinte des nerfs périphériques).

Pour une lecture optimale des tableaux, reportez-vous à la page 17.

ACIDE SALICYLIQUE SEUL		
Acide salicylique, emplâtre adhésif, pommade, solution pour application locale		
CORICIDE LE DIABLE FEUILLE DE SAULE FEUILLE DE SAULE CORICIDE VERRUCIDE LIQUIDE FEUILLE DE SAULE TOUT PRET COR FEUILLE DE SAULE TOUT PRET DURILLON POMMADE M.O. COCHON SANITOS	**11**	Idem.

NOTRE MÉDICAMENT FAVORI

KERAFILM solution pour application locale

Note : 12/20 ◆ **Prix :** 9,30 € ◆ **Remboursement SS :** 0 %

Classe thérapeutique : Kératolytique.

Indications : Cors, durillons, œils-de-perdrix et verrues.

Contre-indications générales : Allergie à l'aspirine, aux salicylés ◆ Cor infecté ◆ Diabète ◆ Artérite (douleur à la marche, boiterie…) ◆ Lésions des nerfs périphériques (neuropathie) ◆ Ne pas appliquer sur les muqueuses.

Prudence générale : Ne pas déborder sur la peau saine ◆ Ne pas appliquer sur de grandes surfaces ◆ Grossesse ◆ Allaitement.

Posologie : 1 application matin et soir. Appliquer la solution avec la spatule sur la partie à traiter sans déborder sur la peau saine. Il est possible de protéger la peau saine en appliquant un vernis neutre.

Incidents : Sensation de brûlure ◆ Irritation locale.

Arrêt du médicament et consulter le médecin si : La lésion ne guérit pas ou se met à saigner ◆ Survenue de douleurs ◆ Réaction allergique avec éruption, démangeaisons, rougeur de la peau.

Composition : par 100 g : Acide salicylique 16,7 g + Acide lactique 16,7 g. ◆ **Excipients à prendre en compte :** Aucun excipient à effet notoire.

Présentation : Flacon de 10 ml ◆ **Laboratoire :** Pierre Fabre Médicament

Coup de chaleur ou insolation

C'est l'été, il fait chaud et vous courez sous un soleil de plomb. Soudain, vous êtes pris d'un malaise. Vous avez des vertiges, des nausées, vous avez mal à la tête et êtes incapable de continuer. Vous êtes sans doute victime d'un coup de chaleur. Un problème qui peut devenir grave si vous ne prenez pas rapidement les bonnes mesures.

Attention! Un coup de chaleur peut s'avérer FATAL chez un nourrisson ou une personne âgée.

Pour une lecture optimale des tableaux, reportez-vous à la page 17.

CE QU'IL FAUT SAVOIR

La température de notre organisme est réglée aux environs de 37 °C grâce à un thermostat situé dans le cerveau. Ce thermostat donne des ordres à différents systèmes (vaisseaux sanguins, glandes de la sueur, etc.) qui permettent à la température interne de rester stable même si la température ambiante varie. Un contexte particulier peut rompre cet équilibre.

LES CAUSES

La fonction de thermostat peut se dérégler dans des circonstances extrêmes : grosse chaleur humide (plus de 30 °C), exposition solaire prolongée, activités physiques sans apport hydrique, stationnement dans une voiture fermée en pleine chaleur. La température du corps n'est alors plus sous contrôle, elle s'élève pour dépasser les 40 °C, provoquant un coup de chaleur.
Plusieurs classes de médicaments, en particulier les antiallergiques (antihistaminiques H_1), certains neuroleptiques (phénothiazines), antidépresseurs (tricycliques) et médicaments du cœur (antihypertenseurs et antiangoreux) peuvent favoriser ce type d'accident.

LES INTERDITS

☒☒☒ Pas d'automédication mais appelez le SAMU (15 ou 112) ou les pompiers (18) si :
- La personne a une température supérieure à 40 °C.
- Elle est prise de convulsions, elle délire, son pouls est très rapide, elle a des vertiges, sa respiration s'est accélérée.
- Elle a des crampes musculaires prolongées.
- Elle a des nausées, elle vomit, elle est prise de diarrhées.
- Elle a perdu connaissance.

▸ En attendant l'arrivée des secours

- Allongez la personne à l'ombre, dans un endroit frais, déshabillez-la et rafraîchissez-la en lui passant un linge humide sur le visage et sur le corps.
- Si elle est consciente, faites-lui boire de l'eau fraîche à petites gorgées pour lutter contre la déshydratation.
- Si elle est inconsciente et respire normalement, mettez-la en position latérale de sécurité.
- Ne plongez jamais une personne victime d'un coup de chaleur dans un bain d'eau froide. Ne l'aspergez pas d'eau glacée, car la différence de température pourrait provoquer un choc thermique très grave.
- Ne donnez pas de médicaments, y compris du paracétamol, de l'ibuprofène, du kétoprofène ou de l'aspirine, à une personne victime d'un coup de chaleur.

LES BONNES PRATIQUES

▸ En prévention

- Évitez l'exposition prolongée au soleil, surtout si le climat est humide.
- Ne faites pas d'effort violent et prolongé en pleine chaleur.

Pour une lecture optimale des tableaux, reportez-vous à la page 17.

- Buvez (et faites boire) de l'eau fraîche fréquemment quand il fait chaud, même si vous n'avez pas soif.
- Bannissez les boissons alcoolisées.
- En cas d'activité physique (excursion, sport), évitez les heures chaudes de la journée, emportez toujours une bouteille d'eau, buvez (et faites boire) très régulièrement.
- En été, fermez volets, rideaux, fenêtres pour garder un intérieur tempéré.
- Ne laissez jamais une personne âgée ou un enfant (même une minute) dans une voiture en pleine chaleur *(voir En savoir plus)*.

▶ **Si vous êtes victime d'un coup de chaleur sans gravité**
- Allongez-vous dans un endroit frais et aéré.
- Rafraîchissez-vous le visage avec un linge humide et frais.
- Buvez à petites gorgées de l'eau fraîche, mais non glacée.

Attention ! Si la victime est une personne fragile (bébé, enfant en bas âge, personne âgée), une fois toutes ces mesures prises, appelez votre médecin.

LES MÉDICAMENTS

Il n'existe pas de médicaments vendus sans ordonnance pour traiter ce type de problème.

EN SAVOIR PLUS

Coup de chaleur et jeunes enfants
- Ne laissez JAMAIS sans surveillance – même une minute – un nourrisson ou un jeune enfant dans une voiture à l'arrêt en pleine chaleur, même si la voiture est à l'ombre.
- Évitez les trajets en voiture aux heures les plus chaudes.
- En voyage, en promenade, à la plage, emportez biberon et bouteilles d'eau et faites boire les enfants très régulièrement.
- Pas de plage entre 12 heures et 16 heures.
- Pas de jeux trop violents aux heures chaudes.
- Habillez-les légèrement avec des couleurs claires.

Pour une lecture optimale des tableaux, reportez-vous à la page 17.

Coup de soleil et allergie au soleil

Vous avez fait une bonne sieste au soleil, sans réelle protection. Vous êtes maintenant rouge pivoine, votre peau chauffe et vous tiraille. C'est un coup de soleil!

CE QU'IL FAUT SAVOIR

Un coup de soleil ou érythème actinique est une brûlure plus ou moins intense de la peau et qui occasionne TOUJOURS des dommages. Dès l'enfance, il faut apprendre à se protéger efficacement du soleil.

LES CAUSES

Les responsables des coups de soleil sont les ultraviolets de type B (UVB) : ils provoquent des brûlures du premier degré (rougeur de la peau, ou plus exactement de l'épiderme, plus ou moins douloureuse) qui disparaissent en quelques jours : la peau se met alors à peler. Mais si des cloques se forment (petites poches remplies de liquide), la brûlure est du deuxième degré superficiel. Votre peau est alors vraiment douloureuse et demande de véritables soins.
Outre des brûlures, les rayons ultraviolets favorisent le vieillissement prématuré de la peau et les troubles de la pigmentation (taches brunes). Ils sont aussi responsables des cancers de la peau, en particulier des mélanomes.

LES INTERDITS

☒☒☒ Pas d'automédication mais consultez votre médecin de toute urgence ou le SAMU (15 ou 112) si le coup de soleil est associé à un coup de chaleur *(voir Coup de chaleur ou insolation)* : aggravation de l'état général (délire, pouls accéléré, chute de tension...), fièvre, maux de tête, nausées, diarrhées. Soyez particulièrement vigilant si la victime est un enfant en bas âge ou une personne âgée.

☒☒ Pas d'automédication mais consultez votre médecin sans attendre si vous estimez que les coups de soleil sont exagérément importants par rapport à la durée de l'exposition.

☒☒ Ne prolongez pas un traitement en automédication mais consultez votre médecin dans les 48 heures si l'état de la peau s'aggrave (cloques), s'il y a une infection de la peau (les cloques sont percées) et si les symptômes du coup de soleil (rougeur, douleur) persistent.

N'appliquez jamais de corps gras (huile, beurre, graisse à traire), ni dentifrice (!), ni alcool, ni eau de Cologne, ni eau oxygénée, ni anesthésique local, ni antiallergique, ni antiseptique colorant (type éosine ou merbromine) sur des coups de soleil.

LES BONNES PRATIQUES

▶ En prévention

Répétons-le, l'abus de soleil est mauvais pour la peau. Un seul impératif : protégez-vous du soleil.

▶ Règles élémentaires de protection

- Évitez de vous exposer au soleil, l'été, entre 11 heures et 16 heures (même par temps couvert).
- Habituez votre peau au soleil en débutant par des expositions de courte durée (15 minutes). C'est une précaution indispensable pour les peaux claires et les enfants !
- Protégez votre peau en y appliquant TRÈS GÉNÉREUSEMENT une crème solaire d'indice élevé (50+) adaptée à votre type de peau avec une protection UVA + UVB.
- Remettez-en très souvent, au minimum toutes les 2 heures ou après vous être baigné. Sachez toutefois que même une crème d'indice élevé n'est pas un bouclier antisoleil, ce qui explique que le nombre de cancers de la peau double tous les 10 ans malgré le développement des produits solaires. La seule véritable protection consiste à porter un vêtement ou à rester à l'ombre.
- Méfiez-vous du soleil en mer, sur le sable ou sur la neige. La réverbération amplifie le rayonnement du soleil. Enduisez-vous de crème à indice élevé (50+) même si vous êtes déjà bronzé et portez une visière, une casquette ou un chapeau, des lunettes de soleil de qualité, une chemisette.
- Couvrez-vous quand vous faites une activité au soleil (jardinage, sport) : chapeau à bords larges, chemise en coton à manches longues, gants, lunettes.

Attention DANGER ! Ne mettez jamais un enfant de moins de 3 ans au soleil, même pendant 5 minutes !

▶ Mises en garde pour éviter les mauvaises surprises

- Méfiez-vous des parfums ou des produits parfumés si vous êtes au soleil. Ils peuvent provoquer des allergies (lucite, phototoxicité ou photoallergie). C'est le cas des lotions à l'essence de bergamote, de lavande, des colorants de rouges à lèvres, du vernis à ongles, voire de quelques crèmes solaires !
- Attention à certains végétaux (céleri, fanes de carotte, fenouil, aneth, cerfeuil sauvage, laitue, persil, citron vert, artichaut, bergamote, etc.) ou à certaines fleurs (bouton-d'or, géranium, liseron des champs, millepertuis, primevère, etc.) qui sensibilisent la peau au soleil. Lavez-vous les mains soigneusement si vous en avez touché.
- Ne vous étendez pas directement sur l'herbe au soleil, mais toujours sur une serviette ou un drap, sous peine de vous retrouver avec le dessin des herbes sur votre dos !

Pour une lecture optimale des tableaux, reportez-vous à la page 17.

Pour une lecture optimale des tableaux, reportez-vous à la page 17.

• Vérifiez que vos traitements médicaux ne sont pas incompatibles avec le soleil *(voir Médicaments et soleil).*
• Veillez à ce que vos adolescents qui souffrent d'acné se protègent très sérieusement. Même si l'été l'acné a l'air de s'estomper, l'abus de soleil risque de provoquer de fortes poussées à la rentrée.

▶ **Après un coup de soleil**
• Mettez-vous à l'ombre, évitez le soleil direct pendant 24 heures. Les jours suivants, protégez-vous avec un produit solaire à indice 50+.
• Buvez en abondance afin de lutter contre la déshydratation.
• Pulvérisez de l'eau sur le coup de soleil, cela calmera la douleur.
• En cas de cloques, ne les percez pas mais protégez la peau avec une gaze stérile.
• Si vous avez mal, prenez du paracétamol (de préférence à l'aspirine) en respectant les doses (en automédication, jusqu'à 3 g par jour mais ne dépassez JAMAIS 4 g par jour, sous peine de grave intoxication du foie).

EN SAVOIR PLUS

La lucite estivale

La lucite estivale bénigne est une réaction allergique de la peau au soleil, suite à une première exposition prolongée, généralement le premier bain de soleil de l'été, notamment sur une peau parfumée (*voir plus haut Mises en garde pour éviter les mauvaises surprises*). Jeunes filles et jeunes femmes y sont particulièrement sujettes.
Cela se manifeste par une éruption de «papules» de taille variable, sur les parties encore peu exposées au soleil (décolleté, épaules, bras et jambes. Une bonne protection solaire (50+) en évitant les produits parfumés permet souvent de l'éviter. Sinon utilisez le PLAQUENIL®, à débuter une semaine avant l'exposition solaire : *voir Anti-allergie au soleil (prévention).*

LES MÉDICAMENTS

Si votre coup de soleil est douloureux, vous pouvez utiliser des substances adoucissantes ou calmantes (dites «protecteurs cutanés») sous forme de crème, pommade, lait.
Méfiez-vous cependant des formules renfermant les excipients suivants : parabènes ou parahydroxybenzoates, propylèneglycol, lanoline, chlorocrésol, alcool cétostéarique, parfums.
Choisissez des produits à base de vaseline, de glycérol ou d'oxyde de zinc, qui ne contiennent pas les excipients cités.
Dans le cas d'un coup de soleil sérieux (brûlure du deuxième degré superficiel) et localisé, vous pouvez appliquer un dérivé de la cortisone en crème (hydrocortisone à 0,5 %). Mais ne l'utilisez pas plus de 3 jours.
Si votre coup de soleil ne s'améliore pas dans la semaine, consultez votre médecin.

Pour une lecture optimale des tableaux, reportez-vous à la page 17.

EN SAVOIR PLUS

Les allergies au soleil

Médicaments et soleil ne sont pas toujours compatibles.

Certains médicaments peuvent provoquer des manifestations anormales de la peau :

▶ **La phototoxicité** est une réaction excessive de la peau des régions exposées au soleil. Elle peut se traduire en fonction de la durée de l'exposition par un banal coup de soleil, voire une brûlure du deuxième degré superficiel.

▶ **La réaction allergique : la photoallergie.** Elle se déclenche après une deuxième exposition au soleil quelques jours après la première. Elle se manifeste même sur les parties du corps non exposées.

Elle peut être provoquée par certains médicaments appliqués localement : des antiseptiques colorés comme la merbromine, l'éosine ou des traitements locaux antichampignons, les crèmes antiallergiques (antihistaminiques comme la prométhazine, type PHENERGAN®), certains antiacné à base de dérivés de la vitamine A (isotrétinoïne), type ROACCUTANE®, ou de peroxyde de benzoyle (CURASPOT®, PAPCLAIR®).

D'autres médicaments pris par la bouche peuvent provoquer une allergie au soleil, comme certains antibiotiques (sulfamides, tétracycline, quinolones,...), antidiabétiques, anti-inflammatoires non stéroïdiens ou AINS (kétoprofène...), diurétiques, antiallergiques, antidépresseurs, neuroleptiques, antichampignons, antiseptiques urinaires, médicaments du cœur, anticoagulants, pilules contraceptives, etc.

Si vous êtes sous traitement médical, avant de partir au soleil, demandez conseil à votre médecin ou à votre pharmacien et lisez toujours attentivement les notices des médicaments.

CALMANT DE LA PEAU (COUP DE SOLEIL)

Principes actifs et spécialités	Note	Avis
HYDROCORTISONE		
Hydrocortisone 0,5 %, crème		
APHILAN DEMANGEAISONS CORTAPAISYL CORTISEDERMYL DERMOFENAC DEMANGEAISONS	14	Efficace, à n'utiliser que sur une courte période (2 à 3 jours maximum).
GLYCEROL EN ASSOCIATION		
Glycérol + Vaseline + Paraffine, crème		
DEXATOPIA DEXERYL DEXERYLCARE GLYCEROL / VASELINE / PARAFFINE XXX	12	Préparation adoucissante ne contenant qu'un seul excipient à effet notoire (parabène).

Pour une lecture optimale des tableaux, reportez-vous à la page 17.

TROLAMINE		
Trolamine, émulsion cutanée		
BIAFINE BIAFINEACT LAMIDERM TROLAMINE XXX	11	Spécialités contenant un nombre impressionnant d'excipients (dont quatre excipients à effet notoire allergisants).
PHYTOTHÉRAPIE		
Calendula officinalis, crème		
CALENDORON	9	Présence de lanoline et d'huile de sésame, susceptibles d'entraîner des réactions allergiques.
Calendula officinalis + Hypericum perforatum + Achillea millefollium + Ledum palustre, pommade		
CICADERMA	8	Risque de photosensibilisation liée à la présence de millepertuis (*Hypericum perforatum*).
HUILE DE FOIE DE MORUE EN ASSOCIATION		
Huile de foie de morue + Vitamine A, pommade		
FLETAGEX	8	Possibilité d'eczéma lié à la présence de lanoline.
OXYDE DE ZINC EN ASSOCIATION		
Oxyde de zinc + Dioxyde de titane + Baume du Pérou, pommade		
BAUME AGATHOL	4	Mis sur le marché en 1927. À éviter. Ce produit est très allergisant du fait de la présence de baume du Pérou et de lanoline.
Oxyde de zinc + Phénazone + Phénol + Salicylate de sodium + Baume du Pérou, pommade		
BRULEX	2	Mis sur le marché en 1939, a malheureusement échappé à la débâcle ! Une brillante association d'au moins quatre substances allergisantes.
PHENAZONE EN ASSOCIATION		
Phénazone + Acide tannique + Hamamélis, pommade cutanée et nasale		
HEC	2	La phénazone est un AINS dépassé, très allergisant (éruption de la peau), et toxique pour les cellules sanguines, sans oublier la présence en excipients de lanoline et de baume du Pérou.

NOS MÉDICAMENTS FAVORIS

CORTAPAISYL 0,5 % crème

Note : 14/20 ◆ **Prix :** 5,70 € ◆ **Remboursement SS :** 0 %

Classe thérapeutique : Corticoïde pour la peau.

Indications : Piqûres d'insectes ou d'ortie ◆ Coups de soleil localisés.

Contre-indications générales : Allergie aux parabènes, à l'alcool cétostéarylique ◆ Acné ◆ Rosacée ◆ Plaie ◆ Lésion infectée ◆ Lésion ulcérée (peau creusée et à vif) ◆ Infections de la peau due à des bactéries, des virus, des champignons ou des parasites ◆ Cloques après un coup de soleil ◆ Enfant de moins de 6 ans.

Prudence générale : Ne pas appliquer sur de grandes surfaces ◆ Ne pas recouvrir d'un pansement ◆ Ne pas appliquer sur les seins en cas d'allaitement ◆ Ne pas appliquer d'autres produits sur la peau à traiter ◆ Ne pas augmenter la fréquence des applications (augmente les effets indésirables sans augmenter l'efficacité).

Posologie : ***Adulte et enfant de plus de 6 ans :*** 1 application matin et soir pendant 1 à 3 jours maximum. Se laver les mains avant et après application. Appliquer la crème en touches espacées, puis l'étaler en massant doucement jusqu'à ce qu'elle soit absorbée complètement.

Arrêt du médicament et consulter le médecin si : Les troubles persistent ou s'aggravent après 3 jours de traitement ◆ Réactions allergiques avec éruption, rougeur, desquamation de la peau et démangeaisons (eczéma, urticaire) ◆ Surinfection de la peau.

Composition : par 100 g : Hydrocortisone 0,5 g. ◆ **Excipients à prendre en compte :** Alcool cétostéarylique, parahydroxybenzoates de méthyle et de propyle (parabènes) (excipients à effet notoire).

Présentation : 3 tubes de 5 g ◆ **Laboratoire :** Merck Médication Familiale

DEXATOPIA crème

Note : 12/20 ◆ **Prix :** 3,51 € ◆ **Remboursement SS :** 15 %

Classe thérapeutique : Protecteur de la peau.

Indications : Brûlures superficielles et peu étendues ◆ Sécheresse de la peau.

Contre-indications générales : Allergie aux parabènes.

Posologie : Appliquer la crème en couche mince sur les zones à traiter 1 à 2 fois par jour, ou plus si nécessaire.

Arrêt du médicament et consulter le médecin si : Réaction allergique avec éruption ou rougeur cutanée, démangeaisons cutanées.

Composition : par 100 g : Glycérol 15 g + Vaseline 8 g + Paraffine 2 g. ◆ **Excipients à prendre en compte :** Parahydroxybenzoate de propyle (parabène) (excipient à effet notoire).

Présentation : Tube de 250 g ◆ **Laboratoire :** Bailleul

ANTI-ALLERGIE AU SOLEIL (PRÉVENTION)

Principes actifs et spécialités	Note	Avis
HYDROXYCHLOROQUINE		
Hydroxychloroquine, comprimé		
PLAQUENIL	12	Médicament efficace à n'utiliser qu'après avis médical dans la prévention des allergies au soleil (lucites).
ACIDE PARA-AMINOBENZOIQUE		
Acide para-aminobenzoïque, comprimé		
PABASUN PARAMINAN	7	Produit dépassé et très allergisant.
OLIGOTHÉRAPIE		
Manganèse, ampoule buvable		
GRANIONS DE MANGANESE MANGANESE OLIGOSOL	7	Présentés comme des modificateurs de terrain sans aucune preuve d'efficacité clinique. Il est précisé que l'oligothérapie ne dispense pas d'un traitement spécifique, c'est encore une chance ! La Haute Autorité de santé a préconisé son déremboursement en 2006.

Pour une lecture optimale des tableaux, reportez-vous à la page 17.

Pour une lecture optimale des tableaux, reportez-vous à la page 17.

NOTRE MÉDICAMENT FAVORI

PLAQUENIL 200 mg comprimé

Note : 12/20 ◆ **Prix :** 5,29 € ◆ **Remboursement SS :** 65 %

Classe thérapeutique : Antilucite.

Indications : Prévention des lucites.

Contre-indications générales : Automédication sans avis de votre médecin au préalable ◆ Allergie à la chloroquine, à l'hydroxychloroquine ◆ Allergie au macrogol ◆ Maladie de la rétine ◆ Insuffisance rénale ◆ Insuffisance hépatique ◆ Psoriasis ◆ Porphyrie ◆ Déficit en G6PD ◆ Intolérance au lactose ◆ Enfant de moins de 15 ans ◆ Grossesse ◆ Allaitement.

Prudence générale : Informer le pharmacien des médicaments que vous prenez par ailleurs, de nombreux médicaments ne devant pas ou exceptionnellement être associés ◆ Conduite de véhicules ou de machines (risque de vertiges, vision floue).

Contre-indications en association : Certains antiarythmiques (amiodarone, disopyramide, dronédarone, hydroquinidine, sotalol), antibiotiques (spiramycine, moxifloxacine, érythromycine IV), anticancéreux (torémifène, vandétanib), antidépresseurs (citalopram, escitalopram), antihistaminiques H_1 (hydroxyzine, méquitazine), antiparasitaires (chloroquine, luméfantrine, pentamidine, pipéraquine, quinidine), neuroleptiques (amisulpride, etc.) ◆ Dompéridone ◆ Méthadone ◆ Prucalopride.

Prudence en association : Certains antibiotiques (azithromycine, ciprofloxacine, clarithromycine, lévofloxacine, norfloxacine, roxithromycine) ◆ Certains médicaments pour le cœur (bêtabloquants indiqués dans l'insuffisance cardiaque, bradycardisants diminuant le rythme cardiaque) ◆ Médicaments abaissant le potassium (diurétiques, laxatifs stimulants, glucocorticoïdes…) ◆ Anagrélide ◆ Ondansétron ◆ Rifampicine ◆ Pansements gastro-intestinaux, antiacides et adsorbants à prendre 2 heures avant ou après ce médicament.

Posologie : ***Adulte :*** 1 comprimé 2 à 3 fois par jour à débuter 7 jours avant le début de l'exposition solaire, puis à poursuivre pendant les 15 premiers jours.
Avaler le comprimé avec un verre d'eau à la fin du repas.

Incidents : Nausées ◆ Vomissements ◆ Diarrhée ◆ Perte d'appétit ◆ Douleurs du ventre ◆ Mal de tête ◆ Nervosité.

Arrêt du médicament et consulter le médecin si : Réaction allergique avec éruption ou rougeur cutanée, démangeaisons cutanées, brusque gonflement du visage, du cou et/ou de la langue, difficultés à respirer ou à avaler (œdème de Quincke), malaise brutal avec chute de la pression artérielle, perte de connaissance (choc anaphylactique) ◆ Troubles de la vue ◆ Troubles de la peau ou des muqueuses avec rougeur, cloques, brûlures, décollement de la peau (syndrome de Stevens-Johnson) pouvant rapidement s'étendre à tout le corps, donnant l'aspect d'un ébouillanté (syndrome de Lyell) ◆ Éruption cutanée sur tout le corps avec des pustules et de la fièvre (pustulose exanthématique généralisée).

Composition : par comprimé : Hydroxychloroquine sulfate 200 mg. ◆ **Excipients à prendre en compte :** Lactose (excipient à effet notoire), macrogol.

Présentation : 30 comprimés ◆ **Laboratoire :** Sanofi Aventis

Pour une lecture optimale des tableaux, reportez-vous à la page 17.

Courbatures

Vous ne pouvez plus descendre un escalier tant vos cuisses vous font mal? Vous avez sans doute trop forcé, il y a 24 heures, lors de votre randonnée et vous voilà victime de courbatures qui vous font grimacer à chaque mouvement!

CE QU'IL FAUT SAVOIR

Les courbatures sont des douleurs musculaires qui surviennent généralement après un effort physique prolongé.

LES CAUSES

Les courbatures sont dues à de petits épanchements de sang provoqués par la rupture de microvaisseaux, à des microtraumatismes répétés et à une accumulation de toxines dans le muscle. Les fibres musculaires sont parfois très légèrement lésées mais, au bout de quelques jours de repos, la douleur a disparu et le muscle est à nouveau en bon état de marche.
Les courbatures n'ont parfois aucun lien avec l'exercice physique. Elles peuvent survenir lors d'une infection virale (grippe, hépatite, pneumonie...), d'une maladie rhumatismale ou, plus rarement, d'une maladie endocrinienne (de la thyroïde notamment). Elles sont classiques lors de la poussée de croissance chez un adolescent.
Certains médicaments, les hypocholestérolémiants surtout, type statine, simvastatine (ZOCOR®), atorvastatine (TAHOR®), etc., ou les fibrates, type fénofibrate (LIPANTHYL®...), etc., peuvent provoquer des courbatures (et d'autres troubles musculaires plus graves).

LES INTERDITS

☒☒ Ne prolongez pas un traitement en automédication mais consultez votre médecin si :
- Vos courbatures persistent au-delà de 4 ou 5 jours.
- Vous avez de la fièvre (plus de 39 °C, depuis quelques jours).
- Vos articulations sont gonflées.
- Vous vous sentez très fatigué.

LES BONNES PRATIQUES

► **En prévention**
- Échauffez-vous correctement avant tout effort physique intense et sachez réduire votre effort si vos muscles ne suivent pas.
- Méfiez-vous des exercices dits «excentriques» (comme une descente à pied à bonne allure), générateurs de fortes courbatures.
- Buvez régulièrement, tout au long de vos efforts.

Pour une lecture optimale des tableaux, reportez-vous à la page 17.

• Ne stoppez pas l'effort physique brutalement, mais prenez le temps d'étirer vos muscles en douceur ou marchez encore quelque temps après avoir couru. En maintenant la circulation sanguine à un niveau élevé, vous permettrez à votre organisme d'éliminer plus facilement les substances toxiques produites par l'effort.

▶ **En cas de courbatures dues à un effort physique**

• Prenez un long bain chaud pour relâcher les muscles : c'est la meilleure solution (et la plus simple).
• Appliquez sur la zone courbaturée une bouillotte ou un pack thermique chaud-froid que vous aurez fait chauffer (au micro-ondes) ou un baume à effet révulsif (apportant une sensation de chaleur).
• Faites un sauna, suivi d'une douche froide si vous en avez la possibilité.
• En cas de douleur persistante, prenez un antidouleur (paracétamol de préférence), en respectant les doses recommandées (en automédication, jusqu'à 3 g par jour mais ne dépassez JAMAIS 4 g par jour, sous peine de grave intoxication du foie).

LES MÉDICAMENTS

• Des antidouleurs à prendre par la bouche, paracétamol de préférence (jusqu'à 3 g par jour mais ne dépassez JAMAIS 4 g par jour).
• Des crèmes et pommades révulsives.
• Des patchs chauffants à base de poudre de fer et de charbon actif type THERMACARE®, AROMA PATCH® thermo-actif, NEXCARE Heat Patch®...

ANTICOURBATURE

Principes actifs et spécialités	Note	Avis
MEPHENESINE – Décontracturant		
Méphénésine, comprimé		
DECONTRACTYL	8	Ne risque pas de vous déplier.
HOMÉOPATHIE		
Associations homéopathiques, comprimé à croquer, comprimé orodispersible ou solution buvable		
ARNICALME ARNICA COMPLEXE N°1 LEHNING SPORTENINE	7	Vu leur inefficacité, j'ai un penchant à ne pas vous les recommander.
OLIGOTHÉRAPIE		
Sélénium, ampoule buvable		
GRANIONS DE SELENIUM SELENIUM OLIGOSOL	7	Aucune preuve d'efficacité clinique. Il est précisé que ces médicaments ne dispensent pas d'un traitement spécifique, c'est encore une chance !
METHOCARBAMOL – Décontracturant		
Méthocarbamol, comprimé		
LUMIRELAX	5	Inefficacité assurée et allergisant.

Pour une lecture optimale des tableaux, reportez-vous à la page 17.

ANTICOURBATURE LOCAL

Principes actifs et spécialités	Note	Avis
RÉVULSIFS (SALICYLÉS) – Traitement d'appoint des douleurs tendino-ligamentaires. Contre-indiqué chez les sujets allergiques à l'aspirine ou aux salicylés, intolérants aux dérivés terpéniques. Peut être avantageusement remplacé par des patchs autochauffants.		
Salicylate de diéthylamine, crème		
ALGESAL BAUME	8	Efficacité très limitée. Tolérance moyenne.
Salicylate de méthyle + Girofle + Piment, crème		
BAUME AROMA	8	Idem.
Salicylate de méthyle + Camphre, crème		
INONGAN	8	Idem.
Salicylate d'amyle + Camphre + Lévomenthol + Capsicum, crème		
BAUME SAINT BERNARD	8	Idem.
Salicylate de glycol + Camphre + Lévomenthol + Nicotinate de benzyle, crème		
LUMBALGINE	8	Idem.
Acide salicylique + Lévomenthol + Résorcinol + Vératrole, gel ou solution pour application cutanée		
SYNTHOL	8	Mise sur le marché en 1925, cette petite soupe a bien mal vieilli.
Salicylate de diéthylamine + Myrtécaïne, crème		
ALGESAL SURACTIVE	5	Présence d'un anesthésique local dépassé et allergisant.
MEPHENESINE EN ASSOCIATION – Décontracturant et révulsif		
Méphénésine + Nicotinate de méthyle, pommade		
DECONTRACTYL BAUME	7	Spécialité moyennement inefficace.
METHOCARBAMOL – Décontracturant		
Méthocarbamol, crème		
LUMIRELAX	5	Inefficace et en plus allergisant.

Crampe musculaire

Un mollet qui se raidit en pleine nuit? Un pied qui se contracte au beau milieu de votre séance de natation? C'est une crampe, un incident bénin dans la majorité des cas, mais à ne pas négliger s'il se produit fréquemment.

CE QU'IL FAUT SAVOIR

La crampe est une contraction soudaine, involontaire, aiguë et douloureuse des fibres musculaires. Le muscle concerné se raidit et durcit, la circulation sanguine s'arrête, provoquant une douleur parfois fulgurante. Cela dure quelques minutes puis la crampe disparaît soudainement, comme elle est venue.

Pour une lecture optimale des tableaux, reportez-vous à la page 17.

LES CAUSES

Elles sont d'une grande diversité :

• Le froid, la fatigue, un effort physique intense ou brutal, une déshydratation, la baisse des apports en sels minéraux, des problèmes articulaires au pied ou au genou, une fatigue musculaire due à une inactivité prolongée, une mauvaise posture, un traumatisme…

• La grossesse.

• Certaines maladies : l'artérite (artère bouchée des membres inférieurs); l'insuffisance veineuse (parfois suite à une phlébite); les maladies des nerfs ou neuropathies (liées au diabète, à l'alcool); la baisse du potassium dans le sang (ou hypokaliémie) due à des vomissements répétés ou une diarrhée prolongée; la spasmophilie ou la tétanie, par manque de calcium; les maladies musculaires; les maladies de la thyroïde, en particulier l'hypothyroïdie; le déséquilibre en électrolytes (manque ou excès de sels minéraux).

• La prise de certains médicaments abaissant le taux de potassium dans le sang : les traitements diurétiques utilisés contre l'hypertension artérielle et/ou l'insuffisance cardiaque et/ou les œdèmes; la cortisone dans les maladies inflammatoires et autres; la prise prolongée de laxatifs irritants.

• Et même l'abus de réglisse ou de boissons anisées sans alcool !

LES INTERDITS

☒ Pas d'automédication mais consultez votre médecin si :

• Les crampes surviennent de plus en plus fréquemment, en dehors de toute activité, y compris la nuit.

• Les crampes surviennent quand vous marchez et disparaissent une fois que vous êtes au repos.

• Vous êtes sous diurétique (seul ou associé), sous cortisone ou sous laxatifs irritants.

LES BONNES PRATIQUES

▶ **En prévention**, si vous êtes sujet aux crampes

• Si vous prenez fréquemment des laxatifs irritants, arrêtez-les, prenez des laxatifs doux si nécessaire mais surtout modifiez votre hygiène de vie *(voir Constipation)*.

• Si vous consommez très régulièrement de l'alcool, diminuez votre consommation.

• Si vous faites du sport, échauffez-vous avant, buvez pendant et après une séance (eau sucrée, eau salée, bouillon…). Après la séance, étirez vos muscles durant quelques minutes avec des exercices d'élongation, puis prenez une douche chaude. Enfin, massez les muscles que vous avez le plus sollicités en remontant toujours vers le cœur, éventuellement avec une pommade à effet chauffant (effet révulsif).

• Au bureau, ne restez pas immobile, changez souvent de position.

• En voiture, arrêtez-vous toutes les 2 heures et marchez pour détendre vos muscles.

Pour une lecture optimale des tableaux, reportez-vous à la page 17.

Au cours d'une crise

- Essayez de relâcher le muscle concerné par la crampe.
- Massez la partie contractée, étirez le membre, marchez, ou appliquez une poche de glace.

LES MÉDICAMENTS

Il existe des médicaments dit myorelaxants centraux, à base de méphénésine ou de méthocarbamol (à prendre par la bouche), sans efficacité démontrée et considérés comme insuffisants par la Haute Autorité de santé (HAS).

Les traitements myorelaxants locaux en crème ou en pommade et les traitements antidouleur en application locale sont sans intérêt.

ANTICRAMPE

Principes actifs et spécialités	Note	Avis
MEPHENESINE – Décontracturant		
MEPHENESINE SEULE		
Méphénésine, comprimé		
DECONTRACTYL	8	Balance efficacité - tolérance défavorable.
MEPHENESINE EN ASSOCIATION		
Méphénésine + Nicotinate de méthyle, pommade		
DECONTRACTYL BAUME	7	Spécialité moyennement inefficace.
HOMÉOPATHIE		
Association homéopathique, comprimé		
SPORTENINE	7	Anticrampe des sportifs qui court sans succès après son efficacité.
OLIGOTHÉRAPIE		
Potassium, ampoule buvable		
POTASSIUM OLIGOSOL	7	Présentés comme modificateurs de terrain sans aucune preuve d'efficacité clinique. Il est précisé que ces spécialités ne dispensent pas d'un traitement spécifique, c'est encore une chance !
Sélénium, ampoule buvable		
GRANIONS DE SELENIUM		
SELENIUM OLIGOSOL		
METHOCARBAMOL – Décontracturant		
Méthocarbamol, comprimé ou crème		
LUMIRELAX	5	Inefficacité assurée et allergisant.

Pour une lecture optimale des tableaux, reportez-vous à la page 17.

Cystite et infection urinaire

Vous avez en permanence envie d'aller aux toilettes pour finalement n'éliminer qu'un tout petit peu d'urine? Uriner vous brûle? Vos urines sont troubles et/ou sentent mauvais? Vous souffrez sans doute d'une cystite, une infection urinaire.

CE QU'IL FAUT SAVOIR

La cystite est une inflammation de la vessie.
Généralement bénigne, cette infection fréquente chez les femmes demande cependant une consultation médicale et un traitement à base d'antibiotique pour ne pas risquer de complications, notamment rénales.

LES CAUSES

La cystite est due le plus souvent à une infection provoquée par une bactérie (en général, des colibacilles) qui est «remontée» le long de l'urètre. L'urètre, le canal qui permet à la vessie d'évacuer l'urine vers l'extérieur, est plus court chez la femme que chez l'homme : l'entrée des bactéries s'en trouve facilitée. Les femmes sont ainsi plus sujettes aux cystites.
La cystite est souvent inexpliquée mais elle est favorisée par certains facteurs :

- Vous ne buvez pas assez de liquides au quotidien.
- Vous vous retenez trop longtemps d'uriner.
- Vous avez une hygiène intime trop «agressive», avec des lavages et des savonnages vaginaux intensifs.
- Vous êtes enceinte.
- Vous vous baignez dans des eaux polluées.

La cystite peut aussi être liée à un diabète, des calculs, une malformation de l'appareil urinaire. Chez l'homme, elle est souvent due à une hyperplasie bénigne et/ou une inflammation de la prostate.

LES INTERDITS

☒☒ Ne prenez pas les médicaments vendus sans ordonnance (phytothérapie, homéopathie) totalement inefficaces *(voir tableau)* mais consultez rapidement votre médecin si :

- Vous avez de la fièvre.
- Vous avez des douleurs dans la région lombaire.
- Vos urines contiennent du sang.
- Les symptômes concernent un homme, un enfant ou une femme enceinte.

LES BONNES PRATIQUES

► En prévention

- Buvez au quotidien plus de 1,5 litre d'eau, tisane, thé... cela va contribuer à chasser les microbes de votre vessie.
- Urinez quand vous en avez besoin.

Pour une lecture optimale des tableaux, reportez-vous à la page 17.

- Utilisez des savons doux pour votre toilette intime.
- Portez des sous-vêtements en coton.
- Urinez après chaque rapport sexuel.
- Attention, mesdames et mesdemoiselles : essuyez-vous toujours d'avant en arrière après la selle ou après avoir uriné.
- Si vous êtes sujet(te) aux cystites, vous pouvez prendre certains produits à base de canneberge (ou cranberry). Ils peuvent avoir un effet préventif en favorisant l'élimination des bactéries de la vessie. Cette notion est actuellement mise en doute.

► En cas de crise

Oubliez les médicaments vendus sans ordonnance. Ils sont sans effet réel. Seuls les antibiotiques que vous prescrira votre médecin peuvent éradiquer les bactéries responsables de votre infection.
En attendant la consultation, buvez beaucoup d'eau.
Prévenez votre partenaire et demandez-lui de consulter son médecin pour un traitement éventuel.

LES MÉDICAMENTS

Les médicaments à base de bleu de méthylène, de méthénamine..., dignes des apothicaires d'autrefois et non de laboratoires pharmaceutiques modernes, qui étaient vendus sans ordonnance, ont été enfin retirés des pharmacies.
Les médicaments de phytothérapie, type ARKOGELULES® BUSSEROLE, et les médicaments homéopathiques sont sans intérêt, même s'ils ont obtenu de l'Agence du médicament (ANSM) une indication dans le traitement des troubles urinaires bénins. Ils n'ont jamais démontré de réelle efficacité.

ANTICYSTITE

Principes actifs et spécialités	Note	Avis
PHYTOTHÉRAPIE		
Busserole, gélule		
ARKOGELULES BUSSEROLE ELUSANES BUSSEROLE	7	Traitement adjuvant des troubles urinaires bénins selon l'Agence. On prend vraiment nos vessies pour des lanternes !
HOMÉOPATHIE		
Associations homéopathiques, granules ou solution buvable		
HOMEOCYST JUNIPERUS COMPLEXE N°6 LEHNING L8 LEHNING RUBIA COMPLEXE N°3 LEHNING UVA URSI COMPLEXE N°9 LEHNING	7	En général, proposés comme traitement adjuvant dans les cystites. En clair, ces spécialités ne servent à rien.

D

Démangeaisons ou prurit

Ça vous grattouille ou ça vous chatouille? Comme la majorité d'entre nous, par réflexe, vous vous grattez si votre peau vous démange. Sur l'instant, cela vous soulage, mais cela peut aussi infecter votre peau.
Se gratter ne fait qu'empirer la démangeaison. Mieux vaut donc en chercher rapidement l'origine et la traiter!

CE QU'IL FAUT SAVOIR

De très nombreux troubles et maladies peuvent engendrer des démangeaisons plus ou moins intenses selon les cas :

▸ **Les lésions de la peau sont visibles**

Elles peuvent être dues à une urticaire, un eczéma, un psoriasis, un prurigo; ou être déclenchées par des médicaments (réaction de type allergique, *voir Allergies*) comme les anti-inflammatoires non stéroïdiens ou AINS (aspirine, ibuprofène, etc.), les différents sulfamides (antibactériens, diurétiques, antidiabétiques, médicaments de la goutte, type allopurinol, etc.), certains antibiotiques dont les dérivés de la pénicilline (ampicilline, amoxicilline, etc.); ou provoquées par une allergie à des produits de beauté ou des parfums *(voir Allergies)*, des champignons de la peau, des parasites (gale, poux, puces), la varicelle, des piqûres d'insectes...

▸ **Les lésions de la peau ne sont pas visibles**

Les démangeaisons peuvent être liées à des maladies du foie (jaunisse), du sang ou des ganglions, du diabète, une insuffisance rénale, l'angoisse, la dépression, la sécheresse de la peau chez les personnes âgées, la grossesse, le prurit au froid (durant les mois d'hiver).

Pour une lecture optimale des tableaux, reportez-vous à la page 17.

▶ **Les lésions se situent au niveau de l'anus ou des organes génitaux**
Les démangeaisons peuvent être dues à une infection par un parasite (oxyures notamment), des hémorroïdes *(voir Hémorroïdes)*, du diabète, de l'eczéma, des morpions *(voir Poux, lentes et morpions)*, une incontinence urinaire, une infection génitale, des problèmes psychologiques.

LES INTERDITS

☒☒☒ Pas d'automédication mais consultez en urgence votre médecin ou appelez le SAMU (15 ou 112) en cas de démangeaisons intenses ou soudaines et en particulier si :
- Elles sont associées à un gonflement du visage, de la langue et à des difficultés respiratoires (œdème de Quincke).
- Elles font suite à l'ingestion d'un médicament ou d'un aliment (crustacés, fraises...).

☒ Pas d'automédication ou ne prolongez pas un traitement en automédication mais consultez votre médecin si les démangeaisons s'accompagnent de fièvre ou de fatigue générale ou si elles restent intenses et persistent plus de 24 heures.

LES BONNES PRATIQUES

- En cas d'allergie connue, évitez bien sûr les produits en cause (produits parfumés, médicaments, aliments). Certains accessoires (bracelets de montre, boutons de pantalon, boucles d'oreilles, bracelets, bagues, etc.) peuvent contenir des métaux allergisants comme le chrome ou le nickel : évitez-les.
- En cas de peau sèche, prenez des douches courtes et évitez les bains, surtout avec des produits moussants et parfumés.
- N'utilisez pas de savon trop décapant mais des produits lavants hypoallergéniques ou des pains dermatologiques et hydratez-vous tout particulièrement en hiver avec une crème. Vérifiez que ces produits ne contiennent ni parabène ni lanoline, car ils peuvent provoquer des allergies.
- Portez des sous-vêtements en fil de coton et lavez-les au savon de Marseille.
- Si vous nagez en piscine, l'eau étant chlorée, protégez les parties les plus sensibles (cuisses, visage, bassin, bras) avec une crème protectrice surgrasse. Après vous être rincé sous la douche, hydratez-vous soigneusement.
- Ne vous grattez pas! Cela ne fait que renforcer l'envie de se gratter. Si vous ne pouvez pas résister, passez simplement vos doigts ou la paume de la main sur la partie qui vous démange : cela fera le même effet sans irriter votre peau.
- Attention aux personnes âgées! Leur peau est sujette aux démangeaisons et doit être hydratée quotidiennement.
- En cas de démangeaisons répétées, cherchez-en la cause (produits de beauté, savons, parfums, aliments, lessives, etc.) en lisant attentivement les étiquettes de vos produits.

Pour une lecture optimale des tableaux, reportez-vous à la page 17.

LES MÉDICAMENTS

Le traitement dépend de la cause de la démangeaison. Dans la majorité des cas vous devez consulter votre médecin afin qu'il identifie l'origine du trouble.
Cependant, si les démangeaisons sont modérées, vous pouvez utiliser en automédication :

- Les antihistaminiques H_1 de seconde génération, peu sédatifs, à base de cétirizine (par la bouche) de préférence aux antihistaminiques de première génération plus sédatifs, type POLARAMINE®, DIMEGAN®.
Évitez de boire de l'alcool pendant le traitement *(voir Médicaments et alcool, Médicaments à effet sédatif)*. N'utilisez jamais les antihistaminiques en crème ou en pommade, type PHENERGAN®, car ils sont eux-mêmes très allergisants !
- Les autres antiprurigineux sont des traitements locaux à appliquer sur de très faibles surfaces : hydrocortisone à 0,5 % (cas d'une piqûre d'insecte).
- Les médicaments à base d'anesthésique local et les AINS locaux ont un intérêt plus limité et peuvent entraîner des réactions allergiques.
- Les produits à base de menthol ou de camphre et autres dérivés terpéniques peuvent entraîner des convulsions chez les jeunes enfants et les personnes âgées.
- Les topiques protecteurs. En cas d'irritation de la peau, ces substances hydratantes (à base de vaseline) peuvent vous soulager momentanément. Évitez les produits contenant des excipients à effet notoire allergisants (lanoline, parabènes, propylèneglycol, chlorocrésol, baume du Pérou…).

EN SAVOIR PLUS

Démangeaisons et médicaments

Les médicaments sont composés de deux parties : la ou les molécule(s) active(s), dite(s) principe(s) actif(s), et d'autres substances sans valeur thérapeutique, dites excipients *(voir Médicaments et excipients)*.
Certains excipients comme les parabènes, la lanoline, les colorants azoïques, l'huile d'arachide, le latex, le formaldéhyde ou formol, peuvent déclencher des allergies : rougeur, urticaire, eczéma, photosensibilisation. Et dans des cas beaucoup plus rares, mais très graves, un œdème de Quincke, voire un grand malaise avec chute brutale de la tension artérielle (choc anaphylactique).
Si vous souffrez de démangeaisons sans raison autre que la prise d'un nouveau traitement, consultez votre médecin ou appelez le SAMU (15 ou 112) dans les cas très sérieux (œdème de Quincke, choc anaphylactique).

ANTIALLERGIQUE (PEAU)

Principes actifs et spécialités	Note	Avis
CETIRIZINE – Antihistaminique H_1		
Cétirizine, comprimé ou comprimé à sucer		
ACTIFED ALLERGIE CETIRIZINE ALAIRGIX ALLERGIE CETIRIZINE CETIRIZINE XXX DRILL ALLERGIE CETIRIZINE HUMEX ALLERGIE CETIRIZINE ZYRTECSET	15	Cet antihistaminique de deuxième génération entraîne moins d'effets indésirables que ceux de première génération.
BROMPHENIRAMINE – Antihistaminique H_1		
Bromphéniramine, gélule		
DIMEGAN	12	Cet antihistaminique de première génération peut présenter un effet sédatif important, sécheresse de la bouche, constipation, troubles de la vue, accélération du rythme cardiaque, difficulté à uriner (effets atropiniques de la substance).
DEXCHLORPHENIRAMINE – Antihistaminique H_1		
Dexchlorphéniramine, comprimé		
POLARAMINE	12	Cet antihistaminique de première génération peut présenter un effet sédatif important, sécheresse de la bouche, constipation, troubles de la vue, accélération du rythme cardiaque, difficulté à uriner (effets atropiniques de la substance).
CYPROHEPTADINE – Antihistaminique H_1		
Cyproheptadine, comprimé		
PERIACTINE	8	Antihistaminique de première génération peu efficace et dépassé.
HOMÉOPATHIE		
Association homéopathique, comprimé ou solution buvable		
SCABIOSA COMPLEXE N°87 LEHINNG SULFUR COMPLEXE N°12 LEHNING	7	Spécialités n'ayant toujours pas démontré leur efficacité dans des études cliniques sérieuses. Pour les croyants ! À vos souhaits !
OLIGOTHÉRAPIE		
Manganèse, ampoule buvable		
GRANIONS DE MANGANESE MANGANESE OLIGOSOL	7	Présentés comme des modificateurs de terrain sans aucune preuve d'efficacité clinique. Il est précisé que l'oligothérapie ne dispense pas d'un traitement spécifique, c'est encore une chance ! La Haute Autorité de santé a préconisé son déremboursement en 2006.
PROMETHAZINE – Antihistaminique phénothiazinique		
Prométhazine, comprimé ou sirop		
PHENERGAN	6	Cet antihistaminique phénothiazinique de première génération présente un effet sédatif important et de nombreux effets indésirables.
ALIMEMAZINE – Antihistaminique phénothiazinique		
Alimémazine, sirop		
THERALENE	5	Cet antihistaminique phénothiazinique ne devrait pas être utilisé en automédication car il entraîne un effet sédatif important, de nombreuses interactions avec d'autres médicaments et des effets indésirables graves.

Pour une lecture optimale des tableaux, reportez-vous à la page 17.

Pour une lecture optimale des tableaux, reportez-vous à la page 17.

NOS MÉDICAMENTS FAVORIS

CETIRIZINE SANDOZ CONSEIL 10 mg comprimé

Note : 15/20 ◆ **Prix :** 3,85 € ◆ **Remboursement SS :** 0 %

Classe thérapeutique : Antihistaminique H_1 antiallergique.

Indications : Rhinite allergique ◆ Conjonctivite allergique ◆ Urticaire.

Contre-indications générales : Allergie à la cétirizine, à la lévocétirizine, à l'hydroxyzine, à la méclozine ◆ Allergie au macrogol ◆ Insuffisance rénale ◆ Intolérance au lactose ◆ Enfant de moins de 6 ans ◆ Grossesse ◆ Allaitement.

Prudence générale : Épilepsie ◆ Antécédent de convulsions ◆ Difficultés pour uriner ◆ Tests programmés pour diagnostic d'allergie (arrêt du traitement 3 jours avant) ◆ Conduite de véhicules ou de machines (risque de somnolence, vertiges).

Prudence en association : Pansements gastro-intestinaux, antiacides et adsorbants à prendre 2 heures avant ou après ce médicament.

Posologie : ***Adulte et enfant de plus de 12 ans :*** 1 comprimé 1 fois par jour ◆ ***Enfant de 6 à 12 ans :*** ½ comprimé matin et soir.
Avaler le comprimé avec une boisson.

Incidents : Somnolence ◆ Vertiges ◆ Mal de tête ◆ Mal de gorge ◆ Rhinite ◆ Sécheresse de la bouche ◆ Nausées ◆ Diarrhée ◆ Fatigue.

Arrêt du médicament et consulter le médecin si : Les troubles persistent ou s'aggravent après 7 jours de traitement ◆ Réaction allergique avec éruption ou rougeur cutanée, démangeaisons cutanées, brusque gonflement du visage, du cou et/ou de la langue, difficultés à respirer ou à avaler (œdème de Quincke), malaise brutal avec chute de la pression artérielle, perte de connaissance (choc anaphylactique) ◆ Apparition de bleus, de saignements de nez ou de gencives inhabituels (thrombopénie).

Composition : par comprimé : Cétirizine 10 mg. ◆ **Excipients à prendre en compte :** Lactose (excipient à effet notoire), macrogol.

Présentation : 7 comprimés ◆ **Laboratoire :** Sandoz

DIMEGAN 12 mg gélule

Note : 12/20 ◆ **Prix :** 3,37 € ◆ **Remboursement SS :** 15 %

Classe thérapeutique : Antihistaminique H_1 antiallergique.

Indications : Rhinite allergique ◆ Conjonctivite allergique ◆ Urticaire allergique.

Contre-indications générales : Allergie à la bromphéniramine ◆ Glaucome par fermeture de l'angle (ou antécédent familial) ◆ Difficultés pour uriner d'origine prostatique ou autre ◆ Consommation d'alcool ◆ Intolérance au saccharose ◆ Enfant de moins de 12 ans ◆ Grossesse ◆ Allaitement.

Prudence générale : Insuffisance rénale ◆ Insuffisance hépatique ◆ Constipation ◆ Sujet âgé ◆ Tests programmés pour diagnostic d'allergie (arrêt du traitement 3 jours avant) ◆ Conduite de véhicules ou de machines (risque de somnolence, vertiges, hallucinations, troubles visuels, baisse de la vigilance).

Contre-indications en association : Alcool ou médicaments contenant des quantités importantes d'alcool ◆ Oxybate de sodium.

Prudence en association : Pansements gastro-intestinaux, antiacides et adsorbants à prendre 2 heures avant ou après ce médicament.

Posologie : ***Adulte et enfant de plus de 12 ans :*** 1 gélule matin et soir en commençant le traitement le soir et en espaçant les prises de 8 heures.

Incidents : Somnolence ◆ Sécheresse de la bouche et des muqueuses ◆ Troubles visuels ◆ Palpitations ◆ Constipation ◆ Rétention d'urine ◆ Vertiges ◆ Hypotension.

Arrêt du médicament et consulter le médecin si : Aggravation des symptômes ◆ Troubles psychiques (hallucinations, confusion…) ◆ Tremblements ◆ Réaction allergique avec éruption ou rougeur cutanée, démangeaisons cutanées, brusque gonflement du visage, du cou et/ou de la langue, difficultés à respirer ou à avaler (œdème de Quincke), malaise brutal avec chute de la pression artérielle, perte de connaissance (choc anaphylactique) ◆ Apparition de bleus, de saignements de nez ou de gencives inhabituels (thrombopénie) ◆ Apparition de fièvre, d'angine ou de toute autre infection (agranulocytose).

Composition : par gélule : Bromphéniramine 12 mg. ◆ **Excipients à prendre en compte :** Saccharose (excipient à effet notoire).

Présentation : 12 gélules ◆ **Laboratoire :** Ethypharm

ANTIDÉMANGEAISON LOCAL

Principes actifs et spécialités	Note	Avis
HYDROCORTISONE – Anti-inflammatoire corticoïde		
Hydrocortisone, crème		
APHILAN DEMANGEAISONS CORTAPAISYL CORTISEDERMYL DERMOFENAC	14	Traitement de premier choix : bonne balance efficacité/tolérance.
QUINISOCAINE – Anesthésique local		
Quinisocaïne, crème		
QUOTANE	12	
CROTAMITON – Antiprurigineux		
Crotamiton, crème		
EURAX	5	Inefficace et allergisant. Si votre pharmacien n'en a pas, c'est plutôt bon signe.
DIPHENHYDRAMINE – Antihistaminique H_1		
Diphénhydramine, gel		
BUTIX	5	Les antihistaminiques locaux sont eux-même allergisants. N'utilisez que les antiallergiques pris par la bouche.
ISOTHIPENDYL – Antihistaminique H_1		
Isothipendyl, crème ou gel		
APAISYLGEL SEDERMYL	5	Les antihistaminiques locaux sont à éviter car ils sont eux-même allergisants.
MEFENIDRAMIUM EN ASSOCIATION – Antihistaminique H_1 (méthyldiphénhydramine)		
Méfénidramium + Lidocaïne, crème		
ONCTOSE	4	Produit dépassé. Évitez les antihistaminiques locaux, eux-même allergisants.
Méfénidramium + Lidocaïne + Hydrocortisone, crème		
ONCTOSE HYDROCORTISONE	4	Association inutile et allergisante.
PROMETHAZINE – Antihistaminique phénothiazinique		
Prométhazine, crème		
PHENERGAN	4	Produit dépassé à éviter car très allergisant et photosensibilisant. À n'utiliser que si vous souhaitez revoir fréquemment votre dermatologue.

Pour une lecture optimale des tableaux, reportez-vous à la page 17.

Pour une lecture optimale des tableaux, reportez-vous à la page 17.

NOTRE MÉDICAMENT FAVORI

CORTAPAISYL 0,5 % crème

Note : 14/20 ◆ **Prix :** 5,70 € ◆ **Remboursement SS :** 0 %

Classe thérapeutique : Corticoïde pour la peau.

Indications : Piqûres d'insectes ou d'ortie ◆ Coups de soleil localisés.

Contre-indications générales : Allergie aux parabènes, à l'alcool cétostéarylique ◆ Acné ◆ Rosacée ◆ Plaie ◆ Lésion infectée ◆ Lésion ulcérée (peau creusée et à vif) ◆ Infections de la peau due à des bactéries, des virus, des champignons ou des parasites ◆ Cloques après un coup de soleil ◆ Enfant de moins de 6 ans.

Prudence générale : Ne pas appliquer sur de grandes surfaces ◆ Ne pas recouvrir d'un pansement ◆ Ne pas appliquer sur les seins en cas d'allaitement ◆ Ne pas appliquer d'autres produits sur la peau à traiter ◆ Ne pas augmenter la fréquence des applications (augmente les effets indésirables sans augmenter l'efficacité).

Posologie : ***Adulte et enfant de plus de 6 ans :*** 1 application matin et soir pendant 1 à 3 jours maximum. Se laver les mains avant et après application. Appliquer la crème en touches espacées, puis l'étaler en massant doucement jusqu'à ce qu'elle soit absorbée complètement.

Arrêt du médicament et consulter le médecin si : Les troubles persistent ou s'aggravent après 3 jours de traitement ◆ Réactions allergiques avec éruption, rougeur, desquamation de la peau et démangeaisons (eczéma, urticaire) ◆ Surinfection de la peau.

Composition : par 100 g : Hydrocortisone 0,5 g. ◆ **Excipients à prendre en compte :** Alcool cétostéarylique, parahydroxybenzoates de méthyle et de propyle (parabènes) (excipients à effet notoire).

Présentation : 3 tubes de 5 g ◆ **Laboratoire :** Merck Médication Familiale

Dents et gencives

Les affections des dents et des gencives sont considérées par l'Organisation mondiale de la santé (OMS) comme le troisième fléau de santé, après les maladies cardio-vasculaires et le cancer.
Pour éviter de gros problèmes dentaires et les douleurs qu'ils entraînent, misez sur la prévention en adoptant une bonne hygiène quotidienne pour vous et vos enfants, et en consultant votre dentiste au minimum une fois par an.

CE QU'IL FAUT SAVOIR

Vous avez mal aux dents ? Le problème concerne soit la dent elle-même *(voir En savoir plus)*, soit l'os alvéolaire ou la gencive.

LES CAUSES

Le grand responsable est la plaque dentaire (due à l'accumulation de microbes) engendrée par la dégradation des aliments, notamment des sucres, et mal éliminée lors du brossage des dents. Invisible à l'œil nu, cette couche adhère fortement à la dent, particulièrement à la frontière gencive / dent et entre les dents.

Cette plaque produit une formation d'acide aux multiples conséquences :
• attaque de l'émail, puis de la dentine et enfin de la pulpe par une carie (un trou) de plus en plus profonde ;
• irritation de la gencive, puis inflammation (gingivite) ;
• persistance d'une gingivite pouvant entraîner une rétraction de la gencive (déchaussement) et une destruction progressive du tissu osseux. La dent n'étant plus soutenue, elle devient mobile puis, à la longue, elle est expulsée de son alvéole.
Quand elle se minéralise, la plaque dentaire forme du tartre que la brosse à dents ne peut éliminer en raison de sa dureté et de son adhérence à la dent. Un détartrage s'impose.

Pour une lecture optimale des tableaux, reportez-vous à la page 17.

LES INTERDITS

Attendre d'avoir mal ! La douleur est le signe d'une atteinte déjà importante de la dent ou des gencives. De plus, une carie sur une dent dont le nerf a été retiré (dent dévitalisée) ne provoque pas de douleur mais continue à la détériorer.

Attention ! Une dent négligée et infectée peut favoriser la prolifération des germes qui vont se fixer sur le cœur ou les reins, occasionnant des troubles graves.

☒ Pas d'automédication mais consultez votre dentiste si :
• Vos gencives saignent facilement au brossage.
• Votre joue ou votre bouche sont enflées (surtout ne mettez pas de compresses chaudes sur la zone affectée).
• Vous avez mal aux dents et vous avez de la fièvre.
• Une de vos dents est devenue creuse ou a changé de couleur.
• Vous avez mauvaise haleine.

LES BONNES PRATIQUES

▶ En prévention

• Pratiquez une bonne hygiène dentaire et alimentaire. Cela peut réellement freiner l'apparition de caries ou des problèmes de gencives. Mais ne misez pas trop sur le fluor, qui n'a d'intérêt que lors de la formation des dents.
• Brossez-vous les dents au moins deux fois par jour après les repas, durant 3 minutes, avec une brosse à dents souple en nylon (ou une brosse à dents électrique) et du dentifrice, en allant de la gencive à la dent. Cette action mécanique élimine la plaque dentaire. Vous pouvez le vérifier en utilisant un révélateur de plaque, type INAVA DENTO PLAQUE®.
• Changez régulièrement de brosse à dents (tous les 3 mois) et ne la prêtez pas. C'est personnel. Quant aux dentifrices, ils se valent tous, fluor ou pas. Choisissez donc un dentifrice avec lequel vous (et surtout vos enfants) avez du plaisir à vous brosser les dents.
• Utilisez éventuellement du fil dentaire, une petite brosse ou un hydropulseur (petit appareil projetant de l'eau) pour bien nettoyer entre les dents.

Pour une lecture optimale des tableaux, reportez-vous à la page 17.

• **Consultez votre dentiste au moins une fois par an (tous les 6 mois pour les enfants)** afin qu'il effectue un examen des dents et des gencives, même en l'absence de toute carie ou douleur.
• Faites faire un détartrage bi-annuel. Ce n'est pas du luxe mais de la saine prévention.
• Limitez la consommation de sucre, de bonbons (y compris les chewing-gums sucrés), de mets sucrés... surtout après le brossage du soir.

EN SAVOIR PLUS

Dent et collet

Une dent est formée de trois parties :
• une partie externe, protectrice, mince et très dure : l'émail ;
• une partie moyenne, plus épaisse, dure : l'ivoire ou dentine ;
• une cavité au centre de la dent, contenant la pulpe avec ses nerfs et ses vaisseaux.
La dent est implantée profondément dans un tissu de soutien, formé de l'os alvéolaire et de ligaments recouverts par la gencive.
Le collet est la partie de la dent située entre la racine et la couronne, normalement protégée par la gencive. Lorsque la gencive se retire progressivement, le collet n'est plus protégé et les dents vont devenir sensibles à ce niveau au contact du chaud, du froid, des aliments sucrés ou acides, ou lors du brossage avec une brosse trop dure.

▶ Les problèmes spécifiques

• Les caries

On les redoute, car elles font mal !
La carie affecte surtout et très fréquemment les jeunes enfants et les adolescents. Les tissus dentaires n'ont alors pas terminé leur calcification et les dents sont moins résistantes à l'attaque des acides, produits par les bactéries de la plaque dentaire.
Cet acide attaque l'émail et creuse dans la dent une cavité que l'on appelle carie, située souvent sur les molaires et prémolaires.
Une carie engendre de la douleur quand elle approche ou atteint la pulpe dentaire, qui renferme les nerfs. Mieux vaut donc la soigner dès qu'apparaît une petite tache sur l'émail avant tout signe douloureux.
Consultez régulièrement votre dentiste, cela peut vous éviter des soins plus importants.
Les douleurs liées aux caries varient en fonction du niveau de la lésion de la dent :
• La douleur est provoquée par le chaud et le froid mais disparaît rapidement. Il n'y a en général pas de lésion de la pulpe. Le traitement sera simple, la lésion étant limitée à l'émail et à la dentine.
• La douleur provoquée par le chaud et le froid persiste. Elle peut apparaître sans cause et provoquer de l'insomnie. La pulpe est lésée mais cela peut être réversible si la dent est soignée rapidement.
• La douleur prolongée est déclenchée par la pression sur la dent, signe que le nerf est en train de mourir. La douleur peut être calmée par le

froid : vous pouvez appliquer un glaçon sur la zone douloureuse. Mais ne recouvrez pas la zone cariée car les microbes responsables de l'infection se multiplient en l'absence de l'oxygène de l'air.
☒☒☒ Dans ce dernier cas, CONSULTEZ, DE TOUTE URGENCE, VOTRE DENTISTE car un abcès peut se former très rapidement.
Si l'abcès est formé, ne posez surtout pas de compresse chaude sur la zone douloureuse. Cela risque de faire remonter le pus jusqu'à la peau avec de graves conséquences notamment esthétiques.

- **Les gencives**

Les affections des tissus de soutien, gencives et os alvéolaire, sont des maladies appelées parodontopathies :
- L'absence de contact entre les dents, due à l'usure, à la perte d'une obturation (plombage) ou à l'apparition d'une carie, favorise le tassement de débris alimentaires. Cela peut causer la destruction des tissus de soutien et la formation d'un abcès de la gencive, provoquant une douleur (spontanée ou à la pression).
- Le déchaussement des dents (parodontolyse) entraîne une mobilité de la dent, une douleur à la pression et l'apparition de petits abcès gingivaux.

☒☒ Si c'est votre cas, consultez rapidement votre dentiste.

- **La gingivite**

La gingivite est une inflammation des gencives causée par des bactéries ou, de façon exceptionnelle, par le virus de l'herpès : les gencives sont rouges, gonflées et saignent.
Le tabac mais aussi des causes locales (tartre, éruption de dent de sagesse), des maladies (diabète, maladies du sang, sida) certaines périodes de la vie (puberté, grossesse), ou certains médicaments (ciclosporine, NEORAL®, phénytoïne, DI-HYDAN®, et certains antihypertenseurs) peuvent déclencher une gingivite.
Le tartre, qui peut apparaître si on arrête de se brosser les dents quelques jours (ou si on se brosse mal les dents), risque de déclencher une inflammation, entraînant un saignement au brossage. La gencive devient rouge, gonflée et peut être douloureuse au froid. La douleur conduit à abandonner totalement le brossage, accentuant encore la gingivite. Un vrai cercle vicieux !
☒ En cas de gingivite, consultez sans tarder votre dentiste. En attendant la visite, n'arrêtez surtout pas de vous brosser dents et gencives. Utilisez une brosse chirurgicale extra-douce et effectuez un brossage à l'eau salée ou avec un dentifrice salin comme SELGINE®. Vous pouvez faire de temps en temps un bain de bouche avec un antiseptique à base de chlorhexidine *(voir tableau)* mais c'est d'une utilité faible.

▶ **Hygiène locale chez le sujet porteur d'une prothèse amovible (dentier) ou fixe (bridge)**

La plaque dentaire se forme autant, sinon plus, sur les prothèses que sur les dents naturelles. D'où la nécessité d'entretenir soigneusement les appareils dentaires, en commençant par le nettoyage méticuleux des dents restantes.

Pour une lecture optimale des tableaux, reportez-vous à la page 17.

Pour une lecture optimale des tableaux, reportez-vous à la page 17.

Pour l'appareil lui-même, il y a deux étapes : brossage et désinfection.
Le brossage doit se faire si possible après chaque repas, en tout cas au moins deux fois par jour. Rincez l'appareil à l'eau, puis brossez-le sur toutes ses faces avec une brosse à dents ou une brosse à prothèse qui permet le nettoyage des crochets.
Pour désinfecter de temps à autre, faites tremper l'appareil pendant 15 minutes dans une solution antiseptique type STERADENT®.

▸ Personnes âgées et prothèses

Les personnes âgées ont besoin de bien mastiquer les aliments pour éviter les troubles digestifs. En cas de prothèse dentaire, il est indispensable qu'elle soit bien adaptée. Si cela n'est pas le cas, en attendant la visite chez le dentiste, vous pouvez utiliser une colle pour prothèse (type COREGA®) : cela facilitera la mastication.
Les personnes âgées (porteuses ou non d'une prothèse) qui se plaignent de bouche sèche par manque de salive doivent boire un verre d'eau toutes les heures de la journée, et éventuellement prendre de l'ARTISIAL®, une salive artificielle à pulvériser dans la bouche.

LES MÉDICAMENTS

Il existe une grande quantité de produits pour les dents. Ils se répartissent en plusieurs catégories :
- Les bains de bouche antiseptiques à base de chlorhexidine ou d'hexétidine. Évitez les associations qui risquent de multiplier les effets indésirables sans être plus efficaces. Attention à ne pas utiliser ces bains de bouche au-delà d'une semaine car ils peuvent détruire la flore de la bouche et entraîner l'apparition de champignons (candidose).
- Les dentifrices et les gels pour traiter les gingivites.
- Les solutions anesthésiques (type DENTOBAUME®) : leur intérêt est limité.
- Les dentifrices : peu importe le type ou la marque, l'important c'est la brosse et son effet mécanique pour éviter la plaque dentaire.

Attention aux sels de fluor (en comprimé ou en solution), type ZYMAFLUOR® ou FLUOREX®, donnés aux enfants jusqu'à 12 ou 18 ans. **Ils ne doivent être utilisés que sous le contrôle de votre dentiste.**
Attention à la prise de certains médicaments antibiotiques (tétracyclines), qui peuvent entraîner une coloration brunâtre des dents parfois définitive s'ils sont pris au cours de la formation de la deuxième dentition (la dentition définitive).

ANTIGINGIVITE

Principes actifs et spécialités	Note	Avis
LIDOCAINE – Anesthésique		
LIDOCAINE SEULE		
Lidocaïne, crème buccale		
DYNEXANGIVAL	12	L'application de cet anesthésique local entraîne une diminution du phénomène douloureux.
LIDOCAINE EN ASSOCIATION		
Lidocaïne + Sulfate de zinc, gel buccal		
AFTAGEL	12	La présence d'un astringent (sulfate de zinc) se justifie.
HEXETIDINE – Antiseptique		
Hexétidine, pâte dentifrice		
HEXTRIL	11	À n'utiliser que sur une courte période (moins d'une semaine), l'utilisation prolongée peut entraîner une surinfection par des champignons (candidose).
CHLORHEXIDINE – Antiseptique		
CHLORHEXIDINE SEULE		
Chlorhexidine, bain de bouche		
ELUDRILPERIO	11	À n'utiliser que sur une courte période (moins d'une semaine), l'utilisation prolongée peut entraîner une surinfection par des champignons (candidose).
CHLORHEXIDINE EN ASSOCIATION		
Chlorhexidine + Carbonate de calcium, pâte dentifrice		
ELGYDIUM	8	Association sans intérêt. Présence de parabènes.
CHLORURE DE SODIUM		
Chlorure de sodium, pâte dentifrice		
SELGINE	11	Balance efficacité/tolérance positive.
ACIDE SALICYLIQUE EN ASSOCIATION		
Acide salicylique + Rhubarbe, gel buccal et gingival ou solution buccale et gingivale		
PYRALVEX	8	Personnellement, nous préférons la rhubarbe sous forme de compote et non sous forme de gel. Association discutable.
ENOXOLONE – Anti-inflammatoire local		
Énoxolone, pâte gingivale		
ARTHRODONT	8	L'énoxolone est un anti-inflammatoire faible. La présence de parabènes, de propylèneglycol et de dérivés terpéniques ne nous incite pas à vous le recommander.
INSAPONIFIABLE AVOCAT-SOJA		
Insaponifiable Avocat-Soja, gélule		
PIASCLEDINE	6	Depuis sa mise sur le marché en 1970, on attend toujours les preuves de son efficacité.
CETALKONIUM EN ASSOCIATION		
Cétalkonium + Salicylate de choline, gel buccal		
PANSORAL	4	Association de substances inefficaces et dépassées.

Pour une lecture optimale des tableaux, reportez-vous à la page 17.

Pour une lecture optimale des tableaux, reportez-vous à la page 17.

NOTRE MÉDICAMENT FAVORI

AFTAGEL gel buccal

Note : 12/20 ◆ **Prix :** 6,65 € ◆ **Remboursement SS :** 0 %

Classe thérapeutique : Anesthésique buccal.

Indications : Aphtes ◆ Inflammations de la bouche.

Contre-indications générales : Allergie aux anesthésiques à liaison amide (ex. lidocaïne, prilocaïne…) ◆ Allergie aux colorants azoïques (ex. rouge cochenille A E124), au propylèneglycol.

Prudence générale : Grossesse.

Posologie : Après s'être soigneusement lavé les mains, appliquer le gel sur le doigt et masser doucement la région douloureuse. Se laver les mains ensuite. Renouveler l'application si nécessaire.

Incidents : Irritation buccale ou de la peau du doigt applicateur.

Arrêt du médicament et consulter le médecin si : Réaction allergique avec éruption ou rougeur de la muqueuse buccale, démangeaisons dans la bouche, brusque gonflement du visage, du cou et/ou de la langue, difficultés à respirer ou à avaler (œdème de Quincke), malaise brutal avec chute de la pression artérielle, perte de connaissance (choc anaphylactique).

Composition : pour 100 ml : Lidocaïne chlorhydrate 600 mg + Zinc sulfate 500 mg. ◆ **Excipients à prendre en compte :** Rouge cochenille A (E124), propylèneglycol (excipients à effet notoire).

Présentation : Tube de 15 ml ◆ **Laboratoire :** Coopération pharmaceutique française

ANTISEPTIQUE DE LA BOUCHE

Principes actifs et spécialités	Note	Avis
CHLORHEXIDINE – Antiseptique		
CHLORHEXIDINE SEULE		
Chlorhexidine, bain de bouche		
PAROEX PREXIDINE	11	À n'utiliser que sur une courte période (moins d'une semaine), l'utilisation prolongée peut entraîner une surinfection par des champignons (candidose).
CHLORHEXIDINE EN ASSOCIATION		
Chlorhexidine + Chlorobutanol, bain de bouche		
BUCCOSOIN CHLORHEXIDINE / CHLOROBUTANOL XXX ELUDRIL ELUDRILPRO	9	À n'utiliser que sur une courte période (moins d'une semaine), l'utilisation prolongée peut entraîner une surinfection par des champignons (candidose). La présence de chlorobutanol, produit dépassé, est sans intérêt.
POVIDONE IODEE – Antiseptique		
Povidone iodée, bain de bouche		
BETADINE	11	Antiseptique iodé, efficace mais présentant de nombreuses contre-indications. À n'utiliser que sur une courte période.
HEXETIDINE – Antiseptique		
Hexétidine, bain de bouche		
HEXETIDINE XXX HEXTRIL HEXTRIL MENTHE	10	À n'utiliser que sur une courte période (moins d'une semaine), l'utilisation prolongée peut entraîner une surinfection par des champignons (candidose).

PEROXYDE D'HYDROGENE – Eau oxygénée		
Peroxyde d'hydrogène, bain de bouche		
DENTEX	6	Antiseptique dépassé.
CETYLPYRIDINIUM EN ASSOCIATION – Antiseptique (cétylpyridinium, ammonium quaternaire)		
Cétylpyridinium + Chlorobutanol + Eugénol, bain de bouche		
ALODONT	5	Médicament dépassé, spécialité d'un autre âge.
ETHACRIDINE EN ASSOCIATION – Antiseptique		
Ethacridine + Ricinoléate de sodium, pâte dentifrice		
PYOREX	4	Association de deux antiseptiques dépassés, mise sur le marché en 1939, qui aurait dû profiter de la débâcle pour disparaître.
ACIDE SALICYLIQUE EN ASSOCIATION		
Salicylate de sodium + Benzoate de sodium + Borax + Thymol + Cinéole + Lévomenthol, solution buccale		
GLYCO-THYMOLINE 55	3	Association de substances dépassées, mise sur le marché en 1949. On sent la fatigue.

Pour une lecture optimale des tableaux, reportez-vous à la page 17.

NOTRE MÉDICAMENT FAVORI

PREXIDINE 0,12 % bain de bouche

Note : 11/20 ◆ **Prix :** 3,11 € ◆ **Remboursement SS :** 15 %

Classe thérapeutique : Antiseptique de la bouche.

Indications : Affections de la bouche.

Contre-indications générales : Allergie à la chlorhexidine ◆ Enfant de moins de 6 ans ◆ Utilisation prolongée et répétée.

Prudence générale : Ne pas avaler ◆ Ne pas mettre en contact avec les yeux, le nez ou les oreilles.

Posologie : ***Adulte et enfant de plus de 6 ans :*** 1 bain de bouche 1 à 3 fois par jour, d'une minute environ (après le repas et de préférence après le brossage des dents). Se brosser les dents avant chaque utilisation et rincer soigneusement la bouche avant d'utiliser la solution. Utiliser la solution pure, sans la diluer.
Pour chaque bain de bouche, utiliser le godet doseur en le remplissant jusqu'au trait (15 ml) ou, en l'absence de godet, utiliser le contenu d'une cuillère à soupe (15 ml).

Incidents : Coloration brune de la langue et des dents, réversible à l'arrêt du traitement ◆ Modification du goût ◆ Sensation de brûlure de la langue.

Arrêt du médicament et consulter le médecin si : Les troubles persistent ou s'aggravent après 5 jours de traitement ◆ Réaction allergique avec irritation, gonflement des glandes salivaires.

Composition : par 100 ml : Chlorhexidine gluconate 0,12 g. ◆ **Excipients à prendre en compte :** Aucun excipient à effet notoire.

Présentation : Flacon de 200 ml ◆ **Laboratoire :** Erempharma

Pour une lecture optimale des tableaux, reportez-vous à la page 17.

ANTIDOULEUR DENTAIRE

Principes actifs et spécialités	Note	Avis
AMYLEINE EN ASSOCIATION – Anesthésique local		
Amyléine + Lévomenthol, solution gingivale		
DENTOBAUME	9	La présence de dérivé terpénique (lévomenthol) peut entraîner des convulsions chez l'enfant, de l'agitation et de la confusion chez le sujet âgé.
HOMÉOPATHIE		
Association homéopathique, solution buvable		
HYPERICUM COMPLEXE N°26 LEHNING	7	Sans intérêt sauf pour le laboratoire.
PHYTOTHÉRAPIE		
Reine des prés, gélule		
ELUSANES REINE DES PRES	7	Traditionnellement utilisé dans les douleurs dentaires selon les dires des autorités. Allez plutôt chez votre dentiste que chez votre apothicaire.

PRÉVENTION DE LA CARIE DENTAIRE

Principes actifs et spécialités	Note	Avis
FLUOR		
FLUOR SEUL		
Fluor, comprimé ou solution buvable		
FLUOREX 1 mg/ml FLUORURE DE CALCIUM CRINEX 0,25 mg ZYMAFLUOR 0,25 mg ZYMAFLUOR 0,50 mg ZYMAFLUOR 1 mg	12	Contre-indiqué en automédication car il est indispensable d'effectuer un bilan personnalisé d'apport en fluor.
Fluor, gel dentaire, gel dentifrice ou pâte dentifrice		
DURAPHAT 500 mg/100 g FLUOCARIL BI FLUORE 2000 FLUOCARIL BI FLUORE 250 mg ANIS FLUOCARIL BI FLUORE 250 mg MENTHE FLUODONTYL 1 350 mg FLUOSELGINE SANOGYL BLANC FLUOR	7	Le fluor à ces dosages dans des dentifrices n'a pas d'efficacité démontrée.
FLUOR EN ASSOCIATION		
Fluor + Vitamine D, solution buvable		
ZYMADUO	7	Cette association fixe de vitamine D et de fluor est contre-indiquée en automédication, d'autant qu'elle concerne une utilisation chez le nourrisson et l'enfant. L'avis d'un médecin ou d'un dentiste est donc indispensable afin d'effectuer un bilan personnalisé des apports en fluor.

Pour une lecture optimale des tableaux, reportez-vous à la page 17.

Dépression légère

Vous êtes triste et abattu ? Vous pleurez souvent et n'avez plus goût à rien ? Vous avez maigri ou grossi sans raison ? Vous dormez mal, ou bien au contraire, vous dormez trop ? Vous êtes fatigué, vous avez du mal à vous concentrer et vous vous sentez « coupé » du monde. C'est peut-être un début de dépression.
Seule une dépression légère et passagère relève de l'automédication.

CE QU'IL FAUT SAVOIR

La dépression est un état de tristesse plus ou moins permanent et plus ou moins important. Dans les cas graves, elle peut aller jusqu'au désespoir, voire au suicide.
La maladie, car cela en est une, évolue par poussées qui durent plusieurs semaines ou plusieurs mois en l'absence d'un traitement approprié.
Consultez votre médecin si votre état dépressif perdure ou devient handicapant.

LES CAUSES

Il n'y a pas toujours de raison extérieure réelle à la dépression, même si des événements tristes ont pu la déclencher ou l'aggraver. Il s'agit d'une véritable maladie, associée à un dérèglement du fonctionnement du cerveau.

► Cependant plusieurs familles de médicaments peuvent favoriser un état dépressif, c'est le cas de :
- certains antihypertenseurs (méthyldopa, clonidine, etc.) ;
- certaines hormones (dérivés de la cortisone) ;
- certains tranquillisants ou anxiolytiques (clorazépate, lorazépam, bromazépam, etc.), voire des neuroleptiques pris à haute dose : ils ne traitent pas la dépression et peuvent dans certains cas l'aggraver.

► La dépression peut aussi être engendrée par l'alcool et diverses drogues (haschich, cocaïne, amphétamine, etc.).

Quant à la tristesse qui survient après un deuil, une séparation, un échec, c'est une réaction normale, même si l'épisode est douloureux à vivre. Elle ne nécessite généralement aucun traitement sauf si elle dure plusieurs mois, si elle est trop lourde à supporter, si elle a des répercussions sur les activités quotidiennes, si elle s'aggrave au fil des jours.

LES INTERDITS

☒☒ Pas d'automédication mais consultez rapidement votre médecin si :
- Votre état dépressif dure depuis plus de 15 jours, tous les jours et en permanence.
- Vous avez des idées de mort ou de suicide.

Pour une lecture optimale des tableaux, reportez-vous à la page 17.

- Vous êtes triste tout le temps, sans raison, alors que vous avez déjà été traité pour une dépression.
- Votre mal-être est totalement disproportionné à l'événement qui l'a engendré.
- Vous ne mangez plus.
- Vous ne vous levez plus le matin.
- Vous vous sentez coupable de tout.
- Vous vous sentez fatigué en permanence.

LES BONNES PRATIQUES

Si d'évidence il s'agit d'un épisode léger et passager, vous pouvez essayer de vous soigner vous-même. Mais si votre mal-être ne passe pas ou si vous avez des doutes sur votre état, consultez votre médecin. En attendant, suivez ces conseils :

► **Modifiez votre mode de vie**

- Pratiquez une activité physique d'endurance qui vous plaise (vélo, natation, course à pied) au moins deux fois par semaine.
- Veillez à votre alimentation, en forçant sur les fruits et les légumes frais.
- Supprimez l'alcool car, dans ce contexte, vous pouvez en devenir vite dépendant.
- Testez des activités de relaxation (yoga, tai-chi…).
- Essayez de sortir et de rencontrer vos amis.
- Prenez vos repas et couchez-vous à des heures régulières.

LES MÉDICAMENTS

Les seules substances vendues sans ordonnance ayant obtenu de l'Agence nationale de sécurité du médicament (ANSM) une indication en cas de dépression légère et passagère contiennent du millepertuis.

Attention ! Le millepertuis n'est pas un produit anodin, comme on pourrait le penser. Il peut réduire l'efficacité d'un grand nombre de médicaments, comme la pilule contraceptive, les anticoagulants, les anticonvulsivants, les inhibiteurs de la pompe à protons, les médicaments du sida mais aussi les immunosuppresseurs et certains médicaments de la migraine, de l'asthme et du cœur (tonicardiaques). L'efficacité du millepertuis étant très faible, il est donc préférable de demander l'avis de votre médecin avant d'en prendre.

En dehors des spécialités citées, il existe quantité de compléments alimentaires ou mélanges de plantes contenant du millepertuis pouvant entraîner de nombreuses interactions médicamenteuses.

Quant aux médicaments homéopathiques, ils n'ont pas démontré d'efficacité dans le traitement de la dépression même légère.

Pour une lecture optimale des tableaux, reportez-vous à la page 17.

EN SAVOIR PLUS

Comment agissent les antidépresseurs ?

En cas de dépression caractérisée, ils sont aussi indispensables que les antibiotiques pour une infection bactérienne.

Ils ont pour objectif de faire disparaître la dépression, c'est-à-dire de supprimer progressivement tous ses signes, en particulier le manque d'énergie psychique et physique, le manque de projection dans l'avenir, les idées noires et les intentions de suicide.

Il faut compter de 15 à 30 jours pour constater un début d'efficacité. Les antidépresseurs doivent être pris de façon très prolongée, en général sur plusieurs mois, afin d'éviter les récidives. L'arrêt du traitement ne doit se faire que très progressivement, sous surveillance médicale.

ANTIDÉPRESSION LÉGÈRE

Principes actifs et spécialités	Note	Avis
MILLEPERTUIS		
Millepertuis, comprimé ou gélule		
ARKOGELULES MILLEPERTUIS ELUSANES MILLEPERTUIS MILDAC MILLEPERTUIS PILEJE PROSOFT	11	Déconseillé en automédication sans l'avis préalable d'un médecin. Peut diminuer l'efficacité de très nombreux médicaments.

NOTRE MÉDICAMENT FAVORI

ELUSANES MILLEPERTUIS gélule

Note : 11/20 ◆ **Prix :** 9,40 € ◆ **Remboursement SS :** 0 %

Classe thérapeutique : Antidépresseur.

Indications : Manifestations dépressives légères et transitoires.

Contre-indications générales : Allergie au millepertuis ◆ Exposition prolongée au soleil, aux UV ◆ Insuffisance hépatique ◆ Insuffisance rénale ◆ Idées suicidaires ◆ Enfant et adolescent de moins de 18 ans ◆ Grossesse ◆ Femme en âge de procréer n'utilisant pas de contraception efficace non hormonale (stérilet, préservatif, diaphragme) ◆ Allaitement.

Prudence générale : Informer le pharmacien des médicaments que vous prenez par ailleurs, de nombreux médicaments ne devant pas ou exceptionnellement être associés, le millepertuis pouvant les rendre inefficaces (ex. risque de grossesse en cas de prise de millepertuis et de contraception orale).

Contre-indications en association : Certains anticancéreux, antiépileptiques, antiviraux (hépatite C, VIH), antifongiques, médicaments du cœur (digoxine, dronédarone, ivabradine, vérapamil) ◆ Antivitamines K ◆ **Contraceptifs** ◆ Immunosuppresseurs (greffe, maladie auto-immune) ◆ Bédaquiline ◆ Cyprotérone ◆ Lurasidone ◆ Nintédanib ◆ Oxycodone ◆ Quétiapine ◆ Simvastatine ◆ Télithromycine ◆ Théophylline ◆ Ticagrélor ◆ Ulipristal…

Prudence en association : Certains antidépresseurs ◆ Linézolide ◆ Propafénone ◆ Pansements gastro-intestinaux, antiacides et adsorbants à prendre 2 heures avant ou après ce médicament.

Pour une lecture optimale des tableaux, reportez-vous à la page 17.

Posologie : ***Adulte de plus de 18 ans :*** 1 gélule 2 à 3 fois par jour à répartir dans la journée. La prise doit être effectuée de préférence aux mêmes heures. Durée de traitement de 6 semaines maximum. Les premiers effets surviennent dans les 4 premières semaines de traitement.
Avaler la gélule avec un grand verre d'eau.

Incidents : Troubles digestifs ◆ Rougeur de la peau ressemblant à un coup de soleil chez les personnes à peau claire après exposition au soleil ◆ Fatigue.

Arrêt du médicament et consulter le médecin si : Les troubles persistent ou s'aggravent au cours du traitement ◆ Réaction allergique avec éruption ou rougeur cutanée, démangeaisons cutanées.

Composition : par gélule : Millepertuis 300 mg. ◆ **Excipients à prendre en compte :** Aucun excipient à effet notoire.

Présentation : 30 gélules ◆ **Laboratoire :** Pierre Fabre Médicament

D

Dermite séborrhéique

Des plaques rouges recouvertes de squames grasses, blanches ou jaunâtres, sont apparues sur le visage (sillons du nez, commissure des lèvres, racine des sourcils, lisière du cuir chevelu avec présence de pellicules, pli sous la lèvre inférieure, arrière des oreilles, conduit auditif externe) et sur le tronc (sternum, haut du dos)? Il s'agit sans doute d'une dermite séborrhéique.

CE QU'IL FAUT SAVOIR

La dermite séborrhéique est une affection chronique de la peau, généralement sans gravité, qui se niche plutôt dans les zones riches en glandes sébacées. Elle est souvent associée à des pellicules dans le cuir chevelu. Ce n'est évidemment pas très esthétique et cela peut démanger fortement. Parfois fort désagréable à vivre, elle mérite une consultation médicale.

LES CAUSES

La dermite séborrhéique serait plus ou moins liée à un champignon, le *Malassezia*, et se développe sur un terrain particulier par poussées, favorisées semble-t-il par le stress et l'anxiété. Elle peut accompagner un état de fatigue ou des troubles digestifs. La dermite peut s'améliorer spontanément en été.

LES INTERDITS

☒☒ Pas d'automédication mais consultez rapidement votre médecin si :
- Vous êtes sous traitement immunosuppresseur.
- Vous prenez des dérivés de la cortisone, des neuroleptiques.
- Vous êtes sujet à des affections de la peau, type psoriasis ou eczéma.
- Les plaques envahissent une grande partie du visage.
- Les démangeaisons deviennent trop intenses.

LES BONNES PRATIQUES

Prenez rendez-vous chez votre médecin et en attendant :

- Lavez-vous avec un savon surgras ou un pain dermatologique, type A-DERMA® au lait d'avoine.
- Utilisez des shampooings à base de disulfure de sélénium, ou de pyréthrine-zinc deux à trois fois par semaine.

LES MÉDICAMENTS

En automédication, il existe deux antifongiques locaux, le ciclopirox type shampooing MYCOSTER® pour traiter le cuir chevelu et la crème à base de ciclopiroxolamine type MYCOSKIN® pour le visage. Mais compte tenu de la durée du traitement (minimum 4 semaines), nous vous recommandons de **consulter préalablement votre médecin** qui vérifiera s'il s'agit bien d'une dermite séborrhéique.

Les médicaments de phytothérapie à base de grande bardane ou d'ortie proposés pour lutter contre les peaux grasses n'ont jamais démontré d'efficacité réelle.

ANTI-PEAU GRASSE (ANTISÉBORRHÉE)

Principes actifs et spécialités	Note	Avis
CICLOPIROX		
Ciclopirox, shampooing		
MYCOSTER	14	Médicament efficace dans la dermatite séborrhéique du cuir chevelu, mais déconseillé en automédication vu la longueur du traitement (4 mois).
CICLOPIROX OLAMINE		
Ciclopirox olamine, crème		
CICLOPIROX OLAMINE XXX MYCOSKIN MYCOSTER	14	Médicament efficace dans la dermatite séborrhéique du visage, mais déconseillé en automédication vu la longueur du traitement (1,5 à 2 mois).
Ciclopirox olamine, shampooing		
SEBIPROX	14	Médicament efficace dans la dermatite séborrhéique du cuir chevelu, mais déconseillé en automédication vu la longueur du traitement (4 semaines).
HUILE DE CADE		
Huile de cade, solution cutanée		
CADITAR	8	Commercialisé en 1959, produit dépassé.
PHYTOTHÉRAPIE		
Grande bardane, gélule		
ARKOGELULES BARDANE ELUSANES BARDANE	7	Proposé pour lutter contre la peau grasse, mais effectue sa tâche sans grand enthousiasme.
Ortie, gélule		
ARKOGELULES ORTIE	6	Nous vous conseillons plutôt de préparer une soupe aux orties, tout aussi efficace et moins chère que cette préparation.

Pour une lecture optimale des tableaux, reportez-vous à la page 17.

Pour une lecture optimale des tableaux, reportez-vous à la page 17.

PYRIDOXINE – Vitamine B6		
Pyridoxine, solution cutanée		
DERMO-6	5	Une malheureuse vitamine tombée malencontreusement dans de l'alcool à 60°, sans doute pour en assurer la conservation.

NOS MÉDICAMENTS FAVORIS

MYCOSTER 10 mg/g shampooing

Note : 14/20 ◆ **Prix :** 6,12 € ◆ **Remboursement SS :** 30 %

Classe thérapeutique : Antichampignon local.

Indications : Dermatite séborrhéique du cuir chevelu.

Contre-indications générales : Allergie au ciclopirox, au ciclopirox olamine ◆ Allergie au macrogol ◆ Enfant de moins de 15 ans ◆ Grossesse ◆ Allaitement.

Prudence générale : En cas de contact accidentel aves les yeux, rincer abondamment à l'eau.

Posologie : ***Adulte :*** appliquer sur le cuir chevelu 1 à 2 fois par semaine pendant 4 semaines. Pour éviter la réapparition des symptômes, il est possible de continuer pendant 12 semaines de plus.
Mouiller les cheveux et appliquer le contenu de 1 bouchon de shampooing (2 en cas de cheveux longs), faire mousser en massant soigneusement le cuir chevelu. Laisser agir pendant 3 minutes puis rincer abondamment à l'eau.
La durée du traitement est de 16 semaines maximum.

Incidents : Irritation du cuir chevelu ◆ Sensation de brûlure du cuir chevelu.

Arrêt du médicament et consulter le médecin si : L'irritation, les démangeaisons, la rougeur, la desquamation, la perte de cheveux… apparaissent pour la première fois après application du shampooing ou si ces troubles liés à la dermatite séborrhéique s'aggravent ◆ Réaction allergique.

Composition : pour 100 ml : Ciclopirox 10 mg. ◆ **Excipients à prendre en compte :** Acide benzoïque, benzoate de sodium (excipients à effet notoire), macrogol.

Présentation : Flacon de 60 ml ◆ **Laboratoire :** Pierre Fabre Dermatologie

MYCOSKIN 1 % crème

Note : 14/20 ◆ **Prix :** 3,39 € ◆ **Remboursement SS :** 30 %

Classe thérapeutique : Antichampignon local.

Indications : Dermatite séborrhéique légère à modérée du visage.

Contre-indications générales : Allergie au ciclopirox olamine, au ciclopirox ◆ Allergie à l'alcool cétylique, à l'alcool stéarylique ◆ Grossesse ◆ Allaitement.

Prudence générale : Ne pas appliquer près des yeux, sur les muqueuses ou une plaie ouverte.

Posologie : Traitement d'attaque : 1 application matin et soir pendant 2 à 4 semaines ; traitement d'entretien : 1 application par jour pendant 28 jours.

Incidents : Au début du traitement, exacerbation transitoire (sensation de brûlure, rougeur, démangeaison) au site d'application ne nécessitant pas l'arrêt du traitement.

Arrêt du médicament et consulter le médecin si : Réaction allergique avec éruptions de la peau, eczéma et vésicules au site d'application.

Composition : par 100 g : Ciclopirox olamine 1 g. ◆ **Excipients à prendre en compte :** Alcool cétylique, alcool stéarylique (excipients à effet notoire).

Présentation : Tube de 30 g ◆ **Laboratoire :** Bailleul

Pour une lecture optimale des tableaux, reportez-vous à la page 17.

Diarrhée aiguë

La diarrhée aiguë est un trouble généralement bénin chez l'adulte et disparaît en 48 heures.
Cependant, chez les enfants et surtout les nourrissons *(voir Diarrhée aiguë de l'enfant)* ainsi que chez les personnes âgées ou fragiles, ce trouble peut s'avérer sérieux en raison des risques de déshydratation sévère.
En cas de doute, consultez votre médecin.

CE QU'IL FAUT SAVOIR

Une diarrhée aiguë se manifeste par des selles soudainement liquides ou molles, émises plus de trois fois par jour. L'eau contenue dans les selles n'est pas réabsorbée par l'organisme et est évacuée avec celles-ci. Ce symptôme peut s'accompagner de nausées, de vomissements, de douleurs abdominales, de crampes et même de fièvre.
Attention! Si ces manifestations concernent des enfants et des personnes âgées : en cas d'aggravation, consultez IMPÉRATIVEMENT votre médecin.

LES CAUSES

La majorité des diarrhées aiguës sont d'origine infectieuse. Les intestins ont été infectés le plus souvent par un virus (dans le cas de la gastro-entérite), ou par des bactéries ou des parasites transmis généralement par des produits alimentaires : certains d'entre eux peuvent provoquer une forme grave de diarrhée.
Le stress, une intoxication alimentaire, des excès alimentaires, l'abus d'alcool mais aussi certains médicaments (antibiotiques, antiacides) peuvent déclencher une diarrhée aiguë; de même, certains produits allégés sans sucre mais contenant du maltitol, du mannitol, du sorbitol ou du xylitol, s'ils sont pris en quantité importante!
Une inflammation chronique de l'intestin, des troubles hormonaux ou un transit trop actif peuvent provoquer de la diarrhée mais il s'agit alors de diarrhée chronique.

LES INTERDITS

☒☒☒ Pas d'automédication mais consultez rapidement votre médecin si :
- La diarrhée s'accompagne d'une forte fièvre, de vomissements à répétition, de maux de tête ou si la personne émet des idées confuses.
- Vos selles contiennent du sang, du pus ou des glaires.
- Vous perdez du poids soudainement (plus de 2 kg) et/ou vous avez des douleurs au ventre.
- Vous avez suivi un traitement antibiotique.
- Vous revenez d'un pays tropical.
- Vous avez un terrain vulnérable (maladie connue des valves du cœur, traitement immunosuppresseur, chimiothérapie en cours).

Pour une lecture optimale des tableaux, reportez-vous à la page 17.

☒☒ Ne poursuivez pas un traitement en automédication mais consultez rapidement votre médecin si :

- Les symptômes ne passent pas ou même s'aggravent.
- Vous avez très soif ou la langue sèche, signes d'un début de déshydratation.
- Votre diarrhée récidive ou alterne avec des épisodes de constipation.

LES BONNES PRATIQUES

▶ En prévention

- Lavez-vous les mains plusieurs fois par jour avec du savon ou avec une solution hydroalcoolique, et de façon systématique après être allé aux toilettes, avant de préparer les repas ou de passer à table.
- Nettoyez régulièrement votre réfrigérateur et les plans de travail de votre cuisine avec un désinfectant (eau de Javel par exemple).
- Respectez la chaîne du froid, ne recongelez pas d'aliments décongelés, respectez les dates de validité des produits alimentaires.
- Si vous séjournez dans un pays à faible niveau d'hygiène, soyez vigilant : buvez de l'eau bouillie ou en bouteille capsulée, ne prenez pas de glaçons (ou faites vos glaçons avec de l'eau en bouteille), ne consommez que des aliments cuits et pelez vos fruits.

▶ En cas de crise de diarrhée déclarée

- Buvez beaucoup : boissons sucrées (colas non « light », infusions au gingembre, thé sucré, jus de fruits), boissons salées (bouillons, consommés) pour compenser les pertes en sels minéraux et lutter contre un risque de déshydratation.
- Ménagez vos intestins : mangez des aliments légers et cuits, des soupes, du riz, des compotes. Évitez les glaces, les boissons glacées, les plats épicés.

▶ **Si malgré ces règles diététiques les symptômes persistent**, vous pouvez prendre, pendant 2 jours maximum, un médicament sans ordonnance en respectant la posologie.

Ce traitement doit toujours s'accompagner des règles d'hygiène élémentaires et d'un apport important (au moins 1,5 litre) en boissons sucrées et salées.

LES MÉDICAMENTS

Cinq types de médicaments sont disponibles sans ordonnance :

- Les ralentisseurs de transit et antisécrétoires. Ils diminuent les contractions intestinales et la sécrétion hydroélectrolytique (riche en sels minéraux). À base de lopéramide et racécadotril, ce sont les seules substances à avoir fait la preuve d'une véritable efficacité.
- Les argiles à base de diosmectite ont une efficacité très limitée car elles améliorent uniquement la consistance des selles.
- Les antibactériens intestinaux (nifuroxazide) sont déconseillés en raison d'une mauvaise balance efficacité / tolérance.

Pour une lecture optimale des tableaux, reportez-vous à la page 17.

• Les antidiarrhéiques d'origine microbienne à base de levure ou de bactéries sont des médicaments inefficaces et dépassés.
• Les médicaments à base de plantes ainsi que les médicaments homéopathiques n'ont aucun intérêt dans ce type de trouble.

• La chloramine (HYDROCLONAZONE®) s'utilise pour décontaminer l'eau de boisson lors de voyages, en particulier dans des pays tropicaux.

EN SAVOIR PLUS

La diarrhée des voyageurs ou « turista » est une diarrhée aiguë d'origine infectieuse, contractée par une personne en voyage dans un pays où le niveau d'hygiène est relativement faible.
Pour l'éviter, respectez très scrupuleusement les règles d'hygiène suivantes :
• Jamais d'eau qui ne soit bouillie ou décontaminée (utilisez de la chloramine).
• Pas de plats ni de légumes ou de fruits crus (sauf si vous les pelez vous-même).
• Évitez glaces et glaçons.
• Lavez-vous très soigneusement les mains.
• Brossez-vous les dents avec une eau en bouteille encapsulée.
Si pour enrayer une diarrhée, très désagréable en voyage, vous prenez un médicament, n'augmentez ni la dose ni la durée de traitement sous peine de vous retrouver, 24 heures après, terriblement constipé !

Pour bien vous conseiller, votre pharmacien a besoin de savoir

Pour qui est le médicament ? Vous-même ? Un enfant et de quel âge ? Une personne âgée ? Une femme enceinte ou qui allaite ?

• Quand la diarrhée a-t-elle débuté ?
• Avez-vous noté une alternance de diarrhée et de constipation ?
• D'autres membres de votre famille ont-ils les mêmes symptômes ?
• La diarrhée est-elle associée à de la fièvre ? Des vomissements ? Des douleurs ? Une perte de poids ?
• Le régime alimentaire a-t-il changé récemment ?
• La diarrhée fait-elle suite au début ou à l'arrêt d'un traitement médicamenteux ?
• Avez-vous récemment voyagé en pays tropical ?
• Avez-vous une maladie chronique ?
• Avez-vous déjà utilisé un antidiarrhéique ? Avec quel résultat ?

Pour une lecture optimale des tableaux, reportez-vous à la page 17.

ANTIDIARRHÉIQUE (RALENTISSEUR DU TRANSIT)

Principes actifs et spécialités	Note	Avis
LOPERAMIDE – Ralentisseur du transit et antisécrétoire intestinal		
LOPERAMIDE SEUL		
Lopéramide, capsule molle, gélule ou lyophilisat oral		
DIARETYL DIASTROLIB ERCESTOP GASTROWELL LOPERAMIDE IMODIUMCAPS IMODIUMLINGUAL IMODIUMLIQUICAPS INDIARAL LOPERAMIDE XXX PERACEL	14	Ce produit ne devrait jamais être utilisé en automédication dans les diarrhées avec fièvre.
LOPERAMIDE EN ASSOCIATION		
Lopéramide + Siméticone, comprimé		
IMODIUMDUO	14	Idem.
RACECADOTRIL – Antisécrétoire intestinal		
Racécadotril, gélule		
DIARFIX RACECADOTRIL XXX TIORFAST	13	Ce produit ne devrait jamais être utilisé en automédication dans les diarrhées avec fièvre.

NOS MÉDICAMENTS FAVORIS

LOPERAMIDE ARROW CONSEIL gélule

Note : 14/20 ◆ **Prix :** 2,98 € ◆ **Remboursement SS :** 0 %

Classe thérapeutique : Antidiarrhéique (ralentisseur du transit et antisécrétoire intestinal).

Indications : Diarrhée aiguë passagère de l'adulte en complément des mesures diététiques.

Contre-indications générales : Allergie au lopéramide ◆ Diarrhée avec fièvre ◆ Diarrhée due aux antibiotiques ◆ Poussées aiguës de rectocolite hémorragique ◆ Sang ou glaires dans les selles imposant toujours une consultation médicale ◆ Vomissements ◆ Insuffisance hépatique ◆ Intolérance au lactose ◆ Enfant de moins de 15 ans.

Prudence générale : Grossesse ◆ Allaitement ◆ Conduite de véhicules ou de machines (risque de somnolence, vertiges).

Prudence en association : Pansements gastro-intestinaux, antiacides et adsorbants à prendre 2 heures avant ou après ce médicament.

Posologie : ***Adulte :*** 2 gélules en une seule prise, puis si la diarrhée continue, 1 gélule supplémentaire à prendre après chaque selle non moulée, sans dépasser 6 gélules par jour. Durée de traitement de 2 jours maximum.
Avaler les gélules avec un verre d'eau.

Incidents : Nausées ◆ Constipation ◆ Douleurs du ventre ◆ Ballonnements ◆ Flatulence ◆ Sécheresse de la bouche ◆ Fatigue.

Arrêt du médicament et consulter le médecin si : La diarrhée persiste après 2 jours de traitement ◆ Fièvre ◆ Vomissements ◆ Distension abdominale ◆ Soif intense et sensation de langue sèche (déshydratation) ◆ Présence de sang ou de glaires dans les selles ◆ Réaction allergique avec éruption ou rougeur cutanée, démangeaisons cutanées, brusque gonflement du visage, du cou et/ou de la langue, difficultés à respirer ou à avaler (œdème de Quincke), malaise brutal avec chute de la pression artérielle, perte de connaissance (choc anaphylactique).

Composition : par gélule : Lopéramide 2 mg. ◆ **Excipients à prendre en compte :** Lactose (excipient à effet notoire).

Présentation : 12 gélules ◆ **Laboratoire :** Arrow Génériques

TIORFAST 100 mg gélule

Note : 13/20 ◆ **Prix :** 6,97 € ◆ **Remboursement SS :** 0 %

Classe thérapeutique : Antidiarrhéique (antisécrétoire intestinal).

Indications : Diarrhée aiguë passagère de l'adulte en complément des mesures diététiques.

Contre-indications générales : Allergie au racécadotril ◆ Diarrhée avec fièvre ◆ Diarrhée due aux antibiotiques ◆ Sang ou glaires dans les selles qui imposent toujours une consultation médicale ◆ Vomissements ◆ Intolérance au lactose ◆ Enfant de moins de 15 ans ◆ Grossesse ◆ Allaitement.

Prudence générale : Insuffisance hépatique ◆ Insuffisance rénale.

Contre-indications en association : Inhibiteurs de l'enzyme de conversion (médicaments de l'hypertension, de l'angor ou de l'insuffisance cardiaque).

Prudence en association : Pansements gastro-intestinaux, antiacides et adsorbants à prendre 2 heures avant ou après ce médicament.

Posologie : ***Adulte :*** commencer par 1 gélule d'emblée, quel que soit le moment, puis 1 gélule 3 fois par jour, avant ou au début des repas. Arrêter le traitement dès que les selles sont à nouveau consistantes, voire dures, ou si plus aucune selle n'est émise pendant plus de 12 heures. Durée de traitement de 3 jours maximum. Avaler les gélules avec un verre d'eau.

Incidents : Mal de tête ◆ Nausées ◆ Constipation.

Arrêt du médicament et consulter le médecin si : La diarrhée persiste après 3 jours de traitement ◆ Fièvre ◆ Soif intense et sensation de langue sèche (déshydratation) ◆ Présence de sang ou de glaires dans les selles ◆ Réaction allergique avec éruption ou rougeur cutanée, démangeaisons cutanées, brusque gonflement du visage, du cou et/ou de la langue, difficultés à respirer ou à avaler (œdème de Quincké).

Composition : par gélule : Racécadotril 100 mg. ◆ **Excipients à prendre en compte :** Lactose (excipient à effet notoire).

Présentation : 10 gélules ◆ **Laboratoire :** Bioprojet Pharma

Pour une lecture optimale des tableaux, reportez-vous à la page 17.

Pour une lecture optimale des tableaux, reportez-vous à la page 17.

ANTIDIARRHÉIQUE (ANTI-INFECTIEUX INTESTINAL)

Principes actifs et spécialités	Note	Avis
NIFUROXAZIDE		
Nifuroxazide, gélule		
BACTERIX DIAFURYL ERCEFURYL NIFUROXAZIDE XXX PANFUREX PANFURYL	5	Le composant de ces médicaments est considéré par la Haute Autorité de santé comme inefficace. Nous partageons depuis longtemps cet avis. Mauvaise balance efficacité / tolérance.

ANTIDIARRHÉIQUE (AUTRES)

Principes actifs et spécialités	Note	Avis
ATTAPULGITE DE MORMOIRON		
Attapulgite de Mormoiron, sachet		
ACTAPULGITE	7	Inefficace, améliorant légèrement la consistance des selles sans impact sur le risque de déshydratation liée à la diarrhée.
DIOSMECTITE		
Diosmectite, sachet		
DIOSMECTITE XXX SMECTA FRAISE SMECTA ORANGE-VANILLE SMECTALIA	7	Idem.
PHYTOTHÉRAPIE		
Salicaire, gélule ou solution buvable		
ELUSANES SALICAIRE SALICAIRINE	7	Ne risque pas de liquider vos querelles intestines.
HOMÉOPATHIE		
Associations homéopathiques, comprimé		
DIARALIA	7	Idem.
BIFIDOBACTERIUM BIFIDUS		
Bifidobacterium bifidus, sachet		
LYO BIFIDUS	7	Ce médicament est considéré par la Haute Autorité de santé comme inefficace et ne risque pas de vous mettre à l'abri du besoin. Inutile depuis plus d'un demi-siècle mais toujours sur le marché.
LACTOBACILLUS CASEI		
Lactobacillus casei, gélule		
BACILOR	7	Idem.
LACTOBACILLUS LB		
Lactobacillus LB, gélule ou sachet		
LACTEOL	7	Idem.

SACCHAROMYCES BOULARDII		
Saccharomyces boulardii, gélule ou sachet		
ULTRA-LEVURE	7	Idem.
SACCHAROMYCES CEREVISIAE EN ASSOCIATION		
Saccharomyces cerevisiae + Charbon, gélule		
CARBOLEVURE ADULTES	7	Idem.

Pour une lecture optimale des tableaux, reportez-vous à la page 17.

Digestion difficile ou dyspepsie

Vous avez du mal à digérer? Votre estomac vous pèse? Il vous paraît tendu longtemps après le repas et cette sensation se double parfois de nausées, de ballonnements, de brûlures d'estomac? Vous souffrez sans doute de dyspepsie, un trouble habituellement mineur mais désagréable.

CE QU'IL FAUT SAVOIR

La dyspepsie est le plus souvent causée par des mauvaises habitudes alimentaires, des repas trop copieux, un excès d'alcool ou de l'aérophagie (vous avalez trop d'air en mangeant). Elle peut être cependant la manifestation d'un trouble lié à une maladie organique gastro-intestinale, voire bilio-pancréatique (vésicule biliaire/pancréas). L'anxiété peut provoquer ou aggraver la dyspepsie. Si vous souffrez depuis plus de 15 jours de digestions difficiles, consultez votre médecin.

LES INTERDITS

☒☒ Pas d'automédication mais consultez rapidement votre médecin en cas de :
- selles rouges ou noires;
- forte fièvre et vomissements abondants;
- perte de poids (en dehors d'une cure d'amaigrissement).

☒ Ne poursuivez pas un traitement en automédication mais consultez votre médecin si :
- les troubles n'ont pas disparu au bout d'une semaine;
- les problèmes sont apparus avec la prise de nouveaux médicaments.

LES BONNES PRATIQUES

▸ **En prévention**
- Si vous êtes fumeur, arrêtez de fumer.
- Limitez l'alcool et le café.
- Mangez lentement et mâchez les aliments.

Pour une lecture optimale des tableaux, reportez-vous à la page 17.

- Faites des petits repas légers.
- Évitez les plats gras et trop épicés et les boissons gazeuses.

▶ En cas de digestion difficile passagère

Vous pouvez boire une infusion à base de gingembre frais en petites lamelles... et vous mettre 24 heures à la diète (bouillons de légumes, compotes...).

EN SAVOIR PLUS

La crise de foie

La «crise de foie», la plus fréquente des digestions difficiles, est une spécialité française. Elle n'existe ni dans les pays anglo-saxons ni dans les pays nordiques. Ce qui explique que l'on ne traite pas les digestions difficiles de la même façon en France et ailleurs!

LES MÉDICAMENTS

En France, la digestion difficile se traite avec des médicaments :
- ciblés sur le foie et la vésicule biliaire;
- ou qui réduisent les gaz;
- ou qui apportent des enzymes facilitant la digestion;
- ou à base de plantes (boldo, artichaut, fumeterre, chardon marie, mélisse, sauge, voire pissenlit) et de nombreuses spécialités homéopathiques.

Ces médicaments n'ont jamais démontré de réelle efficacité et il ne faut pas en attendre de miracle.

Deux médicaments, l'un à base d'arginine (ARGININE VEYRON®), l'autre à base de bétaïne (CITRATE DE BETAINE XXX) peuvent, dans certains cas, vous soulager. Si vos troubles persistent, ils peuvent être liés à un problème plus sérieux. Consultez votre médecin.

DIGESTION DIFFICILE

Principes actifs et spécialités	Note	Avis
ARGININE – Stimulant biliaire		
ARGININE SEULE		
Arginine, ampoule buvable ou solution buvable		
ARGININE VEYRON	11	Efficacité limitée mais bien toléré.
ARGININE EN ASSOCIATION		
Arginine + Acide malique, ampoule buvable		
ROCMALINE	9	Association sans intérêt permettant seulement de créer une nouvelle spécialité.

BETAINE		
Citrate de bétaïne, ampoule buvable, comprimé effervervescent ou granulés		
CITRATE DE BETAINE CRISTERS CITRATE DE BETAINE CITRON UPSA CITRATE DE BETAINE MENTHE UPSA CITRATE DE BETAINE XXX	11	Efficacité limitée mais bien toléré.
ANETHOLTRITHIONE – Stimulant biliaire		
Anétholtrithione, comprimé		
SULFARLEM 12,5 mg	7	Une commission sans doute en pleine digestion a décidé son remboursement malgré son inefficacité.
CELLULASE FONGIQUE – Enzyme		
Cellulase fongique, comprimé		
PANCRELASE	7	Pas d'efficacité, pas d'effets indésirables, au mieux pas d'intérêt, sauf pour le laboratoire.
CITRATES DE SODIUM		
Citrate de sodium + Citrate diacide de sodium, sachet		
BI CITROL	7	Risque de diarrhée.
SULFATE DE SODIUM EN ASSOCIATION		
Sulfate de sodium + Dihydrogénophosphate de sodium, comprimé effervescent		
DIGEDRYL	7	Risque de diarrhée.
Sulfate de sodium + Dihydrogénophosphate de sodium + Boldine, comprimé effervescent		
OXYBOLDINE	7	Risque de diarrhée.
PHYTOTHÉRAPIE		
Artichaut, ampoule buvable, comprimé, gélule ou solution buvable		
ARKOGELULES ARTICHAUT CHOPHYTOL ELUSANES ARTICHAUT HEPANEPHROL	7	
Aubier de tilleul, comprimé		
VIBTIL	7	
Boldo, gélule		
ELUSANES BOLDO	7	
Chardon marie, comprimé ou gélule		
ARKOGELULES CHARDON MARIE LEGALON	7	
Fumeterre, comprimé ou gélule		
ARKOGELULES FUMETERRE ELUSANES FUMETERRE ODDIBIL	7	
Artichaut + Aphloia + Pyrole ombellée, comprimé		
CANOL	6	
Boldo + Kinkéliba + Camomille + Solidage, solution buvable		
SOLUTION STAGO DILUEE	6	

Pour une lecture optimale des tableaux, reportez-vous à la page 17.

Pour une lecture optimale des tableaux, reportez-vous à la page 17.

Fumeterre + Genièvre + Rhapontic (ou Rhubarbe) + Bouleau + Romarin + Thym + Arrête-bœuf, gélule		
DEPURATUM	5	Nombreuses plantes à éliminer depuis sa mise sur le marché en 1954, mais toujours inefficace.
HOMÉOPATHIE		
Associations homéopathiques, comprimé, granules ou solution buvable		
BASILICUM COMPLEXE N°96 LEHNING BILINUM COMPLEXE N°113 LEHNING BILLEROL CHOLEODORON DIGESTODORON GASTROCYNESINE HOMEODIGEO HOMEOREGUL L114 LEHNING NERVOPAX NUX VOMICA COMPLEXE N°49 LEHNING YUCCA COMPLEXE N°110 LEHNING	7	Efficacité non démontrée.
ALVERINE EN ASSOCIATION – Antispasmodique		
Alvérine + Curcuma + Anémone pulsatille, solution buvable		
HEPATOUM	5	Balance efficacité / tolérance négative pour une spécialité qui peut entraîner des réactions allergiques graves et une atteinte hépatique.
SORBITOL – Stimulant biliaire		
SORBITOL SEUL		
Sorbitol, sachet		
SORBITOL DELALANDE SORBITOL RICHARD	5	À éviter, risque de diarrhée et de douleurs abdominales.
SORBITOL EN ASSOCIATION		
Sorbitol + Acide citrique + Arginine + Sulfate de sodium + Hydrogénophosphate de sodium, sachet		
HEPARGITOL	4	À éviter du fait de la présence de sorbitol (risque de diarrhée et de douleurs abdominales).
Sorbitol + Dipropyline + Fumeterre + Bugrane + Piscidia, solution buvable		
SCHOUM	5	5 substances (on peut difficilement parler de principes actifs) et 8 excipients pour obtenir une spécialité inefficace. Un record !
TIDIACIC		
Tidiacic arginine, gélule		
TIADILON	5	Pas de démonstration d'efficacité mais présence d'effets indésirables liés aux excipients.
THIOSULFATES		
Thiosulfate de sodium + Thiosulfate de magnésium, ampoule buvable ou comprimé		
DESINTEX	5	Mis sur le marché en 1945 : une très bonne année pour le bordeaux, une mauvaise pour la pharmacie.
HYMECROMONE – Antispasmodique biliaire		
Hymécromone, comprimé		
CANTABILINE	2	Inefficace et risque de réactions allergiques graves (démangeaisons, gêne respiratoire, gonflement du visage).

D

Pour une lecture optimale des tableaux, reportez-vous à la page 17.

NOS MÉDICAMENTS FAVORIS

ARGININE VEYRON solution buvable

Note : 11/20 ◆ **Prix :** 5,25 € ◆ **Remboursement SS :** 65 %

Classe thérapeutique : Stimule la sécrétion et l'élimination de la bile.

Indications : Digestion difficile.

Contre-indications générales : Allergie aux parabènes ◆ Intolérance au saccharose ◆ Abstinence alcoolique totale (présence d'alcool) ◆ Enfant de moins de 15 ans (dans cette indication).

Prudence générale : Obstacle sur les voies biliaires ◆ Insuffisance hépatique ◆ Grossesse ◆ Allaitement.

Prudence en association : Pansements gastro-intestinaux, antiacides et adsorbants à prendre 2 heures avant ou après ce médicament.

Posologie : ***Adulte :*** 1 à 2 cuillères à café avant les 3 principaux repas ou au moment des troubles.
Avaler avec un peu d'eau.

Arrêt du médicament et consulter le médecin si : Absence d'amélioration ou aggravation des troubles ◆ Diarrhée ◆ Douleurs du ventre.

Composition : par 100 ml : Arginine 13,5 g. ◆ **Excipients à prendre en compte :** Saccharose, éthanol, parahydroxybenzoate de méthyle (parabène) (excipients à effet notoire).

Présentation : Flacon de 250 ml ◆ **Laboratoire :** Pierre Fabre Médicament

CITRATE DE BETAINE CITRON UPSA 2 g comprimé effervescent

Note : 11/20 ◆ **Prix :** 3,65 € ◆ **Remboursement SS :** 0 %

Classe thérapeutique : Facilite la digestion.

Indications : Troubles dyspeptiques (lenteurs à la digestion, ballonnements).

Contre-indications générales : Allergie à la bétaïne ◆ Allergie au macrogol ◆ Enfant de moins de 15 ans.

Prudence générale : Régime sans sel (450 mg de sodium par comprimé) ◆ Grossesse ◆ Allaitement

Prudence en association : Pansements gastro-intestinaux, antiacides et adsorbants à prendre 2 heures avant ou après ce médicament.

Posologie : ***Adulte :*** 1 à 3 comprimés par jour à prendre avant ou après les repas. Dissoudre le comprimé dans un demi-verre d'eau. Durée de traitement de 7 jours maximum.

Arrêt du médicament et consulter le médecin si : Les troubles persistent ou s'aggravent après 7 jours de traitement ◆ Réaction allergique avec éruption ou rougeur cutanée, démangeaisons cutanées, brusque gonflement du visage, du cou et/ou de la langue, difficultés à respirer ou à avaler (œdème de Quincke), malaise brutal avec chute de la pression artérielle, perte de connaissance (choc anaphylactique).

Composition : par comprimé : Citrate de bétaïne 2 g. ◆ **Excipients à prendre en compte :** Sodium (excipient à effet notoire), macrogol.

Présentation : 20 comprimés ◆ **Laboratoire :** Upsa

Pour une lecture optimale des tableaux, reportez-vous à la page 17.

Douleur

La douleur est, après la fatigue, le deuxième motif de consultation chez le médecin.
Soudaine (aiguë) ou permanente (chronique), la douleur est toujours une expérience désagréable, même si l'on peut, dans de nombreux cas, la soulager efficacement.

CE QU'IL FAUT SAVOIR

La douleur est le signal d'alarme d'un très grand nombre de maladies, la réaction normale de l'organisme face à une agression ou au mauvais fonctionnement d'un organe. Elle peut affecter toutes les parties du corps.

LES CAUSES

La douleur peut être provoquée par un traumatisme (fracture), la lésion d'un tissu (plaie, brûlure) ou d'un organe (ulcère de l'estomac), une inflammation (infection de la gorge), l'irritation d'un nerf (cas du zona) ou la dilatation d'un organe creux (tube digestif, voies urinaires, voies biliaires). Ses manifestations sont multiples : douleur sourde, crampe, mal de tête, brûlure, élancement, douleur dentaire, douleur lombaire...

▶ Les douleurs peuvent être aiguës et chroniques

- **Les douleurs aiguës** surviennent rapidement, premier signe d'une maladie (mal de gorge lors d'une angine) ou conséquence d'une agression (brûlure, écorchure). Ces douleurs disparaissent spontanément ou grâce à des médicaments qui en traitent la cause, ou à des médicaments antidouleur, ou encore à une intervention chirurgicale.

- **Les douleurs chroniques** persistent pendant plus de 3 semaines, de façon continue ou intermittente : la médecine ne sait pas les traiter de manière définitive (cas de l'arthrose).

Ces douleurs sont calmées par des antidouleurs (paracétamol), des anti-inflammatoires non stéroïdiens (AINS), comme l'ibuprofène, le kétoprofène, l'aspirine *(voir tableau)*.

- En cas de douleurs intolérables, comme dans la névralgie du trijumeau ou le zona, vous pouvez consulter un centre antidouleur spécialisé dans la prise en charge des douleurs chroniques rebelles. Demandez conseil à votre médecin ou à votre pharmacien *(voir la liste des centres antidouleur sur www.pudendalsite.com/centre-anti-douleur.html)*.

Les traitements étant très différents selon la localisation de la douleur (articulations ou estomac ne se traitent pas de la même façon, une douleur à la poitrine ne se soigne pas en automédication), nous vous conseillons de vous reporter à des chapitres spécifiques *(voir Douleurs de l'arthrose et autres douleurs articulaires, Maux de tête et migraines, Douleurs du dos)*.

Pour une lecture optimale des tableaux, reportez-vous à la page 17.

LES INTERDITS

☒☒☒ Pas de traitement en automédication mais consultez un médecin en urgence (SAMU 15 ou 112) si :
• La douleur est très intense, violente et brutale.
• La douleur atteint la poitrine et irradie dans un bras, le cou, la mâchoire.
• La douleur fait suite à un traumatisme et persiste même s'il n'y a pas de blessure apparente.

☒☒ Dans les 48 heures si :
• La douleur fait penser à une maladie grave (appendicite, colique néphrétique ou hépatique).
• La douleur est inhabituelle et vous prenez un nouveau traitement par ailleurs.
• Vous vous sentez mal, vous avez une forte fièvre, la zone douloureuse gonfle, un de vos membres n'a plus de force.

☒ Dans la semaine qui suit si :
• Vous n'arrivez pas à calmer une douleur habituelle, même en augmentant les doses de votre traitement antidouleur.
• Vous avez mal quelque part, de façon chronique, depuis plus de 15 jours.
Ne prolongez pas un traitement antidouleur en automédication mais consultez le médecin si vous ne constatez aucune amélioration au bout de 5 jours de traitement ou si les douleurs vous réveillent la nuit.

LES BONNES PRATIQUES

• Sur une contusion ou sur le front ou la nuque en cas de mal de tête, appliquez une poche de glace ou un réfrigérant (type pack thermique chaud-froid à conserver au réfrigérateur) enveloppé dans un linge fin.
• En cas de piqûres d'insectes, approchez une cigarette tout près de l'endroit piqué pour détruire le venin.
• En cas de règles douloureuses, posez sur le ventre une bouillotte ou un pack chauffant enveloppé d'un linge.
• Faites de même en cas de douleurs du dos (lombaires ou cervicales) sur la région endolorie.

LES MÉDICAMENTS

Ce sont des antidouleurs (ou antalgiques). Ils diminuent ou suppriment la douleur.
Seules les douleurs provoquées par le mouvement ou une inflammation et pouvant entraîner des réveils nocturnes peuvent être traitées en automédication, en attendant la consultation médicale.

► **Le paracétamol.** C'est l'antidouleur à utiliser de préférence. Il est très efficace et peut être utilisé sans grands risques. Il ne provoque ni gastrite ni ulcère et peut convenir à la femme enceinte. Mais vous ne devez pas

Pour une lecture optimale des tableaux, reportez-vous à la page 17.

l'utiliser en cas de maladie grave du foie, d'allergie connue au paracétamol, d'alcoolisme chronique ou de malnutrition.
En automédication, la dose recommandée est de 3 g par jour. Ne dépassez JAMAIS la dose de 4 g par jour, sachant qu'à des doses supérieures le produit n'est pas plus efficace et que l'on peut atteindre des doses toxiques pour le foie. Vérifiez que vous ne prenez pas parallèlement d'autres médicaments contenant eux aussi du paracétamol.
Attention! Plus de 200 médicaments contiennent du paracétamol. Tenez-en compte si vous prenez plusieurs médicaments.

▶ **Les anti-inflammatoires non stéroïdiens (AINS)** comme l'ibuprofène, le kétoprofène ou l'aspirine. Ils sont également efficaces mais sont contre-indiqués si vous souffrez de gastrite, d'ulcère, d'une maladie grave du foie, des reins ou du cœur ou en cas d'allergie. Ils sont contre-indiqués en cas de traitement associé par les anticoagulants ou antiagrégants plaquettaires et chez les femmes enceintes. L'aspirine présentant plus de contre-indications et d'interactions médicamenteuses que l'ibuprofène, mieux vaut la réserver comme antiagrégant plaquettaire (à des doses de 75 à 300 mg par jour).
Attention! Près de 90 médicaments contiennent de l'ibuprofène et près de 40 médicaments contiennent du kétoprofène ou de l'aspirine.

▶ **Les associations avec la codéine**, notamment codéine-paracétamol, peuvent renforcer l'action antidouleur mais sont contre-indiquées en cas d'asthme, d'allaitement, d'allergie connue à la codéine ou au paracétamol ainsi que chez les personnes qui transforment très rapidement la codéine en morphine (métaboliseurs ultra-rapides). Il existe également des métaboliseurs lents (de 5 à 10 % de la population), dont la douleur ne peut être atténuée par la codéine, faute d'une transformation en morphine.
Attention! Ces associations sont sédatives et peuvent entraîner de la somnolence. Prudence en cas de conduite automobile!

Pour bien vous conseiller, votre pharmacien, a besoin de savoir

Pour qui est le médicament? Vous-même? Un enfant et de quel âge? Une personne âgée? Une femme enceinte ou qui allaite?

- Où est localisée la douleur? Est-elle localisée ou irradie-t-elle dans d'autres parties du corps?
- De quel type est-elle? Brûlure? Crampe? Décharge électrique, coup de poignard, sensation d'étau, etc.?
- Survient-elle plus particulièrement à certains moments de la journée? Y a-t-il des circonstances qui l'aggravent ou l'améliorent?
- Est-elle associée à d'autres symptômes?
- Est-elle survenue après un choc, un coup, une chute?
- Quel antidouleur prenez-vous habituellement?
- Prenez-vous des médicaments actuellement?

Pour une lecture optimale des tableaux, reportez-vous à la page 17.

EN SAVOIR PLUS

Ressentir et mesurer la douleur

Dans le processus de la douleur, certaines substances sont libérées et viennent exciter les terminaisons nerveuses au niveau de l'organe malade. Cette stimulation nerveuse chemine le long des nerfs, puis remonte la moelle épinière pour aboutir au cerveau, où elle est analysée et traduite en sensations douloureuses.

Comme il est impossible de mesurer la douleur de manière objective, le médecin peut recourir à un des nombreux tests d'évaluation (dessins, batterie de questions...) afin d'en évaluer l'intensité et la nature, notamment chez les enfants.

Il existe de nombreux établissements spécialisés dans le traitement de la douleur : centres antidouleur, unités de douleur et consultation de la douleur. Leur liste est disponible sur www.cnrd.fr

ANTIDOULEUR

Principes actifs et spécialités	Note	Avis
PARACETAMOL – Vérifiez l'absence de paracétamol dans d'autres médicaments que vous prenez déjà afin d'éviter un risque de surdosage toxique pour le foie.		
PARACETAMOL SEUL		
Paracétamol, comprimé, comprimé effervescent, comprimé orodispersible, gélule, lyophilisat, sachet ou suppositoire		
ALGODOL		
CLARADOL		
DAFALGAN		
DOLIPRANE		
DOLIPRANECAPS		
DOLIPRANEORODOZ		
DOLIPRANETABS		
DOLKO	18	Le paracétamol est le médicament à privilégier dans le traitement de la fièvre et de la douleur.
EFFERALGAN		
EFFERALGANMED		
GELUPRANE		
PANADOL		
PARACETAMOL XXX		
PARALYOC		
SAPRAMOL		

Pour une lecture optimale des tableaux, reportez-vous à la page 17.

PARACETAMOL EN ASSOCIATION		
Paracétamol + Codéine, comprimé		
ALGISEDAL CLARADOL CODEINE CODOLIPRANE COMPRALGYL GAOSEDAL CODEINE KLIPAL CODEINE LINDILANE PARACETAMOL CODEINE XXX	**17**	À n'utiliser que de façon ponctuelle pour des douleurs non calmées par le paracétamol seul. Association certes plus efficace que le paracétamol seul, mais plus d'effets indésirables, dus à la codéine.
Paracétamol + Caféine, comprimé, comprimé effervescent, sachet ou solution buvable		
ALGODOL CAFEINE CEFALINE HAUTH CLARADOL CAFEINE	**15**	La présence de caféine n'est pas justifiée car elle n'augmente pas l'effet antidouleur et antifièvre et ne peut poser que des problèmes par son effet anxiogène et excitant.
THEINOL	**8**	Une petite potion d'alcool à 8° remboursée par la Sécurité sociale, avec en prime une bonne dose de caféine. À éviter.
Paracétamol + Vitamine C, comprimé effervescent		
DOLIPRANEVITAMINE C EFFERALGAN VITAMINE C	**15**	La vitamine C n'ajoute rien à l'action du paracétamol contrairement à ce qui est avancé par les laboratoires : le léger effet stimulant n'a pas été démontré.
Paracétamol + Codéine + Caféine, comprimé		
MIGRALGINE PRONTALGINE	**14**	La présence de caféine n'est pas justifiée car elle n'augmente pas l'effet antidouleur et ne peut poser que des problèmes par son effet anxiogène et excitant. À éviter.
IBUPROFENE – Vérifiez l'absence d'ibuprofène ou d'autres anti-inflammatoires non stéroïdiens (AINS) dans la composition d'autres médicaments que vous prenez déjà.		
Ibuprofène, capsule molle, comprimé, comprimé orodispersible ou sachet		
ADVIL ADVILCAPS ADVILMED ANTARENE HEMAGENE TAILLEUR IBUPROFENE XXX INTRALGIS NUREFLEX NUROFEN NUROFENCAPS NUROFENFEM NUROFENFLASH NUROFENTABS SPEDIFEN SPIFEN UPFEN	**14**	Balance efficacité/tolérance correcte. À n'utiliser qu'en traitement de seconde intention, de courte durée et à la plus faible dose possible au vu des contre-indications, des interactions avec d'autres médicaments et des effets indésirables.

KETOPROFENE – Vérifiez l'absence de kétoprofène ou d'autres anti-inflammatoires non stéroïdiens (AINS) dans la composition d'autres médicaments que vous prenez déjà.		
Kétoprofène, comprimé		
TOPREC	14	Idem.
ASPIRINE – Vérifiez l'absence d'aspirine ou d'autres anti-inflammatoires non stéroïdiens (AINS) dans la composition d'autres médicaments que vous prenez déjà.		
ASPIRINE SEULE		
Aspirine, comprimé, comprimé effervescent ou sachet		
ALKA-SELTZER ASPEGIC ASPIRINE PH 8 ASPIRINE DU RHONE ASPIRINE UPSA ASPRO ASPROFLASH	13	À n'utiliser contre la douleur et la fièvre que dans les cas de contre-indications au paracétamol ou à l'ibuprofène.
ASPIRINE EN ASSOCIATION – Des spécialités qui n'apportent rien à l'aspirine seule.		
Aspirine + Vitamine C, comprimé effervescent		
ASPIRINE VIT C OBERLIN ASPIRINE VIT C UPSA ASPRO VITAMINE C	12	La vitamine C n'ajoute rien à l'action de l'aspirine contrairement à ce qui est avancé par les laboratoires : le léger effet stimulant n'a pas été démontré. À éviter.
Aspirine + Caféine, comprimé ou comprimé effervescent		
ASPRO CAFEINE METASPIRINE	12	La présence de caféine n'apporte rien à l'action de l'aspirine sinon un effet anxiogène et excitant.
Aspirine + Caféine + Vitamine C, comprimé		
ANTIGRIPPINE A L'ASPIRINE ETAT GRIPPAL	8	La vitamine C et la caféine n'augmentent pas les effets de l'aspirine (information donnée aux médecins par le ministère de la Santé).
Aspirine + Codéine + Caféine, comprimé		
SEDASPIR	7	Association très discutable. À éviter.
Aspirine + Paracétamol + Caféine, comprimé effervescent		
ACTRON	5	Association sans intérêt. Il est inutile d'associer les risques de l'aspirine au paracétamol. De plus la caféine est à éviter. Un non-sens thérapeutique, à fuir.
Aspirine + Paracétamol + Codéine, comprimé		
NOVACETOL (ASPIRINE PARACETAMOL)	5	Un non-sens thérapeutique, à fuir.
Aspirine + Caféine + Homéopathie, comprimé		
CEPHYL	4	Le seul produit actif est l'aspirine, tous les autres produits ne servent à rien et ces associations sont contraires aux règles modernes de mise au point de médicaments.

Pour une lecture optimale des tableaux, reportez-vous à la page 17.

Pour une lecture optimale des tableaux, reportez-vous à la page 17.

NOS MÉDICAMENTS FAVORIS

PARACETAMOL EG LABO 500 mg comprimé

Note : 18/20 ◆ **Prix :** 2,10 € ◆ **Remboursement SS :** 65 %

Classe thérapeutique : Antifièvre ◆ Antidouleur ◆ Antidouleur des règles.

Indications : Fièvre et douleurs d'intensité légère à modérée.

Contre-indications générales : Allergie au paracétamol ◆ Insuffisance hépatique ◆ Hépatite virale ◆ Enfant de moins de 6 ans ◆ Enfant de moins de 27 kg.

Prudence générale : Insuffisance rénale ◆ Alcoolisme ◆ Malnutrition ◆ Déshydratation ◆ Déficit en G6PD ◆ Peut fausser le dosage du sucre ou de l'acide urique dans le sang.

Prudence en association : Antivitamines K (anticoagulants oraux) ◆ Pansements gastro-intestinaux, antiacides et adsorbants à prendre 2 heures avant ou après ce médicament.

Posologie : ***Adulte et enfant à partir de 50 kg :*** 1 à 2 comprimés à 500 mg par prise, à renouveler si besoin au bout de 4 heures minimum, sans dépasser 6 comprimés par jour voire exceptionnellement 8 comprimés par jour en cas de douleurs très intenses ◆ ***Adulte de moins de 50 kg :*** 1 à 2 comprimés à 500 mg par prise, à renouveler si besoin au bout de 4 heures minimum, sans dépasser 6 comprimés par jour ◆ ***Enfant à partir de 6 ans de 27 à 41 kg :*** 1 comprimé à 500 mg par prise, à renouveler si besoin au bout de 6 heures minimum, sans dépasser 4 comprimés par jour ◆ ***Enfant à partir de 6 ans de 41 à 50 kg :*** 1 comprimé à 500 mg par prise, à renouveler si besoin au bout de 4 heures minimum, sans dépasser 6 comprimés par jour.
Avaler le(s) comprimé(s) tel(s) quel(s) avec une boisson (eau, lait, jus de fruits).

Arrêt du médicament et consulter le médecin si : La fièvre persiste plus de 3 jours ◆ La douleur persiste plus de 5 jours ◆ Réaction allergique avec éruption ou rougeur cutanée, démangeaisons cutanées, brusque gonflement du visage, du cou et/ou de la langue, difficultés à respirer ou à avaler (œdème de Quincke), malaise brutal avec chute de la pression artérielle, perte de connaissance (choc anaphylactique) ◆ Troubles de la peau ou des muqueuses avec rougeur, cloques, brûlures, décollement de la peau (syndrome de Stevens-Johnson) pouvant rapidement s'étendre à tout le corps, donnant l'aspect d'un ébouillanté (syndrome de Lyell) ◆ Apparition de bleus, de saignements de nez ou de gencives inhabituels (thrombopénie) ◆ Apparition de fièvre, d'angine ou de toute autre infection (agranulocytose) ◆ Prise massive : conduire le malade d'urgence à l'hôpital le plus proche.

Composition : par comprimé : Paracétamol 500 mg. ◆ **Excipients à prendre en compte :** Aucun excipient à effet notoire.

Présentation : 16 comprimés ◆ **Laboratoire :** EG Labo

CLARADOL CODEINE 500 mg/20 mg comprimé

Note : 17/20 ◆ **Prix :** 2,61 € ◆ **Remboursement SS :** 65 %

Classe thérapeutique : Antidouleur.

Indications : Douleurs d'intensité modérée à intense non soulagées par l'aspirine, le paracétamol ou l'ibuprofène utilisé seul.

Contre-indications générales : Allergie au paracétamol ou à la codéine ◆ Insuffisance hépatique ◆ Hépatite virale ◆ Insuffisance respiratoire ◆ Asthme ◆ Toux avec expectoration (toux grasse) ◆ Patient de 15 à 18 ans après ablation des amygdales ou des végétations ◆ Patient métaboliseur ultra-rapide de la codéine en morphine ◆ Consommation d'alcool ◆ Enfant de moins de 15 ans ◆ Allaitement.

Prudence générale : Insuffisance rénale ◆ Alcoolisme ◆ Malnutrition ◆ Déshydratation ◆ Hypertension intracrânienne ◆ Absence acquise de vésicule biliaire ◆ Déficit en G6PD ◆ Grossesse ◆ Conduite de véhicules ou de machines (risque de somnolence, vertiges, troubles de la vue) ◆ Peut fausser le dosage du sucre ou de l'acide urique dans le sang.

Pour une lecture optimale des tableaux, reportez-vous à la page 17.

Contre-indications en association : Alcool ou médicaments contenant des quantités importantes d'alcool ◆ Buprénorphine ◆ Nalbuphine ◆ Nalméfène ◆ Naltrexone ◆ Oxybate de sodium.

Prudence en association : Antivitamines K (anticoagulants oraux) ◆ Pansements gastro-intestinaux, antiacides et adsorbants à prendre 2 heures avant ou après ce médicament.

Posologie : ***Adulte de moins de 65 ans :*** 1 à 2 comprimés par prise, à renouveler si besoin au bout de 4 heures minimum, sans dépasser 6 comprimés par jour voire exceptionnellement 8 comprimés par jour en cas de douleurs très intenses ◆ ***Sujet âgé :*** commencer par 1 comprimé par prise et augmenter en fonction de la tolérance, jusque 2 comprimés par prise, à renouveler si besoin au bout de 4 heures minimum, sans dépasser 6 comprimés par jour voire exceptionnellement 8 comprimés par jour en cas de douleurs très intenses.
Avaler le(s) comprimé(s) tel(s) quel(s) avec un grand verre d'eau.

Incidents : Nausées ◆ Vomissements ◆ Constipation ◆ Somnolence ◆ Vertiges.

Arrêt du médicament et consulter le médecin si : La douleur persiste plus de 5 jours ◆ Réaction allergique avec éruption ou rougeur cutanée, démangeaisons cutanées, brusque gonflement du visage, du cou et/ou de la langue, difficultés à respirer ou à avaler (œdème de Quincke), malaise brutal avec chute de la pression artérielle, perte de connaissance (choc anaphylactique) ◆ Troubles de la peau ou des muqueuses avec rougeur, cloques, brûlures, décollement de la peau (syndrome de Stevens-Johnson) pouvant rapidement s'étendre à tout le corps, donnant l'aspect d'un ébouillanté (syndrome de Lyell) ◆ Apparition de bleus, de saignements de nez ou de gencives inhabituels (thrombopénie) ◆ Apparition de fièvre, d'angine ou de toute autre infection (agranulocytose) ◆ Difficultés à respirer avec respiration sifflante (bronchospasme) ◆ Gêne respiratoire (dépression respiratoire) ◆ Douleur abdominale aiguë irradiant dans le dos (pancréatite) ◆ Prise massive : conduire le malade d'urgence à l'hôpital le plus proche.

Composition : par comprimé : Paracétamol 500 mg + Codéine 20 mg. ◆ **Excipients à prendre en compte :** Aucun excipient à effet notoire.

Présentation : 16 comprimés ◆ **Laboratoire :** Bayer-Healthcare

ANTARENE 200 mg comprimé

Note : 14/20 ◆ **Prix :** 2,27 € ◆ **Remboursement SS :** 65 %

Classe thérapeutique : Antifièvre ◆ Antidouleur ◆ Antidouleur des règles ◆ Anti-inflammatoire non stéroïdien (AINS).

Indications : Traitement de courte durée de la fièvre et des douleurs d'intensité légère à modérée.

Contre-indications générales : Allergie à l'aspirine ou aux AINS ◆ Antécédent d'asthme, de rhinite, de polypes nasaux, de sinusite, d'urticaire allergiques, dû à l'aspirine ou aux AINS ◆ Hémorragie gastro-duodénale, hémorragie cérébrale ou autre hémorragie interne ◆ Ulcère gastro-intestinal ◆ Antécédent d'ulcère digestif, d'hémorragie digestive, de hernie hiatale ou de gastrite ◆ Insuffisance hépatique ◆ Insuffisance rénale ◆ Insuffisance cardiaque ◆ Déshydratation ◆ Lupus érythémateux disséminé ◆ Varicelle ◆ Enfant de moins de 6 ans ◆ Enfant de moins de 20 kg ◆ Femme souhaitant concevoir ◆ Grossesse ◆ Allaitement.

Prudence générale : Asthme ◆ Hypertension artérielle ◆ Maladie cardiaque ◆ Rectocolite hémorragique ◆ Maladie de Crohn ◆ Diverticulose ◆ Sujet âgé ◆ Conduite de véhicules ou de machines (risque de somnolence, vertiges, troubles de la vue).

Contre-indications en association : Autres anti-inflammatoires non stéroïdiens (AINS) y compris l'aspirine ◆ Anticoagulants oraux ◆ Héparines ◆ Lithium ◆ Méthotrexate aux doses supérieures ou égales à 20 mg par semaine ◆ Pémétrexed.

Prudence en association : Médicaments cardiaques ou antihypertenseurs (antagonistes de l'angiotensine II, sartans, diurétiques, inhibiteurs de l'enzyme de conversion) ◆ Ciclosporine ◆ Méthotrexate aux doses inférieures à 20 mg par semaine ◆ Pansements gastro-intestinaux, antiacides et adsorbants à prendre 2 heures avant ou après ce médicament ◆ Tacrolimus ◆ Ténofovir disoproxil.

Pour une lecture optimale des tableaux, reportez-vous à la page 17.

Posologie : ***Adulte et enfant à partir de 6 ans et de 30 kg :*** 1 à 2 comprimés par prise, à renouveler si besoin au bout de 6 heures minimum, sans dépasser 6 comprimés par jour ◆ ***Enfant à partir de 6 ans de 20 à 30 kg :*** 1 comprimé par prise, à renouveler si besoin au bout de 6 heures minimum, sans dépasser 3 comprimés par jour.
Avaler le(s) comprimé(s) tel(s) quel(s) avec un grand verre d'eau, de préférence au cours d'un repas ou d'une collation.

Incidents : Nausées ◆ Vomissements ◆ Diarrhée ◆ Digestion difficile ◆ Flatulence ◆ Constipation ◆ Ulcérations buccales.

Arrêt du médicament et consulter le médecin si : La fièvre persiste plus de 3 jours ◆ La douleur persiste plus de 5 jours ◆ Vomissements sanglants ◆ Selles noires ◆ Maux d'estomac ◆ Crise d'asthme ◆ Réaction allergique avec éruption ou rougeur cutanée, démangeaisons cutanées, brusque gonflement du visage, du cou et/ou de la langue, difficultés à respirer ou à avaler (œdème de Quincke), malaise brutal avec chute de la pression artérielle, perte de connaissance (choc anaphylactique) ◆ Troubles de la peau ou des muqueuses avec rougeur, cloques, brûlures, décollement de la peau (syndrome de Stevens-Johnson) pouvant rapidement s'étendre à tout le corps, donnant l'aspect d'un ébouillanté (syndrome de Lyell) ◆ Troubles de la vue ◆ Maux de tête avec nausées, vomissements, raideur de la nuque (méningite aseptique médicamenteuse).

Composition : par comprimé : Ibuprofène 200 mg. ◆ **Excipients à prendre en compte :** Aucun excipient à effet notoire.

Présentation : 30 comprimés ◆ **Laboratoire :** Elerte

ASPEGIC 500 mg sachet

Note : 13/20 ◆ **Prix :** 2,71 € ◆ **Remboursement SS :** 65 %

Classe thérapeutique : Antifièvre ◆ Antidouleur.

Indications : Traitement de courte durée de la fièvre et des douleurs d'intensité légère à modérée.

Contre-indications générales : Allergie à l'aspirine, aux salicylés ou aux anti-inflammatoires non stéroïdiens (AINS) ◆ Antécédent d'asthme, de rhinite, de polypes nasaux, de sinusite, d'urticaire allergiques, dû à l'aspirine ou aux AINS ◆ Hémorragie gastro-duodénale, hémorragie cérébrale ou autre hémorragie interne ◆ Ulcère gastro-duodénal ◆ Antécédent d'ulcère digestif, d'hémorragie digestive, de hernie hiatale ou de gastrite ◆ Maladie hémorragique (maladies de la coagulation, de l'hémostase) ◆ Risque de saignement (interventions chirurgicales même minimes comme extraction dentaire) ◆ Règles de durée anormalement longue et très abondantes ◆ Insuffisance hépatique ◆ Insuffisance rénale ◆ Insuffisance cardiaque ◆ Infection virale chez l'enfant (varicelle, syndrome grippal) ◆ Déficit en G6PD ◆ Intolérance au lactose ◆ Enfant de moins de 30 kg ◆ Grossesse ◆ Allaitement.

Prudence générale : Asthme ◆ Sujet âgé ◆ Sujet de faible poids corporel ◆ Goutte ou taux élevé d'acide urique dans le sang.

Contre-indications en association : Acétazolamide ◆ Anagrélide ◆ Anticoagulants oraux ◆ Anti-inflammatoires non stéroïdiens (AINS) ◆ Clopidogrel ◆ Défibrotide ◆ Glucocorticoïdes (sauf hydrocortisone) ◆ Héparines ◆ Médicaments de la goutte (uricosuriques) ◆ Méthotrexate aux doses supérieures ou égales à 20 mg par semaine ◆ Pémétrexed ◆ Ticagrélor ◆ Ticlopidine.

Prudence en association : Médicaments cardiaques ou antihypertenseurs (antagonistes de l'angiotensine II, diurétiques, inhibiteurs de l'enzyme de conversion) ◆ Méthotrexate aux doses inférieures à 20 mg par semaine ◆ Pansements gastro-intestinaux, antiacides et adsorbants à prendre 2 heures avant ou après ce médicament.

Posologie : ***Adulte et enfant de plus de 50 kg :*** 1 à 2 sachets par prise, à renouveler si besoin au bout de 4 heures minimum, sans dépasser 6 sachets par jour ◆ ***Enfant de 41 à 50 kg :*** 1 sachet par prise, à renouveler si besoin au bout de 4 heures minimum, sans dépasser 6 sachets par jour ◆ ***Enfant de 30 à 41 kg :*** 1 sachet par prise, à renouveler si besoin au bout de 6 heures minimum, sans dépasser 4 sachets par jour.

Pour une lecture optimale des tableaux, reportez-vous à la page 17.

Verser le contenu du sachet dans un verre puis ajouter une petite quantité de boisson (par exemple eau, lait, jus de fruits).

Arrêt du médicament et consulter le médecin si : La fièvre persiste plus de 3 jours ◆ La douleur persiste plus de 5 jours ◆ Douleurs du ventre ◆ Vomissements sanglants ◆ Selles noires ◆ Saignements du nez (épistaxis) ◆ Saignements des gencives ◆ Bleus inhabituels ◆ Crise d'asthme ◆ Réaction allergique avec éruption ou rougeur cutanée, démangeaisons cutanées, brusque gonflement du visage, du cou et/ou de la langue, difficultés à respirer ou à avaler (œdème de Quincke), malaise brutal avec chute de la pression artérielle, perte de connaissance (choc anaphylactique) ◆ Bourdonnements d'oreille ou baisse de l'audition, maux de tête survenant en cours de traitement, vertiges (signes de surdosage) ◆ Troubles du comportement, somnolence, évanouissement ou vomissements chez l'enfant (syndrome de Reye).

Composition : par sachet : Acide acétylsalicylique 500 mg. ◆ **Excipients à prendre en compte :** Lactose (excipient à effet notoire).

Présentation : 20 sachets ◆ **Laboratoire :** Sanofi Aventis France

Douleurs de l'arthrose et autres douleurs articulaires

Une douleur à la hanche à chaque pas ou au genou à chaque marche d'escalier ? Des doigts qui commencent à se déformer ? Un mal lancinant dans la nuque ?
Si c'est votre cas, vous êtes probablement atteint d'arthrose comme 6 millions de Français !

CE QU'IL FAUT SAVOIR

L'arthrose est une affection chronique qui provoque des douleurs persistantes et pénibles au niveau des articulations. Elle ne touche souvent qu'une seule zone du corps, plus particulièrement la hanche (coxarthrose), le genou (gonarthrose), la colonne vertébrale (les cervicales surtout), le pouce et les doigts.

LES CAUSES

Alors que les surfaces des cartilages sont lisses et glissent facilement les unes sur les autres quand on est jeune, avec l'âge, elles s'usent et sont moins régulières, ce qui peut provoquer des frictions et des échauffements au niveau des articulations.

Certains facteurs favorisent l'arthrose

- des facteurs héréditaires, surtout ;
- la répétition de microtraumatismes, comme des chocs réguliers (coups, chutes) dans certains sports ou certaines professions manuelles ;

Pour une lecture optimale des tableaux, reportez-vous à la page 17.

- des traumatismes plus sérieux, responsables de fractures ou d'entorses, d'impacts cartilagineux;
- l'obésité : les genoux surtout souffrent du surpoids;
- des articulations mal emboîtées de naissance (on parle de dysplasie);
- les dépôts de microcristaux dans l'articulation (de calcium, entre autres).

LES INTERDITS

☒ Pas de traitement en automédication mais consultez votre médecin si :
- Les douleurs persistent la nuit au repos.
- Le matin, les douleurs sont intenses.
- Vos articulations sont gonflées et rouges.
- Vous avez de la fièvre.

LES BONNES PRATIQUES

▸ **En prévention**
- Perdez du poids si nécessaire.
- Ménagez vos articulations. Évitez, si possible, les mouvements répétitifs.
- Protégez vos articulations (genoux par exemple) si vous faites des sports à risque de chutes ou de chocs (roller, ski).
- Si vous travaillez sur ordinateur, équipez-vous d'un écran à hauteur des yeux pour ne pas trop solliciter vos cervicales.
- Dormez sur un oreiller anatomique, cela soulage les tensions cervicales.
- Pratiquez des sports qui font travailler les articulations en apesanteur (natation, bicyclette) ou en douceur (stretching, gymnastique).

▸ **En cas de crise**, vous pouvez seulement soulager la douleur avec des patchs chauffants ou un pack thermique chaud-froid à faire chauffer, des médicaments antidouleur et des produits locaux à effet révulsif.
En cas d'arthrose du genou ou de la hanche, marcher avec une canne vous soulagera en déchargeant votre articulation endommagée.
Dans les cas les plus graves, vous pouvez avoir recours à la chirurgie (prothèse de la hanche, du genou).

EN SAVOIR PLUS

L'entorse

L'entorse est une atteinte plus ou moins grave des ligaments à la suite d'un choc ou d'un étirement. Elle peut être bénigne (simple étirement des ligaments), moyenne (les ligaments sont distendus et une partie peut être rompue) ou grave (les ligaments sont rompus et possibilité d'arrachement osseux) et entraîner des douleurs plus ou moins intenses.
En automédication, il est difficile de reconnaître la gravité d'une entorse. Mieux vaut consulter un médecin.
En attendant, suivez la règle «GREC» (glace, repos, élévation, compression). Appliquez sur la région lésée une poche de glace enrobée d'un linge fin ou un pack réfrigérant sur la partie traumatisée pendant

20 minutes minimum et recommencez l'opération plusieurs fois si nécessaire. Puis appliquez une pommade antidouleur locale (*voir tableau*) et bandez votre articulation mais sans serrer. Dans le cas d'une entorse, surélevez légèrement la partie atteinte (bras, jambe...) pour limiter son gonflement. Bien sûr, restez immobile.
En cas de douleur, vous pouvez prendre du paracétamol, le médicament de référence à utiliser de préférence («première intention»), ou un anti-inflammatoire non stéroïdien du type ibuprofène (par la bouche), en respectant toujours les doses recommandées. Mais évitez l'aspirine, qui peut favoriser le développement d'hématomes.

Pour une lecture optimale des tableaux, reportez-vous à la page 17.

LES MÉDICAMENTS

Il n'existe aucun médicament qui traite les causes de l'arthrose ou qui retarde la destruction du cartilage. Un cartilage plus ou moins détérioré ne se répare malheureusement pas.

Les médicaments dits antiarthrosiques dits d'action lente à base de glucosamine (VOLTAFLEX®...), de chondroïtine (CHONDROSULF®, STRUCTUM®), ou d'insaponifiables à base d'avocat et de soja (PIASCLEDINE®) sont *sans intérêt*. Qualifiés de médicaments insuffisants par la Haute Autorité de santé (HAS), ils ne sont plus remboursés. Quant aux médicaments à base de diacéréine (ART 50®...), ils ne sont plus proposés en automédication. Non seulement ils sont toujours inefficaces, mais ils présentent une toxicité importante, ce qui explique leur passage sur la liste I.

Pour vous soulager, prenez un antidouleur par la bouche, de préférence à base de paracétamol (en automédication, jusqu'à 3 g par jour mais ne dépassez JAMAIS 4 g par jour, sous peine de grave intoxication du foie) ou, en cas d'échec, un produit de la famille des anti-inflammatoires non stéroïdiens ou AINS (de préférence ibuprofène) en l'absence de problèmes digestifs.
En application locale, les AINS (en gel ou en emplâtre si traitement d'une grosse articulation) ont un effet antidouleur modeste et fugace. Attention, même s'ils sont utilisés localement, ils peuvent provoquer des troubles digestifs. Ils sont contre-indiqués chez les femmes enceintes.
Les baumes dits antirhumatismaux augmentent la chaleur locale par leur effet révulsif, réduisant ainsi la douleur, mais ils sont d'un intérêt très limité.
Les spécialités de phytothérapie à base d'harpagophytum (ou griffe du diable) n'ont pas démontré d'efficacité supérieure à l'effet placebo. En revanche, ils peuvent entraîner des réactions allergiques, des vertiges, des maux de tête et des troubles digestifs parfois graves.

Pour une lecture optimale des tableaux, reportez-vous à la page 17.

ANTIDOULEUR

Principes actifs et spécialités	Note	Avis
PARACETAMOL – Vérifiez l'absence de paracétamol dans d'autres médicaments que vous prenez déjà afin d'éviter un risque de surdosage toxique pour le foie.		
PARACETAMOL SEUL		
Paracétamol, comprimé, comprimé effervescent, comprimé orodispersible, gélule, lyophilisat, sachet ou suppositoire		
ALGODOL	18	Le paracétamol est le médicament à privilégier dans le traitement de la fièvre et de la douleur.
CLARADOL		
DAFALGAN		
DOLIPRANE		
DOLIPRANECAPS		
DOLIPRANEORODOZ		
DOLIPRANETABS		
DOLKO		
EFFERALGAN		
EFFERALGANMED		
GELUPRANE		
PANADOL		
PARACETAMOL XXX		
PARALYOC		
SAPRAMOL		
PARACETAMOL EN ASSOCIATION		
Paracétamol + Codéine, comprimé		
ALGISEDAL	17	À n'utiliser que de façon ponctuelle pour des douleurs non calmées par le paracétamol seul. Association certes plus efficace que le paracétamol seul, mais plus d'effets indésirables, dus à la codéine.
CLARADOL CODEINE		
CODOLIPRANE		
COMPRALGYL		
GAOSEDAL CODEINE		
KLIPAL CODEINE		
LINDILANE		
PARACETAMOL CODEINE XXX		
Paracétamol + Caféine, comprimé, comprimé effervescent, sachet ou solution buvable		
ALGODOL CAFEINE	15	La présence de caféine n'est pas justifiée car elle n'augmente pas l'effet antidouleur et antifièvre et ne peut poser que des problèmes par son effet anxiogène et excitant.
CEFALINE HAUTH		
CLARADOL CAFEINE		
THEINOL	8	Une petite potion d'alcool à 8° remboursée par la Sécurité sociale, avec en prime une bonne dose de caféine. À éviter.
Paracétamol + Vitamine C, comprimé effervescent		
DOLIPRANEVITAMINE C	15	La vitamine C n'ajoute rien à l'action du paracétamol contrairement à ce qui est avancé par les laboratoires : le léger effet stimulant n'a pas été démontré.
EFFERALGAN VITAMINE C		

Pour une lecture optimale des tableaux, reportez-vous à la page 17.

Paracétamol + Codéine + Caféine, comprimé		
MIGRALGINE PRONTALGINE	14	La présence de caféine n'est pas justifiée car elle n'augmente pas l'effet antidouleur et ne peut poser que des problèmes par son effet anxiogène et excitant. À éviter.
IBUPROFENE – Vérifiez l'absence d'ibuprofène ou d'autres anti-inflammatoires non stéroïdiens (AINS) dans la composition d'autres médicaments que vous prenez déjà.		
Ibuprofène, capsule molle, comprimé, comprimé orodispersible ou sachet		
ADVIL ADVILCAPS ADVILMED ANTARENE HEMAGENE TAILLEUR IBUPROFENE XXX INTRALGIS NUREFLEX NUROFEN NUROFENCAPS NUROFENFEM NUROFENFLASH NUROFENTABS SPEDIFEN SPIFEN UPFEN	14	Balance efficacité/tolérance correcte. À n'utiliser qu'en traitement de seconde intention, de courte durée et à la plus faible dose possible au vu des contre-indications, des interactions avec d'autres médicaments et des effets indésirables.
KETOPROFENE – Vérifiez l'absence de kétoprofène ou d'autres anti-inflammatoires non stéroïdiens (AINS) dans la composition d'autres médicaments que vous prenez déjà.		
Kétoprofène, comprimé		
TOPREC	14	Idem.
ASPIRINE – Vérifiez l'absence d'aspirine ou d'autres anti-inflammatoires non stéroïdiens (AINS) dans la composition d'autres médicaments que vous prenez déjà.		
ASPIRINE SEULE		
Aspirine, comprimé, comprimé effervescent ou sachet		
ALKA-SELTZER ASPEGIC ASPIRINE PH 8 ASPIRINE DU RHONE ASPIRINE UPSA ASPRO ASPROFLASH	13	À n'utiliser contre la douleur et la fièvre que dans les cas de contre-indications au paracétamol ou à l'ibuprofène.
ASPIRINE EN ASSOCIATION – Des spécialités qui n'apportent rien à l'aspirine seule.		
Aspirine + Vitamine C, comprimé effervescent		
ASPIRINE VIT C OBERLIN ASPIRINE VIT C UPSA ASPRO VITAMINE C	12	La vitamine C n'ajoute rien à l'action de l'aspirine contrairement à ce qui est avancé par les laboratoires : le léger effet stimulant n'a pas été démontré. À éviter.

Pour une lecture optimale des tableaux, reportez-vous à la page 17.

Aspirine + Caféine, comprimé ou comprimé effervescent		
ASPRO CAFEINE METASPIRINE	12	La présence de caféine n'apporte rien à l'action de l'aspirine sinon un effet anxiogène et excitant.
Aspirine + Caféine + Vitamine C, comprimé		
ANTIGRIPPINE A L'ASPIRINE ETAT GRIPPAL	8	La vitamine C et la caféine n'augmentent pas les effets de l'aspirine (information donnée aux médecins par le ministère de la Santé).
Aspirine + Codéine + Caféine, comprimé		
SEDASPIR	7	Association très discutable. À éviter.
Aspirine + Paracétamol + Caféine, comprimé effervescent		
ACTRON	5	Association sans intérêt. Il est inutile d'associer les risques de l'aspirine au paracétamol. De plus la caféine est à éviter. Un non-sens thérapeutique, à fuir.
Aspirine + Paracétamol + Codéine, comprimé		
NOVACETOL (ASPIRINE PARACETAMOL)	5	Un non-sens thérapeutique, à fuir.
Aspirine + Caféine + Homéopathie, comprimé		
CEPHYL	4	Le seul produit actif est l'aspirine, tous les autres produits ne servent à rien et ces associations sont contraires aux règles modernes de mise au point de médicaments.

NOS MÉDICAMENTS FAVORIS

PARACETAMOL EG LABO 500 mg comprimé

Note : 18/20 ◆ **Prix :** 2,10 € ◆ **Remboursement SS :** 65 %

Classe thérapeutique : Antifièvre ◆ Antidouleur ◆ Antidouleur des règles.

Indications : Fièvre et douleurs d'intensité légère à modérée.

Contre-indications générales : Allergie au paracétamol ◆ Insuffisance hépatique ◆ Hépatite virale ◆ Enfant de moins de 6 ans ◆ Enfant de moins de 27 kg.

Prudence générale : Insuffisance rénale ◆ Alcoolisme ◆ Malnutrition ◆ Déshydratation ◆ Déficit en G6PD ◆ Peut fausser le dosage du sucre ou de l'acide urique dans le sang.

Prudence en association : Antivitamines K (anticoagulants oraux) ◆ Pansements gastro-intestinaux, antiacides et adsorbants à prendre 2 heures avant ou après ce médicament.

Posologie : ***Adulte et enfant à partir de 50 kg :*** 1 à 2 comprimés à 500 mg par prise, à renouveler si besoin au bout de 4 heures minimum, sans dépasser 6 comprimés par jour voire exceptionnellement 8 comprimés par jour en cas de douleurs très intenses ◆ ***Adulte de moins de 50 kg :*** 1 à 2 comprimés à 500 mg par prise, à renouveler si besoin au bout de 4 heures minimum, sans dépasser 6 comprimés par jour ◆ ***Enfant à partir de 6 ans de 27 à 41 kg :*** 1 comprimé à 500 mg par prise, à renouveler si besoin au bout de 6 heures minimum, sans dépasser 4 comprimés par jour ◆ ***Enfant à partir de 6 ans de 41 à 50 kg :*** 1 comprimé à 500 mg par prise, à renouveler si besoin au bout de 4 heures minimum, sans dépasser 6 comprimés par jour.
Avaler le(s) comprimé(s) tel(s) quel(s) avec une boisson (eau, lait, jus de fruits).

Arrêt du médicament et consulter le médecin si : La fièvre persiste plus de 3 jours ◆ La douleur persiste plus de 5 jours ◆ Réaction allergique avec éruption ou rougeur cutanée, démangeaisons cutanées, brusque gonflement du visage, du cou et/ou de la langue, difficultés à respirer ou à avaler (œdème de Quincke), malaise brutal avec chute de la pression artérielle, perte de connaissance (choc anaphylactique) ◆ Troubles de la peau ou des muqueuses avec rougeur, cloques, brûlures, décollement de la peau (syndrome de Stevens-Johnson) pouvant rapidement s'étendre à tout le corps, donnant l'aspect d'un ébouillanté (syndrome de Lyell) ◆ Apparition de bleus, de saignements de nez ou de gencives inhabituels (thrombopénie) ◆ Apparition de fièvre, d'angine ou de toute autre infection (agranulocytose) ◆ Prise massive : conduire le malade d'urgence à l'hôpital le plus proche.

Composition : par comprimé : Paracétamol 500 mg. ◆ **Excipients à prendre en compte :** Aucun excipient à effet notoire.

Présentation : 16 comprimés ◆ **Laboratoire :** EG Labo

CLARADOL CODEINE 500 mg/20 mg comprimé

Note : 17/20 ◆ **Prix :** 2,61 € ◆ **Remboursement SS :** 65 %

Classe thérapeutique : Antidouleur.

Indications : Douleurs d'intensité modérée à intense non soulagées par l'aspirine, le paracétamol ou l'ibuprofène utilisé seul.

Contre-indications générales : Allergie au paracétamol ou à la codéine ◆ Insuffisance hépatique ◆ Hépatite virale ◆ Insuffisance respiratoire ◆ Asthme ◆ Toux avec expectoration (toux grasse) ◆ Patient de 15 à 18 ans après ablation des amygdales ou des végétations ◆ Patient métaboliseur ultra-rapide de la codéine en morphine ◆ Consommation d'alcool ◆ Enfant de moins de 15 ans ◆ Allaitement.

Prudence générale : Insuffisance rénale ◆ Alcoolisme ◆ Malnutrition ◆ Déshydratation ◆ Hypertension intracrânienne ◆ Absence acquise de vésicule biliaire ◆ Déficit en G6PD ◆ Grossesse ◆ Conduite de véhicules ou de machines (risque de somnolence, vertiges, troubles de la vue) ◆ Peut fausser le dosage du sucre ou de l'acide urique dans le sang.

Contre-indications en association : Alcool ou médicaments contenant des quantités importantes d'alcool ◆ Buprénorphine ◆ Nalbuphine ◆ Nalméfène ◆ Naltrexone ◆ Oxybate de sodium.

Prudence en association : Antivitamines K (anticoagulants oraux) ◆ Pansements gastro-intestinaux, antiacides et adsorbants à prendre 2 heures avant ou après ce médicament.

Posologie : ***Adulte de moins de 65 ans :*** 1 à 2 comprimés par prise, à renouveler si besoin au bout de 4 heures minimum, sans dépasser 6 comprimés par jour voire exceptionnellement 8 comprimés par jour en cas de douleurs très intenses ◆ ***Sujet âgé :*** commencer par 1 comprimé par prise et augmenter en fonction de la tolérance, jusque 2 comprimés par prise, à renouveler si besoin au bout de 4 heures minimum, sans dépasser 6 comprimés par jour voire exceptionnellement 8 comprimés par jour en cas de douleurs très intenses.
Avaler le(s) comprimé(s) tel(s) quel(s) avec un grand verre d'eau.

Incidents : Nausées ◆ Vomissements ◆ Constipation ◆ Somnolence ◆ Vertiges.

Arrêt du médicament et consulter le médecin si : La douleur persiste plus de 5 jours ◆ Réaction allergique avec éruption ou rougeur cutanée, démangeaisons cutanées, brusque gonflement du visage, du cou et/ou de la langue, difficultés à respirer ou à avaler (œdème de Quincke), malaise brutal avec chute de la pression artérielle, perte de connaissance (choc anaphylactique) ◆ Troubles de la peau ou des muqueuses avec rougeur, cloques, brûlures, décollement de la peau (syndrome de Stevens-Johnson) pouvant rapidement s'étendre à tout le corps, donnant l'aspect d'un ébouillanté (syndrome de Lyell) ◆ Apparition de bleus, de saignements de nez ou de gencives inhabituels (thrombopénie) ◆ Apparition de fièvre, d'angine ou de toute autre infection (agranulocytose) ◆ Difficultés à respirer avec respiration sifflante (bronchospasme) ◆ Gêne respiratoire (dépression respiratoire) ◆ Douleur abdominale aiguë irradiant dans le dos (pancréatite) ◆ Prise massive : conduire le malade d'urgence à l'hôpital le plus proche.

Composition : par comprimé : Paracétamol 500 mg + Codéine 20 mg. ◆ **Excipients à prendre en compte :** Aucun excipient à effet notoire.

Présentation : 16 comprimés ◆ **Laboratoire :** Bayer-Healthcare

Pour une lecture optimale des tableaux, reportez-vous à la page 17.

Pour une lecture optimale des tableaux, reportez-vous à la page 17.

ANTARENE 200 mg comprimé

Note : 14/20 ◆ **Prix :** 2,27 € ◆ **Remboursement SS :** 65 %

Classe thérapeutique : Antifièvre ◆ Antidouleur ◆ Antidouleur des règles ◆ Anti-inflammatoire non stéroïdien (AINS).

Indications : Traitement de courte durée de la fièvre et des douleurs d'intensité légère à modérée.

Contre-indications générales : Allergie à l'aspirine ou aux AINS ◆ Antécédent d'asthme, de rhinite, de polypes nasaux, de sinusite, d'urticaire allergiques, dû à l'aspirine ou aux AINS ◆ Hémorragie gastro-duodénale, hémorragie cérébrale ou autre hémorragie interne ◆ Ulcère gastro-intestinal ◆ Antécédent d'ulcère digestif, d'hémorragie digestive, de hernie hiatale ou de gastrite ◆ Insuffisance hépatique ◆ Insuffisance rénale ◆ Insuffisance cardiaque ◆ Déshydratation ◆ Lupus érythémateux disséminé ◆ Varicelle ◆ Enfant de moins de 6 ans ◆ Enfant de moins de 20 kg ◆ Femme souhaitant concevoir ◆ Grossesse ◆ Allaitement.

Prudence générale : Asthme ◆ Hypertension artérielle ◆ Maladie cardiaque ◆ Rectocolite hémorragique ◆ Maladie de Crohn ◆ Diverticulose ◆ Sujet âgé ◆ Conduite de véhicules ou de machines (risque de somnolence, vertiges, troubles de la vue).

Contre-indications en association : Autres anti-inflammatoires non stéroïdiens (AINS) y compris l'aspirine ◆ Anticoagulants oraux ◆ Héparines ◆ Lithium ◆ Méthotrexate aux doses supérieures ou égales à 20 mg par semaine ◆ Pémétrexed.

Prudence en association : Médicaments cardiaques ou antihypertenseurs (antagonistes de l'angiotensine II, sartans, diurétiques, inhibiteurs de l'enzyme de conversion) ◆ Ciclosporine ◆ Méthotrexate aux doses inférieures à 20 mg par semaine ◆ Pansements gastro-intestinaux, antiacides et adsorbants à prendre 2 heures avant ou après ce médicament ◆ Tacrolimus ◆ Ténofovir disoproxil.

Posologie : ***Adulte et enfant à partir de 6 ans et de 30 kg :*** 1 à 2 comprimés par prise, à renouveler si besoin au bout de 6 heures minimum, sans dépasser 6 comprimés par jour ◆ ***Enfant à partir de 6 ans de 20 à 30 kg :*** 1 comprimé par prise, à renouveler si besoin au bout de 6 heures minimum, sans dépasser 3 comprimés par jour.
Avaler le(s) comprimé(s) tel(s) quel(s) avec un grand verre d'eau, de préférence au cours d'un repas ou d'une collation.

Incidents : Nausées ◆ Vomissements ◆ Diarrhée ◆ Digestion difficile ◆ Flatulence ◆ Constipation ◆ Ulcérations buccales.

Arrêt du médicament et consulter le médecin si : La fièvre persiste plus de 3 jours ◆ La douleur persiste plus de 5 jours ◆ Vomissements sanglants ◆ Selles noires ◆ Maux d'estomac ◆ Crise d'asthme ◆ Réaction allergique avec éruption ou rougeur cutanée, démangeaisons cutanées, brusque gonflement du visage, du cou et/ou de la langue, difficultés à respirer ou à avaler (œdème de Quincke), malaise brutal avec chute de la pression artérielle, perte de connaissance (choc anaphylactique) ◆ Troubles de la peau ou des muqueuses avec rougeur, cloques, brûlures, décollement de la peau (syndrome de Stevens-Johnson) pouvant rapidement s'étendre à tout le corps, donnant l'aspect d'un ébouillanté (syndrome de Lyell) ◆ Troubles de la vue ◆ Maux de tête avec nausées, vomissements, raideur de la nuque (méningite aseptique médicamenteuse).

Composition : par comprimé : Ibuprofène 200 mg. ◆ **Excipients à prendre en compte :** Aucun excipient à effet notoire.

Présentation : 30 comprimés ◆ **Laboratoire :** Elerte

ASPEGIC 500 mg sachet

Note : 13/20 ◆ **Prix :** 2,71 € ◆ **Remboursement SS :** 65 %

Classe thérapeutique : Antifièvre ◆ Antidouleur.

Indications : Traitement de courte durée de la fièvre et des douleurs d'intensité légère à modérée.

Contre-indications générales : Allergie à l'aspirine, aux salicylés ou aux anti-inflammatoires non stéroïdiens (AINS) ◆ Antécédent d'asthme, de rhinite, de polypes nasaux, de sinusite, d'urticaire allergiques, dû à l'aspirine ou aux AINS ◆ Hémorragie gastro-duodénale, hémorragie cérébrale ou autre hémorragie interne ◆ Ulcère gastro-duodénal ◆ Antécédent d'ulcère digestif, d'hémorragie digestive, de hernie hiatale ou de gastrite ◆ Maladie hémorragique (maladies de la coagulation, de l'hémostase) ◆ Risque de saignement (interventions chirurgicales même minimes comme extraction dentaire) ◆ Règles de durée anormalement longue et très abondantes ◆ Insuffisance hépatique ◆ Insuffisance rénale ◆ Insuffisance cardiaque ◆ Infection virale chez l'enfant (varicelle, syndrome grippal) ◆ Déficit en G6PD ◆ Intolérance au lactose ◆ Enfant de moins de 30 kg ◆ Grossesse ◆ Allaitement.

Prudence générale : Asthme ◆ Sujet âgé ◆ Sujet de faible poids corporel ◆ Goutte ou taux élevé d'acide urique dans le sang.

Contre-indications en association : Acétazolamide ◆ Anagrélide ◆ Anticoagulants oraux ◆ Anti-inflammatoires non stéroïdiens (AINS) ◆ Clopidogrel ◆ Défibrotide ◆ Glucocorticoïdes (sauf hydrocortisone) ◆ Héparines ◆ Médicaments de la goutte (uricosuriques) ◆ Méthotrexate aux doses supérieures ou égales à 20 mg par semaine ◆ Pémétrexed ◆ Ticagrélor ◆ Ticlopidine.

Prudence en association : Médicaments cardiaques ou antihypertenseurs (antagonistes de l'angiotensine II, diurétiques, inhibiteurs de l'enzyme de conversion) ◆ Méthotrexate aux doses inférieures à 20 mg par semaine ◆ Pansements gastro-intestinaux, antiacides et adsorbants à prendre 2 heures avant ou après ce médicament.

Posologie : ***Adulte et enfant de plus de 50 kg :*** 1 à 2 sachets par prise, à renouveler si besoin au bout de 4 heures minimum, sans dépasser 6 sachets par jour ◆ ***Enfant de 41 à 50 kg :*** 1 sachet par prise, à renouveler si besoin au bout de 4 heures minimum, sans dépasser 6 sachets par jour ◆ ***Enfant de 30 à 41 kg :*** 1 sachet par prise, à renouveler si besoin au bout de 6 heures minimum, sans dépasser 4 sachets par jour.
Verser le contenu du sachet dans un verre puis ajouter une petite quantité de boisson (par exemple eau, lait, jus de fruits).

Arrêt du médicament et consulter le médecin si : La fièvre persiste plus de 3 jours ◆ La douleur persiste plus de 5 jours ◆ Douleurs du ventre ◆ Vomissements sanglants ◆ Selles noires ◆ Saignements du nez (épistaxis) ◆ Saignements des gencives ◆ Bleus inhabituels ◆ Crise d'asthme ◆ Réaction allergique avec éruption ou rougeur cutanée, démangeaisons cutanées, brusque gonflement du visage, du cou et/ou de la langue, difficultés à respirer ou à avaler (œdème de Quincke), malaise brutal avec chute de la pression artérielle, perte de connaissance (choc anaphylactique) ◆ Bourdonnements d'oreille ou baisse de l'audition, maux de tête survenant en cours de traitement, vertiges (signes de surdosage) ◆ Troubles du comportement, somnolence, évanouissement ou vomissements chez l'enfant (syndrome de Reye).

Composition : par sachet : Acide acétylsalicylique 500 mg. ◆ **Excipients à prendre en compte :** Lactose (excipient à effet notoire).

Présentation : 20 sachets ◆ **Laboratoire :** Sanofi Aventis France

Pour une lecture optimale des tableaux, reportez-vous à la page 17.

Pour une lecture optimale des tableaux, reportez-vous à la page 17.

ANTIDOULEUR ARTICULAIRE LOCAL

Principes actifs et spécialités	Note	Avis
DICLOFENAC – Anti-inflammatoire non stéroïdien (AINS)		
Diclofénac, gel ou emplâtre		
ANTALCALM DICLOFENAC XXX FLECTOR FLECTOREFFIGEL FLECTORTISSUGELEP TENDOL VOLTARENACTIGO VOLTARENACTIGO INTENSE VOLTARENE EMULGEL VOLTARENPLAST VOLTARENSPE XENID	12	Efficacité modérée dans le traitement de l'arthrose du genou et des doigts.
RÉVULSIFS (salicylés) – Contre-indiqués chez les sujets allergiques à l'aspirine ou aux salicylés, intolérants aux dérivés terpéniques. Peuvent être avantageusement remplacés par des patchs autochauffants.		
Salicylate de diéthylamine, crème		
ALGESAL BAUME	8	Efficacité très limitée. Tolérance moyenne.
Salicylate de méthyle + Girofle + Piment, crème		
BAUME AROMA	8	Idem.
Salicylate de méthyle + Camphre, crème		
INONGAN	8	Idem.
Salicylate d'amyle + Camphre + Lévomenthol + Capsicum, crème		
BAUME SAINT BERNARD	8	Idem.
Salicylate de glycol + Camphre + Lévomenthol + Nicotinate de benzyle, crème		
LUMBALGINE	8	Idem.
Acide salicylique + Lévomenthol + Résorcinol + Vératrole, gel ou solution pour application cutanée		
SYNTHOL	8	Mise sur le marché en 1925, cette petite soupe a bien mal vieilli.
Salicylate de diéthylamine + Myrtécaïne, crème		
ALGESAL SURACTIVE	5	Présence d'un anesthésique local dépassé et allergisant.
PHYTOTHÉRAPIE		
Harpagophytum + Piment de Cayenne, gel		
GELDOLOR	7	Efficacité non démontrée.
HOMÉOPATHIE		
Association homéopathique, crème		
ZEEL	7	Efficacité non démontrée.

Pour une lecture optimale des tableaux, reportez-vous à la page 17.

NOTRE MÉDICAMENT FAVORI

DICLOFENAC MYLAN 1 % gel

Note : 12/20 ◆ **Prix :** 2,61 € ◆ **Remboursement SS :** 30 %

Classe thérapeutique : Anti-inflammatoire non stéroïdien (AINS) local.

Indications : Tendinites des membres supérieurs et inférieurs (inflammation des tendons autour de l'articulation) ◆ Œdèmes postopératoires et post-traumatiques (entorse bénigne, contusion) ◆ Arthrose douloureuse des doigts et des genoux.

Contre-indications générales : Allergie aux AINS, à l'aspirine ◆ Allergie au propylèneglycol, au macrogol ◆ Antécédents de crise d'asthme, d'urticaire, de rhinite ou de sinusite dus aux AINS ou à l'aspirine ◆ Application sur la peau abîmée par une plaie, une brûlure, une infection, une maladie de peau (eczéma, urticaire), etc. ◆ Enfant et adolescent de moins de 18 ans ◆ Grossesse ◆ Allaitement.

Prudence générale : Ne pas appliquer sur les muqueuses ou les yeux ◆ Ne pas recouvrir d'un pansement ◆ Ne pas exposer au soleil ou aux UV la zone traitée (port de vêtements).

Posologie : ***Adulte de plus de 18 ans :*** tendinites : 3 à 4 applications de 2,5 g de gel (6 cm de gel environ) par jour. Œdèmes : 2 à 4 applications de 2,5 g de gel (6 cm de gel environ) par jour. ◆ Arthrose : 3 à 4 applications de 4 g de gel (10 cm de gel environ) par jour. ◆ Faire pénétrer le gel par un massage doux et prolongé sur la région douloureuse ou inflammatoire. ◆ Bien se laver les mains après chaque application (sauf en cas d'auto-application dans l'arthrose des doigts).
Durée de traitement de 5 jours maximum.

Incidents : Irritations de la peau.

Arrêt du médicament et consulter le médecin si : Les troubles persistent ou s'aggravent après 5 jours de traitement ◆ Réaction allergique avec éruption ou rougeur cutanée, démangeaisons cutanées, rhinite, difficultés à respirer (asthme), brusque gonflement du visage, du cou et/ou de la langue, difficultés à respirer ou à avaler (œdème de Quincke).

Composition : par 100 g : Diclofénac sodique. ◆ **Excipients à prendre en compte :** Propylèneglycol (excipient à effet notoire), macrogol.

Présentation : Tube de 50 g ◆ **Laboratoire :** Mylan

ANTIARTHROSE

Principes actifs et spécialités	Note	Avis
PHYTOTHÉRAPIE		
Reine des prés, gélule		
ARKOGELULES REINE DES PRES ELUSANES REINE DES PRES	7	Ne vous fera pas de mal !
Cassis, gélule		
ARKOGELULES CASSIS	7	Nous préférons le cassis sous forme de kir !
Ortie, gélule		
ELUSANES ORTIE	7	Bonne tolérance mais parfaitement inefficace.
Harpagophytum, comprimé ou gélule		
DOLOSOFT ELUSANES HARPAGOPHYTON HARPADOL ARKOGELULES	5	Balance efficacité/tolérance négative avec possibilité de troubles digestifs graves et d'allergie.

Pour une lecture optimale des tableaux, reportez-vous à la page 17.

HOMÉOPATHIE		
Associations homéopathiques, comprimé, granules ou solution buvable		
LEDUM PALUSTRE COMPLEXE N°41 LEHNING	7	
RHUS TOXICODENDRON COMPLEXE N°80 LEHNING		
ZEEL		
OLIGOTHÉRAPIE		
Cuivre, ampoule buvable	7	Présentés comme des modificateurs de terrain sans aucune preuve d'efficacité clinique. Il est précisé que l'oligothérapie ne dispense pas d'un traitement spécifique. La Haute Autorité de santé a préconisé son déremboursement en 2006 pour efficacité insuffisante.
CUIVRE OLIGOSOL		
GRANIONS DE CUIVRE		
Or, ampoule buvable		
GRANIONS D'OR		
Silice, solution buvable		
DISSOLVUROL		
Soufre, ampoule buvable		
GRANIONS DE SOUFRE		
SOUFRE OLIGOSOL		
CHONDROITINE SULFATE SODIQUE		
Chondroïtine sulfate sodique, gélule ou sachet		
CHONDROSULF	5	Produits sans intérêt, mis sur le marché en 1993, indiqués uniquement dans l'arthose de la hanche et du genou, qualifiés par la Haute Autorité de santé « d'intérêt clinique insuffisant ».
STRUCTUM		
INSAPONIFIABLE AVOCAT-SOJA		
Insaponifiable avocat-soja, gélule		
PIASCLEDINE	5	Balance efficacité/tolérance négative. Ne soulagera que votre portefeuille.
GLUCOSAMINE		
Glucosamine, comprimé, gélule ou sachet		
DOLENIO	5	Efficacité clinique non démontrée associée à des troubles gastro-intestinaux et des réactions allergiques.
FLEXEA		
OSAFLEXAN		
STRUCTOFLEX		
VOLTAFLEX		

Douleurs de l'anus

Les douleurs de l'anus sont souvent attribuées aux hémorroïdes (*voir Hémorroïdes*). Cependant, ces douleurs peuvent être provoquées par d'autres causes qui peuvent se révéler plus graves.
Toute douleur, brûlure ou forte démangeaison de l'anus qui persiste plus de quelques jours nécessite un avis médical.

CE QU'IL FAUT SAVOIR

En dehors des hémorroïdes, les douleurs de l'anus peuvent être dues à :
- des anites : inflammations de l'anus dues parfois à une mycose (provoquée par un champignon) ou un eczéma et associées ou non à des crises d'hémorroïdes ;
- une fissure anale : les douleurs surviennent non pas en même temps mais après les selles ;
- une fistule anale ;
- un abcès de l'anus ;
- une thrombose hémorroïdaire : un caillot bouche une veine hémorroïdaire (ou hémorroïde), engendrant une douleur aiguë, très vive et permanente. Un gastro-entérologue peut vous soulager rapidement.

AUTRES CAUSES

D'autres lésions peuvent affecter l'anus, entraînant une gêne douloureuse ou non :
- des hémorroïdes extériorisées (prolapsus hémorroïdaire) ;
- un prolapsus du rectum, c'est-à-dire une extériorisation partielle du rectum ;
- des marisques, petites boules de chair qui persistent après la guérison d'une thrombose hémorroïdaire ;
- de petites ou grosses verrues de l'anus dues probablement à un virus (condylomes).

LES INTERDITS

☒☒ Pas d'automédication mais consultez rapidement votre médecin :
- en cas d'ulcérations de l'anus même si vous n'avez pas mal ;
- si vous avez du sang dans les selles ;
- si les douleurs sont très fortes.

☒ Pas d'automédication mais consultez votre médecin en cas de démangeaisons : lui seul est à même d'en détecter la cause : mycose, diabète, parasites (oxyurose, *voir Vers intestinaux*). Des facteurs psychologiques peuvent aussi déclencher ou plutôt aggraver un prurit anal.

LES BONNES PRATIQUES

Si vous êtes sûr que vos douleurs sont dues à une crise hémorroïdaire, diagnostiquée récemment par votre médecin, vous pouvez vous traiter vous-même *(voir Hémorroïdes)*. Mais si les douleurs persistent, consultez rapidement votre médecin.

Pour une lecture optimale des tableaux, reportez-vous à la page 17.

Pour une lecture optimale des tableaux, reportez-vous à la page 17.

Douleurs de l'oreille et bouchons de cérumen

Avoir mal à l'oreille n'est pas l'apanage des enfants! À l'âge adulte, on peut aussi éprouver des douleurs vives de l'oreille, associées parfois à des bourdonnements, une baisse de l'ouïe, voire de la fièvre.
Les douleurs de l'oreille ne relèvent pas de l'automédication. Consultez votre médecin.

CE QU'IL FAUT SAVOIR

Les douleurs d'oreille ont des origines multiples et peuvent être dues à :
- des inflammations ou des infections de l'oreille externe (furoncle, eczéma ou champignon, mycose du conduit auditif);
- des infections de l'oreille moyenne, située derrière le tympan (otite);
- un virus (oreillons);
- des problèmes dentaires (dent de sagesse, infection dentaire);
- un traumatisme (une gifle sur l'oreille);
- des variations de pression (voyages en avion, séances de plongée, passages d'un train dans un tunnel);
- un zona;
- un bouchon de cérumen;
- des maladies de la gorge (angine, infection des amygdales, lésions sévères pouvant évoluer vers un cancer).

Toute douleur persistante de l'une ou des deux oreilles nécessite un examen par un ORL (oto-rhino-laryngologiste).

EN SAVOIR PLUS

Le bouchon de cérumen

La cire (cérumen) est une sécrétion naturelle de la peau du conduit auditif externe. Elle a un rôle protecteur et améliore probablement les caractéristiques acoustiques de l'oreille. Parfois, en raison d'une mauvaise utilisation des cotons-tiges, le cérumen se tasse et forme un bouchon qui peut occasionner des douleurs et gêner l'audition du côté de l'oreille concernée.

LES INTERDITS

DANGER! **Ne mettez jamais rien dans une oreille** si vous n'êtes pas certain à 100 % de l'état du tympan. En effet, si le tympan est perforé, vous risquez d'endommager l'oreille interne et de provoquer une surdité définitive en introduisant un de ces médicaments : notamment des antiseptiques, des antibiotiques et même un banal lavage d'oreille à base de xylène, utilisé contre les bouchons de cérumen! Vous avez mal à l'oreille? Consultez votre médecin.

☒☒☒ N'attendez pas plus longtemps, mais consultez votre médecin en urgence si :
- Les douleurs à l'oreille sont importantes.
- Elles sont associées à une forte fièvre (39 °C et plus), à des tremblements.
- Elles sont associées à des vertiges, des troubles de l'audition.
- Il y a un écoulement de pus ou de sang en provenance de l'oreille.

☒☒ Si vos douleurs à l'oreille sont dues à une variation importante de la pression (plongée sous-marine, apnée, saut d'un plongeoir élevé, voyage en avion) ou font suite à une chute en ski nautique, en surf ou en planche à voile… et qu'elles persistent plus de 24 heures, consultez rapidement votre médecin.

☒☒ Si les douleurs concernent une personne fragile (personne âgée, diabétique, enfant en bas âge, *voir Douleurs de l'oreille et otite de l'enfant*), consultez rapidement votre médecin.

☒ Si les douleurs durent depuis plus de 10 jours, consultez un ORL. Lui seul est équipé pour faire un examen approfondi du larynx et du pharynx.

LES BONNES PRATIQUES

▶ **En prévention**
- Pour éviter les bouchons de cérumen, enlevez régulièrement l'excédent de cire avec un gant de toilette ou simplement avec le petit doigt comme le recommandent les ORL. Ne nettoyez JAMAIS votre conduit d'oreille avec un instrument dur, genre trombone (!) ou allumette, sous peine de lésion grave du tympan en cas de geste maladroit. Si vous tenez à utiliser un coton-tige, soyez prudent et n'enfoncez JAMAIS PROFONDÉMENT le coton-tige dans le conduit de l'oreille.
- Si le bouchon ne se dissout pas, consultez votre médecin ou un spécialiste. Eux seuls peuvent poser le diagnostic et autoriser ou non des produits pour ramollir le cérumen.
- Attention aux petites plaies dans l'oreille qui peuvent s'infecter (en piscine, lors du shampooing ou de la douche) et conduire à une otite externe extrêmement douloureuse!

Mieux vaut mettre des bouchons dans les oreilles même si leur étanchéité est relative, surtout si vous nagez en piscine publique, ou dans des eaux polluées.

▶ **En cas de rhume provoquant des maux d'oreille**, mouchez-vous toujours une narine après l'autre et utilisez du sérum physiologique pour nettoyer les fosses nasales.

▶ **En cas de douleur diffuse**, placez un bon vieux cataplasme ou une bouillotte sur l'oreille, enveloppée d'un linge fin.
Si cela ne vous soulage pas, consultez votre médecin.

Pour une lecture optimale des tableaux, reportez-vous à la page 17.

Pour une lecture optimale des tableaux, reportez-vous à la page 17.

▶ **En attendant la consultation du médecin** et quelle que soit la cause de votre douleur à l'oreille, le seul médicament que vous pouvez prendre est un antidouleur du type paracétamol ou ibuprofène. Mais rappelez-vous : NE METTEZ RIEN dans votre oreille.

LES MÉDICAMENTS

En dehors des antidouleurs pris par la bouche, répétons-le, **nous vous déconseillons formellement en automédication** les solutions auriculaires, qui peuvent entraîner des problèmes sérieux, voire même une surdité définitive en cas de tympan perforé.
Les produits qui ramollissent les bouchons de cérumen, type CERULYSE®, peuvent éventuellement être utilisés mais, rappelons-le, toujours après un avis médical.
Pour mémoire, seuls les antidouleurs pris par la bouche (paracétamol ou ibuprofène) (*voir Douleur*) peuvent être recommandés en cas de douleur, en respectant les doses prescrites.

ANTIDOULEUR DE L'OREILLE

Principes actifs et spécialités	Note	Avis
LIDOCAINE EN ASSOCIATION		
Lidocaïne + Hexamidine, solution auriculaire		
AURIGOUTTE	12	Toute douleur ou écoulement de l'oreille nécessite une consultation médicale. Indiqué dans l'otite externe en l'absence de perforation du tympan.
Lidocaïne + Phénazone, solution auriculaire		
OTIPAX	6	La phénazone est un produit dépassé et allergisant. Toute douleur de l'oreille nécessite une consultation médicale.
TETRACAINE EN ASSOCIATION		
Tétracaïne + Procaïne + Phénol + Éphédrine, solution auriculaire		
OTYLOL	4	Association de produits dépassés inutiles et allergisants. Commercialisé en 1952 mais toujours remboursé. Bravo !

NOTRE MÉDICAMENT FAVORI

AURIGOUTTE gouttes auriculaires

Note : 14/20 ◆ **Prix :** 6,20 € ◆ **Remboursement SS :** 0 %

Classe thérapeutique : Antidouleur et antiseptique de l'oreille.

Indications : Douleur des otites externes à tympan fermé.

Contre-indications générales : Allergie aux diamidines (hexamidine, pentamidine…), aux anesthésiques locaux à liaison amide (lidocaïne, prilocaïne…) ◆ Perforation du tympan.

Prudence générale : Faire vérifier l'état du tympan par le médecin avant toute utilisation.

Posologie : ***Adulte :*** 4 gouttes 3 fois par jour ◆ ***Enfant et nourrisson :*** 2 gouttes 3 fois par jour. Durée de traitement de 5 jours maximum.

Pour une lecture optimale des tableaux, reportez-vous à la page 17.

Afin d'éviter le contact désagréable de la solution froide dans l'oreille, réchauffer le flacon entre les mains avant emploi. Instiller, tête penchée, les gouttes dans l'oreille atteinte en tirant à plusieurs reprises sur le pavillon de l'oreille. Maintenir la tête penchée sur le côté pendant environ 5 minutes, afin de faciliter la pénétration des gouttes dans le conduit auditif externe.

Incidents : Irritation du conduit auditif.

Arrêt du médicament et consulter le médecin si : Les douleurs persistent ou s'aggravent après 5 jours de traitement ◆ Fièvre ◆ Réaction allergique locale (rougeur, éruption, démangeaisons).

Composition : par 100 ml : Hexamidine di-iséthionate 0,1 g + Lidocaïne chlorhydrate 0,1 g. ◆ **Excipients à prendre en compte :** Aucun excipient à effet notoire.

Présentation : Flacon de 15 ml ◆ **Laboratoire :** Merck Médication Familiale

ANTI-BOUCHON DE CÉRUMEN

Principes actifs et spécialités	Note	Avis
XYLENE		
Xylène, solution auriculaire		
CERULYSE	12	Ne pas utiliser sans avis médical car risque de surdité en cas de perforation du tympan.

NOTRE MÉDICAMENT FAVORI

CERULYSE 5 g/100 g solution auriculaire

Note : 12/20 ◆ **Prix :** 8,20 € ◆ **Remboursement SS :** 0 %

Classe thérapeutique : Dissolvant des bouchons de cérumen.

Indications : Extraction des bouchons de cérumen.

Contre-indications générales : Allergie au xylène ◆ Perforation du tympan.

Prudence générale : Faire vérifier l'état du tympan par le médecin avant toute utilisation.

Posologie : Afin d'éviter le contact désagréable de la solution froide dans l'oreille, réchauffer le flacon entre les mains avant emploi.
Bouchons mous : en maintenant la tête penchée, instiller quelques gouttes (bain d'oreille), une dizaine de minutes avant le lavage de l'oreille.
Bouchons durs : durant les 3 à 4 jours précédant l'extraction du bouchon de cérumen, instiller quelques gouttes (bain d'oreille), 3 fois par jour.

Incidents : Irritation du conduit auditif.

Arrêt du médicament et consulter le médecin si : Les sensations d'oreille bouchée persistent ◆ Réaction allergique locale (rougeur, éruption, démangeaisons).

Composition : par 100 g : Xylène 5 g. ◆ **Excipients à prendre en compte :** Aucun excipient à effet notoire.

Présentation : Flacon de 10 ml ◆ **Laboratoire :** Chauvin

Pour une lecture optimale des tableaux, reportez-vous à la page 17.

Douleurs du dos

« Docteur, j'ai mal au dos ! » est un des grands leitmotive des consultations médicales. Diffuses ou localisées, les douleurs du dos sont parfois très handicapantes. Elles ne relèvent généralement pas de l'automédication mais peuvent être limitées par des mesures de prévention.

CE QU'IL FAUT SAVOIR

Les douleurs du dos sont qualifiées selon leur localisation. Les cervicalgies touchent la nuque *(voir Torticolis et douleur de la nuque)*, les dorsalgies, le haut du dos. Les lombalgies, les plus fréquentes, affectent le bas du dos. Dans 90 % des cas, ces douleurs sont d'ordre mécanique et dues à des « entorses » articulaires ou à des problèmes de disques intervertébraux.

LES CAUSES

Les douleurs sont de nature différente selon l'agent qui les a provoquées.

▸ Les douleurs mécaniques

Elles surviennent dans la journée, provoquées ou accentuées par des mouvements, des efforts (notamment de soulèvements) ou un accès de toux, et s'atténuent au repos, la nuit. Elles disparaissent le plus souvent spontanément ou grâce à quelques mesures simples listées plus loin *(voir Les bonnes pratiques)*.

Elles sont déclenchées par différents facteurs selon leur localisation :

• Au niveau du dos

• L'arthrose, responsable de douleurs chroniques, fréquente quand on prend de l'âge.

• Un « dorsalgo », responsable de douleurs aiguës, lié à un étirement des ligaments intervertébraux après un effort ou un faux mouvement.

• Des contractures musculaires responsables de douleurs plus chroniques liées à un stress, un geste répétitif, une mauvaise posture au travail.

• Au milieu du dos (région lombaire)

• Le lumbago, un blocage lombaire brutal et douloureux survenant après un effort (port d'un objet lourd), un traumatisme ou un faux mouvement, ou parfois au saut du lit. La douleur est souvent très pénible avec une grande difficulté, voire une totale impossibilité de bouger, de se redresser. Il peut s'accompagner d'une sciatique, due à la compression, par le disque intervertébral, d'une racine nerveuse du nerf sciatique. La douleur débute dans la région lombaire, et descend habituellement d'un seul côté, derrière la cuisse, jusqu'au pied.

• L'arthrose, responsable de douleurs chroniques, extrêmement fréquente quand on prend de l'âge.

▸ Les douleurs inflammatoires

Plus rares que les douleurs mécaniques, les douleurs inflammatoires réveillent souvent la nuit, sont intenses au réveil lors du « dérouillage » matinal et s'atténuent dans la journée, sans disparaître totalement au repos.

☒☒ Elles nécessitent toujours une consultation médicale sans attendre, car elles sont souvent le signe d'une maladie générale qu'il convient de diagnostiquer et de traiter de façon appropriée.

▸ **Les douleurs viscérales**
Même si elles se manifestent au niveau du dos, elles ne sont pas liées à une atteinte du dos mais à la maladie d'un organe interne (rein, foie, cœur...).
☒☒☒ Consultez votre médecin en urgence si vous éprouvez un des symptômes décrits ci-dessous :
• Une douleur aiguë dans le dos entre les deux omoplates au cours d'un effort ou d'une marche rapide, au froid, qui se calme à l'arrêt de l'effort, peut être le signe d'une angine de poitrine à manifestation dorsale.
• Une douleur lombaire unilatérale sourde, sans rapport avec un mouvement, associée ou non à une fièvre ou des brûlures en urinant, peut être en rapport avec une maladie du rein.
• Si la douleur est aiguë, unilatérale, et se prolonge jusqu'aux organes génitaux, il peut s'agir d'une colique néphrétique, due à la migration d'un calcul des voies urinaires.
• Si la douleur remonte vers l'omoplate du côté droit, il peut s'agir d'une colique hépatique, due à la migration d'un calcul de la vésicule biliaire.
• Une douleur abdominale diffusant dans le dos, calmée par la position penchée en avant, associée ou non à des selles grasses, peut évoquer une maladie du pancréas.
• Un ulcère digestif, un anévrisme de l'aorte, peuvent également être en cause.

LES INTERDITS

☒☒☒ Pas d'automédication mais appelez le SAMU (15 ou 112) ou les pompiers (18) si :
• Votre mal de dos est associé à une douleur dans la poitrine, dans le bras gauche ou dans la mâchoire.
• Vous vous sentez mal, vous avez des sueurs froides et vos lèvres sont bleues.

☒☒ Pas d'automédication mais consultez votre médecin très rapidement si :
• Les douleurs persistent au repos, la nuit.
• Les douleurs sont intenses au réveil et s'atténuent dans la journée.
• Vous avez de la fièvre et/ou vous toussez.
• Vous avez l'impression que vos jambes manquent de force ou de sensibilité.
• En plus de vos douleurs au dos, vous avez mal au niveau des épaules, des hanches ou des mains.

☒☒ Ne prolongez pas un traitement en automédication si vos symptômes ne disparaissent pas ou s'aggravent dans les 48 heures.
N'allez pas vous faire « manipuler » par un masseur, un kiné ou un ostéopathe avant d'avoir consulté votre médecin.

Pour une lecture optimale des tableaux, reportez-vous à la page 17.

Pour une lecture optimale des tableaux, reportez-vous à la page 17.

N'écoutez pas les conseils de votre entourage. En matière de santé et notamment de douleurs du dos, ce qui convient à l'un ne vous convient pas forcément !

LES BONNES PRATIQUES

▶ En prévention

- Perdez quelques kilos en cas de surpoids, cela soulage la colonne vertébrale.
- Asseyez-vous le dos bien droit.
- Pliez les jambes en gardant le dos droit quand vous soulevez des charges lourdes (une valise, une pile de livres...).
- Évitez les talons trop hauts.
- Dormez sur un matelas ferme mais pas dur. Changez votre literie tous les 10 ans.
- Abandonnez définitivement le traversin cylindrique dur au profit d'un oreiller en plume ou équivalent assez grand (40 x 40 cm minimum) ou optez pour un coussin anatomique adapté à votre morphologie.
- Évitez de dormir sur le ventre, c'est mauvais pour le cou et pour le bas du dos. Si vous dormez sur le dos, glissez un oreiller sous la tête et les épaules pour soulever légèrement le cou. Si vous dormez sur le côté, faites reposer votre tête sur un oreiller et repliez légèrement les jambes.
- Si vous travaillez sur ordinateur, veillez à la bonne hauteur de votre siège (pas trop bas pour ne pas provoquer de tension) et de l'écran (à hauteur des yeux). Changez souvent de position et étirez-vous de temps en temps. Équipez-vous éventuellement d'un « siège assis sur les genoux ».
- En voiture, réglez correctement la hauteur du siège, la position des mains et de l'appuie-tête pour limiter les contractures musculaires. Profitez des pauses, toutes les 2 heures, pour vous détendre et relâcher vos muscles.

▶ En cas de douleurs du dos

Consultez votre médecin si votre mal de dos est de type inflammatoire ou viscéral. Lui seul peut vous donner le traitement approprié.
Si vos douleurs sont mécaniques et passagères (faux mouvement, contracture musculaire liée au sport, à une mauvaise posture, à des mouvements répétitifs...) :

- Restez allongé quelques jours.
- Essayez de calmer la zone douloureuse soit en soufflant de l'air chaud avec un simple séchoir à cheveux (attention à ne pas vous brûler !), soit en appliquant une bouillotte, un pack thermique chaud-froid ou une serviette chaude.
- Prenez des bains chauds (38-39 °C) ou des douches chaudes (39-40 °C) suivis d'une friction douce sur la région douloureuse.
- Si c'est insuffisant, appliquez sur la zone douloureuse un produit à effet révulsif (qui provoque de la chaleur).

Attention ! Ces produits peuvent occasionner des allergies et ne doivent pas être utilisés sur une peau irritée ou infectée.

- Si nécessaire, prenez un antidouleur ou un anti-inflammatoire en l'absence de contre-indication, en respectant toujours les doses prescrites *(voir tableau).*

☒ Si malgré tout les douleurs persistent, consultez votre médecin.

Pour une lecture optimale des tableaux, reportez-vous à la page 17.

▶ **En cas de sciatique**, un repos strict sur un lit un peu ferme, pendant 2 ou 3 jours, dans une position où la douleur disparaît, est souvent utile pour faire régresser la douleur.
Vous pouvez calmer vos douleurs avec un antidouleur (paracétamol) ou un anti-inflammatoire non stéroïdien ou AINS (ibuprofène), mais si les douleurs persistent, consultez rapidement votre médecin.

LES MÉDICAMENTS

• Les onguents et pommades, révulsifs ou rubéfiants, accélèrent la circulation du sang localement et augmentent ainsi la chaleur de la zone traitée. Ces produits peuvent s'avérer efficaces sur des douleurs localisées et sans gravité, dues par exemple à des contractures musculaires.
Attention ! Ne les appliquez pas sur une peau irritée ou infectée.
• Les substances myorelaxantes, qui décontractent les muscles, par voie orale ou locale, sous forme de baume, ont un effet limité.
• Les antidouleurs vous soulageront si vous avez trop mal. Préférez le paracétamol (en automédication, jusqu'à 3 g par jour mais ne dépassez JAMAIS 4 g par jour, sous peine de grave intoxication du foie). En cas d'échec, prenez un anti-inflammatoire non stéroïdien ou AINS (de préférence ibuprofène).
Si cela s'avère insuffisant, en attendant la consultation, vous pouvez prendre, À TITRE EXCEPTIONNEL, une association de paracétamol et de codéine (attention : contre-indiqué en cas d'asthme, et chez les personnes hypersensibles à la codéine).
• Les traitements homéopathiques et l'oligothérapie n'ont jamais démontré d'efficacité pour soulager les douleurs du dos.

ANTIDOULEUR

Principes actifs et spécialités	Note	Avis
PARACETAMOL – Vérifiez l'absence de paracétamol dans d'autres médicaments que vous prenez déjà afin d'éviter un risque de surdosage toxique pour le foie.		
PARACETAMOL SEUL		
Paracétamol, comprimé, comprimé effervescent, comprimé orodispersible, gélule, lyophilisat, sachet ou suppositoire		
ALGODOL CLARADOL DAFALGAN DOLIPRANE DOLIPRANECAPS DOLIPRANEORODOZ DOLIPRANETABS DOLKO EFFERALGAN EFFERALGANMED GELUPRANE PANADOL PARACETAMOL XXX PARALYOC SAPRAMOL	18	Le paracétamol est le médicament à privilégier dans le traitement de la fièvre et de la douleur.

Pour une lecture optimale des tableaux, reportez-vous à la page 17.

PARACETAMOL EN ASSOCIATION

Paracétamol + Codéine, comprimé		
ALGISEDAL CLARADOL CODEINE CODOLIPRANE COMPRALGYL GAOSEDAL CODEINE KLIPAL CODEINE LINDILANE PARACETAMOL CODEINE XXX	17	À n'utiliser que de façon ponctuelle pour des douleurs non calmées par le paracétamol seul. Association certes plus efficace que le paracétamol seul, mais plus d'effets indésirables, dus à la codéine.
Paracétamol + Caféine, comprimé, comprimé effervescent, sachet ou solution buvable		
ALGODOL CAFEINE CEFALINE HAUTH CLARADOL CAFEINE	15	La présence de caféine n'est pas justifiée car elle n'augmente pas l'effet antidouleur et antifièvre et ne peut poser que des problèmes par son effet anxiogène et excitant.
THEINOL	8	Une petite potion d'alcool à 8° remboursée par la Sécurité sociale, avec en prime une bonne dose de caféine. À éviter.
Paracétamol + Vitamine C, comprimé effervescent		
DOLIPRANEVITAMINE C EFFERALGAN VITAMINE C	15	La vitamine C n'ajoute rien à l'action du paracétamol contrairement à ce qui est avancé par les laboratoires : le léger effet stimulant n'a pas été démontré.
Paracétamol + Codéine + Caféine, comprimé		
MIGRALGINE PRONTALGINE	14	La présence de caféine n'est pas justifiée car elle n'augmente pas l'effet antidouleur et ne peut poser que des problèmes par son effet anxiogène et excitant. À éviter.

IBUPROFENE – Vérifiez l'absence d'ibuprofène ou d'autres anti-inflammatoires non stéroïdiens (AINS) dans la composition d'autres médicaments que vous prenez déjà.

Ibuprofène, capsule molle, comprimé, comprimé orodispersible ou sachet		
ADVIL ADVILCAPS ADVILMED ANTARENE HEMAGENE TAILLEUR IBUPROFENE XXX INTRALGIS NUREFLEX NUROFEN NUROFENCAPS NUROFENFEM NUROFENFLASH NUROFENTABS SPEDIFEN SPIFEN UPFEN	14	Balance efficacité/tolérance correcte. À n'utiliser qu'en traitement de seconde intention, de courte durée et à la plus faible dose possible au vu des contre-indications, des interactions avec d'autres médicaments et des effets indésirables.

KETOPROFENE – Vérifiez l'absence de kétoprofène ou d'autres anti-inflammatoires non stéroïdiens (AINS) dans la composition d'autres médicaments que vous prenez déjà.		
Kétoprofène, comprimé		
TOPREC	14	Idem.
ASPIRINE – Vérifiez l'absence d'aspirine ou d'autres anti-inflammatoires non stéroïdiens (AINS) dans la composition d'autres médicaments que vous prenez déjà.		
ASPIRINE SEULE		
Aspirine, comprimé, comprimé effervescent ou sachet		
ALKA-SELTZER ASPEGIC ASPIRINE PH 8 ASPIRINE DU RHONE ASPIRINE UPSA ASPRO ASPROFLASH	13	À n'utiliser contre la douleur et la fièvre que dans les cas de contre-indications au paracétamol ou à l'ibuprofène.
ASPIRINE EN ASSOCIATION – Des spécialités qui n'apportent rien à l'aspirine seule.		
Aspirine + Vitamine C, comprimé effervescent		
ASPIRINE VIT C OBERLIN ASPIRINE VIT C UPSA ASPRO VITAMINE C	12	La vitamine C n'ajoute rien à l'action de l'aspirine contrairement à ce qui est avancé par les laboratoires : le léger effet stimulant n'a pas été démontré. À éviter.
Aspirine + Caféine, comprimé ou comprimé effervescent		
ASPRO CAFEINE METASPIRINE	12	La présence de caféine n'apporte rien à l'action de l'aspirine sinon un effet anxiogène et excitant.
Aspirine + Caféine + Vitamine C, comprimé		
ANTIGRIPPINE A L'ASPIRINE ETAT GRIPPAL	8	La vitamine C et la caféine n'augmentent pas les effets de l'aspirine (information donnée aux médecins par le ministère de la Santé).
Aspirine + Codéine + Caféine, comprimé		
SEDASPIR	7	Association très discutable. À éviter.
Aspirine + Paracétamol + Caféine, comprimé effervescent		
ACTRON	5	Association sans intérêt. Il est inutile d'associer les risques de l'aspirine au paracétamol. De plus la caféine est à éviter. Un non-sens thérapeutique, à fuir.
Aspirine + Paracétamol + Codéine, comprimé		
NOVACETOL (ASPIRINE PARACETAMOL)	5	Un non-sens thérapeutique, à fuir.
Aspirine + Caféine + Homéopathie, comprimé		
CEPHYL	4	Le seul produit actif est l'aspirine, tous les autres produits ne servent à rien et ces associations sont contraires aux règles modernes de mise au point de médicaments.

Pour une lecture optimale des tableaux, reportez-vous à la page 17.

Pour une lecture optimale des tableaux, reportez-vous à la page 17.

NOS MÉDICAMENTS FAVORIS

PARACETAMOL EG LABO 500 mg comprimé

Note : 18/20 ◆ **Prix :** 2,10 € ◆ **Remboursement SS :** 65 %

Classe thérapeutique : Antifièvre ◆ Antidouleur ◆ Antidouleur des règles.

Indications : Fièvre et douleurs d'intensité légère à modérée.

Contre-indications générales : Allergie au paracétamol ◆ Insuffisance hépatique ◆ Hépatite virale ◆ Enfant de moins de 6 ans ◆ Enfant de moins de 27 kg.

Prudence générale : Insuffisance rénale ◆ Alcoolisme ◆ Malnutrition ◆ Déshydratation ◆ Déficit en G6PD ◆ Peut fausser le dosage du sucre ou de l'acide urique dans le sang.

Prudence en association : Antivitamines K (anticoagulants oraux) ◆ Pansements gastro-intestinaux, antiacides et adsorbants à prendre 2 heures avant ou après ce médicament.

Posologie : ***Adulte et enfant à partir de 50 kg :*** 1 à 2 comprimés à 500 mg par prise, à renouveler si besoin au bout de 4 heures minimum, sans dépasser 6 comprimés par jour voire exceptionnellement 8 comprimés par jour en cas de douleurs très intenses ◆ ***Adulte de moins de 50 kg :*** 1 à 2 comprimés à 500 mg par prise, à renouveler si besoin au bout de 4 heures minimum, sans dépasser 6 comprimés par jour ◆ ***Enfant à partir de 6 ans de 27 à 41 kg :*** 1 comprimé à 500 mg par prise, à renouveler si besoin au bout de 6 heures minimum, sans dépasser 4 comprimés par jour ◆ ***Enfant à partir de 6 ans de 41 à 50 kg :*** 1 comprimé à 500 mg par prise, à renouveler si besoin au bout de 4 heures minimum, sans dépasser 6 comprimés par jour. Avaler le(s) comprimé(s) tel(s) quel(s) avec une boisson (eau, lait, jus de fruits).

Arrêt du médicament et consulter le médecin si : La fièvre persiste plus de 3 jours ◆ La douleur persiste plus de 5 jours ◆ Réaction allergique avec éruption ou rougeur cutanée, démangeaisons cutanées, brusque gonflement du visage, du cou et/ou de la langue, difficultés à respirer ou à avaler (œdème de Quincke), malaise brutal avec chute de la pression artérielle, perte de connaissance (choc anaphylactique) ◆ Troubles de la peau ou des muqueuses avec rougeur, cloques, brûlures, décollement de la peau (syndrome de Stevens-Johnson) pouvant rapidement s'étendre à tout le corps, donnant l'aspect d'un ébouillanté (syndrome de Lyell) ◆ Apparition de bleus, de saignements de nez ou de gencives inhabituels (thrombopénie) ◆ Apparition de fièvre, d'angine ou de toute autre infection (agranulocytose) ◆ Prise massive : conduire le malade d'urgence à l'hôpital le plus proche.

Composition : par comprimé : Paracétamol 500 mg. ◆ **Excipients à prendre en compte :** Aucun excipient à effet notoire.

Présentation : 16 comprimés ◆ **Laboratoire :** EG Labo

CLARADOL CODEINE 500 mg/20 mg comprimé

Note : 17/20 ◆ **Prix :** 2,61 € ◆ **Remboursement SS :** 65 %

Classe thérapeutique : Antidouleur.

Indications : Douleurs d'intensité modérée à intense non soulagées par l'aspirine, le paracétamol ou l'ibuprofène utilisé seul.

Contre-indications générales : Allergie au paracétamol ou à la codéine ◆ Insuffisance hépatique ◆ Hépatite virale ◆ Insuffisance respiratoire ◆ Asthme ◆ Toux avec expectoration (toux grasse) ◆ Patient de 15 à 18 ans après ablation des amygdales ou des végétations ◆ Patient métaboliseur ultra-rapide de la codéine en morphine ◆ Consommation d'alcool ◆ Enfant de moins de 15 ans ◆ Allaitement.

Prudence générale : Insuffisance rénale ◆ Alcoolisme ◆ Malnutrition ◆ Déshydratation ◆ Hypertension intracrânienne ◆ Absence acquise de vésicule biliaire ◆ Déficit en G6PD ◆ Grossesse ◆ Conduite de véhicules ou de machines (risque de somnolence, vertiges, troubles de la vue) ◆ Peut fausser le dosage du sucre ou de l'acide urique dans le sang.

Contre-indications en association : Alcool ou médicaments contenant des quantités importantes d'alcool ◆ Buprénorphine ◆ Nalbuphine ◆ Nalméfène ◆ Naltrexone ◆ Oxybate de sodium.

Prudence en association : Antivitamines K (anticoagulants oraux) ◆ Pansements gastro-intestinaux, antiacides et adsorbants à prendre 2 heures avant ou après ce médicament.

Posologie : ***Adulte de moins de 65 ans :*** 1 à 2 comprimés par prise, à renouveler si besoin au bout de 4 heures minimum, sans dépasser 6 comprimés par jour voire exceptionnellement 8 comprimés par jour en cas de douleurs très intenses ◆ ***Sujet âgé :*** commencer par 1 comprimé par prise et augmenter en fonction de la tolérance, jusque 2 comprimés par prise, à renouveler si besoin au bout de 4 heures minimum, sans dépasser 6 comprimés par jour voire exceptionnellement 8 comprimés par jour en cas de douleurs très intenses.
Avaler le(s) comprimé(s) tel(s) quel(s) avec un grand verre d'eau.

Incidents : Nausées ◆ Vomissements ◆ Constipation ◆ Somnolence ◆ Vertiges.

Arrêt du médicament et consulter le médecin si : La douleur persiste plus de 5 jours ◆ Réaction allergique avec éruption ou rougeur cutanée, démangeaisons cutanées, brusque gonflement du visage, du cou et/ou de la langue, difficultés à respirer ou à avaler (œdème de Quincke), malaise brutal avec chute de la pression artérielle, perte de connaissance (choc anaphylactique) ◆ Troubles de la peau ou des muqueuses avec rougeur, cloques, brûlures, décollement de la peau (syndrome de Stevens-Johnson) pouvant rapidement s'étendre à tout le corps, donnant l'aspect d'un ébouillanté (syndrome de Lyell) ◆ Apparition de bleus, de saignements de nez ou de gencives inhabituels (thrombopénie) ◆ Apparition de fièvre, d'angine ou de toute autre infection (agranulocytose) ◆ Difficultés à respirer avec respiration sifflante (bronchospasme) ◆ Gêne respiratoire (dépression respiratoire) ◆ Douleur abdominale aiguë irradiant dans le dos (pancréatite) ◆ Prise massive : conduire le malade d'urgence à l'hôpital le plus proche.

Composition : par comprimé : Paracétamol 500 mg + Codéine 20 mg. ◆ **Excipients à prendre en compte :** Aucun excipient à effet notoire.

Présentation : 16 comprimés ◆ **Laboratoire :** Bayer-Healthcare

ANTARENE 200 mg comprimé

Note : 14/20 ◆ **Prix :** 2,27 € ◆ **Remboursement SS :** 65 %

Classe thérapeutique : Antifièvre ◆ Antidouleur ◆ Antidouleur des règles ◆ Anti-inflammatoire non stéroïdien (AINS).

Indications : Traitement de courte durée de la fièvre et des douleurs d'intensité légère à modérée.

Contre-indications générales : Allergie à l'aspirine ou aux AINS ◆ Antécédent d'asthme, de rhinite, de polypes nasaux, de sinusite, d'urticaire allergiques, dû à l'aspirine ou aux AINS ◆ Hémorragie gastro-duodénale, hémorragie cérébrale ou autre hémorragie interne ◆ Ulcère gastro-intestinal ◆ Antécédent d'ulcère digestif, d'hémorragie digestive, de hernie hiatale ou de gastrite ◆ Insuffisance hépatique ◆ Insuffisance rénale ◆ Insuffisance cardiaque ◆ Déshydratation ◆ Lupus érythémateux disséminé ◆ Varicelle ◆ Enfant de moins de 6 ans ◆ Enfant de moins de 20 kg ◆ Femme souhaitant concevoir ◆ Grossesse ◆ Allaitement.

Prudence générale : Asthme ◆ Hypertension artérielle ◆ Maladie cardiaque ◆ Rectocolite hémorragique ◆ Maladie de Crohn ◆ Diverticulose ◆ Sujet âgé ◆ Conduite de véhicules ou de machines (risque de somnolence, vertiges, troubles de la vue).

Contre-indications en association : Autres anti-inflammatoires non stéroïdiens (AINS) y compris l'aspirine ◆ Anticoagulants oraux ◆ Héparines ◆ Lithium ◆ Méthotrexate aux doses supérieures ou égales à 20 mg par semaine ◆ Pémétrexed.

Prudence en association : Médicaments cardiaques ou antihypertenseurs (antagonistes de l'angiotensine II, sartans, diurétiques, inhibiteurs de l'enzyme de conversion) ◆ Ciclosporine ◆ Méthotrexate aux doses inférieures à 20 mg par semaine ◆ Pansements gastro-intestinaux, antiacides et adsorbants à prendre 2 heures avant ou après ce médicament ◆ Tacrolimus ◆ Ténofovir disoproxil.

Posologie : ***Adulte et enfant à partir de 6 ans et de 30 kg :*** 1 à 2 comprimés par prise, à renouveler si besoin au bout de 6 heures minimum, sans dépasser 6 comprimés par jour ◆ ***Enfant à partir de 6 ans de***

Pour une lecture optimale des tableaux, reportez-vous à la page 17.

Pour une lecture optimale des tableaux, reportez-vous à la page 17.

20 à 30 kg : 1 comprimé par prise, à renouveler si besoin au bout de 6 heures minimum, sans dépasser 3 comprimés par jour.
Avaler le(s) comprimé(s) tel(s) quel(s) avec un grand verre d'eau, de préférence au cours d'un repas ou d'une collation.

Incidents : Nausées ◆ Vomissements ◆ Diarrhée ◆ Digestion difficile ◆ Flatulence ◆ Constipation ◆ Ulcérations buccales.

Arrêt du médicament et consulter le médecin si : La fièvre persiste plus de 3 jours ◆ La douleur persiste plus de 5 jours ◆ Vomissements sanglants ◆ Selles noires ◆ Maux d'estomac ◆ Crise d'asthme ◆ Réaction allergique avec éruption ou rougeur cutanée, démangeaisons cutanées, brusque gonflement du visage, du cou et/ou de la langue, difficultés à respirer ou à avaler (œdème de Quincke), malaise brutal avec chute de la pression artérielle, perte de connaissance (choc anaphylactique) ◆ Troubles de la peau ou des muqueuses avec rougeur, cloques, brûlures, décollement de la peau (syndrome de Stevens-Johnson) pouvant rapidement s'étendre à tout le corps, donnant l'aspect d'un ébouillanté (syndrome de Lyell) ◆ Troubles de la vue ◆ Maux de tête avec nausées, vomissements, raideur de la nuque (méningite aseptique médicamenteuse).

Composition : par comprimé : Ibuprofène 200 mg. ◆ **Excipients à prendre en compte :** Aucun excipient à effet notoire.

Présentation : 30 comprimés ◆ **Laboratoire :** Elerte

ASPEGIC 500 mg sachet

Note : 13/20 ◆ **Prix :** 2,71 € ◆ **Remboursement SS :** 65 %

Classe thérapeutique : Antifièvre ◆ Antidouleur.

Indications : Traitement de courte durée de la fièvre et des douleurs d'intensité légère à modérée.

Contre-indications générales : Allergie à l'aspirine, aux salicylés ou aux anti-inflammatoires non stéroïdiens (AINS) ◆ Antécédent d'asthme, de rhinite, de polypes nasaux, de sinusite, d'urticaire allergiques, dû à l'aspirine ou aux AINS ◆ Hémorragie gastro-duodénale, hémorragie cérébrale ou autre hémorragie interne ◆ Ulcère gastro-duodénal ◆ Antécédent d'ulcère digestif, d'hémorragie digestive, de hernie hiatale ou de gastrite ◆ Maladie hémorragique (maladies de la coagulation, de l'hémostase) ◆ Risque de saignement (interventions chirurgicales même minimes comme extraction dentaire) ◆ Règles de durée anormalement longue et très abondantes ◆ Insuffisance hépatique ◆ Insuffisance rénale ◆ Insuffisance cardiaque ◆ Infection virale chez l'enfant (varicelle, syndrome grippal) ◆ Déficit en G6PD ◆ Intolérance au lactose ◆ Enfant de moins de 30 kg ◆ Grossesse ◆ Allaitement.

Prudence générale : Asthme ◆ Sujet âgé ◆ Sujet de faible poids corporel ◆ Goutte ou taux élevé d'acide urique dans le sang.

Contre-indications en association : Acétazolamide ◆ Anagrélide ◆ Anticoagulants oraux ◆ Anti-inflammatoires non stéroïdiens (AINS) ◆ Clopidogrel ◆ Défibrotide ◆ Glucocorticoïdes (sauf hydrocortisone) ◆ Héparines ◆ Médicaments de la goutte (uricosuriques) ◆ Méthotrexate aux doses supérieures ou égales à 20 mg par semaine ◆ Pémétrexed ◆ Ticagrélor ◆ Ticlopidine.

Prudence en association : Médicaments cardiaques ou antihypertenseurs (antagonistes de l'angiotensine II, diurétiques, inhibiteurs de l'enzyme de conversion) ◆ Méthotrexate aux doses inférieures à 20 mg par semaine ◆ Pansements gastro-intestinaux, antiacides et adsorbants à prendre 2 heures avant ou après ce médicament.

Posologie : ***Adulte et enfant de plus de 50 kg :*** 1 à 2 sachets par prise, à renouveler si besoin au bout de 4 heures minimum, sans dépasser 6 sachets par jour ◆ ***Enfant de 41 à 50 kg :*** 1 sachet par prise, à renouveler si besoin au bout de 4 heures minimum, sans dépasser 6 sachets par jour ◆ ***Enfant de 30 à 41 kg :*** 1 sachet par prise, à renouveler si besoin au bout de 6 heures minimum, sans dépasser 4 sachets par jour.
Verser le contenu du sachet dans un verre puis ajouter une petite quantité de boisson (par exemple eau, lait, jus de fruits).

Pour une lecture optimale des tableaux, reportez-vous à la page 17.

Arrêt du médicament et consulter le médecin si : La fièvre persiste plus de 3 jours ◆ La douleur persiste plus de 5 jours ◆ Douleurs du ventre ◆ Vomissements sanglants ◆ Selles noires ◆ Saignements du nez (épistaxis) ◆ Saignements des gencives ◆ Bleus inhabituels ◆ Crise d'asthme ◆ Réaction allergique avec éruption ou rougeur cutanée, démangeaisons cutanées, brusque gonflement du visage, du cou et/ou de la langue, difficultés à respirer ou à avaler (œdème de Quincke), malaise brutal avec chute de la pression artérielle, perte de connaissance (choc anaphylactique) ◆ Bourdonnements d'oreille ou baisse de l'audition, maux de tête survenant en cours de traitement, vertiges (signes de surdosage) ◆ Troubles du comportement, somnolence, évanouissement ou vomissements chez l'enfant (syndrome de Reye).

Composition : par sachet : Acide acétylsalicylique 500 mg. ◆ **Excipients à prendre en compte :** Lactose (excipient à effet notoire).

Présentation : 20 sachets ◆ **Laboratoire :** Sanofi Aventis France

ANTIDOULEUR LOCAL (DOULEURS DU DOS)

Principes actifs et spécialités	Note	Avis
DICLOFENAC – Anti-inflammatoire non stéroïdien (AINS)		
Diclofénac, gel ou emplâtre		
ANTALCALM DICLOFENAC XXX FLECTOR FLECTOREFFIGEL FLECTORTISSUGELEP TENDOL VOLTARENACTIGO VOLTARENACTIGO INTENSE VOLTARENE EMULGEL VOLTARENPLAST VOLTARENSPE XENID	12	Efficacité modérée dans les douleurs du dos.
IBUPROFENE – Anti-inflammatoire non stéroïdien (AINS)		
IBUPROFENE SEUL		
Ibuprofène, gel ou solution cutanée		
ADVILMED ANTARENE IBUFETUM IBUPROFENE XXX NUROFEN	12	Idem.
IBUPROFENE EN ASSOCIATION		
Ibuprofène + Lévomenthol, gel		
CLIPTOL	12	Idem.
ACIDE NIFLUMIQUE – Anti-inflammatoire non stéroïdien (AINS)		
Acide niflumique, gel		
NIFLUGEL	11	Efficacité faible dans les douleurs du dos.

Pour une lecture optimale des tableaux, reportez-vous à la page 17.

RÉVULSIFS (salicylés) – Traitement d'appoint des douleurs tendino-ligamentaires. Contre-indiqué chez les sujets allergiques à l'aspirine ou aux salicylés, intolérants aux dérivés terpéniques. Peut être avantageusement remplacé par des patchs autochauffants.		
Salicylate de diéthylamine, crème		
ALGESAL BAUME	8	Efficacité très limitée. Tolérance moyenne.
Salicylate de méthyle + Girofle + Piment, crème		
BAUME AROMA	8	Idem.
Salicylate de méthyle + Camphre, crème		
INONGAN	8	Idem.
Salicylate d'amyle + Camphre + Lévomenthol + Capsicum, crème		
BAUME SAINT BERNARD	8	Idem.
Salicylate de glycol + Camphre + Lévomenthol + Nicotinate de benzyle, crème		
LUMBALGINE	8	Idem.
Acide salicylique + Lévomenthol + Résorcinol + Vératrole, gel ou solution pour application cutanée		
SYNTHOL	8	Mise sur le marché en 1925, cette petite soupe a bien mal vieilli.
Salicylate de diéthylamine + Myrtécaïne, crème		
ALGESAL SURACTIVE	5	Présence d'un anesthésique local dépassé et allergisant.
MEPHENESINE EN ASSOCIATION – Décontracturant et révulsif		
Méphénésine + Nicotinate de méthyle, pommade		
DECONTRACTYL BAUME	7	Spécialité moyennement inefficace.
IDROCILAMIDE – Décontracturant		
Idrocilamide, crème		
SRILANE	7	Quelques rares pays seulement utilisent cette molécule et nous sommes heureux de ne pas nous retrouver seuls mais avec nos amis belges, suisses et hongkongais.
PHYTOTHÉRAPIE		
Arnica, solution cutanée		
ARNICA MONTANA TEINTURE MERE BOIRON	7	
ARNICA MONTANA TEINTURE MERE WELEDA	7	
METHOCARBAMOL – Décontracturant		
Méthocarbamol, crème		
LUMIRELAX	5	Inefficace et allergisant.

NOS MÉDICAMENTS FAVORIS

DICLOFENAC MYLAN 1 % gel

Note : 12/20 ◆ **Prix :** 2,61 € ◆ **Remboursement SS :** 30 %

Classe thérapeutique : Anti-inflammatoire non stéroïdien (AINS) local.

Indications : Tendinites des membres supérieurs et inférieurs (inflammation des tendons autour de l'articulation) ◆ Œdèmes postopératoires et post-traumatiques (entorse bénigne, contusion) ◆ Arthrose douloureuse des doigts et des genoux.

Contre-indications générales : Allergie aux AINS, à l'aspirine ◆ Allergie au propylèneglycol, au macrogol ◆ Antécédents de crise d'asthme, d'urticaire, de rhinite ou de sinusite dus aux AINS ou à l'aspirine ◆ Application

Pour une lecture optimale des tableaux, reportez-vous à la page 17.

sur la peau abîmée par une plaie, une brûlure, une infection, une maladie de peau (eczéma, urticaire), etc. ◆ Enfant et adolescent de moins de 18 ans ◆ Grossesse ◆ Allaitement.

Prudence générale : Ne pas appliquer sur les muqueuses ou les yeux ◆ Ne pas recouvrir d'un pansement ◆ Ne pas exposer au soleil ou aux UV la zone traitée (port de vêtements).

Posologie : ***Adulte de plus de 18 ans :*** tendinites : 3 à 4 applications de 2,5 g de gel (6 cm de gel environ) par jour. Œdèmes : 2 à 4 applications de 2,5 g de gel (6 cm de gel environ) par jour. Arthrose : 3 à 4 applications de 4 g de gel (10 cm de gel environ) par jour. Faire pénétrer le gel par un massage doux et prolongé sur la région douloureuse ou inflammatoire. Bien se laver les mains après chaque application (sauf en cas d'auto-application dans l'arthrose des doigts).
Durée de traitement de 5 jours maximum.

Incidents : Irritations de la peau.

Arrêt du médicament et consulter le médecin si : Les troubles persistent ou s'aggravent après 5 jours de traitement ◆ Réaction allergique avec éruption ou rougeur cutanée, démangeaisons cutanées, rhinite, difficultés à respirer (asthme), brusque gonflement du visage, du cou et/ou de la langue, difficultés à respirer ou à avaler (œdème de Quincke).

Composition : par 100 g : Diclofénac sodique. ◆ **Excipients à prendre en compte :** Propylèneglycol (excipient à effet notoire), macrogol.

Présentation : Tube de 50 g ◆ **Laboratoire :** Mylan

ANTARENE 5 % gel

Note : 12/20 ◆ **Prix :** 2,74 € ◆ **Remboursement SS :** 30 %

Classe thérapeutique : Anti-inflammatoire non stéroïdien (AINS) local.

Indications : Tendinites superficielles (inflammation des tendons) ◆ Traumatismes bénins tels qu'entorse bénigne (ou foulure), contusions.

Contre-indications générales : Allergie à l'ibuprofène, aux AINS ou à l'aspirine ◆ Antécédents de crise d'asthme, d'urticaire, de rhinite ou de sinusite dus aux AINS ou à l'aspirine ◆ Application sur la peau abîmée par une plaie, une brûlure, une infection, une maladie de peau (eczéma, urticaire), etc. ◆ Enfant de moins de 15 ans ◆ Grossesse ◆ Allaitement.

Prudence générale : Ne pas appliquer sur les muqueuses ou les yeux ◆ Ne pas recouvrir d'un pansement.

Posologie : ***Adulte :*** 1 application 3 fois par jour. Appliquer par un massage doux et prolongé sur la région douloureuse ou inflammatoire. Bien se laver les mains après chaque application. Durée de traitement de 5 jours maximum.

Incidents : Irritations de la peau.

Arrêt du médicament et consulter le médecin si : Les troubles persistent ou s'aggravent après 5 jours de traitement ◆ Réaction allergique avec éruption ou rougeur cutanée, démangeaisons cutanées, rhinite, difficultés à respirer (asthme), brusque gonflement du visage, du cou et/ou de la langue, difficultés à respirer ou à avaler (œdème de Quincke).

Composition : par 100 g : Ibuprofène 5 g. ◆ **Excipients à prendre en compte :** Aucun excipient à effet notoire.

Présentation : Tube de 50 g ◆ **Laboratoire :** Elerté

Pour une lecture optimale des tableaux, reportez-vous à la page 17.

ANTI-MAL DE DOS

Principes actifs et spécialités	Note	Avis
MEPHENESINE – Décontracturant		
Méphénésine, comprimé		
DECONTRACTYL	8	Balance efficacité/tolérance défavorable en automédication.
HOMÉOPATHIE		
Association homéopathique, solution buvable		
BERBERIS COMPLEXE N°83 LEHNING	7	Inefficacité assurée.
OLIGOTHÉRAPIE		
Sélénium, ampoule buvable		
GRANIONS DE SELENIUM SELENIUM OLIGOSOL	7	Aucune preuve d'efficacité clinique. Il est précisé que ces médicaments ne dispensent pas d'un traitement spécifique, c'est encore une chance !
URIDINE TRIPHOSPHATE		
Uridine triphosphate, ampoule buvable		
UTEPLEX	6	Une indication qui a bon dos vu son inefficacité.
ADENOSINE TRIPHOSPHATE		
Adénosine triphosphate, gélule		
ATEPADENE	5	Indiquée en 1966 comme antifatigue, cette spécialité a changé par la suite d'indication en dorsalgie primitive. Une indication qui a bond dos vu son inefficacité.
METHOCARBAMOL – Décontracturant		
Méthocarbamol, comprimé		
LUMIRELAX	5	Inefficacité assurée et allergisant.

F

Fatigue ou asthénie

Épuisé ? Exténué ? Faible ? Sans énergie ? Chaque jour, en France, 500 000 personnes consultent pour des problèmes de fatigue. La fatigue est le motif de 50 % des consultations médicales.

CE QU'IL FAUT SAVOIR

La fatigue est la réponse de notre organisme à une dépense excessive d'énergie, en quelque sorte un signal d'alarme que quelque chose ne tourne pas rond. Dans de nombreux cas, il suffit de modifier son mode de vie pour se retrouver en forme.

LES CAUSES

Elles sont multiples et diverses :

- Une mauvaise hygiène de vie, un excès de travail, des problèmes psychologiques qui entraînent entre autres des insomnies.
- La prise de médicaments : certains antihypertenseurs (bêtabloquants), anxiolytiques, neuroleptiques, antidépresseurs, anticonvulsivants, etc.
- De nombreuses maladies qui vous laissent « raplapla » un certain temps (grippe, mononucléose infectieuse, hépatite) ou engendrent une fatigue importante de façon chronique (anémie et maladie du sang, diabète, arthrite, hypothyroïdie, infection, cancer, insuffisance cardiaque, etc.).

Contrairement aux idées reçues, les antibiotiques n'entraînent pas de fatigue, mais la maladie ou l'infection qu'ils ont combattues continuent à vous fatiguer même après la fin du traitement.

Pour une lecture optimale des tableaux, reportez-vous à la page 17.

EN SAVOIR PLUS

Les différents types de fatigue

• La fatigue banale est généralement causée par un surmenage physique (stress de la vie quotidienne, alternance d'horaires de travail diurnes et nocturnes, tâches multiples qui s'accumulent...).

• La fatigue exclusivement matinale qui touche des sujets fragiles. Vous vous sentez «patraque». L'organisme a du mal à se mettre en route et ce trouble s'atténue dans la journée. Vous ne manquez pas d'appétit et vous ne maigrissez pas.

Attention! Si cette fatigue se prolonge ou s'amplifie, elle peut être le signe d'une dépression. Consultez votre médecin.

• Plus inquiétante, la fatigue qui se développe au cours de la journée et qui s'accompagne généralement d'amaigrissement ou de troubles digestifs. Consultez votre médecin rapidement.

LES INTERDITS

☒☒ Pas d'automédication mais consultez votre médecin rapidement si :

• Votre fatigue est associée à d'autres symptômes tels que nausées, respiration difficile dans l'effort, douleurs articulaires, amaigrissement ou gain de poids sans raison, pâleur inhabituelle, manque d'appétit, sueurs nocturnes, selles inhabituelles (rouges ou noires).

• Vous avez des insomnies fréquentes : vous broyez du noir, vous êtes triste.

• Votre fatigue se prolonge sans cause apparente depuis plus d'un mois.

F

LES BONNES PRATIQUES

▶ **Optez pour une meilleure hygiène de vie**

• Mangez sainement, faites du sport, marchez, évitez le tabac, l'alcool, le café (et autres substances excitantes).

• Réduisez vos activités en éliminant ce qui est secondaire. Ménagez-vous!

• Essayez de traiter vos troubles du sommeil *(voir Insomnie)*.

• Pratiquez une activité qui vous calme (yoga, natation, méditation...).

Si malgré tout votre fatigue persiste, consultez votre médecin.

LES MÉDICAMENTS

Il n'y a pas de véritables médicaments contre la fatigue même si en pharmacie on trouve près de 70 produits présentés comme des remèdes contre les états de fatigue passagers. *Aucun n'a effectivement démontré une réelle efficacité.* En revanche, certains peuvent entraîner des effets indésirables, ce qui est le comble pour des médicaments inefficaces!

Cependant, il existe quelques spécialités qui peuvent vous «remonter». Privilégiez un médicament ne contenant qu'une seule substance : cela limitera les effets indésirables et les contre-indications.

La vitamine C (500 mg par jour) est sans doute le produit le mieux adapté à la fatigue passagère et constitue un bon «soutien psychologique».

Pour une lecture optimale des tableaux, reportez-vous à la page 17.

En revanche, évitez les autres vitamines, en particulier A, D, B1 ou B6, qui sont inappropriées dans ce cas. Les associations de plusieurs vitamines, minéraux et oligoéléments n'ont jamais démontré la moindre efficacité et peuvent entraîner des incidents, voire des accidents.

Pour bien vous conseiller, votre pharmacien a besoin de savoir

Pour qui est le médicament ? Vous-même ? Un enfant et de quel âge ? Une personne âgée ? Une femme enceinte ou qui allaite ?

- Quand la fatigue a-t-elle débuté ?
- Est-elle plus intense le matin que le soir ? Ou l'inverse ?
- La fatigue est-elle associée à une perte de poids ? À d'autres signes (tristesse, manque d'entrain, peu d'appétit etc…) ?
- Prenez-vous des médicaments de façon régulière pour une maladie chronique (hypertension par exemple) ?

ANTIFATIGUE

Principes actifs et spécialités	Note	Avis
VITAMINE C		
VITAMINE C SEULE		
Vitamine C, comprimé à croquer ou comprimé effervescent		
LAROSCORBINE VITAMINE C XXX VITAMINE C UPSA 500 mg FRUIT EXOTIQUE VITAMINE C UPSA EFFERVESCENTE 1000 mg VITASCORBOL	10	Bonne tolérance pour une prise de 500 mg ou 1 g par jour maximum.
VITAMINE C EN ASSOCIATION		
Vitamine C + Ascorbate de calcium, granulés		
ASCORBATE DE CALCIUM RICHARD	7	Association sans intérêt.
Vitamine C + Vitamine E + Bêtacarotène + Sélénium + Zinc, gélule		
BETASELEN	7	On peut trouver une même inefficacité pour un prix plus raisonnable.
GLUCURONAMIDE EN ASSOCIATION		
Glucuronamide + Caféine + Vitamine C, comprimé effervescent		
GCFORM GURONSAN	7	
ARGININE		
ARGININE SEULE		
Arginine, ampoule buvable ou solution buvable		
SARGENOR	7	Mis sur le marché en 1965. L'antifatigue préféré de nos grands-mères.
ARGININE VEYRON	7	

Pour une lecture optimale des tableaux, reportez-vous à la page 17.

ARGININE EN ASSOCIATION		
Arginine + Vitamine C, ampoule buvable ou comprimé effervescent		
FASTENYL SARGENOR A LA VITAMINE C	7	L'arginine a son intérêt contre une maladie du métabolisme (hyperammoniémie congénitale), mais contre la fatigue elle est toujours à la recherche d'une réelle efficacité.
Arginine glutamate, ampoule buvable		
DYNAMISAN	6	Association de deux acides aminés : arginine et acide glutamique, et de trois excipients à effet notoire dont deux parabènes.
Arginine + Vitamine B1 + Vitamine B6, comprimé		
ARGINOTRI-B	5	Association non justifiée.
CITRULLINE		
Citrulline, ampoule buvable ou sachet		
STIMOL	7	Un autre acide aminé, mais toujours aussi inefficace.
VITAMINES B1 ET B6		
VITAMINES B1 ET B6 SEULES		
Vitamine B1 + Vitamine B6, comprimé		
PRINCI B VITAMINE B1 B6 BAYER	7	Association de deux vitamines inefficaces dans cette indication.
VITAMINES B1 ET B6 EN ASSOCIATION		
Vitamine B1 + Vitamine B6 + Vitamine B2 + Vitamine PP + Vitamine B5, comprimé		
BECOZYME	5	Aucun intérêt en automédication. Il y avait sans doute mieux à faire que de composer une telle ineptie avec la bénédiction d'une commission sans doute assoupie.
PHYTOTHÉRAPIE		
Avoine (Avena sativa), solution buvable		
AVENA SATIVA TEINTURE MERE BOIRON AVENA SATIVA TEINTURE MERE WELEDA	7	Mon âne la préfère nature.
Ginseng, gélule		
ARKOGELULES GINSENG GINSENG PONROY	7	
Guarana, gélule ARKOGELULES CUPALINE *Maté, gélule* ARKOGELULES MATE *Thé vert, gélule* CAMILINE ARKOGELULES	7	L'apport infime de caféine peut être avantageusement remplacé par un passage au comptoir du coin.

Pour une lecture optimale des tableaux, reportez-vous à la page 17.

HOMÉOPATHIE		
Associations homéopathiques, comprimé, comprimé à croquer, granules ou solution buvable		
ACIDUM PHOSPHORICUM COMPLEXE N°5 LEHNING AMPHOSCA OVARYN BIOMAG AGRUMES FERRUM COMPLEXE N°29 LEHNING KALIUM PHOSPHORICUM COMPLEXE N°100 LEHNING SELENIUM COMPLEXE N°99 LEHNING TONIQUE VEGETAL	7	À n'utiliser que par les croyants.
OLIGOTHÉRAPIE		
Cuivre + Or + Argent, solution buvable CUIVRE-OR-ARGENT OLIGOSOL *Manganèse + Cuivre + Cobalt, ampoule buvable* MANGANESE-CUIVRE-COBALT OLIGOSOL *Manganèse + Cuivre + Or, solution buvable* OLIGOCURE	7	Présentés comme des modificateurs de terrain sans aucune preuve d'efficacité clinique. Il est précisé que l'oligothérapie ne dispense pas d'un traitement spécifique, c'est encore une chance ! La Haute Autorité de santé a préconisé son déremboursement en 2006.
DEANOL EN ASSOCIATION		
Déanol + Heptaminol, ampoule buvable		
DEBRUMYL	6	Association de principes inactifs.
Déanol + Magnésium + Vitamine C, ampoule buvable		
ACTI 5	5	Idem.
LYSINE EN ASSOCIATION		
Lysine + Leucine + Magnésium + Phénylalanine + Valine + Vitamine C, ampoule buvable ou sachet		
REVITALOSE	6	Association d'acides aminés et de vitamines, hélas sans intérêt sauf pour le laboratoire.
Lysine (dihydrogénophosphate, aspartate, glutamate, succinate) + Vitamine B6 + Phosphate de potassium, ampoule buvable		
SURFORTAN	5	Association de 6 principes inactifs et d'excipients à effet notoire allergisants (parabènes, colorant azoïque).
PHOSPHORE EN ASSOCIATION		
Acide phosphorique + Acide glutamique + Magnésium + Manganèse + Phosphate monocalcique + Dihydrogénophosphate de sodium, ampoule buvable		
NEUROSTHENOL	5	Le pharmacien responsable a dû concevoir cette formule alors que ses facultés étaient en vacances.

Pour une lecture optimale des tableaux, reportez-vous à la page 17.

NOTRE MÉDICAMENT FAVORI

VITAMINE C UPSA 500 mg comprimé à croquer

Note : 10/20 ◆ **Prix :** 3,90 € ◆ **Remboursement SS :** 0 %

Classe thérapeutique : Vitamine C.

Indications : États de fatigue passagers de l'adulte.

Contre-indications générales : Calcul rénal ◆ Phénylcétonurie ◆ Enfant de moins de 15 ans ◆ Allaitement.

Prudence générale : Déficit en G6PD ◆ Grossesse ◆ Peut fausser le dosage du sucre ou de l'acide urique dans le sang.

Prudence en association : Pansements gastro-intestinaux, antiacides et adsorbants à prendre 2 heures avant ou après ce médicament.

Posologie : ***Adulte :*** 1 à 2 comprimés par jour à sucer ou à croquer. Durée de traitement de 1 mois maximum.

Incidents : À doses supérieures à 2 comprimés par jour, risque de diarrhée, de douleurs de l'estomac ou de calculs urinaires.

Arrêt du médicament et consulter le médecin si : La fatigue persiste ou s'aggrave après 1 mois de traitement.

Composition : par comprimé : Acide ascorbique 500 mg. ◆ **Excipients à prendre en compte :** Aspartam (excipient à effet notoire).

Présentation : 30 comprimés ◆ **Laboratoire :** Upsa

Fièvre

La fièvre est un symptôme, et non une maladie, en réponse généralement à un agent infectieux. En dessous de 40 °C chez l'adulte, elle peut rester anodine pour l'organisme. Chez les personnes fragiles, enfants *(voir Fièvre de l'enfant)* et personnes âgées, elle demande toujours une grande vigilance.

CE QU'IL FAUT SAVOIR

Notre organisme est programmé pour maintenir une température interne constante aux alentours de 37 °C même dans un environnement très chaud ou très froid. Si votre température prise au repos est égale ou supérieure à 38 °C, vous avez de la fièvre.

LES CAUSES

La fièvre est le plus souvent une réaction naturelle et saine de l'organisme qui se défend contre une infection virale, bactérienne ou parasitaire. Elle peut s'accompagner de frissons, de sueurs, de maux de tête et de fatigue. Pouls et respiration s'accélèrent.

La fièvre peut aussi être due à un coup de chaleur, une insolation, des troubles hormonaux ou des troubles du système immunitaire, un traumatisme ou une brûlure grave, des inflammations aiguës (arthrite) ou chroniques, une réaction à une vaccination, etc.

Pour une lecture optimale des tableaux, reportez-vous à la page 17.

LES INTERDITS

☒☒☒ Pas d'automédication mais consultez de toute urgence votre médecin ou appelez le SAMU (15 ou 112) si la fièvre est associée à :
• des maux de tête violents, une raideur de la nuque, des vomissements ou une intolérance à la lumière (signes de méningite);
• des taches de couleur rouge foncé sur la peau ne s'effaçant pas à la pression (purpura);
• des sensations de malaise, de fortes douleurs au ventre ou à la poitrine;
• des troubles du comportement, de l'abattement, des frissons violents;
• une gêne respiratoire importante;
• ou si vous revenez d'une région où sévit le paludisme ou si vous y séjournez;
• ou si vous êtes enceinte.

☒☒ Ne poursuivez pas un traitement en automédication mais consultez rapidement votre médecin si :
• La fièvre persiste au-delà de 3 jours ou s'aggrave.
• D'autres signes apparaissent : contracture de l'abdomen, douleurs lombaires, sang dans les urines ou dans les selles.

LES BONNES PRATIQUES

▶ **Si vous supportez bien la fièvre** et qu'elle reste en dessous de 40 °C, il est inutile de chercher à la faire baisser sauf s'il s'agit d'un enfant ou d'une personne âgée. Dans ces cas, surtout si la fièvre s'accompagne d'une grande fatigue, consultez votre médecin rapidement.

▶ **Pour éviter une élévation de température** et des risques de déshydratation :
• Mouillez la peau avec un linge humide d'eau fraîche.
• Ne vous couvrez pas excessivement. Un drap et une couverture légère suffisent.
• Maintenez une ambiance fraîche dans la pièce.
• Buvez abondement et fréquemment (boissons sucrées et salées).
• Mangez si cela vous fait envie.

EN SAVOIR PLUS

Savoir prendre sa température !

La France est un des seuls pays où l'on continue de prendre sa température par voie rectale, ce qui peut provoquer à la longue une ulcération de l'anus.

Mieux vaut prendre sa température par la bouche avec un thermomètre électronique que l'on garde sous la langue plus de 2 minutes, en rajoutant 0,5 °C à la température indiquée. On peut à la rigueur utiliser un indicateur frontal de température.

Pour une lecture optimale des tableaux, reportez-vous à la page 17.

LES MÉDICAMENTS

Si votre fièvre est supérieure à 39 °C et que vous ne la supportez pas bien, ces médicaments peuvent vous soulager :

▶ **Le paracétamol** est le médicament de choix contre la fièvre. Il ne provoque ni gastrite ni ulcère. Il peut convenir à la femme enceinte. Mais ne l'utilisez pas en cas de maladie grave du foie ou d'allergie connue au paracétamol. Ne JAMAIS dépasser 4 g/24 heures, sachant qu'à des doses supérieures le produit n'est pas plus efficace mais que l'on frôle les doses toxiques. En automédication, limitez-vous à 3 g/24 heures.

Attention! Plus de 200 médicaments (spécialités pharmaceutiques) contiennent du paracétamol. Tenez-en compte si vous prenez plusieurs médicaments en même temps!

▶ **Les anti-inflammatoires non stéroïdiens (AINS)** sont aussi des produits efficaces. Mais ne les utilisez qu'en cas de contre-indication au paracétamol car ils présentent un grand nombre de contre-indications, d'interactions médicamenteuses et d'effets indésirables.

• L'ibuprofène et le kétoprofène présentent moins de contre-indications que l'aspirine et sont mieux tolérés.

Attention! Près de 90 médicaments contiennent de l'ibuprofène et près de 40 médicaments contiennent du kétoprofène ou de l'aspirine.

• L'aspirine ou acide acétylsalicylique est contre-indiquée en cas d'allergie à l'aspirine ou aux autres AINS, de risques hémorragiques, d'ulcères du tube digestif, d'une maladie grave du foie, des reins ou du cœur. Elle est également contre-indiquée si vous prenez des anticoagulants ou des antiagrégants plaquettaires, des médicaments de la goutte, un médicament à base de méthotrexate, etc. ou si vous êtes enceinte ou en cas de règles (risque d'augmentation des saignements important).

Rappel : l'aspirine est à réserver, après consultation médicale, comme antiagrégant plaquettaire (aux doses de 75 mg à 300 mg par jour) pour des personnes souffrant de certains problèmes cardio-vasculaires.

Attention! Près de 30 spécialités pharmaceutiques contiennent de l'aspirine. Lisez attentivement les notices!

▶ À ÉVITER!

• Les associations aspirine-paracétamol : elles amplifient les effets indésirables et les contre-indications des deux médicaments.

• Les associations avec de la codéine. Elles ne doivent en aucun cas être utilisées contre la fièvre mais seulement contre des douleurs importantes que le paracétamol ne calme pas.

• Les associations avec de la caféine. Elles n'améliorent pas l'effet du médicament mais augmentent les risques d'effets indésirables et les interactions médicamenteuses.

• L'association avec de la vitamine C ou d'autres vitamines. Elle ne présente aucun intérêt.

• L'homéopathie et la phytothérapie n'ont aucun intérêt dans ce domaine.

Pour une lecture optimale des tableaux, reportez-vous à la page 17.

ANTIFIÈVRE

Principes actifs et spécialités	Note	Avis
PARACETAMOL – Vérifiez l'absence de paracétamol dans d'autres médicaments que vous prenez déjà afin d'éviter un risque de surdosage toxique pour le foie.		
PARACETAMOL SEUL		
Paracétamol, comprimé, comprimé effervescent, comprimé orodispersible, gélule, lyophilisat, sachet ou suppositoire		
ALGODOL CLARADOL DAFALGAN DOLIPRANE DOLIPRANECAPS DOLIPRANEORODOZ DOLIPRANETABS DOLKO EFFERALGAN EFFERALGANMED GELUPRANE PANADOL PARACETAMOL XXX PARALYOC SAPRAMOL	**18**	Le paracétamol est le médicament à privilégier dans le traitement de la fièvre et de la douleur.
PARACETAMOL EN ASSOCIATION		
Paracétamol + Caféine, comprimé, comprimé effervescent, sachet ou solution buvable		
ALGODOL CAFEINE CEFALINE HAUTH CLARADOL CAFEINE	**15**	La présence de caféine n'est pas justifiée car elle n'augmente pas l'effet antidouleur et antifièvre et ne peut poser que des problèmes par son effet anxiogène et excitant.
THEINOL	**8**	Une petite potion d'alcool à 8° remboursée par la Sécurité sociale, avec en prime une bonne dose de caféine. À éviter.
Paracétamol + Vitamine C, comprimé effervescent		
DOLIPRANEVITAMINE C EFFERALGAN VITAMINE C	**15**	La vitamine C n'ajoute rien à l'action du paracétamol contrairement à ce qui est avancé par les laboratoires : le léger effet stimulant n'a pas été démontré.

Pour une lecture optimale des tableaux, reportez-vous à la page 17.

IBUPROFENE – Vérifiez l'absence d'ibuprofène ou d'autres anti-inflammatoires non stéroïdiens (AINS) dans la composition d'autres médicaments que vous prenez déjà.

Ibuprofène, capsule molle, comprimé, comprimé orodispersible ou sachet

ADVIL ADVILCAPS ADVILMED ANTARENE HEMAGENE TAILLEUR IBUPROFENE XXX INTRALGIS NUREFLEX NUROFEN NUROFENCAPS NUROFENFEM NUROFENFLASH NUROFENTABS SPEDIFEN SPIFEN UPFEN	**14**	Balance efficacité/tolérance correcte. À n'utiliser qu'en traitement de seconde intention, de courte durée et à la plus faible dose possible au vu des contre-indications, des interactions avec d'autres médicaments et des effets indésirables.

KETOPROFENE – Vérifiez l'absence de kétoprofène ou d'autres anti-inflammatoires non stéroïdiens (AINS) dans la composition d'autres médicaments que vous prenez déjà.

Kétoprofène, comprimé

TOPREC	**14**	Idem.

ASPIRINE – Vérifiez l'absence d'aspirine ou d'autres anti-inflammatoires non stéroïdiens (AINS) dans la composition d'autres médicaments que vous prenez déjà.

ASPIRINE SEULE

Aspirine, comprimé, comprimé effervescent ou sachet

ALKA-SELTZER ASPEGIC ASPIRINE PH 8 ASPIRINE DU RHONE ASPIRINE UPSA ASPRO ASPROFLASH	**13**	À n'utiliser contre la douleur et la fièvre que dans les cas de contre-indications au paracétamol ou à l'ibuprofène.

ASPIRINE EN ASSOCIATION – Des spécialités qui n'apportent rien à l'aspirine seule.

Aspirine + Vitamine C, comprimé effervescent

ASPIRINE VIT C OBERLIN ASPIRINE VIT C UPSA ASPRO VITAMINE C	**12**	La vitamine C n'ajoute rien à l'action de l'aspirine contrairement à ce qui est avancé par les laboratoires : le léger effet stimulant n'a pas été démontré. À éviter.

Aspirine + Caféine, comprimé ou comprimé effervescent

ASPRO CAFEINE METASPIRINE	**12**	La présence de caféine n'apporte rien à l'action de l'aspirine sinon un effet anxiogène et excitant.

Pour une lecture optimale des tableaux, reportez-vous à la page 17.

Aspirine + Caféine + Vitamine C, comprimé		
ANTIGRIPPINE A L'ASPIRINE ETAT GRIPPAL	8	La vitamine C et la caféine n'augmentent pas les effets de l'aspirine (information donnée aux médecins par le ministère de la Santé).
Aspirine + Paracétamol + Caféine, comprimé effervescent		
ACTRON	5	Association sans intérêt. Il est inutile d'associer les risques de l'aspirine au paracétamol. De plus la caféine est à éviter. Un non-sens thérapeutique, à fuir.
Aspirine + Caféine + Homéopathie, comprimé		
CEPHYL	4	Le seul produit actif est l'aspirine, tous les autres produits ne servent à rien et ces associations sont contraires aux règles modernes de mise au point de médicaments.
Aspirine + Paracétamol + Codéine, comprimé		
NOVACETOL (ASPIRINE PARACETAMOL)	2	Il est inadmissible que l'Agence du médicament tolère l'indication fièvre dans un médicament contenant un antalgique, la codéine.

NOS MÉDICAMENTS FAVORIS

PARACETAMOL EG LABO 500 mg comprimé

Note : 18/20 ◆ **Prix :** 2,10 € ◆ **Remboursement SS :** 65 %

Classe thérapeutique : Antifièvre ◆ Antidouleur ◆ Antidouleur des règles.

Indications : Fièvre et douleurs d'intensité légère à modérée.

Contre-indications générales : Allergie au paracétamol ◆ Insuffisance hépatique ◆ Hépatite virale ◆ Enfant de moins de 6 ans ◆ Enfant de moins de 27 kg.

Prudence générale : Insuffisance rénale ◆ Alcoolisme ◆ Malnutrition ◆ Déshydratation ◆ Déficit en G6PD ◆ Peut fausser le dosage du sucre ou de l'acide urique dans le sang.

Prudence en association : Antivitamines K (anticoagulants oraux) ◆ Pansements gastro-intestinaux, antiacides et adsorbants à prendre 2 heures avant ou après ce médicament.

Posologie : ***Adulte et enfant à partir de 50 kg :*** 1 à 2 comprimés à 500 mg par prise, à renouveler si besoin au bout de 4 heures minimum, sans dépasser 6 comprimés par jour voire exceptionnellement 8 comprimés par jour en cas de douleurs très intenses ◆ ***Adulte de moins de 50 kg :*** 1 à 2 comprimés à 500 mg par prise, à renouveler si besoin au bout de 4 heures minimum, sans dépasser 6 comprimés par jour ◆ ***Enfant à partir de 6 ans de 27 à 41 kg :*** 1 comprimé à 500 mg par prise, à renouveler si besoin au bout de 6 heures minimum, sans dépasser 4 comprimés par jour ◆ ***Enfant à partir de 6 ans de 41 à 50 kg :*** 1 comprimé à 500 mg par prise, à renouveler si besoin au bout de 4 heures minimum, sans dépasser 6 comprimés par jour. Avaler le(s) comprimé(s) tel(s) quel(s) avec une boisson (eau, lait, jus de fruits).

Arrêt du médicament et consulter le médecin si : La fièvre persiste plus de 3 jours ◆ La douleur persiste plus de 5 jours ◆ Réaction allergique avec éruption ou rougeur cutanée, démangeaisons cutanées, brusque gonflement du visage, du cou et/ou de la langue, difficultés à respirer ou à avaler (œdème de Quincke), malaise brutal avec chute de la pression artérielle, perte de connaissance (choc anaphylactique) ◆ Troubles de la peau ou des muqueuses avec rougeur, cloques, brûlures, décollement de la peau (syndrome de Stevens-Johnson) pouvant rapidement s'étendre à tout le corps, donnant l'aspect d'un ébouillanté (syndrome de Lyell) ◆ Apparition de bleus, de saignements de nez ou de gencives inhabituels (thrombopénie) ◆ Apparition de fièvre, d'angine ou de toute autre infection (agranulocytose) ◆ Prise massive : conduire le malade d'urgence à l'hôpital le plus proche.

Composition : par comprimé : Paracétamol 500 mg. ◆ **Excipients à prendre en compte :** Aucun excipient à effet notoire.

Présentation : 16 comprimés ◆ **Laboratoire :** EG Labo

Pour une lecture optimale des tableaux, reportez-vous à la page 17.

ANTARENE 200 mg comprimé

Note : 14/20 ◆ **Prix :** 2,27 € ◆ **Remboursement SS :** 65 %

Classe thérapeutique : Antifièvre ◆ Antidouleur ◆ Antidouleur des règles ◆ Anti-inflammatoire non stéroïdien (AINS).

Indications : Traitement de courte durée de la fièvre et des douleurs d'intensité légère à modérée.

Contre-indications générales : Allergie à l'aspirine ou aux AINS ◆ Antécédent d'asthme, de rhinite, de polypes nasaux, de sinusite, d'urticaire allergiques, dû à l'aspirine ou aux AINS ◆ Hémorragie gastro-duodénale, hémorragie cérébrale ou autre hémorragie interne ◆ Ulcère gastro-intestinal ◆ Antécédent d'ulcère digestif, d'hémorragie digestive, de hernie hiatale ou de gastrite ◆ Insuffisance hépatique ◆ Insuffisance rénale ◆ Insuffisance cardiaque ◆ Déshydratation ◆ Lupus érythémateux disséminé ◆ Varicelle ◆ Enfant de moins de 6 ans ◆ Enfant de moins de 20 kg ◆ Femme souhaitant concevoir ◆ Grossesse ◆ Allaitement.

Prudence générale : Asthme ◆ Hypertension artérielle ◆ Maladie cardiaque ◆ Rectocolite hémorragique ◆ Maladie de Crohn ◆ Diverticulose ◆ Sujet âgé ◆ Conduite de véhicules ou de machines (risque de somnolence, vertiges, troubles de la vue).

Contre-indications en association : Autres anti-inflammatoires non stéroïdiens (AINS) y compris l'aspirine ◆ Anticoagulants oraux ◆ Héparines ◆ Lithium ◆ Méthotrexate aux doses supérieures ou égales à 20 mg par semaine ◆ Pemetrexed.

Prudence en association : Médicaments cardiaques ou antihypertenseurs (antagonistes de l'angiotensine II, sartans, diurétiques, inhibiteurs de l'enzyme de conversion) ◆ Ciclosporine ◆ Méthotrexate aux doses inférieures à 20 mg par semaine ◆ Pansements gastro-intestinaux, antiacides et adsorbants à prendre 2 heures avant ou après ce médicament ◆ Tacrolimus ◆ Ténofovir disoproxil.

Posologie : ***Adulte et enfant à partir de 6 ans et de 30 kg :*** 1 à 2 comprimés par prise, à renouveler si besoin au bout de 6 heures minimum, sans dépasser 6 comprimés par jour ◆ ***Enfant à partir de 6 ans de 20 à 30 kg :*** 1 comprimé par prise, à renouveler si besoin au bout de 6 heures minimum, sans dépasser 3 comprimés par jour.
Avaler le(s) comprimé(s) tel(s) quel(s) avec un grand verre d'eau, de préférence au cours d'un repas ou d'une collation.

Incidents : Nausées ◆ Vomissements ◆ Diarrhée ◆ Digestion difficile ◆ Flatulence ◆ Constipation ◆ Ulcérations buccales.

Arrêt du médicament et consulter le médecin si : La fièvre persiste plus de 3 jours ◆ La douleur persiste plus de 5 jours ◆ Vomissements sanglants ◆ Selles noires ◆ Maux d'estomac ◆ Crise d'asthme ◆ Réaction allergique avec éruption ou rougeur cutanée, démangeaisons cutanées, brusque gonflement du visage, du cou et/ou de la langue, difficultés à respirer ou à avaler (œdème de Quincke), malaise brutal avec chute de la pression artérielle, perte de connaissance (choc anaphylactique) ◆ Troubles de la peau ou des muqueuses avec rougeur, cloques, brûlures, décollement de la peau (syndrome de Stevens-Johnson) pouvant rapidement s'étendre à tout le corps, donnant l'aspect d'un ébouillanté (syndrome de Lyell) ◆ Troubles de la vue ◆ Maux de tête avec nausées, vomissements, raideur de la nuque (méningite aseptique médicamenteuse).

Composition : par comprimé : Ibuprofène 200 mg. ◆ **Excipients à prendre en compte :** Aucun excipient à effet notoire.

Présentation : 30 comprimés ◆ **Laboratoire :** Elerte

Pour une lecture optimale des tableaux, reportez-vous à la page 17.

ASPEGIC 500 mg sachet

Note : 13/20 ◆ **Prix :** 2,71 € ◆ **Remboursement SS :** 65 %

Classe thérapeutique : Antifièvre ◆ Antidouleur.

Indications : Traitement de courte durée de la fièvre et des douleurs d'intensité légère à modérée.

Contre-indications générales : Allergie à l'aspirine, aux salicylés ou aux anti-inflammatoires non stéroïdiens (AINS) ◆ Antécédent d'asthme, de rhinite, de polypes nasaux, de sinusite, d'urticaire allergiques, dû à l'aspirine ou aux AINS ◆ Hémorragie gastro-duodénale, hémorragie cérébrale ou autre hémorragie interne ◆ Ulcère gastro-duodénal ◆ Antécédent d'ulcère digestif, d'hémorragie digestive, de hernie hiatale ou de gastrite ◆ Maladie hémorragique (maladies de la coagulation, de l'hémostase) ◆ Risque de saignement (interventions chirurgicales même minimes comme extraction dentaire) ◆ Règles de durée anormalement longue et très abondantes ◆ Insuffisance hépatique ◆ Insuffisance rénale ◆ Insuffisance cardiaque ◆ Infection virale chez l'enfant (varicelle, syndrome grippal) ◆ Déficit en G6PD ◆ Intolérance au lactose ◆ Enfant de moins de 30 kg ◆ Grossesse ◆ Allaitement.

Prudence générale : Asthme ◆ Sujet âgé ◆ Sujet de faible poids corporel ◆ Goutte ou taux élevé d'acide urique dans le sang.

Contre-indications en association : Acétazolamide ◆ Anagrélide ◆ Anticoagulants oraux ◆ Anti-inflammatoires non stéroïdiens (AINS) ◆ Clopidogrel ◆ Défibrotide ◆ Glucocorticoïdes (sauf hydrocortisone) ◆ Héparines ◆ Médicaments de la goutte (uricosuriques) ◆ Méthotrexate aux doses supérieures ou égales à 20 mg par semaine ◆ Pémétrexed ◆ Ticagrélor ◆ Ticlopidine.

Prudence en association : Médicaments cardiaques ou antihypertenseurs (antagonistes de l'angiotensine II, diurétiques, inhibiteurs de l'enzyme de conversion) ◆ Méthotrexate aux doses inférieures à 20 mg par semaine ◆ Pansements gastro-intestinaux, antiacides et adsorbants à prendre 2 heures avant ou après ce médicament.

Posologie : ***Adulte et enfant de plus de 50 kg :*** 1 à 2 sachets par prise, à renouveler si besoin au bout de 4 heures minimum, sans dépasser 6 sachets par jour ◆ ***Enfant de 41 à 50 kg :*** 1 sachet par prise, à renouveler si besoin au bout de 4 heures minimum, sans dépasser 6 sachets par jour ◆ ***Enfant de 30 à 41 kg :*** 1 sachet par prise, à renouveler si besoin au bout de 6 heures minimum, sans dépasser 4 sachets par jour.
Verser le contenu du sachet dans un verre puis ajouter une petite quantité de boisson (par exemple eau, lait, jus de fruits).

Arrêt du médicament et consulter le médecin si : La fièvre persiste plus de 3 jours ◆ La douleur persiste plus de 5 jours ◆ Douleurs du ventre ◆ Vomissements sanglants ◆ Selles noires ◆ Saignements du nez (épistaxis) ◆ Saignements des gencives ◆ Bleus inhabituels ◆ Crise d'asthme ◆ Réaction allergique avec éruption ou rougeur cutanée, démangeaisons cutanées, brusque gonflement du visage, du cou et/ou de la langue, difficultés à respirer ou à avaler (œdème de Quincke), malaise brutal avec chute de la pression artérielle, perte de connaissance (choc anaphylactique) ◆ Bourdonnements d'oreille ou baisse de l'audition, maux de tête survenant en cours de traitement, vertiges (signes de surdosage) ◆ Troubles du comportement, somnolence, évanouissement ou vomissements chez l'enfant (syndrome de Reye).

Composition : par sachet : Acide acétylsalicylique 500 mg. ◆ **Excipients à prendre en compte :** Lactose (excipient à effet notoire).

Présentation : 20 sachets ◆ **Laboratoire :** Sanofi Aventis France

Pour une lecture optimale des tableaux, reportez-vous à la page 17.

Folliculites, furoncles et anthrax

Les folliculites et les furoncles sont des infections de la peau qui touchent particulièrement les jeunes enfants. En cas d'agglomération de plusieurs furoncles, on parle d'anthrax. En cas de furoncles multiples avec récidive, on parle de furonculose : celle-ci peut s'accompagner d'un ganglion douloureux.

CE QU'IL FAUT SAVOIR

- Les folliculites – petites pustules nettement centrées autour d'un poil – sont des infections superficielles des follicules pileux (là où poussent les poils). Elles peuvent se guérir avec un simple antiseptique (chlorhexidine).
- Les furoncles sont des folliculites profondes qui débutent comme ces dernières : un point rouge autour d'un poil, surmonté d'une pustule. La pustule évolue en grossissant, provoquant une tension de la peau très douloureuse pour finir généralement par éclater.

LES CAUSES

Les folliculites, les furoncles et anthrax sont dus à la présence de staphylocoques et se développent surtout sur les zones de frottement – cuisses, fesses, nuque – en cas d'irritation et de manque d'hygiène.
Chez les cyclistes et cavaliers, l'irritation occasionnée par la selle peut, à la longue, engendrer ce genre d'infections.

LES INTERDITS

☒☒☒ Pas d'automédication mais consultez en urgence votre médecin si : Le furoncle est situé sur l'aile du nez ou sur la lèvre supérieure (risque de staphylococcie maligne de la face, très grave).

☒☒ Pas d'automédication mais consultez rapidement votre médecin si :
- Vous avez de la fièvre, des douleurs intenses et/ou des ganglions douloureux.
- Les furoncles couvrent une large surface de la peau, sont nombreux ou reviennent fréquemment.
- Vous êtes diabétique ou vous souffrez d'un déficit immunitaire.
- Vous prenez des médicaments à base de cortisone.

Ne pressez pas un furoncle et ne l'incisez pas, vous risquez d'aggraver le problème. Votre médecin le fera s'il le juge nécessaire.

Pour une lecture optimale des tableaux, reportez-vous à la page 17.

LES BONNES PRATIQUES

▶ **En prévention**
Si vous êtes sujet à ce type de trouble, passez une lotion antiseptique sur les parties susceptibles d'être irritées : les fesses, notamment en cas de balade à vélo ou à cheval, la nuque (à cause du frottement du col)...

▶ **En cas de furoncle**, badigeonnez-le avec une lotion antiseptique après vous être lavé les mains à l'eau et au savon. Protégez-le avec une gaze ou un pansement. Renouvelez le traitement en veillant à respecter de bonnes conditions d'hygiène. Celui-ci va, en principe, éradiquer les staphylocoques et le furoncle va disparaître.
Si ces soins locaux sont sans résultat au bout de 72 heures, consultez votre médecin.

LES MÉDICAMENTS

Les seules substances actives utilisables en automédication sont les antiseptiques de la peau à base de chlorhexidine, de povidone iodée (BETADINE®...), d'hypochlorite de sodium (DAKIN COOPER STABILISE®...) ou d'hexamidine (HEXOMEDINE TRANSCUTANEE®...).

ANTISEPTIQUE DE LA PEAU

Principes actifs et spécialités	Note	Avis
CHLORHEXIDINE – Biguanide		
CHLORHEXIDINE SEULE		
Chlorhexidine, solution cutanée		
BIORGASEPT 0,5 %		
CETAVLEX AQUEUX 0,5 %		
CHLORHEXIDINE ALCOOLIQUE GILBERT HEALTHCARE 0,5 %		
CHLORHEXIDINE AQUEUSE STERILE GILBERT 0,2 %		
DIASEPTYL 0,5 %		
DOSISEPTINE 0,05 %		
GLUCONATE DE CHLORHEXIDINE ALCOOLIQUE A 0,5 % INCOLORE GIFRER	15	Bonne balance efficacité/tolérance. Évitez les solutions alcooliques, qui sont irritantes et douloureuses.
HIBIDIL		
HIBISCRUB 4 %		
PLUREXID 1,5 %		
SEPTEAL		
SEPTIDOSE 0,05 %		
SEPTIVON 1,5 %		

Pour une lecture optimale des tableaux, reportez-vous à la page 17.

CHLORHEXIDINE EN ASSOCIATION		
Chlorhexidine + Benzalkonium, solution cutanée		
DERMOBACTER MERCRYL MERCRYL SOLUTION MOUSSANTE MERCRYLSPRAY	13	Association discutable et allergisante.
Chlorhexidine + Benzalkonium + Alcool benzylique, solution cutanée		
BISEPTINE BISEPTINESPRAID	11	Association discutable et allergisante.
Chlorhexidine + Hexamidine + Chlorocrésol, solution moussante		
CYTEAL	7	Produit dépassé.
POVIDONE IODEE		
Povidone iodée, compresse imprégnée, gel, pansement médicamenteux ou solution cutanée		
BETADINE 10 % BETADINE DERMIQUE 10 % BETADINE TULLE 10 % BETADINE 350 mg BETADINE SCRUB 4 % POVIDONE IODEE 10 % XXX	15	Antiseptique le plus actif sur les bactéries (bactéricide), les champignons et certains virus mais contre-indiqué chez les allergiques à la povidone iodée, les femmes enceintes ou allaitantes, les nourrissons. Colorant pouvant rendre plus difficile le diagnostic du médecin, à réserver à la désinfection des petites plaies.
CHLORE (HYPOCHLORITE DE SODIUM)		
Chlore actif, solution cutanée		
AMUKINE 0,06 % DAKIN COOPER STABILISE	14	Bonne balance efficacité/tolérance.
HEXAMIDINE – Diamidine		
Hexamidine, gel ou solution cutanée		
HEXAMIDINE 0,1 % XXX HEXASEPTINE 0,1 % HEXOMEDINE 0,1 % HEXOMEDINE TRANSCUTANEE 1,5 POUR MILLE	12	Activité uniquement bactériostatique (arrête la multiplication des bactéries mais ne les tue pas).
PEROXYDE D'HYDROGENE (EAU OXYGÉNÉE)		
Eau oxygénée, solution cutanée		
DOXOXYGENEE 10 VOLUMES EAU OXYGENEE 10 VOLUMES XXX	7	Antiseptique dépassé et entraînant des picotements.
CETRIMIDE – Ammonium quaternaire		
Cétrimide, crème ou solution cutanée		
CETAVLON STERILENE A 0,5 %	6	Antiseptique peu efficace et très allergisant.
SULFATES DE CUIVRE ET DE ZINC		
Sulfates de Cuivre et de Zinc, solution cutanée		
RAMET DALIBOUR	6	Antiseptique de faible activité et dépassé.
TRICLOCARBAN – Carbanilide		
Triclocarban, solution cutanée		
SOLUBACTER 1 %	6	Antiseptique bactériostatique dépassé.

Pour une lecture optimale des tableaux, reportez-vous à la page 17.

ALCOOL		
Alcool, compresse imprégnée ou solution cutanée		
ALCOOL A USAGE MEDICAL GILBERT ALCOOL MODIFIE XXX	5	La tartrazine, excipient, est un produit allergisant. La présence de camphre est inutile. Demandez plutôt à votre pharmacien un petit flacon d'alcool à 70° ou un autre antiseptique.
ALOES DU CAP		
Aloès du Cap, crème		
CONTRE-COUPS DE L'ABBE PERDRIGEON	5	L'indication antiseptie des plaies superficielles est scandaleuse !
MIRISTALKONIUM EN ASSOCIATION – Ammonium quaternaire		
Miristalkonium + Lopobutan (acide lauryloxypropylbêta-aminobutyrique) + Dapabutan (acide laurylaminopropyl aminobutyrique), solution cutanée		
STERLANE	5	Association de trois substances peu efficaces et dépassées.
OXYQUINOL EN ASSOCIATION		
Oxyquinol + Acide salicylique + Laurylsulfate de sodium + Propionate de sodium + Acide tartrique, solution moussante		
DERMACIDE	5	Antiseptique dépassé.
EOSINE – Colorant		
Éosine, solution cutanée		
EOSINE AQUEUSE 2 % XXX	4	L'éosine est un antiseptique très faible. Les colorants sont à éviter en automédication car ils rendent plus difficile le diagnostic du médecin.
MERBROMINE – Dérivé mercuriel (colorant)		
Merbromine, solution cutanée		
SOLUTION AQUEUSE DE MERCURESCEINE GIFRER 2 %	4	À éviter en automédication. La merbromine est un antiseptique faible. Produit dépassé depuis 40 ans. Mauvaise balance efficacité/tolérance mais toujours dans les pharmacies.

NOS MÉDICAMENTS FAVORIS

DOSISEPTINE 0,05 % solution cutanée

Note : 15/20 ◆ **Prix :** 2,83 € ◆ **Remboursement SS :** 15 %

Classe thérapeutique : Antiseptique de la peau.

Indications : Nettoyage et antisepsie des petites plaies (superficielles et peu étendues).

Contre-indications générales : Allergie à la chlorhexidine ◆ Ne pas appliquer dans les yeux, les oreilles, sur les muqueuses (nez, bouche, muqueuses génitales) ◆ Nourrisson (sans avis médical).

Prudence générale : Ne pas appliquer sur de grandes surfaces, des plaies profondes, des brûlures de la peau.

Contre-indications en association : Autres antiseptiques ou savons.

Posologie : ***Adulte et enfant :*** 1 application 2 fois par jour directement sur les plaies.

Arrêt du médicament et consulter le médecin si : Les lésions persistent ◆ Réaction allergique avec éruption ou rougeur cutanée, démangeaisons cutanées, brusque gonflement du visage, du cou et/ou de la langue, difficultés à respirer ou à avaler (œdème de Quincke), malaise brutal avec chute de la pression artérielle, perte de connaissance (choc anaphylactique).

Composition : par 100 ml : Chlorhexidine gluconate 0,05 g. ◆ **Excipients à prendre en compte :** Aucun excipient à effet notoire.

Présentation : 20 flacons unidoses ◆ **Laboratoire :** Gifrer Barbezat

Pour une lecture optimale des tableaux, reportez-vous à la page 17.

BETADINE DERMIQUE 10 % solution cutanée

Note : 13/20 ◆ **Prix :** 2,71 € ◆ **Remboursement SS :** 30 %

Classe thérapeutique : Antiseptique de la peau.

Indications : Antisepsie des plaies et brûlures superficielles et peu étendues ◆ Affections de la peau ou des muqueuses, infectées ou pouvant s'infecter.

Contre-indications générales : Allergie à la povidone ◆ Allergie au macrogol ◆ Nourrisson ◆ Grossesse ◆ Allaitement.

Prudence générale : Maladie de la thyroïde ◆ Insuffisance rénale ◆ Application sur de grandes surfaces, des plaies profondes, des brûlures étendues de la peau, sous pansement ◆ Usage prolongé ou répété ◆ Toute lésion de la peau accompagnée de fièvre nécessite un traitement antibiotique pris par voie orale.

Contre-indications en association : Antiseptiques ou autres produits contenant des dérivés du mercure (y compris en excipients) ◆ Autres antiseptiques ou savons.

Posologie : ***Adulte et enfant :*** utiliser la solution pure en badigeonnage sur la peau. Utiliser la solution diluée : au dixième avec de l'eau ou du sérum physiologique stérile pour le lavage des plaies (mélanger 1 volume de solution avec 10 volumes d'eau ou de sérum physiologique) ou à 2 % dans du sérum physiologique stérile pour l'irrigation des plaies (mélanger 2 volumes de solution avec 100 volumes de sérum physiologique).

Incidents : Irritation de la peau ◆ Risque de problèmes thyroïdiens en cas d'utilisation prolongée ou répétée ◆ Coloration de la peau réversible et transitoire.

Arrêt du médicament et consulter le médecin si : Les lésions ne guérissent pas ou s'aggravent ◆ Réaction allergique avec éruption ou rougeur cutanée, démangeaisons cutanées, brusque gonflement du visage, du cou et/ou de la langue, difficultés à respirer ou à avaler (œdème de Quincke), malaise brutal avec chute de la pression artérielle, perte de connaissance (choc anaphylactique).

Composition : par 100 ml : Povidone iodée 10 g. ◆ **Excipients à prendre en compte :** Macrogol.

Présentation : Flacon de 125 ml ◆ **Laboratoire :** Meda Pharma

G

Gale

La gale est une maladie contagieuse qui se développe après des contacts intimes et prolongés, mais se propage parfois par contact indirect (par exemple une literie contaminée). Ne la laissez pas s'installer !

CE QU'IL FAUT SAVOIR

La gale est une maladie de la peau assez fréquente, due à un parasite, le *Sarcoptes scabiei*. Ce parasite creuse des petits tunnels sous la peau, formant des petits sillons terminés par de minuscules cloques, visibles à l'œil nu.
Le parasite provoque des démangeaisons sur tout le corps et notamment entre les doigts, sur les poignets, sous les aisselles, dans les plis du coude, sur et autour les organes génitaux. Elles sont particulièrement intenses la nuit (prurit nocturne), car le parasite étant très sensible à la chaleur, il se manifeste de façon virulente une fois bien au chaud dans votre lit ! Du coup, vous vous grattez, entraînant des lésions de la peau qui peuvent s'infecter.

LES INTERDITS

☒ Pas d'automédication mais consultez votre médecin si :
- Il n'y a aucune raison connue à vos démangeaisons.
- Les démangeaisons sont intenses, particulièrement la nuit à la chaleur.
- Vous avez comme des petites cloques sur la peau.

Plusieurs traitements sont parfois nécessaires pour éradiquer la gale. En cas d'échec du premier traitement, il est préférable de consulter son médecin.

Pour une lecture optimale des tableaux, reportez-vous à la page 17.

LES BONNES PRATIQUES

Si vous êtes infecté par la gale :

- Lavez à 60 °C minimum les draps, les oreillers, les vêtements de toute la famille après les avoir impérativement saupoudrés d'un insecticide et les avoir laissés dans un sac fermé pendant 48 heures. Faites de même pour les tissus qui ne se lavent pas : insecticide (48 heures de pose) puis pressing.
- Veillez à ce que votre partenaire et votre entourage se désinfectent très soigneusement sinon la gale peut récidiver.
- Suivez attentivement les prescriptions des traitements proposés.

LES MÉDICAMENTS

Attention! Ne vous traitez que si vous êtes sûr qu'il s'agit de la gale (récidive par exemple). Dans le doute, consultez votre médecin.
En cas de gale avérée, vous pouvez utiliser un des médicaments suivants en traitant également votre entourage :

- la perméthrine à 5 % (TOPISCAB®) se présente sous forme d'une crème. Effectuez 2 applications sur l'ensemble du corps à 8 jours d'intervalle. Le produit peut entraîner une sécheresse de la peau et une sensation de brûlure.
- le benzoate de benzyle à 10 % (ASCABIOL®), efficace et bien toléré s'il est correctement appliqué. Ne l'appliquez ni sur le cou, ni sur la tête, ni sur les yeux, ni sur les muqueuses génitales. Attention tout particulièrement aux organes génitaux car le produit peut créer une sensation d'échauffement. Il peut aussi provoquer parfois un eczéma de contact avec des démangeaisons. Dans ce cas, consultez votre médecin.
- l'association esdépalléthrine-pipéronyle (SPREGAL®) peut être également utilisée.

ANTIGALE

Principes actifs et spécialités	Note	Avis
PERMETHRINE		
Perméthrine, crème		
TOPISCAB	16	Traitement de premier choix.
BENZOATE DE BENZYLE		
Benzoate de benzyle, émulsion cutanée		
ASCABIOL	14	Balance efficacité / tolérance favorable.
ESDEPALLETHRINE EN ASSOCIATION		
Esdépalléthrine + Pipéronyle, lotion en flacon pressurisé		
SPREGAL	12	Contre-indiqué en cas de problèmes respiratoires.

NOTRE MÉDICAMENT FAVORI

TOPISCAB 5 % crème

Note : 16/20 ◆ **Prix :** 19,46 € ◆ **Remboursement SS :** 65 %

Classe thérapeutique : Antigale.

Indications : Traitement local de la gale.

Contre-indications générales : Allergie à la perméthrine, aux pyréthrines ◆ Allergie à l'alcool cétostéarylique ◆ Enfant de moins de 2 ans (sans avis médical) ◆ Allaitement.

Prudence générale : Ne pas avaler ◆ Éviter le contact avec les yeux ◆ Ne pas appliquer sur les muqueuses (lèvres, bouche, narines, zones génitales) ni sur les plaies ouvertes (en cas de contact accidentel, rincer avec de l'eau) ◆ En cas de gale infectée, une consultation médicale s'impose avant tout traitement.

Contre-indications en association : Préservatifs ou diaphragmes en latex (risque de rupture en raison de la présence de paraffine et de vaseline dans la crème).

Posologie : Le traitement consiste en 2 applications à 8 jours d'intervalle : la première application à J0 et la deuxième à J8. La durée entre les 2 applications doit être d'au moins 7 jours mais jamais plus de 14 jours. Appliquer la crème, de préférence le soir, en fine couche sans oublier les zones de plis (espaces entre les doigts des mains et des pieds, poignets, coudes, aisselles, organes génitaux, fesses), les paumes des mains et le dessous des pieds.

Adulte de moins de 65 ans et adolescent de plus de 12 ans : appliquer un tube entier de crème (30 g) sur l'ensemble du corps, sans oublier le cou et la nuque. N'appliquer sur la tête que si présence de lésions de la gale à cet endroit ◆ ***Sujet âgé de plus de 65 ans :*** appliquer un tube entier de crème (30 g) sur l'ensemble du corps, sans oublier le cou, la nuque, le visage, les oreilles, le cuir chevelu ◆ ***Enfant de 6 à 12 ans :*** appliquer la moitié du tube (15 g) sur l'ensemble du corps, sans oublier le cou, la nuque, le visage, les oreilles, le cuir chevelu ◆ ***Enfant de 2 à 6 ans :*** appliquer le quart du tube (7,5 g soit 2 noisettes de crème) sur l'ensemble du corps, sans oublier le cou, la nuque, le visage, les oreilles, le cuir chevelu.

Pour éviter toute contamination, utiliser 1 tube pour chaque personne.

Laisser agir la crème pendant au moins 8 heures (la nuit de préférence). Éviter de prendre des bains, de se doucher et de se laver pendant ces 8 heures. En cas de besoin de se laver une partir du corps (mains, parties génitales, fesses...), réappliquer de la crème sur ces zones. Après les 8 heures de pose de la crème, enlever les restes en se lavant avec eau et savon.

Avoir les ongles courts et bien propres. Le lendemain de l'application (J1), changer de vêtements, de draps, de serviettes et les laver au moins à 60 °C. Désinfecter les vêtements et linge de lit de toutes les personnes vivant sous le même toit. Si le linge ne peut être lavé en machine à 60 °C, utiliser une poudre acaricide.

Les démangeaisons peuvent persister jusque 4 semaines après la fin du traitement.

Incidents : Démangeaisons, rougeurs de la peau, picotements, fourmillements, sensation de brûlure, sécheresse de la peau ◆ Irritation de la peau (eczéma).

Arrêt du médicament et consulter le médecin si : Réaction allergique avec éruption, rougeur et démangeaisons de la peau (vésicules ou urticaire).

Composition : par 100 g : Perméthrine. ◆ **Excipients à prendre en compte :** Alcool cétostéarylique, acide sorbique (excipients à effet notoire).

Présentation : Tube de 30 g ◆ **Laboratoire :** Codexial

Pour une lecture optimale des tableaux, reportez-vous à la page 17.

Pour une lecture optimale des tableaux, reportez-vous à la page 17.

Gripppe et états grippaux

Courbatures? Impression que l'on vous a battu? Maux de tête? Toux? Crachats? Mal de gorge? Fièvre? Grande fatigue? Troubles gastro-intestinaux?... Apparemment, il s'agit d'une grippe, dont la saison s'étend des mois de novembre à avril.
Attention, ne confondez pas grippe et rhume. Le rhume ne donne pas de fièvre mais fait abondamment couler le nez. La grippe peut vous mettre «à plat» pendant 8 jours et plus!

CE QU'IL FAUT SAVOIR

La grippe est une maladie très contagieuse, qui peut se révéler très grave. Chaque année, en France la grippe saisonnière tue environ 2000 personnes parmi les plus fragiles : personnes âgées, en situation précaire, avec un système immunitaire déficient, jeunes enfants.

LES CAUSES

La grippe (ou influenza) est une infection du système respiratoire provoquée par un virus particulier de type A (le plus virulent), B ou C. Ce sont des virus mutants.
Le froid peut favoriser la grippe en diminuant les défenses de l'organisme, d'où l'expression «coup de froid».

LES INTERDITS

☒☒☒ Pas d'automédication mais consultez votre médecin en urgence si les symptômes de la grippe s'accompagnent d'une forte fièvre (plus de 40 °C), d'une raideur de la nuque, de vomissements, d'une fatigue extrême, de malaise général.

☒☒ Ne prolongez pas un traitement en automédication mais consultez rapidement votre médecin si :
- La fièvre (plus de 39 °C) persiste.
- Le malade est une «personne à risques» : personne âgée (plus de 75 ans), enfant en bas âge, femme enceinte, personne ayant des difficultés respiratoires, des problèmes cardiaques, des problèmes d'immunité, souffrant d'une maladie chronique (sida, diabète, anémie) ou en traitement lourd (chimiothérapie).
- Si vous avez des douleurs dans la poitrine.
- Si vous crachez du sang.

Pour une lecture optimale des tableaux, reportez-vous à la page 17.

LES BONNES PRATIQUES

▶ **En prévention**

• Si vous êtes une personne à risques, faites-vous vacciner chaque année (en raison de la mutation des virus) après avoir demandé conseil à votre médecin.
• Si vous avez plus de 65 ans, faites-vous vacciner à l'automne, c'est plus prudent…

▶ **En cas de grippe peu agressive**, restez si possible chez vous pendant 48 heures. Vous éviterez ainsi de contaminer votre entourage (vous êtes contagieux pendant 5 jours) et cela vous permettra de vous «retaper» plus vite.
• Restez au chaud, buvez beaucoup d'eau pour éviter la déshydratation et mangez si vous avez de l'appétit.
• Lavez-vous les mains plusieurs fois par jour avec de l'eau et du savon. Portez un masque en présence d'autres personnes tant que durent la toux et les éternuements. Mouchez-vous dans des mouchoirs en papier à usage unique. Oubliez les embrassades et autres contacts trop rapprochés.

LES MÉDICAMENTS

▶ **En prévention**

En dehors des vaccins, qui protègent de la maladie dans 50 à 60 % des cas, il n'existe pas de médicaments contre la grippe une fois celle-ci déclarée. Quant aux spécialités homéopathiques, type OSCILLOCOCCINUM®, qui avaient obtenu il y a plus de 50 ans une indication dans la prévention de la grippe, cette indication a été retirée par l'Agence du médicament (ANSM) en raison de leur inefficacité en prévention et surtout des risques qu'elles peuvent faire courir à des personnes fragiles (insuffisants respiratoires, personnes âgées, etc.) qui se croient ainsi protégées alors que c'est une illusion !

▶ **En cas de grippe déclarée**

• Si vous avez de la fièvre et que vous ne la supportez pas, prenez un antifièvre *(voir Fièvre)* : de préférence du paracétamol ou, si vous avez une contre-indication au paracétamol, un anti-inflammatoire non stéroïdien ou AINS (ibuprofène).
• Si vous toussez (toux sèche) et que c'est très pénible, prenez un antitussif opiacé à base de dextrométhorphane *(voir Toux)*.
• Si vous toussez (toux grasse), inutile de prendre un fluidifiant bronchique ou un expectorant : ils sont inefficaces mais non sans effets indésirables *(voir Toux)*.
• Si vous avez des symptômes comme le nez bouché ou au contraire de forts écoulements, *voir Rhume de cerveau ou coryza*.
L'homéopathie, la phytothérapie et les oligoéléments sont parfaitement inefficaces en cas de fièvre déclarée.
Les antiseptiques, «décongestionnants» respiratoires et autres traitements délivrés sans ordonnance n'ont aucun intérêt.

Pour une lecture optimale des tableaux, reportez-vous à la page 17.

EN SAVOIR PLUS

Les virus

Les types de virus changeant de forme constamment, les vaccins doivent être modifiés chaque année pour s'adapter aux nouveaux virus. Il existe trois types de virus :

- Le type A. C'est le plus dangereux. Il est à l'origine de plusieurs pandémies meurtrières comme la célèbre grippe espagnole de 1918 qui a fait plus de 20 millions de victimes. Le type A se modifie rapidement et est donc difficile à combattre. Le virus H1N1 est du type A.
- Le type B. Ses manifestations sont moins graves que celles de type A. S'il y a épidémies, elles sont localisées.
- Le type C. Les symptômes sont ceux d'un rhume banal.

Les types B et C mutent beaucoup moins rapidement que le type A.

ANTIGRIPPE (VACCIN)

Principes actifs et spécialités	Note	Avis
VIRUS DE LA GRIPPE		
Vaccin grippal, seringue injectable		
AGRIPPAL FLUARIX FLUARIXTETRA IMMUGRIP INFLUVAC OPTAFLU VAXIGRIP	14	Ces vaccins ne sont pas des médicaments d'automédication et nécessitent toujours l'avis de votre médecin. Ils sont recommandés notamment chez les insuffisants respiratoires et chez les personnes âgées.

ANTIGRIPPE (ÉTATS GRIPPAUX)

Principes actifs et spécialités	Note	Avis
PARACETAMOL EN ASSOCIATION – Paracétamol + Antihistaminique		
Paracétamol + Chlorphénamine, comprimé, gélule ou sachet		
DRILL RHUME PARACETAMOL CHLORPHENAMINE FLUSTIMEX HUMEXLIB PARACETAMOL CHLORPHENAMINE	8	La présence d'un antihistaminique antiallergique de première génération (chlorphénamine) n'est pas justifiée dans le traitement de la grippe. Elle expose à des désagréments inutiles et disproportionnés (somnolence, constipation, sécheresse de la bouche, palpitations, troubles visuels, rétention urinaire...). Seul le paracétamol est conseillé en cas de forte fièvre (au-delà de 38,5 °C).
Paracétamol + Chlorphénamine + Vitamine C, sachet		
ACTIFED ETATS GRIPPAUX CLARIX ETAT GRIPPAL PARACETAMOL CHLORPHENAMINE VITAMINE C	8	La vitamine C comme l'antihistaminique de première génération (chlorphénamine) ne sont pas justifiées dans le traitement de la grippe. L'antihistaminique expose à des désagréments inutiles et disproportionnés (somnolence, constipation, sécheresse de la bouche, palpitations, troubles visuels, rétention urinaire...). Seul le paracétamol est conseillé en cas de forte fièvre (au-delà de 38,5 °C).

Paracétamol + Phéniramine + Vitamine C, sachet		
DOLI ETAT GRIPPAL PARACETAMOL / VITAMINE C / PHENIRAMINE	8	La vitamine C comme l'antihistaminique de première génération (phéniramine) ne sont pas justifiées dans le traitement de la grippe. L'antihistaminique expose à des désagréments inutiles et disproportionnés (somnolence, constipation, sécheresse de la bouche, palpitations, troubles visuels, rétention urinaire...). Seul le paracétamol est conseillé en cas de forte fièvre (au-delà de 38,5 °C).
FERVEX ETAT GRIPPAL PARACETAMOL / VITAMINE C / PHENIRAMINE ADULTES		
FERVEX ETAT GRIPPAL PARACETAMOL / VITAMINE C / PHENIRAMINE ADULTES FRAMBOISE		
HUMEXLIB ETAT GRIPPAL PARACETAMOL / VITAMINE C / PHENIRAMINE		
PARACETAMOL / VITAMINE C / PHENIRAMINE XXX		
OLIGOTHÉRAPIE		
Argent, ampoule buvable	7	Présentés comme des modificateurs de terrain sans aucune preuve d'efficacité clinique. Il est précisé que l'oligothérapie ne dispense pas d'un traitement spécifique, c'est encore une chance ! La Haute Autorité de santé a préconisé son déremboursement en 2006.
GRANIONS D'ARGENT		
Bismuth, ampoule buvable		
GRANIONS DE BISMUTH		
BISMUTH OLIGOSOL		
Cuivre, ampoule buvable		
GRANIONS DE CUIVRE		
CUIVRE OLIGOSOL		
HOMÉOPATHIE		
Associations homéopathiques, comprimé ou solution buvable		
INFLUDO	7	Spécialité n'ayant toujours pas démontré son efficacité dans des études cliniques sérieuses. À n'utiliser que si vous êtes jeune et en bonne santé.
PARAGRIPPE	7	Aussi efficace que 3 cuillères à soupe d'air. Réservé au patient jeune et bien portant.
L52 LEHNING	4	Spécialité n'ayant toujours pas démontré son efficacité dans des études cliniques sérieuses. À n'utiliser que si vous êtes jeune et en bonne santé. Peut être dangereux si vous êtes insuffisant respiratoire ou une personne âgée. Attention, présence d'alcool (70°).
Extrait filtré de foie et de cœur d'Anas barbariae dynamisé à la 200e K, granules doses		
OSCILLOCOCCINUM	4	Ce médicament est un best-seller bien connu des adeptes de l'homéopathie. Certains croient dur comme fer en son effet antigrippe. D'ailleurs le laboratoire préconise d'en prendre une fois par semaine en prévention en hiver. Rappelons-le, la seule prévention est la vaccination. Mieux vaut parier sur elle que sur des canards de Barbarie !
Influenzinum 9 CH, granules doses		
HOMEOMUNYL	3	Indiqué dans la prévention de l'état grippal, ce qui est scandaleux.

Pour une lecture optimale des tableaux, reportez-vous à la page 17.

Pour une lecture optimale des tableaux, reportez-vous à la page 17.

« Gueule de bois »

Bouche pâteuse, soif, maux de tête, nausées, vomissements, vertiges, fatigue, ralentissement des réflexes, troubles de mémoire (amnésie partielle), maux d'estomac, sommeil perturbé et l'impression d'avoir un casque qui vous serre la tête? Telles sont les séquelles désagréables d'une soirée trop arrosée.
Pour les éviter, buvez modérément!

CE QU'IL FAUT SAVOIR

La « gueule de bois » – une expression qui viendrait de la sensation de bouche sèche due à la déshydratation ressentie les lendemains de fête – est simplement la conséquence d'un abus de boissons alcoolisées.

LES CAUSES

Une fois absorbé, l'alcool se dégrade en acétaldéhyde, une substance trente fois plus toxique pour notre organisme que l'alcool. Son accumulation serait en partie responsable des maux de tête et des vomissements. De plus, l'alcool a un effet déshydratant, trouble l'équilibre en sels minéraux, fait chuter le taux de sucre sanguin, et provoque des irritations importantes au niveau de l'estomac.
Nous ne sommes pas tous égaux face à l'alcool. La tolérance à l'alcool est variable selon l'accoutumance, la corpulence du sujet, l'ethnie (près de 50 % des Asiatiques ont un déficit génétique en enzyme métabolisant l'alcool) et le sexe (la femme est deux à trois fois plus sensible à l'alcool que l'homme).

LES INTERDITS

☒☒☒ Pas d'automédication mais consultez d'urgence votre médecin si vous tremblez, délirez, et *a fortiori* si vous vomissez du sang et/ou si vous avez des troubles du rythme cardiaque.

☒☒ Consultez le médecin si, au bout de 36 heures, les effets de la gueule de bois persistent.

Attention! Ne prenez pas de médicaments à base d'aspirine comme l'ALKA SELTZER® (qui n'est jamais qu'une simple aspirine soluble). Contrairement à ce que l'on a dit pendant très longtemps, *ces médicaments sont nocifs en cas de gueule de bois* : **ces spécialités augmentent l'irritation de l'appareil digestif, déjà malmené par l'alcool**.

Pour une lecture optimale des tableaux, reportez-vous à la page 17.

LES BONNES PRATIQUES

▶ En prévention

• Ne buvez pas comme un trou lors de la soirée mais mangez (protéines, féculents), bougez et surtout buvez beaucoup d'eau, de préférence salée (alcaline, type Vichy Célestins). Et bien sûr, si vous avez bu plus de 2 verres, ne prenez pas le volant!
• Ne buvez pas d'alcool si vous prenez des anxiolytiques, des hypnotiques, des neuroleptiques, des antidépresseurs, des antihistaminiques... Vérifiez toujours que les médicaments que vous prenez sont compatibles avec des boissons alcoolisées.
• L'alcool peut augmenter ou diminuer les effets de ces médicaments. De plus, ils peuvent provoquer des troubles graves : baisse de la vigilance, dépression respiratoire, chute de la pression artérielle.

▶ En cas de « gueule de bois »

• Buvez beaucoup d'eau avant de vous coucher après une soirée arrosée et au réveil pour vous réhydrater. Buvez du bouillon pour récupérer les sels minéraux perdus.
• Évitez les boissons ou mets acides (pas de jus d'orange ni de cornichons...).
• Évitez le café, bien trop irritant et diurétique.
• Oubliez la bière et bien sûr les autres boissons alcoolisées.
• Si vous avez mal à la tête, prenez du paracétamol, un produit non agressif pour votre estomac, en ne dépassant JAMAIS 3 g par jour. Bannissez l'aspirine, trop agressive pour la muqueuse de l'estomac.
• Si vous avez des nausées, essayez les infusions de gingembre, un cola, ou prenez un antinausée prescrit par votre médecin *(voir Nausées et vomissements)*.
• Prenez éventuellement un antiacide pour atténuer les maux d'estomac et buvez de l'eau minérale alcaline, type Vichy Célestins.
• Reposez-vous si vous le pouvez car vous n'avez probablement pas toutes vos capacités normales de réaction.
• Si vous avez un métier qui demande de l'attention (conducteur d'engin, chauffeur, pilote), évaluez sérieusement votre état avant de prendre les commandes.

Évidemment, le lendemain d'une « cuite », mangez léger et restez à l'eau!

Les médicaments et l'alcool : un cocktail explosif!

Certains médicaments : antibiotiques de la classe des céphalosporines (céfamandole), sulfamides hypoglycémiants (glibenclamide, glipizine), antibactériens et antiparasitaires imidazolés (métronidazole, ornidazole, secnidazole, tinidazole), médicaments contre les champignons (griséofulvine, kétoconazole), anticancéreux (procarbazine) et le disulfirame (ESPERAL®), longtemps utilisé dans le sevrage alcoolique, peuvent stopper la dégradation complète de l'alcool au stade acétaldéhyde (ce qu'on appelle l'effet antabuse) et entraîner des sensations de malaise avec rougeurs du visage, sueurs froides, nausées, voire vomissements, maux de tête, vision double,

Pour une lecture optimale des tableaux, reportez-vous à la page 17.

confusion, palpitation et chute importante de la pression artérielle. Si vous êtes sous traitement, lisez attentivement la notice avant de partir faire la fête *(voir Médicaments et alcool)*!

EN SAVOIR PLUS

L'alcool s'élimine à la vitesse de 0,1 à 0,15 g/l par heure. Si on se couche à 3 heures du matin avec un taux d'alcoolémie de 2 g/l, le taux résiduel à midi se situera entre 0,6 et 1 g/l. Faites attention si vous devez prendre le volant : vous ne serez pas à jeun!

- 1 l de vin à 12° = 120 ml d'alcool pur.
- 1 l de whisky à 40° = 400 ml d'alcool pur.
- 1 l de rhum à 55° = 550 ml d'alcool pur.
- 1 l de bière (de 5 à 7°) = 50 à 70 ml d'alcool.

G

Les 10 commandements de l'automédication

RÈGLE N° 3 En automédication, on ne doit traiter qu'un seul symptôme. Par exemple, si vous avez un mal de tête avec vomissements ou raideur de la nuque, ou une diarrhée avec fièvre, consultez votre médecin.

RÈGLE N° 4 Pratiquez une automédication simple en privilégiant un médicament composé d'une seule substance, et pendant une courte durée (maximum 5 jours). Si les symptômes persistent ou s'aggravent, consultez votre médecin.

H

Hémorroïdes (crises hémorroïdaires)

Des sensations de brûlure ou de chaleur au niveau de l'anus, et tout particulièrement après les selles ? Ce sont sans doute des hémorroïdes, des troubles très fréquents chez les plus de 50 ans – principalement chez les hommes – qui peuvent être très douloureux.
Avec quelques mesures, vous pourrez peut-être en limiter les crises. Sinon, consultez votre médecin.

CE QU'IL FAUT SAVOIR

Les crises hémorroïdaires sont la conséquence d'une dilatation progressive et d'une inflammation des veines dans la région du canal anal. Selon leur localisation, les hémorroïdes sont soit internes, soit externes (le bourrelet d'hémorroïde est extériorisé à l'orifice de l'anus). Ces dernières sont très douloureuses en raison de l'extrême sensibilité de la peau à cet endroit.

LES CAUSES

Les crises d'hémorroïdes sont favorisées par :
- une constipation chronique (à cause des efforts de poussée pour évacuer les selles) ;
- des selles trop dures dues à une alimentation trop pauvre en fibres et en liquides ;
- l'abus de laxatifs irritants ;
- la sédentarité, la position assise prolongée ;

Pour une lecture optimale des tableaux, reportez-vous à la page 17.

- le surpoids;
- les plats épicés, l'alcool, le café, le thé et autres substances qui contiennent de la caféine;
- la grossesse;
- certains sports (équitation, vélo, moto).

LES INTERDITS

☒☒ Pas d'automédication mais consultez rapidement votre médecin si :
- Vous saignez en allant à la selle.
- Vous avez des démangeaisons à l'anus de façon chronique.
- Des symptômes du type douleur, brûlure, chaleur, suintement, gêne sont permanents : ils peuvent en effet résulter d'autres maladies que les hémorroïdes (inflammations de l'anus ou anites dues à de l'eczéma ou à une mycose, fissures anales, fistules anales, ulcérations de l'anus, diabète, parasites intestinaux...).

☒☒ Ne poursuivez pas un traitement en automédication plus de 48 heures si la douleur perdure, mais consultez votre médecin.

LES BONNES PRATIQUES

▶ En prévention
- Faites de l'exercice physique car cela active la circulation et la digestion. Évitez cependant le vélo et l'équitation si vous êtes sujet aux hémorroïdes.
- Optez pour une nourriture riche en fibres alimentaires (fruits, légumes, céréales complètes) et buvez de l'eau en abondance (1,5 litre).
- Évitez de rester assis toute la journée. C'est mauvais pour la circulation.
- Identifiez les aliments qui vous donnent des crises d'hémorroïdes.

▶ En cas de crise
- Ne vous obstinez pas et ne faites pas d'efforts soutenus à la selle. Attendez d'avoir vraiment envie.
- Utilisez du papier toilette doux, non parfumé. Si le papier vous fait mal, optez pour des lingettes humides.

LES MÉDICAMENTS

En France, contrairement aux pays anglo-saxons et nordiques, de très nombreux médicaments sont proposés en pharmacie. Ils sont de deux types :
- Les antihémorroïdaires pris par la bouche. La plupart sont des extraits de plantes médicinales (marron d'Inde, vigne rouge, mélilot, fragon, rutine et dérivés flavonoïdes...). Leur efficacité n'a jamais été prouvée. Ils ont été déclarés insuffisants dans le traitement contre les hémorroïdes par la Haute Autorité de santé (HAS), ce qui explique leur déremboursement.
- Les antihémorroïdaires locaux. Ils sont censés agir sur la douleur au moment des crises. Ceux contenant certains anesthésiques locaux (lidocaïne, pramocaïne...) peuvent momentanément vous soulager.

En réalité, seuls les dérivés de la cortisone prescrits sur ordonnance ont une efficacité notable. Consultez votre médecin.

ANTIHÉMORROÏDAIRE

Principes actifs et spécialités	Note	Avis
CARRAGHENATES EN ASSOCIATION		
Carraghénates + Dioxyde de titane + Oxyde de zinc + Lidocaïne, crème rectale		
TITANOREINE A LA LIDOCAINE	12	Légère efficacité de courte durée sur les phénomènes douloureux.
Carraghénates + Dioxyde de titane + Oxyde de zinc, crème rectale ou suppositoire		
TITANOREINE	10	Efficacité très limitée.
PRAMOCAINE – Anesthésique local		
Pramocaïne, gel rectal		
TRONOTHANE	11	Légère efficacité de courte durée sur les manifestations douloureuses.
QUINISOCAINE EN ASSOCIATION – Anesthésique local en association		
Quinisocaïne + Cétrimide, crème rectale		
RECTOQUOTANE	9	Association inutile. La présence d'un ammonium quaternaire n'est pas justifiée.
ADENOSINE PHOSPHATE		
ADENOSINE PHOSPHATE SEULE		
Adénosine phosphate, comprimé		
ADENYL	7	Efficacité non démontrée.
ADENOSINE PHOSPHATE EN ASSOCIATION		
Adénosine phosphate d'Heptaminol, comprimé		
AMPECYCLAL	5	Association inutile. Efficacité non démontrée.
CITROFLAVONOIDES EN ASSOCIATION		
Citroflavonoïdes + Vitamine C, ampoule buvable		
CEMAFLAVONE	7	Efficacité non démontrée.
DIOSMINE		
Diosmine, comprimé, comprimé dispersible ou sachet		
DIO 300 mg DIO 600 mg DIOSMINE 300 mg XXX DIOSMINE 600 mg XXX DIOVENOR 600 mg MEDIVEINE 300 mg MEDIVEINE 600 mg VENACLAR 600 mg	7	Efficacité non démontrée.
FLAVODATE DISODIQUE		
Flavodate disodique, gélule		
INTERCYTON	7	Efficacité non démontrée.
FRACTION FLAVONOIQUE PURIFIEE		
Fraction flavonoïque purifiée, comprimé		
DAFLON EUDION FRACTION FLAVONOIQUE PURIFIEE XXX	7	Efficacité non démontrée.

Pour une lecture optimale des tableaux, reportez-vous à la page 17.

Pour une lecture optimale des tableaux, reportez-vous à la page 17.

MARRONNIER D'INDE EN ASSOCIATION		
Marronnier d'Inde + Méthesculétol, solution buvable		
INTRAIT DE MARRON D'INDE 'P'	7	Efficacité non démontrée.
MELILOT EN ASSOCIATION		
Mélilot + Rutoside, ampoule buvable ou comprimé		
ESBERIVEN FORT	7	Efficacité non démontrée.
TROXERUTINE		
TROXERUTINE SEULE		
Troxérutine, ampoule buvable ou sachet		
RHEOFLUX TROXERUTINE XXX VEINAMITOL	7	Efficacité non démontrée.
TROXERUTINE EN ASSOCIATION		
Troxérutine + Heptaminol + Ginkgo biloba, gélule		
GINKOR FORT	5	Association de substances inutiles et inefficaces.
PHYTOTHÉRAPIE		
Fragon, gélule		
ARKOGELULES FRAGON ELUSANES FRAGON	7	Efficacité non démontrée mais bonne tolérance.
Hamamélis, gélule		
ARKOGELULES HAMAMELIS	7	Efficacité non démontrée mais bonne tolérance.
Marronnier d'Inde, gélule		
ARKOGELULES MARRONNIER D'INDE ELUSANES MARRONNIER D'INDE	7	Efficacité non démontrée mais bonne tolérance.
Vigne rouge, gélule		
ELUSANES VIGNE ROUGE	7	Efficacité non démontrée mais bonne tolérance.
Hamamélis + Marronnier d'Inde, solution buvable		
PHYTOMELIS	7	Efficacité non démontrée mais bonne tolérance.
Hamamélis + Marronnier d'Inde + Bourse à pasteur + Anémone + Esculoside, solution buvable		
HISTOFLUINE P	7	Efficacité non démontrée mais bonne tolérance.
Ratanhia, pommade		
POMMADE AU RATANHIA BOIRON	7	Efficacité non démontrée mais bonne tolérance.
HOMÉOPATHIE		
Associations homéopathiques, granules, pommade, solution buvable ou suppositoire		
AESCULUS COMPLEXE N°103 LEHNING AVENOC HOMEORYL L28 LEHNING	7	Médicaments n'ayant pas démontré d'efficacité.
RUTINE EN ASSOCIATION		
Rutine + Vitamine E + Vitamine C, comprimé		
VELITEN	6	Association de substances inefficaces.

PETIT HOUX (RUSCUS) EN ASSOCIATION		
Petit houx + Cassis + Vitamine C, comprimé effervescent		
VEINOBIASE	6	Médicament inefficace.
Petit houx + Hespéridine méthylchalcone + Vitamine C, comprimé ou gélule		
BICIRKAN CYCLO 3 FORT	5	Non seulement médicament inefficace mais risque de diarrhée sévère.
BENZOCAINE EN ASSOCIATION – Anesthésique local en association		
Benzocaïne + Dodéclonium + Énoxolone + Esculoside, crème rectale ou suppositoire		
PHLEBOCREME PHLEBOSUP SEDORRHOIDE CRISE HEMORROIDAIRE	4	Association de substances dépassées et allergisantes.

NOS MÉDICAMENTS FAVORIS

TITANOREINE A LA LIDOCAINE 2 % crème

Note : 12/20 ◆ **Prix :** 4,85 € ◆ **Remboursement SS :** 0 %

Classe thérapeutique : Antihémorroïdaire local.

Indications : Douleurs et prurit (démangeaisons) de l'anus liés à la crise hémorroïdaire.

Contre-indications générales : Allergie aux anesthésiques à liaison amide (ex. lidocaïne, prilocaïne…) ◆ Allergie aux parabènes, au propylèneglycol, au macrogol ◆ Sang dans les selles qui impose toujours une consultation médicale ◆ Enfant de moins de 15 ans (sans avis médical).

Prudence générale : Traitement répété ou prolongé ◆ Grossesse ◆ Allaitement.

Posologie : ***Adulte :*** une à plusieurs applications par jour pendant 7 jours maximum.

Incidents : Réactions locales : brûlure, rougeur, irritation, douleurs, démangeaisons, éruption cutanée.

Arrêt du médicament et consulter le médecin si : Les troubles persistent ou s'aggravent après 7 jours de traitement ◆ Réaction allergique.

Composition : par 100 g : Carraghénates 2,5 g + Dioxyde de titane 2 g + Oxyde de zinc 2 g + Lidocaïne 2 g. ◆ **Excipients à prendre en compte :** Parahydroxybenzoates de méthyle et de propyle (parabènes), propylèneglycol (excipients à effet notoire), macrogol.

Présentation : Tube de 20 g ◆ **Laboratoire :** Johnson & Johnson Santé Beauté France

TRONOTHANE 1 % gel

Note : 11/20 ◆ **Prix :** 9,65 € ◆ **Remboursement SS :** 0 %

Classe thérapeutique : Anesthésique local.

Indications : Douleurs et prurit (démangeaisons) de l'anus liés à la crise hémorroïdaire.

Contre-indications générales : Allergie à la pramocaïne ◆ Allergie au propylèneglycol ◆ Sang dans les selles qui impose toujours une consultation médicale.

Prudence générale : Traitement répété ou prolongé ◆ Grossesse ◆ Allaitement.

Posologie : 1 application matin et soir sur la région douloureuse, en application directe ou avec une compresse.

Incidents : Irritation anale.

Pour une lecture optimale des tableaux, reportez-vous à la page 17.

Pour une lecture optimale des tableaux, reportez-vous à la page 17.

Arrêt du médicament et consulter le médecin si : Les troubles persistent ou s'aggravent après 7 jours de traitement ◆ Réaction allergique.

Composition : par 100 g : Pramocaïne chlorhydrate 1 g. ◆ **Excipients à prendre en compte :** Propylèneglycol (excipient à effet notoire).

Présentation : Tube de 30 g ◆ **Laboratoire :** Biocodex

Hypertrophie bénigne de la prostate (difficulté à uriner)

Messieurs, vous vous réveillez souvent la nuit pour uriner? Vous urinez par à-coups? Pas « franchement » ? Vous avez la sensation que votre vessie ne se vide pas complètement ? Vous êtes sans doute atteint d'hypertrophie bénigne de la prostate (HBP) : une affection courante chez les hommes de plus de 50 ans (50 % chez les plus de 60 ans, 90 % chez les plus de 80 ans). **Toute difficulté à uriner nécessite une consultation médicale.**

CE QU'IL FAUT SAVOIR

La prostate est une glande de forme arrondie, située sous la vessie. Elle enveloppe l'urètre, le canal qui évacue l'urine et le sperme. À l'âge adulte, elle pèse de 15 à 20 g, mais avec les années elle grossit et peut atteindre jusqu'à sept fois son poids initial dans le cas d'hypertrophie : cela gêne la vidange de la vessie et irrite la paroi de l'urètre et de la vessie.

LES CAUSES

Elles sont encore méconnues. On avance des causes d'ordre génétique, un lien avec une baisse naturelle de testostérone due à l'âge.

Certains facteurs pourraient favoriser une difficulté à uriner : l'obésité, le diabète, mais aussi l'abus de tabac, l'hypertension, le cholestérol. Il en est de même pour certaines classes de médicaments : antiallergiques, anti-mal des transports, certains antispasmodiques, antidépresseurs, neuroleptiques, etc.

LES INTERDITS

☒☒ Pas d'automédication mais consultez votre médecin si :

- Vous ressentez des douleurs ou des brûlures en urinant.
- Vous vous levez souvent pour uriner la nuit.
- Vous avez des douleurs aux reins.
- Vos urines sont de moins en moins abondantes.

Pour une lecture optimale des tableaux, reportez-vous à la page 17.

LES BONNES PRATIQUES

L'automédication n'est pas adaptée pour traiter une hypertrophie bénigne de la prostate. Cependant, certains médicaments en vente libre peuvent soulager les premiers symptômes… en attendant la visite chez le médecin. Pour ne pas aggraver les manifestations d'une hypertrophie bénigne de la prostate, suivez ces quelques règles :

- Prenez soin de bien vider votre vessie (c'est plus facile en urinant assis que debout).
- N'attendez pas trop pour uriner en cas de besoin pressant sous peine de distendre la vessie.
- Buvez régulièrement mais réduisez vos apports en liquides 1 ou 2 heures avant un long voyage en voiture, une situation stressante et avant de vous coucher.
- Réduisez l'alcool (il augmente la diurèse) et les boissons à base de caféine.
- Bougez : l'activité physique diminue la rétention d'urine dans la vessie.

LES MÉDICAMENTS

Il existe des médicaments à base de plantes (prunier d'Afrique et *Serenoa repens*) présentant une légère efficacité en favorisant l'élimination d'urine. La racine d'ortie n'a aucun intérêt dans cette indication.

ANTITROUBLES DE LA PROSTATE

Principes actifs et spécialités	Note	Avis
PRUNIER D'AFRIQUE		
Prunier d'afrique, capsule		
PRUNIER D'AFRIQUE XXX TADENAN	12	Efficacité modérée et bien toléré. Peut diminuer les difficultés d'uriner mais nécessite toujours une consultation médicale.
SERENOA REPENS		
Serenoa repens, gélule		
PERMIXON PRODINAN SEREPROSTA	12	Efficacité modérée et bien toléré. Peut diminuer les difficultés d'uriner mais nécessite toujours une consultation médicale.
PHYTOTHÉRAPIE		
Racine d'Ortie, gélule		
ARKOGELULES RACINE D'ORTIE	7	Efficacité non démontrée.

Pour une lecture optimale des tableaux, reportez-vous à la page 17.

NOTRE MÉDICAMENT FAVORI

TADENAN 50 mg capsule molle

Note : 12/20 ◆ **Prix :** 12,68 € ◆ **Remboursement SS :** 30 %

Classe thérapeutique : Antitroubles de la prostate.

Indications : Certains troubles de l'émission d'urine liés à l'augmentation de la taille de la prostate.

Contre-indications générales : Automédication sans avis de votre médecin au préalable ◆ Allergie à l'arachide, au soja.

Prudence générale : Nécessité d'une surveillance régulière.

Prudence en association : Pansements gastro-intestinaux, antiacides et adsorbants à prendre 2 heures avant ou après ce médicament.

Posologie : ***Adulte homme :*** 1 capsule matin et soir, à prendre de préférence avant les repas, pendant 6 à 8 semaines.

Incidents : Nausées ◆ Constipation ◆ Diarrhée.

Arrêt du médicament et consulter le médecin si : Les troubles persistent ou s'aggravent au-delà de 6 semaines de traitement ◆ Réaction allergique avec éruption ou rougeur cutanée, démangeaisons cutanées, brusque gonflement du visage, du cou et/ou de la langue, difficultés à respirer ou à avaler (œdème de Quincke), malaise brutal avec chute de la pression artérielle, perte de connaissance (choc anaphylactique).

Composition : par capsule : Prunier d'Afrique 50 mg. ◆ **Excipients à prendre en compte :** Huile d'arachide (excipient à effet notoire).

Présentation : 60 capsules ◆ **Laboratoire :** Mylan Medical SAS

Les 10 commandements de l'automédication

RÈGLE N° 5 Ne prenez pas de risques inutiles. TOUT médicament peut provoquer des effets indésirables plus ou moins graves. Une bonne hygiène de vie et une activité physique régulière valent mieux que des médicaments pas toujours efficaces ni anodins.

Insomnie (petit trouble du sommeil)

Vous avez des difficultés à vous endormir? Ou au contraire vous vous réveillez en pleine nuit sans pouvoir vous rendormir? Ou bien votre sommeil s'interrompt facilement et vous laisse le matin avec l'impression de ne pas avoir «récupéré»?
Vous souffrez d'insomnie, un trouble du sommeil très courant : 15 % des Français en souffrent au moins une fois par semaine.
Cependant, il suffit parfois de modifier son hygiène de vie pour s'en débarrasser.

CE QU'IL FAUT SAVOIR

Le sommeil étant vital, un mauvais sommeil peut altérer notre vie quotidienne et notre personnalité, provoquant somnolence (source de danger), manque de concentration, irritabilité et fatigue.

LES CAUSES

▸ **L'insomnie est très souvent chronique** (plus de 6 mois) et peut être déclenchée par de multiples facteurs :
- mauvaise hygiène de vie (abus de café, tabac, drogue);
- problèmes de santé physique (infection, fièvre, douleurs de dos, ulcère ou migraine);
- troubles psychologiques (dépression, anxiété);
- difficultés personnelles (familiales, professionnelles);
- conséquence de certaines pathologies (apnée du sommeil, angor nocturne, hyperthyroïdie, asthme, allergie) ou de certains médicaments;

Pour une lecture optimale des tableaux, reportez-vous à la page 17.

• événements stressants (deuil, naissance, harcèlement...);
• activité professionnelle nocturne;
• ménopause;
• vieillissement. Avec l'âge, le sommeil tend à diminuer et à se fragmenter.

► **Les insomnies occasionnelles** ou transitoires durent moins de 1 mois. Elles sont liées généralement à une mauvaise hygiène de vie (activités sportives tardives, dîners lourds et arrosés), un environnement bruyant, un séjour en altitude à plus de 2000 mètres, le décalage horaire, une situation stressante ponctuelle... ou même une mauvaise literie!

LES INTERDITS

☒ Ne prolongez pas un traitement en automédication plus de 15 jours mais consultez votre médecin si :
• Vos insomnies empirent (elles sont de plus en plus fréquentes, de plus en plus longues).
• Vous avez l'impression d'avoir des insomnies depuis que vous prenez un nouveau médicament.
• Vous somnolez la journée.
• Vous ressassez des idées de plus en plus noires.

Si vous prenez des somnifères prescrits par votre médecin qui n'ont pas d'effet sur votre insomnie, n'augmentez surtout pas les doses mais consultez à nouveau votre médecin.

Si vous êtes sujet à des insomnies
• Ne faites pas de sieste trop longue (plus de 20 minutes) ou trop tardive dans l'après-midi : vous compromettez votre nuit!
• N'abusez pas d'excitants (alcool à haute dose, café, cola, certains dérivés de la cortisone), surtout après 16 heures!
• Ne dînez pas tard, ne faites pas de repas lourds et arrosés.
• Ne faites pas d'activité physique intense (natation, jogging, tennis, etc.) juste avant de vous coucher.
• Ne regardez pas la télévision trop tard (cela stimule l'éveil... même si certains programmes font dormir), évitez de surfer sur Internet jusqu'à minuit.
• Ne prolongez pas tard le soir une tâche intellectuelle.
• Ne prenez pas de bain chaud avant de dormir.
• Ne dormez pas dans une chambre surchauffée.
• Ne sautez pas le dîner.

LES BONNES PRATIQUES

► **En prévention**
• Arrêtez toutes vos activités 1 heure avant de vous coucher (en dehors de la lecture).
• Attendez d'être fatigué avant de vous mettre au lit.
• Ne luttez pas contre le sommeil. Vous avez sommeil? Dormez.

• Apprenez à vous détendre avant de vous coucher (yoga, techniques de respiration profonde...).
• Buvez une tisane calmante (valériane, tilleul) ou un verre de lait chaud.
• Aérez votre chambre pour la rafraîchir si nécessaire.
• Faites le calme dans votre chambre (bannissez la télévision au lit sauf si cela vous endort...).

▶ **En cas d'insomnie**
• Relevez-vous si vous ne dormez toujours pas 20 minutes après avoir éteint. Lisez, détendez-vous et attendez les premiers signes du sommeil.
• Si vous vous réveillez au milieu de la nuit, levez-vous, buvez un verre de lait chaud légèrement sucré ou une tisane calmante (valériane, aubépine), lisez ou, mieux, écoutez de la musique douce et revenez vous coucher. Dans la plupart des cas, vous allez vous rendormir.
• Levez-vous toujours à la même heure quelle que soit l'heure du coucher.

LES MÉDICAMENTS

Si votre insomnie persiste malgré une bonne hygiène de vie, vous pouvez essayer un antihistaminique H_1 de première génération à base de doxylamine, dont les effets sédatifs peuvent traiter les insomnies occasionnelles. Cependant, il est contre-indiqué en cas de glaucome par fermeture de l'angle, de difficultés à uriner.
• En revanche, l'antihistaminique phénothiazinique à base d'alimémazine (THERALENE®) est à éviter car présentant de nombreux effets indésirables. De plus il est interdit en cas de baisse importante de globules blancs et si vous vous exposez au soleil (risques de phototoxicité, *voir Médicaments et soleil*).
• Les sels de brome sont déconseillés en raison de leur mauvais rapport efficacité/tolérance, car ils peuvent entraîner divers types d'éruption de la peau et des troubles neuropsychiatriques (risques de désorientation, confusion, hallucination).
• Les médicaments à base de plantes (surtout valériane, aubépine, passiflore) peuvent se révéler suffisants pour traiter certains problèmes d'insomnie.
• Les médicaments homéopathiques ainsi que certains oligoéléments peuvent s'avérer utiles.

EN SAVOIR PLUS

Les différents types d'insomnie
• Difficultés à s'endormir. C'est l'insomnie la plus fréquente. On éteint, et 2 heures après, on est toujours éveillé.
• Réveil nocturne vers 3-4 heures du matin avec difficultés à se rendormir. On ressasse des idées noires, on ne s'endort qu'au petit matin et on se réveille épuisé.
• Réveil à l'aube, vers 5 heures. Impossible de se rendormir.
• Insomnie totale. Cas rare. On reste éveillé toute la nuit.

Pour une lecture optimale des tableaux, reportez-vous à la page 17.

Pour une lecture optimale des tableaux, reportez-vous à la page 17.

ANTITROUBLE DU SOMMEIL

Principes actifs et spécialités	Note	Avis
DOXYLAMINE – Antihistaminique H_1		
Doxylamine, comprimé ou comprimé effervescent		
DONORMYL DOXYLAMINE XXX LIDENE NOCTYL	12	Cet antihistaminique de première génération peut rendre service ponctuellement mais risque d'entraîner une somnolence diurne, des troubles de la vue, une sécheresse de la bouche, une accélération du rythme cardiaque, une difficulté à uriner (effets atropiniques). À éviter chez les personnes âgées.
PHYTOTHÉRAPIE		
Valériane, gélule		
ARKOGELULES VALERIANE ELUSANES VALERIANE	12	Une légère efficacité semble avoir été démontrée.
Valériane + Aubépine, comprimé		
SPASMINE TRANQUITAL	12	Idem.
Valériane + Passiflore + Mélisse, comprimé		
DORMICALM	12	Idem.
Aubépine, comprimé ou gélule		
AUBELINE ARKOGELULES CARDIOCALM ELUSANES AUBEPINE	11	Peut être utile en cas de légers troubles du sommeil liés à des palpitations.
Aubépine + Passiflore, gélule ou solution buvable		
ELUSANES NATUDOR PASSIFLORINE	11	Idem.
Aubépine + Eschscholtzia + Mélilot, gélule		
SEDOPAL	11	Idem.
Aubépine + Passiflore + Houblon + Tilleul + Mélisse, tisane en sachet ou en vrac		
SANTANE N9	11	Idem.
Passiflore, comprimé ou gélule		
ANXEMIL ARKOGELULES PASSIFLORE ELUSANES PASSIFLORE NIRVA	11	
Eschscholtzia, gélule		
ARKOGELULES ESCHSCHOLTZIA ELUSANES ESCHSCHOLTZIA	10	
Eschscholtzia + Passiflore, comprimé		
PLENESIA NERVOSITE	10	
Houblon, gélule		
ARKOGELULES HOUBLON	10	
Mélisse, gélule		
ARKOGELULES MELISSE	10	

Eschscholtzia + Aubépine + Magnésium, comprimé		
SYMPATHYL	9	Le magnésium n'est pas justifié dans cette indication.
Aubépine + Mélisse + Magnésium + Calcium, comprimé		
OMEZELIS	8	Association de bric et de broc.
Valériane + Passiflore + Aubépine + Ballote, comprimé		
EUPHYTOSE	7	La présence de ballote n'incite pas à le recommander (risque hépatique).
Aubépine + Passiflore + Valériane + Mélisse + Avoine + Agripaume, solution buvable		
BIOCARDE	6	Degré alcoolique élevé (63°).
HOMÉOPATHIE		
Associations homéopathiques, comprimé, comprimé à croquer, comprimé orodispersible, comprimé sublingual, doses, granules ou solution buvable		
CRATAEGUS COMPLEXE N°15 LEHNING HOMEOGENE 46 HOMEONORMYL L72 LEHNING NEUREXAN OENANTHE CROCATA COMPLEXE N°78 LEHNING PASSIFLORA GHL LEHNING SEDATIF PC SOMNIDORON TARENTULA COMPLEXE N°71 LEHNING	7	Aucune de ces spécialités n'a démontré une réelle efficacité. De plus, les solutions buvables contiennent des concentrations importantes d'alcool.
ALIMEMAZINE – Antihistaminique H_1 phénothiazinique		
Alimémazine, sirop		
THERALENE	6	Ce sirop est une solution qui s'avère un mauvais remède. À éviter en automédication. Nombreux effets indésirables.
PROMETHAZINE – Antihistaminique H_1 phénothiazinique		
Prométhazine, comprimé		
PHENERGAN	6	Cet antihistaminique phénothiazinique de première génération peut entraîner de nombreux effets indésirables. À éviter en automédication.
OLIGOTHÉRAPIE		
Lithium, ampoule buvable		
GRANIONS DE LITHIUM LITHIUM OLIGOSOL	6	Présentés comme des modificateurs de terrain sans aucune preuve d'efficacité clinique. Il est précisé que l'oligothérapie ne dispense pas d'un traitement spécifique. La Haute Autorité de santé a préconisé son déremboursement en 2006 pour efficacité insuffisante.
DÉRIVÉS BROMÉS		
DÉRIVÉ BROMÉ SEUL		
Bromo-galactogluconate de calcium, comprimé effervescent		
CALCIBRONAT	4	Les dérivés bromés sont des produits dépassés depuis plus de 60 ans et risquent de faire obstacle à vos transports en commun.

Pour une lecture optimale des tableaux, reportez-vous à la page 17.

Pour une lecture optimale des tableaux, reportez-vous à la page 17.

DÉRIVÉ BROMÉ EN ASSOCIATION		
Bromure de sodium + Bromure de potassium + Aubépine + Passiflore, sirop		
SEDATIF TIBER	4	Le bromure a eu son heure de gloire à la Belle Époque mais a très mal vieilli.

NOS MÉDICAMENTS FAVORIS

DONORMYL 15 mg comprimé

Note : 12/20 ◆ **Prix :** 2,58 € ◆ **Remboursement SS :** 0 %

Classe thérapeutique : Antihistaminique H_1 sédatif.

Indications : Insomnie occasionnelle.

Contre-indications générales : Allergie à la doxylamine ◆ Allergie au macrogol ◆ Glaucome par fermeture de l'angle (ou antécédent familial) ◆ Difficultés pour uriner d'origine prostatique ou autre ◆ Consommation d'alcool ◆ Intolérance au lactose ◆ Enfant de moins de 15 ans ◆ Allaitement.

Prudence générale : Insuffisance rénale ◆ Insuffisance hépatique ◆ Syndrome d'apnée du sommeil ◆ Sujet âgé ◆ Constipation ◆ Grossesse (avis préalable du médecin nécessaire) ◆ Conduite de véhicules ou de machines (risque de somnolence dans la journée, baisse de la vigilance, troubles visuels).

Contre-indications en association : Alcool ou médicaments contenant des quantités importantes d'alcool ◆ Oxybate de sodium.

Prudence en association : Pansements gastro-intestinaux, antiacides et adsorbants à prendre 2 heures avant ou après ce médicament.

Posologie : ***Adulte de moins de 65 ans :*** ½ comprimé à 1 comprimé en une prise le soir (maximum 2 comprimés en cas d'inefficacité), 15 à 30 minutes avant le coucher ◆ ***Sujet âgé de plus de 65 ans :*** ½ comprimé en une prise le soir, 15 à 30 minutes avant le coucher.
Avaler le comprimé avec un peu d'eau. Durée de traitement de 2 à 5 jours maximum.

Incidents : Somnolence dans la journée ◆ Sécheresse de la bouche et des muqueuses ◆ Troubles visuels ◆ Palpitations ◆ Constipation ◆ Rétention d'urine.

Arrêt du médicament et consulter le médecin si : L'insomnie persiste après 5 jours de traitement ◆ Douleur musculaire intense (rhabdomyolyse, atteinte musculaire grave) ◆ Réaction allergique avec éruption ou rougeur cutanée, démangeaisons cutanées, brusque gonflement du visage, du cou et/ou de la langue, difficultés à respirer ou à avaler (œdème de Quincke), malaise brutal avec chute de la pression artérielle, perte de connaissance (choc anaphylactique).

Composition : par comprimé : Doxylamine 15 mg. ◆ **Excipients à prendre en compte :** Lactose (excipient à effet notoire), macrogol.

Présentation : 10 comprimés ◆ **Laboratoire :** Upsa

DORMICALM comprimé

Note : 12/20 ◆ **Prix :** 10,20 € ◆ **Remboursement SS :** 0 %

Classe thérapeutique : Phytothérapie sédative.

Indications : Troubles mineurs du sommeil ◆ Nervosité.

Contre-indications générales : Allergie à la passiflore ◆ Intolérance au lactose ou au glucose ◆ Enfant de moins de 12 ans ◆ Grossesse ◆ Allaitement.

Prudence générale : Conduite de véhicules ou de machines (risque de somnolence, modification des réflexes).

Pour une lecture optimale des tableaux, reportez-vous à la page 17.

Prudence en association : Pansements gastro-intestinaux, antiacides et adsorbants à prendre 2 heures avant ou après ce médicament.

Posologie : ***Adulte et enfant de plus de 12 ans :*** troubles du sommeil : 2 comprimés une demi-heure avant le coucher, et si nécessaire prendre 2 comprimés supplémentaires. Nervosité : 1 comprimé 3 fois par jour, maximum 6 comprimés par jour. Comme les effets du traitement peuvent ne pas apparaître immédiatement, il doit être poursuivi pendant au moins 2 semaines sans interruption.
Durée de traitement de 1 mois maximum.
Avaler le(s) comprimé(s) avec un peu de liquide. Ne pas croquer les comprimés.

Incidents : Nausées ◆ Crampes abdominales (douleur de l'estomac et/ou du ventre) ◆ Palpitations.

Arrêt du médicament et consulter le médecin si : Les troubles persistent ou s'aggravent après 2 semaines de traitement ◆ Éruption cutanée (petits points rouges), démangeaisons, fièvre, douleurs articulaires, gonflement du cou et des bras (vascularite d'hypersensibilité).

Composition : par comprimé : Valériane 125 mg + Passiflore 80 mg + Mélisse 112,5 mg. ◆ **Excipients à prendre en compte :** Glucose, saccharose (excipients à effet notoire).

Présentation : 30 comprimés ◆ **Laboratoire :** Forte Pharma

Les 10 commandements de l'automédication

RÈGLE N° 6 Renseignez-vous sur le médicament avant de l'acheter, soit auprès de votre pharmacien, soit sur le site du ministère de la Santé : http://base-donnees-publique.medicaments.gouv.fr/

J

Jambes lourdes

Vous avez la sensation que vos jambes pèsent, que vos chevilles enflent? C'est encore pire quand vous voyagez en avion ou quand vous piétinez toute la journée?
Comme de nombreuses femmes (mais aussi des hommes!), vous souffrez probablement d'une insuffisance veineuse.

CE QU'IL FAUT SAVOIR

Les jambes lourdes sont dues à un dysfonctionnement de la circulation sanguine. Les veines des membres inférieurs peinent à faire remonter le sang.

LES CAUSES

Ce problème est dû aux multiples dilatations des veines provoquées par une perte de la tonicité de la paroi veineuse.
Même si ce trouble est généralement bénin, il peut entraîner dans certains cas des complications dues à la formation d'un caillot de sang qui peut obstruer la veine et provoquer une phlébite.

LES INTERDITS

☒☒☒ Pas d'automédication mais consultez en urgence votre médecin en cas de :
- douleur à la jambe d'un seul côté;
- mollet plus chaud, gonflé, douloureux à la pression;
- apparition de la fièvre.

Il s'agit vraisemblablement d'une phlébite.

Attention! En cas de phlébite, il existe un risque de migration du caillot de sang vers les poumons en l'absence d'un traitement anticoagulant efficace (embolie pulmonaire).

LES BONNES PRATIQUES

▶ **En prévention**, suivez quelques règles d'hygiène

- Appliquez-vous à marcher en déroulant le pied du talon à la pointe des orteils : souverain pour favoriser le retour veineux.
- Faites régulièrement de la marche à pied, de la natation (de préférence avec des palmes) ou de la gymnastique. Cela améliore la circulation en tonifiant la paroi veineuse.
- Évitez de rester longtemps debout ou de piétiner.
- Évitez le chauffage par le sol, les bas ou socquettes à élastique trop serré.
- Terminez votre douche par un jet d'eau fraîche en remontant des pieds vers le buste.

▶ **En cas de troubles importants**

- Lors de longs voyages (voiture, train, avion), bougez, marchez (si vous le pouvez) ou faites des mouvements sur place en montant vos genoux l'un après l'autre, pieds sur la pointe.
- En position assise, décroisez les jambes et allongez-les.
- Si vous voyagez régulièrement en avion, consultez votre médecin qui vous prescrira des bas de contention en fonction du degré de votre insuffisance veineuse.

LES MÉDICAMENTS

Le seul traitement réellement efficace est le bas, le collant ou les chaussettes de contention (SIGVARIS®, RADIANTE®...) dont les degrés de contention sont variables. Ils peuvent être remboursés s'ils sont prescrits par votre médecin.

Il existe plus de 90 spécialités dites «vasculoprotectrices» ou «veinotoniques», une quasi-exclusivité des laboratoires français, dont l'efficacité n'a jamais été démontrée. Cela explique qu'ils ont été déremboursés suite à une expertise de la Haute Autorité de santé (HAS). De plus, ils contiennent des composés susceptibles d'entraîner des effets indésirables plus ou moins graves. Un mauvais rapport efficacité/tolérance.

VEINOTONIQUE

Principes actifs et spécialités	Note	Avis
ADENOSINE PHOSPHATE		
ADENOSINE PHOSPHATE SEULE		
Adénosine phosphate, comprimé		
ADENYL	7	Efficacité non démontrée.
ADENOSINE PHOSPHATE EN ASSOCIATION		
Adénosine phosphate d'Heptaminol, comprimé		
AMPECYCLAL	5	Association inutile. Efficacité non démontrée.

Pour une lecture optimale des tableaux, reportez-vous à la page 17.

Pour une lecture optimale des tableaux, reportez-vous à la page 17.

CITROFLAVONOIDES EN ASSOCIATION		
Citroflavonoïdes + Vitamine C, ampoule buvable		
CEMAFLAVONE	7	Efficacité non démontrée.
DIOSMINE		
Diosmine, comprimé, comprimé dispersible ou sachet		
DIO 300 mg DIO 600 mg DIOSMINE 300 mg XXX DIOSMINE 600 mg XXX DIOVENOR 600 mg MEDIVEINE 300 mg MEDIVEINE 600 mg VENACLAR 600 mg	7	Efficacité non démontrée.
DOBESILATE DE CALCIUM		
Dobésilate de calcium, comprimé		
DOXIUM	7	Efficacité non démontrée.
FLAVODATE DISODIQUE		
Flavodate disodique, gélule		
INTERCYTON	7	Efficacité non démontrée.
FRACTION FLAVONOIQUE PURIFIEE		
Fraction flavonoïque purifiée, comprimé		
DAFLON EUDION FRACTION FLAVONOIQUE PURIFIEE XXX	7	Efficacité non démontrée.
HYDROCOTYLE		
Hydrocotyle, comprimé		
MADECASSOL	7	Efficacité non démontrée.
MELILOT EN ASSOCIATION		
Mélilot + Rutoside, ampoule buvable ou comprimé		
ESBERIVEN FORT	7	Efficacité non démontrée.
MYRTILLE EN ASSOCIATION		
Myrtille + Bêta-carotène, comprimé		
DIFRAREL 100 mg	7	Efficacité non démontrée.
NAFTAZONE		
Naftazone, comprimé		
ETIOVEN	7	Efficacité non démontrée.
TROXERUTINE		
TROXERUTINE SEULE		
Troxérutine, ampoule buvable ou sachet		
RHEOFLUX TROXERUTINE XXX VEINAMITOL	7	Efficacité non démontrée.

TROXERUTINE EN ASSOCIATION		
Troxérutine + Heptaminol + Ginkgo biloba, gélule		
GINKOR FORT	5	Association de substances inutiles et inefficaces.
PHYTOTHÉRAPIE		
Fragon, gélule		
ARKOGELULES FRAGON ELUSANES FRAGON	7	Efficacité non démontrée mais bonne tolérance.
Petit houx + Mélilot, crème		
CYCLO 3	7	Efficacité non démontrée mais bonne tolérance.
Hamamélis, gélule		
ARKOGELULES HAMAMELIS	7	Efficacité non démontrée mais bonne tolérance.
Marronnier d'Inde, gélule		
ARKOGELULES MARRONNIER D'INDE ELUSANES MARRONNIER D'INDE	7	Efficacité non démontrée mais bonne tolérance.
Raisin, comprimé		
ENDOTELON	7	Efficacité non démontrée mais bonne tolérance.
Vigne rouge, comprimé ou gélule		
ANTISTAX ELUSANES VIGNE ROUGE	7	Efficacité non démontrée mais bonne tolérance.
Hamamélis + Marronnier d'Inde, solution buvable		
PHYTOMELIS	7	Efficacité non démontrée mais bonne tolérance.
Hamamélis + Viburnum, gel		
JOUVENCE DE L'ABBE SOURY	7	Efficacité non démontrée mais bonne tolérance.
Hamamélis + Calamus + Piscidia + Viburnum, comprimé ou solution buvable		
JOUVENCE DE L'ABBE SOURY	7	Efficacité non démontrée mais bonne tolérance.
Hamamélis + Marronnier d'Inde + Fragon + Hydrastis + Viburnum, solution buvable		
CLIMAXOL	7	Efficacité non démontrée mais bonne tolérance.
Hamamélis + Marronnier d'Inde + Bourse à pasteur + Anémone + Esculoside, solution buvable		
HISTOFLUINE P	7	Efficacité non démontrée mais bonne tolérance.
HOMÉOPATHIE		
Associations homéopathiques, granules, pommade, solution buvable ou suppositoire		
AESCULUS COMPLEXE N°103 LEHNING HOMEOTONYL L28 LEHNING	7	Efficacité non démontrée mais bonne tolérance.
HEPARINE EN ASSOCIATION		
Héparine + Mélilot, crème		
ESBERIVEN	6	Efficacité non démontrée.
RUTINE EN ASSOCIATION		
Rutine + Vitamine C + Vitamine E, comprimé		
VELITEN	6	Association de substances inefficaces.

Pour une lecture optimale des tableaux, reportez-vous à la page 17.

Pour une lecture optimale des tableaux, reportez-vous à la page 17.

PETIT HOUX (RUSCUS) EN ASSOCIATION		
Petit houx + Cassis + Vitamine C, comprimé effervescent		
VEINOBIASE	6	Efficacité non démontrée.
Petit houx + Hespéridine méthylchalcone + Vitamine C, comprimé ou gélule		
BICIRKAN CYCLO 3 FORT	5	Non seulement médicament inefficace mais risque de diarrhée sévère.
ETAMSYLATE		
Etamsylate		
DICYNONE 500 mg	5	Médicament inefficace et allergisant.

Les 10 commandements de l'automédication

RÈGLE N° 7 Lors d'une consultation médicale, informez TOUJOURS votre médecin des médicaments que vous prenez par ailleurs.

RÈGLE N° 8 Évitez l'alcool, qui peut modifier l'efficacité ou augmenter les effets indésirables des médicaments.

M

Mal de gorge

Vous avez mal à la gorge mais vous n'avez ni fièvre ni ganglions. Ces irritations en général bénignes peuvent être soulagées facilement.

CE QU'IL FAUT SAVOIR

Des facteurs très divers peuvent être à l'origine d'irritations de la gorge. Ce peut être le tabac, une atmosphère polluée ou trop sèche. Ou le fait d'avoir parlé trop longtemps ou forcé sa voix dans un environnement bruyant.

Un mal de gorge peut aussi être lié à des reflux gastro-œsophagiens en raison de leur acidité *(voir Reflux gastro-œsophagien).*

Plus rarement, l'irritation peut être provoquée par des médicaments *(voir En savoir plus)* ou certains traitements contre le cancer (cas de la chimiothérapie).

Si vous avez la gorge irritée et que vous êtes sous traitement, prenez l'avis de votre médecin.

LES INTERDITS

☒ Pas d'automédication mais consultez votre médecin si :

- Le mal de gorge est chronique et persiste depuis plus de 1 mois.
- Le mal de gorge s'accompagne de maux d'oreilles, de déglutition difficile ou d'un gonflement du cou.
- Votre voix s'est modifiée (dysphonie), vous avez perdu du poids sans raison.
- Vous fumez ou vous buvez fréquemment de l'alcool.

Pour une lecture optimale des tableaux, reportez-vous à la page 17.

LES BONNES PRATIQUES

- Évitez de forcer votre voix, parlez bas, ou ne parlez pas du tout.
- Faites un gargarisme avec de l'eau salée (une cuillère à café de sel dans une tasse d'eau chaude, mais pas bouillante!), cela atténue l'irritation.
- Sucez des bonbons, de préférence sans sucre, à la menthe ou au menthol. Cela fait saliver donc humidifie votre gorge et la rafraîchit.
- Buvez des tisanes sucrées au miel, un adoucissant.

LES MÉDICAMENTS

Il est inutile de prendre des pastilles, comprimés à sucer, gommes et autres confiseries vendus sans ordonnance. Leur efficacité est quasi nulle et ce n'est pas bon marché.
Quant aux antiseptiques locaux (pastilles, collutoires, etc.) ils sont sans intérêt puisque ce mal de gorge n'est provoqué ni par un virus ni par une bactérie.
Les médicaments contenant un anesthésique local (pastilles, collutoires, etc.) ont une efficacité très limitée, vu que le temps de contact avec l'arrière-gorge est extrêmement éphémère.
En revanche, vous pouvez calmer la douleur avec du paracétamol ou de l'ibuprofène en respectant les doses recommandées en automédication.

EN SAVOIR PLUS

Le mal de gorge et les médicaments à effet dit atropinique

(voir Médicaments et sécheresse de la bouche)

Certains médicaments entraînent, entre autres, une sécheresse de la bouche et de la gorge et peuvent donc être à l'origine de maux de gorge : les antidépresseurs tricycliques (type imipramine, TOFRANIL®); les anti-mal de transports (type scopolamine, SCOPODERM TTS®); certains antiparkinsoniens (type trihexyphénidyle, ARTANE®); certains antispasmodiques; les neuroleptiques phénothiaziniques (type chlorpromazine, LARGACTIL®); les antihistaminiques H_1 (type dexchlorphéniramine, POLARAMINE®); un antiarythmique (type disopyramide, RYTHMODAN®), etc.

Pour une lecture optimale des tableaux, reportez-vous à la page 17.

ANTI-MAL DE GORGE

Principes actifs et spécialités	Note	Avis
TETRACAINE		
Tétracaïne, comprimé à sucer		
SOLUTRICINE MAUX DE GORGE TETRACAINE	7	Efficacité des plus limitées, dans la mesure où le temps de contact de l'anesthésique est trop court. Pour une petite efficacité, il faudrait sucer les pastilles en continu, en s'exposant à un risque de fausse-route !
BENZALKONIUM EN ASSOCIATION		
Benzalkonium + Lidocaïne, collutoire		
HUMEX MAL DE GORGE LIDOCAINE / BENZALKONIUM	7	Antiseptique non justifié, car le mal de gorge n'est provoqué ni par un virus ni par une bactérie. Anesthésique local à l'efficacité des plus limitées, dans la mesure où le temps de contact est trop court, et une utilisation plus fréquente pourrait entraîner un risque de fausse-route.
CETYLPYRIDINIUM EN ASSOCIATION		
Cétylpyridinium + Lidocaïne, comprimé à sucer		
EUPHONYL MAUX DE GORGE CETYLPYRIDINIUM LIDOCAINE	7	Antiseptique non justifié, anesthésique local dont l'efficacité est très limitée.
Cétylpyridinium + Lysozyme, comprimé à sucer		
LYSOPAINE MAUX DE GORGE CETYLPYRIDINIUM LYSOZYME LYSOPAINE MAUX DE GORGE CETYLPYRIDINIUM LYSOZYME FRAISE LYSOPAINE MAUX DE GORGE CETYLPYRIDINIUM LYSOZYME MIEL CITRON	5	Association de 2 composants dépassés et inefficaces. Le lysozyme n'a démontré son efficacité qu'en laboratoire, mais pas dans des essais cliniques contrôlés. Cela n'empêche pas le laboratoire d'en faire la publicité à la télévision.
HEXAMIDINE EN ASSOCIATION		
Hexamidine + Lidocaïne, collutoire		
COLLUDOL	7	Antiseptique non justifié, anesthésique local dont l'efficacité est très limitée.
AMYLMETACRESOL EN ASSOCIATION		
Amylmétacrésol + Alcool dichlorobenzylique + Lidocaïne, collutoire ou pastille		
HUMEX MAL DE GORGE LIDOCAINE / ALCOOL DICHLOROBENZYLIQUE / AMYLMETACRESOL MENTHE HUMEX MAL DE GORGE LIDOCAINE / ALCOOL DICHLOROBENZYLIQUE / AMYLMETACRESOL MENTHE GLACIALE HUMEX MAL DE GORGE LIDOCAINE / ALCOOL DICHLOROBENZYLIQUE / AMYLMETACRESOL MIEL CITRON STREPSILSPRAY (A LA LIDOCAINE) STREPSILS LIDOCAINE	7	Un anesthésique local, associé à des antiseptiques inutiles et dépassés.
Amylmétacrésol + Alcool dichlorobenzylique, pastille		
STREPSILS CITRON STREPSILS FRAISE STREPSILS MENTHE GLACIALE STREPSILS MIEL CITRON	5	La présence de ces 2 antiseptiques n'est pas justifiée car le mal de gorge n'est provoqué ni par des bactéries ni par des virus.

Pour une lecture optimale des tableaux, reportez-vous à la page 17.

Amylmétacrésol + Alcool dichlorobenzylique + Vitamine C, pastille		
STREPSILS ORANGE VITAMINE C	4	L'association de la vitamine C à des antiseptiques inutiles et dépassés n'est pas justifiée.
CHLORHEXIDINE		
CHLORHEXIDINE EN ASSOCIATION		
Chlorhexidine + Lidocaïne, collutoire		
ANGI-SPRAY MAL DE GORGE CHLORHEXIDINE/LIDOCAINE	7	Antiseptique non justifié, anesthésique local dont l'efficacité est très limitée.
Chlorhexidine + Tétracaïne, collutoire ou pastille		
DRILL DRILL ANIS MENTHE DRILL CITRON MENTHE DRILL MAUX DE GORGE DRILL MIEL ROSAT DRILL PAMPLEMOUSSE ELUDRIL	7	Antiseptique non justifié, car le mal de gorge n'est provoqué ni par un virus ni par une bactérie. Anesthésique local à l'efficacité des plus limitées, dans la mesure où le temps de contact est trop court, et une utilisation plus fréquente pourrait entraîner un risque de fausse-route.
Chlorhexidine + Tixocortol, collutoire		
RHINADVIL MAUX DE GORGE TIXOCORTOL/CHLORHEXIDINE THIOVALONE	7	La présence d'antiseptique associé à un dérivé de la cortisone n'est pas justifié pour traiter un mal de gorge.
Chlorhexidine + Tétracaïne + Lysozyme, comprimé à sucer		
CANTALENE	6	Association sans intérêt. Si votre palais brûle, évitez ce mauvais extincteur.
CHLORHEXIDINE SEULE		
Chlorhexidine, collutoire		
COLLUNOVAR	5	La présence d'un antiseptique seul même efficace n'est pas justifiée pour traiter un mal de gorge.
ENOXOLONE EN ASSOCIATION		
Énoxolone + Lidocaïne + Érysimum, gomme ou pâte à sucer		
HUMEX GORGE IRRITEE LIDOCAINE VOCADYS	7	L'association d'énoxolone (pseudo-anti-inflammatoire) à un anesthésique local (lidocaïne) et à l'érysimum (plante destinée à l'enrouement) demeure sans intérêt pour le patient.
PHYTOTHÉRAPIE		
PHYTOTHÉRAPIE SEULE		
Érysimum, pastille		
DRILL ENROUEMENT EUPHON EUPHON MENTHOL	7	Médicaments à base d'érysimum, une plante traditionnellement utilisée pour lutter contre les enrouements. Ils pourront donc aider à adoucir les cordes vocales, même si son efficacité n'a jamais été démontrée.
PHYTOTHÉRAPIE EN ASSOCIATION		
Lévomenthol + Alcool benzylique + Eucalyptus + Camphre + Thymol + Baume de Tolu, pastille à sucer		
PASTILLES MEDICINALES VICKS MENTHOL EUCALYPTUS	5	Médicament sans intérêt thérapeutique, qui pourrait être avantageusement remplacé par une confiserie.
Réglisse + Sambucus, pâte à sucer		
PATES DE REGLISSE AU SAMBUCUS BOIRON	5	Confiserie pharmaceutique, à éviter chez les hypertendus (présence de 4 % de réglisse).

Pour une lecture optimale des tableaux, reportez-vous à la page 17.

HOMÉOPATHIE		
Associations homéopathiques, comprimé, comprimé orodispersible, granules ou solution buvable		
ANGIPAX ECHINACEA COMPLEXE N°40 LEHNING HOMEOGENE 9 HOMEOVOX IODUM COMPLEXE N°118 LEHNING MERCURIUS SOLUBILIS COMPLEXE N°39 LEHNING VOXPAX	7	Aucune de ces spécialités n'a démontré une efficacité en clinique. Pas d'effets indésirables en vue ! À réserver aux croyants.
OLIGOTHÉRAPIE		
Argent, ampoule buvable GRANIONS D'ARGENT *Bismuth, ampoule buvable* GRANIONS DE BISMUTH BISMUTH OLIGOSOL *Cuivre, ampoule buvable* GRANIONS DE CUIVRE CUIVRE OLIGOSOL *Manganèse + Cuivre, ampoule buvable* MANGANESE-CUIVRE OLIGOSOL *Soufre, ampoule buvable* GRANIONS DE SOUFRE SOUFRE OLIGOSOL	7	Présentés comme des modificateurs de terrain sans aucune preuve d'efficacité clinique. Il est précisé que l'oligothérapie ne dispense pas d'un traitement spécifique, c'est encore une chance ! La Haute Autorité de santé a préconisé son déremboursement en 2006.
ALFA-AMYLASE		
Alfa-amylase, comprimé ou sirop		
ALFA-AMYLASE BIOGARAN DRILL MAUX DE GORGE ALFA-AMYLASE MAXILASE MAUX DE GORGE ALFA-AMYLASE MEGAMYLASE	6	Médicament inefficace, très allergisant et dépassé depuis 50 ans.
BICLOTYMOL		
BICLOTYMOL SEUL		
Biclotymol, collutoire		
HEXASPRAY HEXASPRAY FRUITS EXOTIQUES	5	Ce médicament n'a jamais prouvé son efficacité, ce qui a entraîné son déremboursement en 2006. Il contient un antiseptique, qui n'est pas justifié pour traiter un mal de gorge.
Biclotymol, pastille		
HUMEX MAL DE GORGE BICLOTYMOL FRUITS ROUGES HUMEX MAL DE GORGE BICLOTYMOL MENTHE HUMEX MAL DE GORGE BICLOTYMOL MIEL CITRON HUMEX MAL DE GORGE BICLOTYMOL ORANGE	5	Un antiseptique inefficace et non justifié pour traiter un mal de gorge ! Allez directement chez votre confiseur.

Pour une lecture optimale des tableaux, reportez-vous à la page 17.

BICLOTYMOL EN ASSOCIATION

Biclotymol + Lysozyme + Énoxolone, comprimé à sucer

HEXALYSE	4	Association de produits dépassés et inutiles.

FLURBIPROFENE

Flurbiprofène, pastille

STREFEN STREFEN ORANGE	5	Transformer un anti-inflammatoire non stéroïdien (AINS) en confiserie est tout à fait regrettable, et même dangereux, vu les nombreux risques et effets indésirables !

DÉRIVÉ SOUFRÉ

DÉRIVÉ SOUFRÉ SEUL

Sulfosilicoaluminate de sodium, comprimé à croquer

SULFURYL	5	Dérivé soufré à visée antiseptique mais risque d'intolérance : spécialité inefficace et dépassée avec en prime en excipient un dérivé terpénique (menthe poivrée).

Ténoate d'éthanolamine, gélule

GELUTROPHYL	5	Dérivé soufré à visée antiseptique mais risque d'intolérance : spécialité inefficace et dépassée.

Thiosulfate de sodium et de magnésium, comprimé et ampoule buvable

DESINTEX	5	Dérivé soufré inefficace et dépassé.

DÉRIVÉ SOUFRÉ EN ASSOCIATION

Ténoate d'éthanolamine + Lysozyme, comprimé sublingual

GLOSSITHIASE	4	Association de 2 substances inefficaces et dépassées.

Soufre + L-cystine + Vitamine A + Levure, gélule

SOLACY ADULTES	3	Dérivé soufré inefficace et dépassé. Pour arriver à concevoir une telle ineptie, il faut une ignorance encyclopédique.

GUAIFENESINE EN ASSOCIATION

Guaïfénésine + Bismuth + Cinéole, suppositoire

PHOLCONES BISMUTH ADULTES	4	Association de produits dépassés et inefficaces : une spécialité qui donne un air très pénétré !

LYSOZYME EN ASSOCIATION

Lysozyme + Pyridoxine, comprimé sublingual

LYSO 6	4	Association loufoque sans doute préparée par un pharmacien imbibé. On se demande pourquoi une telle mise sur le marché.

AMBROXOL

Ambroxol, collutoire ou pastille

LYSOPAINE MAUX DE GORGE AMBROXOL MENTHE 17,86 mg/ml LYSOPAINE MAUX DE GORGE AMBROXOL CASSIS LYSOPAINE MAUX DE GORGE AMBROXOL CITRON LYSOPAINE MAUX DE GORGE AMBROXOL MENTHE	3	La balance efficacité/tolérance de cet anti-mal de gorge est très défavorable. Risque de réactions allergiques graves.

Pour une lecture optimale des tableaux, reportez-vous à la page 17.

Mal de mer, mal des transports

Cela démarre généralement par une sensation de malaise, accompagnée de sueurs froides, de somnolence, de nausées et parfois de vertiges pouvant aller jusqu'au vomissement chez les enfants *(voir Mal des transports chez l'enfant)* mais aussi chez les adultes les plus sensibles. C'est le mal des transports!

CE QU'IL FAUT SAVOIR

Le mal des transports – ou naupathie – est un trouble fréquent mais bénin même s'il peut vous gâcher un après-midi en mer (le « mal de mer »), un trajet en voiture, en avion ou en train, vous laissant « flagada », voire épuisé. Cependant, l'organisme finit par s'adapter et les malaises s'arrêtent généralement une fois revenu sur la terre ferme!

LES CAUSES

Elles sont complexes. En bref, le système nerveux (l'oreille interne responsable de l'équilibre) aurait du mal à analyser les informations diverses et contradictoires du fait des mouvements du véhicule emprunté. Ainsi, plus les mouvements du véhicule sont fréquents et importants et dans des directions diverses (route sinueuse de montagne, accélérations, mer démontée, roulis, turbulences), plus forts sont les symptômes.

LES INTERDITS

☒ Pas de médicaments en automédication sans avis médical si vous êtes enceinte, si vous allaitez ou si les symptômes sont accompagnés de fièvre ou de douleurs.

☒ Ne prolongez pas un traitement en automédication si les symptômes persistent une fois revenu sur la terre ferme mais consultez votre médecin.

• Si vous êtes sujet au mal des transports, évitez de vous pencher la tête en avant et ne fermez pas les yeux, cela ne fera qu'empirer les malaises.

LES BONNES PRATIQUES

▶ En prévention

• Avant de partir, surtout en mer, prenez une collation légère et sans alcool. Emportez un vêtement chaud pour vous couvrir en cas de malaise.
• Choisissez-vous une place adéquate. En bateau, mettez-vous au centre, plus stable. Fuyez les endroits à odeurs fortes (moteur, poisson) et ne restez pas en cabine. Prenez l'air frais dès les premiers malaises.

Pour une lecture optimale des tableaux, reportez-vous à la page 17.

En voiture, préférez l'avant, fenêtre entrouverte si vous êtes mal. En train, privilégiez une place dans le sens de la marche et en avion, évitez les places sur les ailes, plus sensibles aux turbulences.

• Regardez au-dehors. En bateau, fixez un point d'horizon ou même prenez la barre! En voiture ou en train, regardez au loin le paysage.

• Évitez la lecture, les mots croisés, les jeux vidéo. Écoutez de la musique pour vous occuper la tête. Concentrez votre attention sur le paysage.

▶ **En cas de vomissements**

Buvez ou faites boire des boissons salées ou sucrées pour compenser les pertes de liquides et de sels minéraux, notamment chez les personnes âgées et les jeunes enfants *(voir Mal des transports chez l'enfant).*

EN SAVOIR PLUS

Mal des transports et autres véhicules

Si monter à cheval ne donne pas le mal des transports, en revanche, une balade à dos de chameau ou d'éléphant peut engendrer ce type de troubles, tout comme des sports nautiques : planche à voile, voile ou plongée ou même skier dans le brouillard!

Le mal de l'espace touche une grande majorité d'astronautes. Ceux-ci doivent donc s'habituer aux accélérations/décélérations brutales avant leur mission.

Le cheval, la vache, le chien et le chat peuvent être aussi sujets au mal des transports. Si vous envisagez un voyage avec votre animal de compagnie, prenez vos précautions!

LES MÉDICAMENTS

• Les antihistaminiques H_1 de première génération type diphénhydramine (NAUTAMINE®), dimenhydrinate (NAUSICALM®) sont à prendre une heure avant le départ. Si les troubles persistent, vous pouvez renouveler la prise au bout de 6 heures. Ils sont contre-indiqués en cas de glaucome par fermeture de l'angle ou de difficultés à uriner.

Attention! Ils sont sédatifs et provoquent de la somnolence. Prudence si vous devez conduire un véhicule!

• Les médicaments homéopathiques peuvent être utilisés mais leur efficacité est aléatoire.

ANTI-MAL DES TRANSPORTS

Principes actifs et spécialités	Note	Avis
DIPHENHYDRAMINE – Antihistaminique H_1		
Diphénhydramine, comprimé		
NAUTAMINE	14	Cet antihistaminique de première génération peut entraîner un effet sédatif important, sécheresse de la bouche, constipation, troubles de la vue, difficultés à uriner (effets atropiniques).

DIMENHYDRINATE – Antihistaminique H_1		
DIMENHYDRINATE SEUL		
Dimenhydrinate, gélule ou sirop		
NAUSICALM NAUSICALM ADULTES 50 mg	14	Cet antihistaminique de première génération peut entraîner un effet sédatif important, sécheresse de la bouche, constipation, troubles de la vue, difficultés à uriner (effets atropiniques).
DIMENHYDRINATE EN ASSOCIATION		
Dimenhydrinate + Caféine, comprimé		
MERCALM	14	Idem.
MECLOZINE – Antihistaminique H_1 (dérivé de la pipérazine)		
Méclozine, comprimé		
AGYRAX	12	Aux effets indésirables des antihistaminiques H_1 (voir ci-dessus) s'ajoutent des troubles neurologiques.
HOMÉOPATHIE		
Associations homéopathiques, comprimé orodispersible, dose globule ou solution buvable		
COCCULINE COCCULUS COMPLEXE N°73 LEHNING FAMENPAX	7	Effets selon croyance.

Pour une lecture optimale des tableaux, reportez-vous à la page 17.

NOTRE MÉDICAMENT FAVORI

NAUTAMINE comprimé

Note : 14/20 ◆ **Prix :** 6,45 € ◆ **Remboursement SS :** 0 %

Classe thérapeutique : Antihistaminique H_1 antinausées.

Indications : Prévention et traitement du mal des transports.

Contre-indications générales : Allergie à la diphénydramine ◆ Glaucome par fermeture de l'angle (ou antécédent familial) ◆ Difficultés pour uriner d'origine prostatique ou autre ◆ Consommation d'alcool ◆ Enfant de moins de 2 ans ◆ Allaitement.

Prudence générale : Insuffisance rénale ◆ Insuffisance hépatique ◆ Constipation ◆ Sujet âgé ◆ Grossesse ◆ Conduite de véhicules ou de machines (risque de somnolence, vertiges, troubles visuels, baisse de la vigilance).

Contre-indications en association : Alcool ou médicaments contenant des quantités importantes d'alcool ◆ Oxybate de sodium.

Prudence en association : Autres dépresseurs du système nerveux central ◆ Pansements gastro-intestinaux, antiacides et adsorbants à prendre 2 heures avant ou après ce médicament.

Posologie : ***Adulte et enfant de plus de 12 ans :*** 1 à 1½ comprimé à prendre une demi-heure avant le départ. Renouveler la prise si besoin au bout de 6 heures, sans dépasser 6 comprimés par jour. Avaler le comprimé avec un verre d'eau ◆ ***Enfant de 6 à 12 ans :*** 1 comprimé à prendre une demi-heure avant le départ. Renouveler la prise si besoin au bout de 6 heures, sans dépasser 4 comprimés par jour. Avaler le comprimé avec un verre d'eau ◆ ***Enfant de 2 à 6 ans :*** ½ comprimé écrasé à prendre une demi-heure avant le départ. Renouveler la prise si besoin au bout de 6 heures, sans dépasser 4 demi-comprimés écrasés par jour. Écraser les demi-comprimés puis verser la poudre dans un verre d'eau.

Incidents : Somnolence ◆ Sécheresse de la bouche et des muqueuses ◆ Troubles visuels ◆ Palpitations ◆ Constipation ◆ Rétention d'urine ◆ Vertiges ◆ Hypotension.

Arrêt du médicament et consulter le médecin si : Troubles psychiques (hallucinations, confusion…) ◆ Tremblements ◆ Réaction allergique avec éruption ou rougeur cutanée, démangeaisons cutanées, brusque gonflement du visage, du cou et/ou de la langue, difficultés à respirer ou à avaler (œdème de Quincke), malaise brutal avec chute de la pression artérielle, perte de connaissance (choc anaphylactique) ◆ Apparition

Pour une lecture optimale des tableaux, reportez-vous à la page 17.

de bleus, de saignements de nez ou de gencives inhabituels (thrombopénie) ◆ Apparition de fièvre, d'angine ou de toute autre infection (agranulocytose).

Composition : par comprimé : Diphénhydramine di-acéfylline 90 mg. ◆ **Excipients à prendre en compte :** Aucun excipient à effet notoire.

Présentation : 20 comprimés ◆ **Laboratoire :** Sanofi Aventis France

Mauvaise haleine ou halitose

Si vos interlocuteurs vous donnent l'impression de s'éloigner de vous quand vous parlez, c'est que peut-être vous avez une mauvaise haleine. Demandez à votre proche entourage de vous le confirmer avant de vous en inquiéter.

CE QU'IL FAUT SAVOIR

La mauvaise haleine n'est pas une maladie mais le signe d'un dysfonctionnement ou d'une hygiène insuffisante.

LES CAUSES

La mauvaise haleine peut être due à :
- une mauvaise hygiène des dents ou des gencives ;
- une inflammation des gencives, des aphtes ;
- une infection de la bouche par des champignons ;
- des caries dentaires ;
- une angine, un rhume de cerveau ;
- une obstruction nasale ;
- une sinusite, une bronchite ;
- une maladie de l'appareil digestif ;
- l'excès de tabac ou d'alcool ;
- un régime hyperprotéiné favorisant la production d'acétone ;
- un diabète mal soigné ;
- certains aliments (ail, oignon, chou...).

LES INTERDITS

☒ Pas d'automédication mais consultez votre médecin si votre mauvaise haleine est associée à une difficulté à avaler.

☒ Ne prolongez pas un traitement en automédication si votre mauvaise haleine persiste au-delà de 15 jours malgré de sérieuses mesures d'hygiène, mais consultez votre médecin qui pourra en déterminer la cause.

Pour une lecture optimale des tableaux, reportez-vous à la page 17.

LES BONNES PRATIQUES

▸ En prévention

- Ayez une bonne hygiène dentaire en vous brossant soigneusement les dents et les gencives après les repas et en utilisant du fil dentaire ou une brossette interdentaire pour nettoyer les interstices.
- Consultez au moins une fois par an votre dentiste pour, entre autres, une séance de détartrage.
- Évitez les aliments difficiles à digérer (ail, oignon, chou).

▸ En cas de mauvaise haleine

- Mastiquez (chewing-gum, bonbons à la menthe), cela fait saliver.
- Buvez abondamment (plus de 1,5 litre par jour : eau, tisane).
- Brossez-vous la langue avec votre brosse à dents voire un gratte-langue.
- Faites des bains de bouche antiseptiques pendant 48 heures.

Attention! Des bains de bouche trop fréquents *(voir Dents et gencives)* peuvent détruire la flore de la cavité buccale et entraîner l'apparition de champignons.

- Si vous avez mangé un plat généreux en ail ou oignon crus, croquez un grain de café ou mâchez un clou de girofle.

LES MÉDICAMENTS

Il n'existe pas de médicaments pour traiter la mauvaise haleine. Les médicaments dits antiseptiques de la bouche ont une efficacité limitée. On peut faire un bain de bouche pendant 3 jours en choisissant de préférence un produit ne contenant qu'une seule substance comme la chlorhexidine).

Certains désodorisants de l'haleine type FLUOCARIL SPRAY BUCCAL®, RICQLES SPRAY BUCCAL®, etc., peuvent masquer momentanément une mauvaise odeur.

ANTISEPTIQUE DE LA BOUCHE

Principes actifs et spécialités	Note	Avis
CHLORHEXIDINE – Antiseptique		
CHLORHEXIDINE SEULE		
Chlorhexidine, bain de bouche		
PAROEX PREXIDINE	11	À n'utiliser que sur une courte période (moins de 1 semaine), l'utilisation prolongée peut entraîner une surinfection par des champignons (candidose).
CHLORHEXIDINE EN ASSOCIATION		
Chlorhexidine + Chlorobutanol, bain de bouche		
BUCCOSOIN CHLORHEXIDINE / CHLOROBUTANOL XXX ELUDRIL ELUDRILPRO	9	À n'utiliser que sur une courte période (moins de 1 semaine), l'utilisation prolongée peut entraîner une surinfection par des champignons (candidose). La présence de chlorobutanol, produit dépassé, est sans intérêt.

Pour une lecture optimale des tableaux, reportez-vous à la page 17.

POVIDONE IODEE – Antiseptique		
Povidone iodée, bain de bouche		
BETADINE	11	Antiseptique iodé, efficace mais présentant de nombreuses contre-indications. À n'utiliser que sur une courte période.
HEXETIDINE – Antiseptique		
Hexétidine, bain de bouche		
HEXETIDINE XXX HEXTRIL HEXTRIL MENTHE	10	À n'utiliser que sur une courte période (moins d'une semaine), l'utilisation prolongée peut entraîner une surinfection par des champignons (candidose).
PEROXYDE D'HYDROGENE – Eau oxygénée		
Peroxyde d'hydrogène, bain de bouche		
DENTEX	6	Antiseptique dépassé.
CETYLPYRIDINIUM EN ASSOCIATION – Antiseptique (cétylpyridinium, ammonium quaternaire)		
Cétylpyridinium + Chlorobutanol + Eugénol, bain de bouche		
ALODONT	5	Médicament dépassé, spécialité d'un autre âge.
ETHACRIDINE EN ASSOCIATION – Antiseptique		
Éthacridine + Ricinoléate de sodium, pâte dentifrice		
PYOREX	4	Association de deux antiseptiques dépassés, mise sur le marché en 1939 qui aurait du profiter de la débâcle pour disparaître.
ACIDE SALICYLIQUE EN ASSOCIATION		
Salicylate de sodium + Benzoate de sodium + Borax + Thymol + Cinéole + Lévomenthol, solution buccale		
GLYCO-THYMOLINE 55	3	Association de substances dépassées, mise sur le marché en 1949. On sent la fatigue.

NOTRE MÉDICAMENT FAVORI

PREXIDINE 0,12 % bain de bouche

Note : 11/20 ◆ **Prix :** 3,11 € ◆ **Remboursement SS :** 15 %

Classe thérapeutique : Antiseptique de la bouche.

Indications : Affections de la bouche.

Contre-indications générales : Allergie à la chlorhexidine ◆ Enfant de moins de 6 ans ◆ Utilisation prolongée et répétée.

Prudence générale : Ne pas avaler ◆ Ne pas mettre en contact avec les yeux, le nez ou les oreilles.

Posologie : ***Adulte et enfant de plus de 6 ans :*** 1 bain de bouche 1 à 3 fois par jour, d'une minute environ (après le repas et de préférence après le brossage des dents). Se brosser les dents avant chaque utilisation et se rincer soigneusement la bouche avant d'utiliser la solution. Utiliser la solution pure, sans la diluer.
Pour chaque bain de bouche, utiliser le godet doseur en le remplissant jusqu'au trait (15 ml) ou, en l'absence de godet, utiliser le contenu d'une cuillère à soupe (15 ml).

Incidents : Coloration brune de la langue et des dents, réversible à l'arrêt du traitement ◆ Modification du goût ◆ Sensation de brûlure de la langue.

Arrêt du médicament et consulter le médecin si : Les troubles persistent ou s'aggravent après 5 jours de traitement ◆ Réaction allergique avec irritation, gonflement des glandes salivaires.

Composition : par 100 ml : Chlorhexidine gluconate 0,12 g. ◆ **Excipients à prendre en compte :** Aucun excipient à effet notoire.

Présentation : Flacon de 200 ml ◆ **Laboratoire :** Erempharma

Pour une lecture optimale des tableaux, reportez-vous à la page 17.

Maux de tête et migraines

Comme 50 % des Français, il vous arrive sans doute d'avoir mal à la tête. Mais de quel type de mal de tête souffrez-vous?
Les maux de tête (ou céphalées) les plus courants sont des troubles généralement mineurs même s'ils peuvent vous «empoisonner» la vie quotidienne.
En revanche, les migraines, plus rares, nécessitent toujours une consultation médicale.

CE QU'IL FAUT SAVOIR

De très nombreuses causes peuvent déclencher un mal de tête.

• **Les maux de tête** peuvent être d'origine musculaire (céphalée de tension, sensation de pression sur les tempes), cervicale (mauvaise posture), ou :

▶ **provoqués par :**
• un traumatisme crânien (suite à une chute par exemple);
• des intolérances alimentaires (chocolat, vins contenant beaucoup de sulfites, noix, fromages...);
• une intoxication par le monoxyde de carbone (chauffage au gaz);
• certains stimulants en cas d'abus ou de sevrage (café, tabac, diverses drogues) ou l'alcool («gueule de bois»);
• certaines substances chimiques volatiles utilisées en usage professionnel ou domestique (peintures, colles, produits d'entretien, produits détachants...).

▶ **survenir au cours de certaines maladies :**
• sinusite, otite : le mal de tête est alors associé à des douleurs des sinus ou de l'oreille;
• grippe ou autre infection virale;
• troubles de la vue;
• troubles psychologiques : stress, forte anxiété;
• méningite : les maux de tête sont associés à une raideur de la nuque, des vomissements, une gêne à la lumière, de la fièvre et demandent une **consultation DE TOUTE URGENCE**!
• troubles vasculaires : hypertension artérielle, anévrisme ou hémorragie cérébrale...

▶ **être liés à la prise de certains médicaments**, notamment ceux entraînant une vasodilatation, comme les dérivés nitrés utilisés dans les crises d'angine de poitrine (trinitrine), et les médicaments pour traiter les troubles de l'érection, ou dus à l'abus de médicaments antidouleur («rebond analgésique» après la prise chronique de paracétamol, d'ibuprofène, d'aspirine...).

Pour une lecture optimale des tableaux, reportez-vous à la page 17.

• **La migraine,** plus rare, est une céphalée singulière : il y a des familles de migraineux. Elle apparaît chez des personnes jeunes (au moment de la puberté) et touche plus fortement les femmes que les hommes.
Elle affecte un seul côté du crâne (une demi-graine), et survient par crise d'une durée de 6 à 72 heures.
Elle est parfois précédée de troubles visuels (images de lignes brisées souvent scintillantes, diminution de l'acuité visuelle), auditifs ou sensoriels (picotements, baisse de la sensibilité de la peau) (migraine avec aura).
Elle s'accompagne généralement de nausées, de vomissements, d'intolérance à la lumière et au bruit.
Elle est souvent déclenchée par des excès alimentaires, certains aliments (chocolat, fromages fermentés, lait..), l'alcool, le stress, l'anxiété, le tabac, une baisse de pression atmosphérique, l'arrivée des règles, la contraception, des séances de télévision ou d'ordinateur prolongées.
Très handicapante, elle peut cependant disparaître avec l'âge.

LES INTERDITS

☒☒☒ Pas d'automédication mais consultez votre médecin de toute urgence ou appelez le SAMU (15 ou 112) si le mal de tête est intense, inhabituel, brutal, sans cause apparente et accompagné ou non d'un ou plusieurs de ces symptômes :
• nausées, vomissements, raideur de la nuque;
• malaise, grande fatigue;
• confusion, troubles de la marche;
• convulsions;
• forte fièvre.

☒☒ Ne poursuivez pas un traitement en automédication mais consultez votre médecin rapidement si le mal de tête résiste aux antidouleurs habituels (paracétamol, ibuprofène), accompagné ou non d'un ou plusieurs de ces symptômes :
• troubles de la vision;
• tremblements;
• fièvre.

LES BONNES PRATIQUES

▸ En prévention

• Si vous connaissez les causes de vos maux de tête, évitez-les (notamment dans le cas d'allergies ou d'intolérances alimentaires). Évitez de boire de l'alcool et de fumer.
• Faites vérifier vos yeux et vos lunettes : vos maux de tête sont peut-être liés à des troubles de la vue.
• Si vous avez des problèmes de cervicales, ménagez-les. Évitez de travailler avec la nuque en tension permanente.

► En cas de migraine ou de maux de tête
• Allongez-vous au calme dans une pièce sombre et essayez de vous relaxer.
• Appliquez une poche froide (gardez-en toujours au réfrigérateur si vous avez des migraines) sur la nuque et une autre sur le front ou les tempes.
• Prenez un antidouleur mais gare aux abus !

LES MÉDICAMENTS

Rappelons-le, l'automédication ne traite que les maux de tête, car les migraines demandent TOUJOURS une consultation médicale.
En cas de mal de tête vous pouvez utiliser un antidouleur, de préférence le paracétamol, par prise de 500 mg à 1 g toutes les 6 heures, jusqu'à 3 g par jour mais sans JAMAIS dépasser 4 g par jour, sous peine de grave intoxication du foie.
Si le paracétamol est sans effet, vous pouvez prendre de l'ibuprofène à raison de 200 à 400 mg toutes les 6 à 8 heures, *sans dépasser 1 200 mg par jour*. Prenez-les impérativement dès les premières manifestations de la crise pour qu'ils soient efficaces.

Contrairement à ce qui est souvent écrit, les spécialités à base d'oligoéléments, de complexes homéopathiques ou de plantes (phytothérapie) n'ont jamais démontré la moindre efficacité comme antidouleur. Il est donc inutile de dépenser votre argent pour ce type de produits.

EN SAVOIR PLUS

Les abus d'antidouleurs

Dans certains cas, la prise trop régulière d'antalgiques peut entraîner des migraines encore plus fortes. Respectez les posologies indiquées ou prenez l'avis de votre médecin.
Il existe depuis quelques années des centres spécifiques dans les hôpitaux pour traiter les migraines.
N'hésitez pas à vous rendre dans un de ces centres pour consulter.

Pour une lecture optimale des tableaux, reportez-vous à la page 17.

Pour une lecture optimale des tableaux, reportez-vous à la page 17.

ANTIDOULEUR

Principes actifs et spécialités	Note	Avis
PARACETAMOL – Vérifiez l'absence de paracétamol dans d'autres médicaments que vous prenez déjà afin d'éviter un risque de surdosage toxique pour le foie.		
PARACETAMOL SEUL		
Paracétamol, comprimé, comprimé effervescent, comprimé orodispersible, gélule, lyophilisat, sachet ou suppositoire		
ALGODOL CLARADOL DAFALGAN DOLIPRANE DOLIPRANECAPS DOLIPRANEORODOZ DOLIPRANETABS DOLKO EFFERALGAN EFFERALGANMED GELUPRANE PANADOL PARACETAMOL XXX PARALYOC SAPRAMOL	18	Le paracétamol est le médicament à privilégier dans le traitement de la fièvre et de la douleur.
PARACETAMOL EN ASSOCIATION		
Paracétamol + Codéine, comprimé		
ALGISEDAL CLARADOL CODEINE CODOLIPRANE COMPRALGYL GAOSEDAL CODEINE KLIPAL CODEINE LINDILANE PARACETAMOL CODEINE XXX	17	À n'utiliser que de façon ponctuelle pour des douleurs non calmées par le paracétamol seul. Association certes plus efficace que le paracétamol seul, mais plus d'effets indésirables, dus à la codéine.
Paracétamol + Caféine, comprimé, comprimé effervescent, sachet ou solution buvable		
ALGODOL CAFEINE CEFALINE HAUTH CLARADOL CAFEINE	15	La présence de caféine n'est pas justifiée car elle n'augmente pas l'effet antidouleur et antifièvre et ne peut poser que des problèmes par son effet anxiogène et excitant.
THEINOL	8	Une petite potion d'alcool à 8° remboursée par la Sécurité sociale, avec en prime une bonne dose de caféine. À éviter.
Paracétamol + Vitamine C, comprimé effervescent		
DOLIPRANEVITAMINE C EFFERALGAN VITAMINE C	15	La vitamine C n'ajoute rien à l'action du paracétamol contrairement à ce qui est avancé par les laboratoires : le léger effet stimulant n'a pas été démontré.

Paracétamol + Codéine + Caféine, comprimé		
MIGRALGINE	14	La présence de caféine n'est pas justifiée car elle n'augmente pas l'effet antidouleur et ne peut poser que des problèmes par son effet anxiogène et excitant. À éviter.
PRONTALGINE		
IBUPROFENE – Vérifiez l'absence d'ibuprofène ou d'autres anti-inflammatoires non stéroïdiens (AINS) dans la composition d'autres médicaments que vous prenez déjà.		
Ibuprofène, capsule molle, comprimé, comprimé orodispersible ou sachet		
ADVIL	14	Balance efficacité/tolérance correcte. À n'utiliser qu'en traitement de seconde intention, de courte durée et à la plus faible dose possible au vu des contre-indications, des interactions avec d'autres médicaments et des effets indésirables.
ADVILCAPS		
ADVILMED		
ANTARENE		
HEMAGENE TAILLEUR		
IBUPROFENE XXX		
INTRALGIS		
NUREFLEX		
NUROFEN		
NUROFENCAPS		
NUROFENFEM		
NUROFENFLASH		
NUROFENTABS		
SPEDIFEN		
SPIFEN		
UPFEN		
KETOPROFENE – Vérifiez l'absence de kétoprofène ou d'autres anti-inflammatoires non stéroïdiens (AINS) dans la composition d'autres médicaments que vous prenez déjà.		
Kétoprofène, comprimé		
TOPREC	14	Idem.
ASPIRINE – Vérifiez l'absence d'aspirine ou d'autres anti-inflammatoires non stéroïdiens (AINS) dans la composition d'autres médicaments que vous prenez déjà.		
ASPIRINE SEULE		
Aspirine, comprimé, comprimé effervescent ou sachet		
ALKA-SELTZER	13	À n'utiliser contre la douleur et la fièvre que dans les cas de contre-indications au paracétamol ou à l'ibuprofène.
ASPEGIC		
ASPIRINE PH 8		
ASPIRINE DU RHONE		
ASPIRINE UPSA		
ASPRO		
ASPROFLASH		
ASPIRINE EN ASSOCIATION – Des spécialités qui n'apportent rien à l'aspirine seule.		
Aspirine + Vitamine C, comprimé effervescent		
ASPIRINE VIT C OBERLIN	12	La vitamine C n'ajoute rien à l'action de l'aspirine contrairement à ce qui est avancé par les laboratoires : le léger effet stimulant n'a pas été démontré. À éviter.
ASPIRINE VIT C UPSA		
ASPRO VITAMINE C		

Pour une lecture optimale des tableaux, reportez-vous à la page 17.

Pour une lecture optimale des tableaux, reportez-vous à la page 17.

Aspirine + Caféine, comprimé ou comprimé effervescent		
ASPRO CAFEINE METASPIRINE	12	La présence de caféine n'apporte rien à l'action de l'aspirine sinon un effet anxiogène et excitant.
Aspirine + Caféine + Vitamine C, comprimé		
ANTIGRIPPINE A L'ASPIRINE ETAT GRIPPAL	8	La vitamine C et la caféine n'augmentent pas les effets de l'aspirine (information donnée aux médecins par le ministère de la Santé).
Aspirine + Codéine + Caféine, comprimé		
SEDASPIR	7	Association très discutable. À éviter.
Aspirine + Paracétamol + Caféine, comprimé effervescent		
ACTRON	5	Association sans intérêt. Il est inutile d'associer les risques de l'aspirine au paracétamol. De plus la caféine est à éviter. Un non-sens thérapeutique, à fuir.
Aspirine + Paracétamol + Codéine, comprimé		
NOVACETOL (ASPIRINE PARACETAMOL)	5	Un non-sens thérapeutique, à fuir.
Aspirine + Caféine + Homéopathie, comprimé		
CEPHYL	4	Le seul produit actif est l'aspirine, tous les autres produits ne servent à rien et ces associations sont contraires aux règles modernes de mise au point de médicaments.

NOS MÉDICAMENTS FAVORIS

PARACETAMOL EG LABO 500 mg comprimé

Note : 18/20 ◆ **Prix :** 2,10 € ◆ **Remboursement SS :** 65 %

Classe thérapeutique : Antifièvre ◆ Antidouleur ◆ Antidouleur des règles.

Indications : Fièvre et douleurs d'intensité légère à modérée.

Contre-indications générales : Allergie au paracétamol ◆ Insuffisance hépatique ◆ Hépatite virale ◆ Enfant de moins de 6 ans ◆ Enfant de moins de 27 kg.

Prudence générale : Insuffisance rénale ◆ Alcoolisme ◆ Malnutrition ◆ Déshydratation ◆ Déficit en G6PD ◆ Peut fausser le dosage du sucre ou de l'acide urique dans le sang.

Prudence en association : Antivitamines K (anticoagulants oraux) ◆ Pansements gastro-intestinaux, antiacides et adsorbants à prendre 2 heures avant ou après ce médicament.

Posologie : ***Adulte et enfant à partir de 50 kg :*** 1 à 2 comprimés à 500 mg par prise, à renouveler si besoin au bout de 4 heures minimum, sans dépasser 6 comprimés par jour voire exceptionnellement 8 comprimés par jour en cas de douleurs très intenses ◆ ***Adulte de moins de 50 kg :*** 1 à 2 comprimés à 500 mg par prise, à renouveler si besoin au bout de 4 heures minimum, sans dépasser 6 comprimés par jour ◆ ***Enfant à partir de 6 ans de 27 à 41 kg :*** 1 comprimé à 500 mg par prise, à renouveler si besoin au bout de 6 heures minimum, sans dépasser 4 comprimés par jour ◆ ***Enfant à partir de 6 ans de 41 à 50 kg :*** 1 comprimé à 500 mg par prise, à renouveler si besoin au bout de 4 heures minimum, sans dépasser 6 comprimés par jour. Avaler le(s) comprimé(s) tel(s) quel(s) avec une boisson (eau, lait, jus de fruits).

Arrêt du médicament et consulter le médecin si : La fièvre persiste plus de 3 jours ◆ La douleur persiste plus de 5 jours ◆ Réaction allergique avec éruption ou rougeur cutanée, démangeaisons cutanées, brusque gonflement du visage, du cou et/ou de la langue, difficultés à respirer ou à avaler (œdème de Quincke), malaise brutal avec chute de la pression artérielle, perte de connaissance (choc anaphylactique) ◆ Troubles de la peau ou des muqueuses avec rougeur, cloques, brûlures, décollement de la peau (syndrome de Stevens-Johnson) pouvant rapidement s'étendre à tout le corps, donnant l'aspect d'un ébouillanté (syndrome de

Pour une lecture optimale des tableaux, reportez-vous à la page 17.

Lyell) ◆ Apparition de bleus, de saignements de nez ou de gencives inhabituels (thrombopénie) ◆ Apparition de fièvre, d'angine ou de toute autre infection (agranulocytose) ◆ Prise massive : conduire le malade d'urgence à l'hôpital le plus proche.

Composition : par comprimé : Paracétamol 500 mg. ◆ **Excipients à prendre en compte :** Aucun excipient à effet notoire.

Présentation : 16 comprimés ◆ **Laboratoire :** EG Labo

ANTARENE 200 mg comprimé

Note : 14/20 ◆ **Prix :** 2,27 € ◆ **Remboursement SS :** 65 %

Classe thérapeutique : Antifièvre ◆ Antidouleur ◆ Antidouleur des règles ◆ Anti-inflammatoire non stéroïdien (AINS).

Indications : Traitement de courte durée de la fièvre et des douleurs d'intensité légère à modérée.

Contre-indications générales : Allergie à l'aspirine ou aux AINS ◆ Antécédent d'asthme, de rhinite, de polypes nasaux, de sinusite, d'urticaire allergiques, dû à l'aspirine ou aux AINS ◆ Hémorragie gastro-duodénale, hémorragie cérébrale ou autre hémorragie interne ◆ Ulcère gastro-intestinal ◆ Antécédent d'ulcère digestif, d'hémorragie digestive, de hernie hiatale ou de gastrite ◆ Insuffisance hépatique ◆ Insuffisance rénale ◆ Insuffisance cardiaque ◆ Déshydratation ◆ Lupus érythémateux disséminé ◆ Varicelle ◆ Enfant de moins de 6 ans ◆ Enfant de moins de 20 kg ◆ Femme souhaitant concevoir ◆ Grossesse ◆ Allaitement.

Prudence générale : Asthme ◆ Hypertension artérielle ◆ Maladie cardiaque ◆ Rectocolite hémorragique ◆ Maladie de Crohn ◆ Diverticulose ◆ Sujet âgé ◆ Conduite de véhicules ou de machines (risque de somnolence, vertiges, troubles de la vue).

Contre-indications en association : Autres anti-inflammatoires non stéroïdiens (AINS) y compris l'aspirine ◆ Anticoagulants oraux ◆ Héparines ◆ Lithium ◆ Méthotrexate aux doses supérieures ou égales à 20 mg par semaine ◆ Pémétrexed.

Prudence en association : Médicaments cardiaques ou antihypertenseurs (antagonistes de l'angiotensine II, sartans, diurétiques, inhibiteurs de l'enzyme de conversion) ◆ Ciclosporine ◆ Méthotrexate aux doses inférieures à 20 mg par semaine ◆ Pansements gastro-intestinaux, antiacides et adsorbants à prendre 2 heures avant ou après ce médicament ◆ Tacrolimus ◆ Ténofovir disoproxil.

Posologie : ***Adulte et enfant à partir de 6 ans et de 30 kg :*** 1 à 2 comprimés par prise, à renouveler si besoin au bout de 6 heures minimum, sans dépasser 6 comprimés par jour ◆ ***Enfant à partir de 6 ans de 20 à 30 kg :*** 1 comprimé par prise, à renouveler si besoin au bout de 6 heures minimum, sans dépasser 3 comprimés par jour.
Avaler le(s) comprimé(s) tel(s) quel(s) avec un grand verre d'eau, de préférence au cours d'un repas ou d'une collation.

Incidents : Nausées ◆ Vomissements ◆ Diarrhée ◆ Digestion difficile ◆ Flatulence ◆ Constipation ◆ Ulcérations buccales.

Arrêt du médicament et consulter le médecin si : La fièvre persiste plus de 3 jours ◆ La douleur persiste plus de 5 jours ◆ Vomissements sanglants ◆ Selles noires ◆ Maux d'estomac ◆ Crise d'asthme ◆ Réaction allergique avec éruption ou rougeur cutanée, démangeaisons cutanées, brusque gonflement du visage, du cou et/ou de la langue, difficultés à respirer ou à avaler (œdème de Quincke), malaise brutal avec chute de la pression artérielle, perte de connaissance (choc anaphylactique) ◆ Troubles de la peau ou des muqueuses avec rougeur, cloques, brûlures, décollement de la peau (syndrome de Stevens-Johnson) pouvant rapidement s'étendre à tout le corps, donnant l'aspect d'un ébouillanté (syndrome de Lyell) ◆ Troubles de la vue ◆ Maux de tête avec nausées, vomissements, raideur de la nuque (méningite aseptique médicamenteuse).

Composition : par comprimé : Ibuprofène 200 mg. ◆ **Excipients à prendre en compte :** Aucun excipient à effet notoire.

Présentation : 30 comprimés ◆ **Laboratoire :** Elerte

Pour une lecture optimale des tableaux, reportez-vous à la page 17.

ASPEGIC 500 mg sachet

Note : 13/20 ◆ **Prix :** 2,71 € ◆ **Remboursement SS :** 65 %

Classe thérapeutique : Antifièvre ◆ Antidouleur.

Indications : Traitement de courte durée de la fièvre et des douleurs d'intensité légère à modérée.

Contre-indications générales : Allergie à l'aspirine, aux salicylés ou aux anti-inflammatoires non stéroïdiens (AINS) ◆ Antécédent d'asthme, de rhinite, de polypes nasaux, de sinusite, d'urticaire allergiques, dû à l'aspirine ou aux AINS ◆ Hémorragie gastro-duodénale, hémorragie cérébrale ou autre hémorragie interne ◆ Ulcère gastro-duodénal ◆ Antécédent d'ulcère digestif, d'hémorragie digestive, de hernie hiatale ou de gastrite ◆ Maladie hémorragique (maladies de la coagulation, de l'hémostase) ◆ Risque de saignement (interventions chirurgicales même minimes comme extraction dentaire) ◆ Règles de durée anormalement longue et très abondantes ◆ Insuffisance hépatique ◆ Insuffisance rénale ◆ Insuffisance cardiaque ◆ Infection virale chez l'enfant (varicelle, syndrome grippal) ◆ Déficit en G6PD ◆ Intolérance au lactose ◆ Enfant de moins de 30 kg ◆ Grossesse ◆ Allaitement.

Prudence générale : Asthme ◆ Sujet âgé ◆ Sujet de faible poids corporel ◆ Goutte ou taux élevé d'acide urique dans le sang.

Contre-indications en association : Acétazolamide ◆ Anagrélide ◆ Anticoagulants oraux ◆ Anti-inflammatoires non stéroïdiens (AINS) ◆ Clopidogrel ◆ Défibrotide ◆ Glucocorticoïdes (sauf hydrocortisone) ◆ Héparines ◆ Médicaments de la goutte (uricosuriques) ◆ Méthotrexate aux doses supérieures ou égales à 20 mg par semaine ◆ Pémétrexed ◆ Ticagrélor ◆ Ticlopidine.

Prudence en association : Médicaments cardiaques ou antihypertenseurs (antagonistes de l'angiotensine II, diurétiques, inhibiteurs de l'enzyme de conversion) ◆ Méthotrexate aux doses inférieures à 20 mg par semaine ◆ Pansements gastro-intestinaux, antiacides et adsorbants à prendre 2 heures avant ou après ce médicament.

Posologie : ***Adulte et enfant de plus de 50 kg :*** 1 à 2 sachets par prise, à renouveler si besoin au bout de 4 heures minimum, sans dépasser 6 sachets par jour ◆ ***Enfant de 41 à 50 kg :*** 1 sachet par prise, à renouveler si besoin au bout de 4 heures minimum, sans dépasser 6 sachets par jour ◆ ***Enfant de 30 à 41 kg :*** 1 sachet par prise, à renouveler si besoin au bout de 6 heures minimum, sans dépasser 4 sachets par jour.
Verser le contenu du sachet dans un verre puis ajouter une petite quantité de boisson (par exemple eau, lait, jus de fruits).

Arrêt du médicament et consulter le médecin si : La fièvre persiste plus de 3 jours ◆ La douleur persiste plus de 5 jours ◆ Douleurs du ventre ◆ Vomissements sanglants ◆ Selles noires ◆ Saignements du nez (épistaxis) ◆ Saignements des gencives ◆ Bleus inhabituels ◆ Crise d'asthme ◆ Réaction allergique avec éruption ou rougeur cutanée, démangeaisons cutanées, brusque gonflement du visage, du cou et/ou de la langue, difficultés à respirer ou à avaler (œdème de Quincke), malaise brutal avec chute de la pression artérielle, perte de connaissance (choc anaphylactique) ◆ Bourdonnements d'oreille ou baisse de l'audition, maux de tête survenant en cours de traitement, vertiges (signes de surdosage) ◆ Troubles du comportement, somnolence, évanouissement ou vomissements chez l'enfant (syndrome de Reye).

Composition : par sachet : Acide acétylsalicylique 500 mg. ◆ **Excipients à prendre en compte :** Lactose (excipient à effet notoire).

Présentation : 20 sachets ◆ **Laboratoire :** Sanofi Aventis France

Pour une lecture optimale des tableaux, reportez-vous à la page 17.

ANTI-MAL DE TÊTE

Principes actifs et spécialités	Note	Avis
HOMÉOPATHIE		
Association homéopathique, solution buvable		
KALMIA COMPLEXE N°118 LEHNING	7	Efficacité non démontrée.
PHYTOTHÉRAPIE		
Grande camomille, gélule		
ELUSANES GRANDE CAMOMILLE	7	Proposé dans la prévention des maux de tête.
Reine des prés, gélule		
ELUSANES REINE DES PRES	7	Efficacité non démontrée.

ANTIMIGRAINE

Principes actifs et spécialités	Note	Avis
HOMÉOPATHIE		
Association homéopathique, solution buvable		
PHAPAX	7	Efficacité non démontrée.
OLIGOTHÉRAPIE		
Cobalt, ampoule buvable		
COBALT OLIGOSOL	7	Idem.

Mycose des ongles

Les mycoses des ongles (onychomycoses) sont très fréquentes au niveau des pieds, plus rares au niveau des mains. En général, elles débutent au bout de l'ongle, par épaississement ou accumulation de kératine dure sous l'ongle. Puis l'anomalie progresse vers la base de l'ongle, et au maximum celui-ci peut être déformé ou même détruit. Des taches blanches ou jaunes sur les ongles peuvent aussi témoigner d'une mycose des ongles.

CE QU'IL FAUT SAVOIR

Les mycoses des ongles sont bénignes mais longues et difficiles à soigner. Comme le traitement est long (6 mois pour les mains, 9 mois pour les pieds), il vaut mieux s'assurer du diagnostic par un prélèvement en laboratoire prescrit par votre médecin afin d'identifier le champignon responsable (en général dermatophyte, *Trichophyton rubrum* sur les pieds, et *Candida albicans* sur les mains) et vérifier qu'on a bien affaire à un champignon et non à un psoriasis par exemple.

Pour une lecture optimale des tableaux, reportez-vous à la page 17.

LES INTERDITS

☒ Pas d'automédication si vous n'avez pas jamais eu de mycose des ongles, mais consultez votre médecin.

☒ Pas d'automédication si la mycose des ongles atteint les mains et que vous avez un diabète ou une maladie de l'immunité, mais consultez votre médecin.

LES BONNES PRATIQUES

• Il est conseillé aux personnes sujettes aux onychomycoses comme les personnes âgées et les diabétiques d'examiner leurs ongles régulièrement et de consulter en cas d'anomalie. En effet, le traitement sera plus efficace s'il est débuté tôt.
• Des soins de pédicurie/podologie sont utiles, non pas pour soigner la mycose elle-même, mais pour décaper et raboter les épaississements anormaux.

LES MÉDICAMENTS

Les antifongiques sous forme de vernis à ongles ou solutions filmogènes ont une efficacité limitée voire très limitée. Ces préparations sont à base d'amorolfine, de ciclopirox, de ciclopirox olamine, d'imidazolés (éconazole, fenticonazole, isoconazole)...
Bien que délivrés sans ordonnance, nous vous les déconseillons sans surveillance médicale.

ANTICHAMPIGNON DES ONGLES LOCAL

Principes actifs et spécialités	Note	Avis
AMOROLFINE		
Amorolfine, vernis à ongles médicamenteux		
AMOROLFINE 5 % XXX LOCERYL 5 % LOCERYLPRO 5 %	11	Efficacité limitée. Traitement mal adapté à l'automédication (1 application par semaine pendant 6 à 9 mois).
CICLOPIROX		
Ciclopirox, solution filmogène cutanée ou vernis à ongles médicamenteux		
CICLOPIROX 8 % XXX MYCONAIL 80 mg/g MYCOSTER 8 % ONYTEC 80 mg/g	9	Efficacité limitée. Traitement mal adapté à l'automédication (1 application par jour pendant 3 à 6 mois).
CICLOPIROX OLAMINE		
Ciclopirox olamine, crème ou solution cutanée		
CICLOPIROX OLAMINE 1 % XXX MYCOSKIN 1 % MYCOSTER 1 %	9	Idem.

ECONAZOLE		
Éconazole, crème		
DERMAZOL ECONAZOLE XXX FONGILEINE GYNOPURA MYCOAPAISYL MYCOSEDERMYL MYLEUGYNE PEVARYL	8	Traitement d'appoint à l'efficacité très limitée.
FENTICONAZOLE		
Fenticonazole, crème		
LOMEXIN	8	Idem.
ISOCONAZOLE		
Isoconazole, crème ou émulsion		
FAZOL	8	Idem.
TOLNAFTATE		
Tolnaftate, lotion		
SPORILINE	6	Efficacité faible, produit dépassé.

Pour une lecture optimale des tableaux, reportez-vous à la page 17.

Mycose des pieds ou pied d'athlète

Cela débute par des démangeaisons, des rougeurs, une fissure, puis apparaissent des petites peaux blanches qui pèlent, voire des bulles remplies de liquide. Parfois, la peau ressemble à une couenne blanchâtre, macérée, fendue et douloureuse, dégageant une odeur désagréable. C'est probablement une mycose des pieds (ou pied d'athlète).

CE QU'IL FAUT SAVOIR

Cette infection de la peau hautement contagieuse est très répandue : plus de 20 % de la population française en serait atteinte et particulièrement les sportifs. Elle se niche le plus souvent entre les orteils, profitant d'un milieu humide et confiné.
Sans traitement, l'infection au niveau du pied a tendance à se développer entre les orteils ou peut atteindre le dessus et le dessous des pieds, formant une zone rouge qui démange fortement.
Ce type de mycose peut infecter les ongles (onychomycose) (*voir Mycose des ongles*). Mais la mycose peut aussi se glisser dans les plis cutanés,

Pour une lecture optimale des tableaux, reportez-vous à la page 17.

sous l'aine ou sous les seins et atteindre les muqueuses comme celles des organes génitaux.

LES CAUSES

Les mycoses sont provoquées par des champignons minuscules, des micro-organismes, qui se trouvent partout et parfois sur la couche superficielle de la peau. La chaleur et l'humidité accélèrent leur prolifération : transpiration excessive, chaussures fermées et mal aérées, marche pieds nus dans des lieux humides (piscine, salle de douche...).
La contagion se fait naturellement au contact des surfaces ou des objets contaminés (sol, douches de salles de sport, pourtour des piscines, moquette des hôtels...).

Attention! Les personnes souffrant de troubles circulatoires ou prenant des médicaments affaiblissant le système immunitaire seraient plus vulnérables aux mycoses des pieds.

LES INTERDITS

☒ Pas de traitement en automédication mais consultez votre médecin si :
- Vous avez des doutes quant à la nature de l'infection.
- Les lésions sont anciennes ou très étendues.
- La plante des pieds ou les ongles sont atteints.
- La peau des pieds est humide et sent mauvais.
- Les symptômes persistent ou s'aggravent malgré les traitements, même s'il y a eu une amélioration temporaire.
- Vous êtes diabétique.

☒ Ne poursuivez pas un traitement local en automédication mais consultez votre médecin si des lésions nouvelles apparaissent. Un prélèvement par un laboratoire peut s'avérer utile pour s'assurer qu'il s'agit bien d'une mycose.

☒ Ne prolongez pas un traitement en automédication au-delà de la durée préconisée, même si votre mycose n'a pas l'air totalement guérie. Consultez votre médecin.

Ne grattez pas les lésions sous peine de propagation aux autres zones du corps.
N'arrêtez pas le traitement local avant la durée préconisée, même en cas de très nette amélioration. Cela peut provoquer une récidive.

LES BONNES PRATIQUES

▶ **En prévention** ou pour éviter le retour des mycoses sur vos pieds
- Ne gardez pas les pieds humides. Séchez-vous très soigneusement les pieds en sortant d'une douche, en essuyant chaque espace entre les orteils, si nécessaire avec un sèche-cheveux. Talquez-les si vous transpirez facilement.

Pour une lecture optimale des tableaux, reportez-vous à la page 17.

• Portez des sandales de plage ou des tongs dans les endroits publics humides (piscines, douches de salles de sport, hammams, saunas).
• Mettez des chaussettes en fibre naturelle (coton, fibre de lin, fibre de bambou). Ne portez pas de chaussures fermées pieds nus, surtout s'il fait chaud.
• Abandonnez les chaussures serrées et mal aérées. Évitez les semelles en caoutchouc et les chaussures type baskets ou tennis car la transpiration en est mal évacuée.
• Aérez vos pieds en vous déchaussant le plus possible.
• Évitez de porter 2 jours de suite les mêmes chaussures et changez de chaussettes tous les jours.

▸ Pour réduire les risques de contagion
• Ne partagez pas les serviettes de toilette, les chaussons.
• Retirez les tapis des salles de bains.
• Lavez les carrelages, la douche, la baignoire à l'eau de Javel.

LES MÉDICAMENTS

En cas de mycose certaine (rechute d'une mycose diagnostiquée par le médecin) vous pouvez essayer un des médicaments vendus sans ordonnance. En cas d'échec, consultez votre médecin.

De nombreux médicaments utilisés autrefois ont perdu de leur intérêt en raison de l'apparition de nouveaux produits, plus efficaces et présentant moins d'effets indésirables. Ces antifongiques locaux sont disponibles sous forme de poudre, crème, émulsion, lotion ou solution cutanée.
Parmi eux :
• les dérivés les plus efficaces sont les imidazolés dont les noms se terminent en **-conazole** (é**conazole**, fenti**conazole**, iso**conazole**, mi**conazole**, serta**conazole**). Guérison en général au bout de trois semaines.
• la terbinafine, que l'on utilise en une fois ou pendant une semaine selon la formule. Elle peut cependant provoquer une irritation de la peau en raison de la présence d'alcool parmi les excipients.
• les autres substances *(voir tableau)* sont sans intérêt.

Le recours aux traitements par voie orale (sur prescription médicale) peut se révéler nécessaire. N'hésitez pas à consulter votre médecin en cas de doute (si la mycose semble persister par exemple) car une mycose mal traitée peut se réactiver et contaminer l'entourage familial.

EN SAVOIR PLUS

D'où vient le nom « pied d'athlète » ?

C'est parce que les sportifs ont très souvent des mycoses aux pieds que l'on parle de « pied d'athlète ». En cause ? Les chaussures de sport fabriquées le plus souvent en caoutchouc ou en d'autres matières qui ne laissent pas respirer la peau.

Pour une lecture optimale des tableaux, reportez-vous à la page 17.

Avec l'effort, le sportif transpire. Ses pieds restent humides dans des chaussures mal aérées. Les champignons ne demandent pas mieux pour se propager!
Sportifs et amateurs de chaussures de sport, faites sécher vos chaussures (et vos baskets) à l'air et pas dans votre sac de sport ou dans un placard.

ANTIMYCOSE DES PIEDS

Principes actifs et spécialités	Note	Avis
ECONAZOLE – Dérivé imidazolé		
Éconazole, poudre		
DERMAZOL ECONAZOLE XXX FONGILEINE MYCOAPAISYL PEVARYL	18	Bonne balance efficacité/tolérance.
MICONAZOLE – Dérivé imidazolé		
Miconazole, poudre		
DAKTARIN	18	Bonne balance efficacité/tolérance.
TERBINAFINE		
Terbinafine, crème ou solution cutanée		
LAMISILATE LAMISILATE MONODOSE	18	Bonne balance efficacité/tolérance.
FENTICONAZOLE – Dérivé imidazolé		
Fenticonazole, crème		
LOMEXIN	18	Bonne balance efficacité/tolérance.
ISOCONAZOLE – Dérivé imidazolé		
Isoconazole, crème, émulsion ou poudre		
FAZOL	18	Bonne balance efficacité/tolérance.
SERTACONAZOLE – Dérivé imidazolé		
Sertaconazole, crème		
MONAZOL	18	Bonne balance efficacité/tolérance.
CICLOPIROX OLAMINE		
Ciclopirox olamine, poudre		
MYCOSTER	12	Balance efficacité/tolérance moyenne.
ACIDE UNDECYLENIQUE EN ASSOCIATION		
Acide undécylénique + Undécylénate de zinc, crème		
MYCODECYL	7	Mis sur le marché en 1948, on a fait beaucoup mieux depuis. Le nouveau propriétaire de Mycodécyl n'a pas fait une affaire en achetant cette spécialité dépassée.
Acide undécylénique + Undécylénate de zinc + Undécylénate de calcium, poudre		
MYCODECYL	7	Mis sur le marché en 1949, on a fait beaucoup mieux depuis. Le nouveau propriétaire de Mycodécyl n'a pas fait une affaire en achetant cette spécialité dépassée.

Pour une lecture optimale des tableaux, reportez-vous à la page 17.

TOLNAFTATE		
Tolnaftate, lotion		
SPORILINE	7	Efficacité faible et produit dépassé.
TRICLOCARBAN		
Triclocarban, poudre		
CUTISAN	4	Médicament dépassé depuis 30 ans.

NOS MÉDICAMENTS FAVORIS

ECONAZOLE TEVA SANTE 1 % poudre pour application cutanée

Note : 18/20 ◆ **Prix :** 3,26 € ◆ **Remboursement SS :** 30 %

Classe thérapeutique : Antichampignon de la peau.

Indications : Pied d'athlète ou champignons (mycose) des pieds.

Contre-indications générales : Allergie aux imidazolés.

Prudence générale : Consultation médicale préalable en cas de doute sur le fait que les lésions soient dues à des champignons ◆ Application sur une peau abîmée (plaie, écorchures…) ◆ En cas de contact avec les yeux ou le visage, laver abondamment à l'eau claire ◆ Enfant (éviter l'inhalation de la poudre par l'enfant en la mettant sur vos mains avant de l'appliquer).

Prudence en association : Antivitamines K (acénocoumarol, fluindione, warfarine).

Posologie : Poudrer les lésions et autour des lésions, matin et soir, après toilette et séchage soigneux des pieds notamment entre les orteils. Faire suivre l'application d'un massage doux et régulier. Mettre de la poudre dans les chaussettes et chaussures 1 fois par jour. La durée du traitement est de 3 semaines (soit 4 flacons, dont 1 pour les chaussures et les chaussettes). Se laver soigneusement les mains après l'application pour éviter la contamination d'autres parties du corps ou d'autres personnes. Afin de prévenir les récidives, il est possible de continuer à poudrer chaussures et chaussettes après la fin du traitement.

Incidents : Sensation de brûlure, douleur au point d'application.

Arrêt du médicament et consulter le médecin si : Les lésions s'aggravent ou persistent après 3 semaines de traitement ◆ Réaction allergique avec éruption ou rougeur cutanée, démangeaisons cutanées, brusque gonflement du visage, du cou et/ou de la langue, difficultés à respirer ou à avaler (œdème de Quincke).

Composition : par 100 g : Éconazole nitrate 1 g. ◆ **Excipients à prendre en compte :** Aucun excipient à effet notoire.

Présentation : Flacon poudreur de 30 g ◆ **Laboratoire :** Teva Santé

DAKTARIN 2 % poudre pour application locale

Note : 18/20 ◆ **Prix :** 3,07 € ◆ **Remboursement SS :** 30 %

Classe thérapeutique : Antichampignon de la peau.

Indications : Pied d'athlète ou champignons (mycose) des pieds.

Contre-indications générales : Allergie aux imidazolés.

Prudence générale : Consultation médicale préalable en cas de doute sur le fait que les lésions soient dues à des champignons ◆ Application sur une peau abîmée (plaie, écorchures…) ◆ En cas de contact avec les yeux ou le visage, laver abondamment à l'eau claire ◆ Enfant (éviter l'inhalation de la poudre par l'enfant en la mettant sur vos mains avant de l'appliquer).

Contre-indications en association : Antivitamines K (acénocoumarol, fluindione, warfarine) ◆ Sulfamides hypoglycémiants.

Pour une lecture optimale des tableaux, reportez-vous à la page 17.

Prudence en association : Certains antiépileptiques (phénytoïne, fosphénytoïne).

Posologie : Poudrer les lésions et autour des lésions, matin et soir, après toilette et séchage soigneux des pieds notamment entre les orteils. Faire suivre l'application d'un massage doux et régulier. Mettre de la poudre dans les chaussettes et chaussures 1 fois par jour. La durée du traitement est de 3 semaines (soit 4 flacons, dont 1 pour les chaussures et les chaussettes). Se laver soigneusement les mains après l'application pour éviter la contamination d'autres parties du corps ou d'autres personnes. Afin de prévenir les récidives, il est possible de continuer à poudrer chaussures et chaussettes après la fin du traitement.

Incidents : Sensation de brûlure au point d'application.

Arrêt du médicament et consulter le médecin si : Les lésions s'aggravent ou persistent après 3 semaines de traitement ◆ Réaction allergique avec éruption ou rougeur cutanée, démangeaisons cutanées, brusque gonflement du visage, du cou et/ou de la langue, difficultés à respirer ou à avaler (œdème de Quincke).

Composition : par 100 g : Miconazole nitrate 2 g. ◆ **Excipients à prendre en compte :** Aucun excipient à effet notoire.

Présentation : Flacon poudreur de 30 g ◆ **Laboratoire :** Janssen Cilag

LAMISILATE MONODOSE 1 % solution pour application cutanée

Note : 18/20 ◆ **Prix :** 12,30 € ◆ **Remboursement SS :** 0 %

Classe thérapeutique : Antichampignon de la peau.

Indications : Pied d'athlète ou champignons (mycose) des pieds.

Contre-indications générales : Allergie à la terbinafine ◆ Affection chronique de la voûte plantaire avec épaississement de la peau (pied mocassin) ◆ Peau altérée après exposition au soleil ou avec une desquamation de la peau (en raison de la présence d'alcool dans la solution) ◆ Enfant de moins de 18 ans ◆ Allaitement.

Prudence générale : Consultation médicale préalable en cas de doute sur le fait que les lésions soient dues à des champignons ◆ En cas de contact avec les yeux ou le visage, laver abondamment à l'eau claire ◆ Grossesse.

Posologie : ***Adulte de plus de 18 ans :*** appliquer en une seule fois. Ne pas appliquer une seconde fois. Appliquer la solution sur les 2 pieds même si un seul pied est atteint (un tube est suffisant pour traiter les 2 pieds). Appliquer après la toilette et sécher soigneusement les pieds, notamment entre les orteils. Utiliser la moitié du tube pour un pied et finir l'application avant de traiter le deuxième pied : appliquer la solution avec le doigt d'abord entre les orteils puis sur la totalité du dessous et des côtés du pied, sans frotter ni masser ; traiter le deuxième pied de la même manière. Laisser sécher le produit pendant 1 à 2 minutes jusqu'à formation d'un film avant de se chausser. Ensuite, se laver les mains avec de l'eau chaude et du savon. Ne pas laver ou mouiller les pieds pendant les 24 heures qui suivent l'application de la solution. Après 24 heures, laver délicatement les pieds et les sécher en les tamponnant doucement. Une amélioration de la peau est visible normalement au bout d'une semaine mais 4 semaines peuvent être nécessaires pour la guérison complète.

Incidents : Sécheresse de la peau, irritation de la peau ou sensation de brûlure au site d'application.

Arrêt du médicament et consulter le médecin si : Absence d'amélioration ou aggravation, une semaine après l'application ◆ Réaction allergique avec éruption cutanée, rougeur cutanée, gonflements, douleurs, démangeaisons. Dans ce cas, enlever le film avec de l'alcool à 70° et laver les pieds à l'eau chaude savonneuse puis rincer et sécher avant de consulter le médecin.

Composition : pour 1 g : Terbinafine 10 mg. ◆ **Excipients à prendre en compte :** Aucun excipient à effet notoire.

Présentation : Tube de 4 g ◆ **Laboratoire :** Glaxosmithkline Santé Grand Public

Pour une lecture optimale des tableaux, reportez-vous à la page 17.

Mycose vaginale ou candidose vaginale

Des pertes blanches d'aspect lait caillé? Des démangeaisons, voire des brûlures de la vulve? Des rapports sexuels douloureux? Parfois des sensations de brûlure en urinant? Ce sont les symptômes d'une mycose vaginale, une affection qui touche la majorité des femmes à un moment ou à un autre de leur vie.

CE QU'IL FAUT SAVOIR

La mycose vaginale est une affection bénigne mais gênante et contagieuse. C'est une maladie sexuellement transmissible qu'il faut traiter sans attendre, en avertissant votre partenaire.

LES CAUSES

La mycose vaginale est provoquée par la prolifération inhabituelle d'un champignon microscopique de type *Candida albicans*, d'où son nom de candidose.

Plusieurs facteurs peuvent en être à l'origine :

- Des rapports sexuels fréquents sans préservatif.
- La grossesse (le 3e trimestre et après l'accouchement).
- Le port d'un stérilet et certaines pilules contraceptives.
- Certaines maladies : diabète, hypothyroïdie, baisse des défenses immunitaires, infection par le VIH (sida).
- Un traitement récent par certains antibiotiques (à large spectre), qui, en détruisant les bactéries vaginales, favorisent la multiplication du champignon.
- Un manque d'hygiène (attention aux jacuzzis ou aux piscines mal désinfectées) ou un excès d'hygiène (prudence avec les savons trop décapants et acides).
- Des sous-vêtements en tissu synthétique.

LES INTERDITS

☒ Pas d'automédication si c'est la première fois que ce type de problème vous arrive ou si vous n'êtes pas sûre qu'il s'agit d'une mycose vaginale, mais consultez votre médecin.

☒ Ne prolongez pas un traitement en automédication si les symptômes persistent au-delà de 5 jours, mais consultez votre médecin.

Pour une lecture optimale des tableaux, reportez-vous à la page 17.

LES BONNES PRATIQUES

▶ En prévention

- Évitez les piscines, hammams et jacuzzis, qui peuvent être des « bouillons de culture ».
- Prenez des douches plutôt que des bains et séchez-vous toujours avec soin. Éventuellement, tamponnez doucement la zone de la vulve avec un talc sans parfum.
- Choisissez pour vous laver des savons doux à pH neutre, hypoallergéniques, sans parfum. Évitez les gels douche.
- Privilégiez les culottes en coton.
- Lavez votre linge intime à plus de 70 °C avec du savon de Marseille.

▶ En cas d'infection

- Si vous êtes sûre du type d'infection (si diagnostiquée récemment par votre médecin), vous pouvez reprendre le même traitement en vente libre. En cas de doute, demandez l'avis de votre médecin.
- Demandez à votre partenaire de consulter son médecin : en effet ces mycoses ne peuvent guérir que si les deux partenaires sont traités.
- Si vous souffrez de récidives fréquentes (plus de deux au cours des 3 derniers mois), consultez votre médecin qui pourra en déterminer les causes et vous prescrire un traitement plus adapté.

Attention ! Si vous consultez un médecin pour une affection générale et qu'il vous prescrit un antibiotique à large spectre, informez-le de votre tendance aux mycoses vaginales. Il vous prescrira éventuellement en plus de l'antibiotique un ovule ou une capsule pour éviter la prolifération de champignons.

LES MÉDICAMENTS

Les médicaments efficaces sont des médicaments de la famille des imidazolés : clotrim**azole** (MYCOHYDRALIN®), écon**azole** (GYNO PEVARYL®), fenticon**azole**, (LOMEXIN®), isocon**azole** (FAZOL®), sertacon**azole** (MONAZOL®). Ils se présentent sous forme d'ovule ou de capsule vaginale et existent en crème pour appliquer sur la vulve ou pour traiter les hommes. Généralement bien tolérés, ils sont cependant contre-indiqués en cas d'allergie aux imidazolés. Rappelons que vous devez être sûre qu'il s'agit bien d'une mycose vaginale avant de prendre ces médicaments.
Attention ! Certains médicaments type LOMEXIN® peuvent détériorer les diaphragmes et les préservatifs en latex en raison de leurs excipients (huiles minérales : huile de silicone, de paraffine, etc.).

Pour une lecture optimale des tableaux, reportez-vous à la page 17.

EN SAVOIR PLUS

Les autres infections vaginales

Certaines vaginites ne sont pas liées à la prolifération de champignons de type *Candida*, mais sont provoquées par des bactéries, des virus ou des parasites. Ce sont des vaginites infectieuses.
Certaines vaginites non infectieuses peuvent être dues à une allergie, une irritation ou un dessèchement des parois du vagin, en particulier au moment de la ménopause. Parlez-en à votre médecin.

ANTICHAMPIGNON VAGINAL

Principes actifs et spécialités	Note	Avis
ECONAZOLE – Imidazolé		
Éconazole, émulsion fluide, ovule ou ovule à libération prolongée		
DERMAZOL 1 %		
ECONAZOLE 1 % XXX		
ECONAZOLE LP 150 mg XXX		
GYNO PEVARYL 150 mg		
GYNO PEVARYL LP 150 mg	18	Bonne balance efficacité/tolérance.
GYNOPURA LP 150 mg		
MYLEUGYNE LP 150 mg		
MYCOAPAISYL 1 %		
PEVARYL 1 %		
CLOTRIMAZOLE – Imidazolé		
Clotrimazole, comprimé vaginal ou crème		
MYCOHYDRALIN 200 mg		
MYCOHYDRALIN 500 mg	18	Bonne balance efficacité/tolérance.
MYCOHYDRALIN		
FENTICONAZOLE – Imidazolé		
Fenticonazole, capsule molle vaginale		
LOMEXIN 600 mg	15	Bonne balance efficacité/tolérance.
TERLOMEXIN 200 mg		
ISOCONAZOLE – Imidazolé		
Isoconazole, crème, émulsion fluide ou ovule		
FAZOL 2 %	15	Bonne balance efficacité/tolérance.
FAZOL G 300 mg		
SERTACONAZOLE – Imidazolé		
Sertaconazole, crème ou ovule		
MONAZOL 2 %	15	Bonne balance efficacité/tolérance.
MONAZOL 300 mg		

Pour une lecture optimale des tableaux, reportez-vous à la page 17.

NOS MÉDICAMENTS FAVORIS

ECONAZOLE SANDOZ 1 % émulsion fluide

Note : 18/20 ◆ **Prix :** 2,77 € ◆ **Remboursement SS :** 30 %

Classe thérapeutique : Antichampignon vaginal

Indications : Mycose de la vulve (vulvite) et du pénis (balanite).

Contre-indications générales : Allergie aux imidazolés ◆ Allergie au propylèneglycol, au butylhydroxyanisole, au macrogol.

Prudence générale : Consultation médicale préalable en cas de doute sur le fait que les lésions soient dues à des champignons ◆ Ne pas utiliser de savon acide pour la toilette des muqueuses génitales mais un savon solide ou liquide à pH neutre ou alcalin.

Prudence en association : Antivitamines K (acénocoumarol, fluindione, warfarine).

Posologie : Appliquer matin et soir régulièrement jusqu'à la disparition complète des lésions (8 jours environ soit 1 tube). Appliquer l'émulsion sur les lésions à traiter avec le bout des doigts, quelques gouttes ayant été déposées dans le creux de la main ou directement sur les lésions. Masser de façon douce et régulière jusqu'à pénétration complète.

Incidents : Augmentation des démangeaisons ◆ Sensation de brûlure locale ◆ Irritation de la peau.

Arrêt du médicament et consulter le médecin si : Les troubles persistent après 8 jours de traitement ◆ Réaction allergique avec éruption ou rougeur locale, gonflement des muqueuses.

Composition : par 100 g : Éconazole nitrate 1 g. ◆ **Excipients à prendre en compte :** Acide benzoïque, butylhydroxyanisole, propylèneglycol (excipients à effet notoire), macrogol.

Présentation : Flacon de 30 g ◆ **Laboratoire :** Sandoz

GYNO PEVARYL LP 150 mg ovule à libération prolongée

Note : 18/20 ◆ **Prix :** 2,97 € ◆ **Remboursement SS :** 30 %

Classe thérapeutique : Antichampignon vaginal.

Indications : Mycose de la vulve et du vagin parfois surinfectée par des bactéries.

Contre-indications générales : Allergie aux imidazolés.

Prudence générale : Consultation médicale préalable en cas de doute sur le fait que les lésions soient dues à des champignons ◆ Ne pas utiliser de savon acide pour la toilette gynécologique mais un savon solide ou liquide à pH neutre ou alcalin ◆ Grossesse.

Contre-indications en association : Contraception locale spermicide (risque d'inactivation).

Prudence en association : Antivitamines K (acénocoumarol, fluindione, warfarine).

Posologie : 1 ovule le soir au coucher à introduire profondément dans le vagin, de préférence en position allongée (sur le dos, genoux repliés et écartés). Se laver les mains avant et après administration. Éviter de porter des tampons périodiques pendant le traitement. Ne pas interrompre le traitement pendant les règles. En cas de contamination du partenaire sexuel (consultation médicale en cas de doute), le traiter conjointement par un antimycosique (antichampignon) local.

Incidents : Augmentation des démangeaisons ◆ Sensation de brûlure au niveau de la vulve ou du vagin.

Arrêt du médicament et consulter le médecin si : Les troubles persistent au-delà de 24 à 48 heures ◆ Réaction allergique avec éruption ou rougeur locale, gonflement des muqueuses.

Composition : par ovule : Éconazole nitrate 150 mg. ◆ **Excipients à prendre en compte :** Aucun excipient à effet notoire.

Présentation : 1 ovule ◆ **Laboratoire :** Janssen-Cilag

N

Nausées et vomissements

Vous vous sentez «barbouillé», écœuré et vous somnolez. Vous n'avez bien sûr pas faim et vous pouvez vous sentir abattu et fatigué. Vous avez la nausée, une sensation d'inconfort et de malaise au niveau de l'estomac. Autrement dit vous avez «mal au cœur».

CE QU'IL FAUT SAVOIR

Nausées et vomissements sont des troubles désagréables mais généralement mineurs. Mais s'ils sont associés à d'autres symptômes ou s'ils concernent une personne fragile, personne âgée ou enfant, prudence!
Le vomissement est un mode complexe de défense de l'organisme, commandé par le cerveau, pour expulser le contenu de l'estomac et évacuer les substances toxiques qui sont mal tolérées. Il est souvent précédé de nausées, de sueurs, de salivation abondante.
Même si vomir n'est pas agréable, vous vous sentez tout de suite mieux après et vos nausées généralement disparaissent.

LES CAUSES

Les vomissements sont des réactions non spécifiques à toutes sortes d'agressions.
Quant aux nausées, elles peuvent être liées à des troubles digestifs (gastro-entérite, excès alimentaire, abus d'alcool, intoxication alimentaire), mais aussi à la migraine, au mal des transports, à la prise de certains médicaments, à l'air vicié ou aux mauvaises odeurs.

Si les nausées et vomissements sont accompagnés de douleurs, fièvre, migraine, il peut s'agir d'une hépatite, d'une méningite, d'une hémorragie

Pour une lecture optimale des tableaux, reportez-vous à la page 17.

méningée, d'une maladie du tube digestif (occlusion intestinale, appendicite, péritonite) ou plus insidieusement d'**une intoxication au monoxyde de carbone, un gaz inodore mais mortel**.

☒☒☒ Dans tous ces cas, au moindre signe d'alerte, **appelez le SAMU** (15 ou 112).

LES INTERDITS

☒☒☒ Pas d'automédication mais consultez votre médecin de toute urgence dans les cas suivants :
- fièvre et douleurs violentes ;
- maux de tête ;
- présence de sang dans les vomissements ;
- confusion, divagation, perte de connaissance, vertiges, malaise, soif intense ;
- déclenchement des vomissements suite à un choc au niveau de la tête (traumatisme crânien) ;
- douleurs dans la poitrine.

☒☒ Ne prolongez pas un traitement en automédication mais consultez rapidement votre médecin si :
- Les vomissements persistent ou s'aggravent au-delà de 2 jours de traitement.
- Les autres symptômes persistent ou d'autres surviennent : maux de tête, fièvre, vertiges.

☒ Pas d'automédication sans prendre l'avis de votre médecin si :
- Vous êtes enceinte ou vous allaitez.
- La personne victime de nausées est un enfant de moins de 6 ans.
- Les symptômes font suite à la prise d'un médicament.

LES BONNES PRATIQUES

► **En cas de nausées,** suivez ces quelques mesures qui peuvent suffire à vous soulager :
- Détendez-vous (respiration profonde, promenade, repos).
- Essayez d'évacuer les nausées en respirant à fond et rapidement une dizaine de fois.
- Installez-vous au calme dans un endroit aéré.
- Vous pouvez manger légèrement mais vous risquez de ne pas le supporter.
- Buvez régulièrement, à petites gorgées (tisanes, infusions au gingembre, boissons au cola, eau citronnée).
- Évitez les odeurs fortes (parfums, bâtons d'encens...).
- Si vous avez vomi, respectez une diète de quelques heures tout en vous réhydratant, en buvant à petites gorgées de l'eau sucrée ou des boissons salées (bouillons).

Pour une lecture optimale des tableaux, reportez-vous à la page 17.

Attention! Si les nausées et vomissements concernent des personnes alitées, des personnes âgées et des jeunes enfants :

- Veillez à ce qu'ils vomissent la tête penchée en avant, pour éviter que cela ne pénètre dans les voies respiratoires (inondation) et ne provoque asphyxie ou infection.
- En cas de vomissements répétés, veillez à leur réhydratation : donnez-leur beaucoup de boissons (sucrées et salées) à boire à petites gorgées.
- S'il s'agit d'un nourrisson, *voir Régurgitations et vomissements du nourrisson*.

LES MÉDICAMENTS

La majorité des médicaments destinés à traiter les nausées et vomissements ne sont délivrés que sur ordonnance, à l'exception de deux médicaments que l'on peut prendre sur une courte durée lors de nausées et vomissements sans fièvre : le dimenhydrinate (NAUSICALM®) et la métopimazine (VOGALIB®). Mais ils sont contre-indiqués en cas de glaucome par fermeture de l'angle, de difficultés à uriner et d'asthme.

EN SAVOIR PLUS

Pourquoi les femmes enceintes ont-elles des nausées ?

La majorité des femmes enceintes souffrent de nausées et vomissements, généralement entre la 4e et la 15e semaine de grossesse. Ce trouble bénin résulte du bouleversement hormonal que subit la femme enceinte dans les 3 premiers mois de grossesse.

ANTINAUSÉES – ANTIVOMISSEMENTS

Principes actifs et spécialités	Note	Avis
DIMENHYDRINATE – Antihistaminique H_1		
Dimenhydrinate, gélule ou sirop		
NAUSICALM ADULTES 50 mg NAUSICALM	14	Cet antihistaminique de première génération peut entraîner un effet sédatif important, sécheresse de la bouche, constipation, troubles de la vue, difficultés à uriner (effets atropiniques).
METOPIMAZINE – Antiémétique phénothiazinique		
Métopimazine, lyophilisat oral		
VOGALIB	12	Peut entraîner somnolence, hypotension, sécheresse de la bouche, gonflement des seins, écoulement de lait, impuissance, frigidité.
HOMÉOPATHIE		
Associations homéopathiques, comprimé ou solution buvable		
BILINUM COMPLEXE N°113 LEHNING NUX VOMICA COMPLEXE N°49 LEHNING	7	

Pour une lecture optimale des tableaux, reportez-vous à la page 17.

NOTRE MÉDICAMENT FAVORI

NAUSICALM ADULTES 50 mg gélule

Note : 14/20 ◆ **Prix :** 6,35 € ◆ **Remboursement SS :** 0 %

Classe thérapeutique : Antihistaminique H_1 antinausées.

Indications : Traitement de courte durée des nausées et vomissements non accompagnés de fièvre ◆ Prévention et traitement du mal des transports.

Contre-indications générales : Allergie au dimenhydrinate ◆ Glaucome par fermeture de l'angle (ou antécédent familial) ◆ Difficultés pour uriner d'origine prostatique ou autre ◆ Vomissements sanglants et/ou associés à de la fièvre et/ou à un ballonnement important avec absence de selles et surtout de gaz depuis 24 heures ◆ Asthme ◆ Consommation d'alcool ◆ Intolérance au saccharose ◆ Enfant de moins de 15 ans ◆ Allaitement.

Prudence générale : Insuffisance rénale ◆ Insuffisance hépatique ◆ Constipation ◆ Sujet âgé ◆ Grossesse ◆ Conduite de véhicules ou de machines (risque de somnolence, vertiges, troubles visuels, baisse de la vigilance).

Contre-indications en association : Alcool ou médicaments contenant des quantités importantes d'alcool ◆ Oxybate de sodium.

Prudence en association : Pansements gastro-intestinaux, antiacides et adsorbants à prendre 2 heures avant ou après ce médicament.

Posologie : ***Adulte :*** 1 à 2 gélules toutes les 6 à 8 heures sans dépasser 8 gélules par jour. Avaler les gélules avec un verre d'eau ou une boisson chaude.
Dans le cas de nausées et vomissements, la durée du traitement est de 2 jours maximum.
Contre le mal des transports : la première prise doit avoir lieu une demi-heure avant le départ. La prise peut éventuellement être renouvelée au cours du transport.

Incidents : Somnolence ◆ Sécheresse de la bouche et des muqueuses ◆ Troubles visuels ◆ Palpitations ◆ Constipation ◆ Rétention d'urine ◆ Vertiges ◆ Hypotension.

Arrêt du médicament et consulter le médecin si : Les troubles s'aggravent ou persistent après 2 jours de traitement ◆ Troubles psychiques (hallucinations, confusion...) ◆ Tremblements ◆ Réaction allergique avec éruption ou rougeur cutanée, démangeaisons cutanées, brusque gonflement du visage, du cou et/ou de la langue, difficultés à respirer ou à avaler (œdème de Quincke), malaise brutal avec chute de la pression artérielle, perte de connaissance (choc anaphylactique) ◆ Apparition de bleus, de saignements de nez ou de gencives inhabituels (thrombopénie) ◆ Apparition de fièvre, d'angine ou de toute autre infection (agranulocytose).

Composition : par gélule : Dimenhydrinate 50 mg. ◆ **Excipients à prendre en compte :** Saccharose (excipient à effet notoire).

Présentation : 14 gélules ◆ **Laboratoire :** Les Laboratoires Nogues

P

Panaris

Cela commence avec une petite douleur au toucher, par exemple au bout de l'index, tout près de l'ongle. La peau est rouge, chaude, enflée. C'est un panaris.

CE QU'IL FAUT SAVOIR

Le panaris est une inflammation aiguë d'un doigt, généralement à son extrémité. Il peut affecter la peau, la pulpe, les gaines des tendons, les os et même les articulations.
Un panaris ne doit jamais être pris à la légère, car mal soigné il peut entraîner de graves complications.

LES CAUSES
À l'origine, une petite plaie, même minuscule (piqûre d'épingle), entraînant la multiplication de bactéries, le plus souvent à staphylocoque doré. La partie du doigt infectée devient douloureuse, avec des élancements, surtout la nuit, associés parfois à de la fièvre et même à un ganglion.

Attention! Un panaris mal traité peut s'étendre avec un risque de septicémie. Consultez votre médecin dès les premiers signes d'alerte.
Quant aux panaris à répétition, ils peuvent être liés à un problème de santé grave (diabète, cancer, alcoolisme, toxicomanie), à un traitement prolongé par des dérivés de la cortisone ou à un traitement immunosuppresseur. Ils demandent toujours une consultation médicale.

Pour une lecture optimale des tableaux, reportez-vous à la page 17.

LES INTERDITS

☒☒☒ Pas d'automédication mais consultez votre médecin en urgence si :
- Votre doigt vous élance vraiment beaucoup, la nuit et au rythme de votre pouls.
- Vous sentez qu'il y a du pus dans le doigt.
- Vous avez des ganglions au coude et vous avez de la fièvre (plus de 38 °C).

☒☒ Ne prolongez pas un traitement en automédication si celui-ci ne donne pas de résultat au bout de 24 heures mais consultez votre médecin sans attendre : un geste chirurgical pour éliminer le panaris, suivi d'un traitement antibiotique adapté au germe, est souvent nécessaire.
- Ne «triturez» JAMAIS un début de panaris, vous risquez d'amplifier gravement l'infection.
- Veillez particulièrement à l'évolution du panaris si la personne infectée est un enfant ou une personne âgée.

LES BONNES PRATIQUES

▸ En prévention
- Évitez de vous ronger les ongles ou de repousser les petites peaux autour de l'ongle.
- Désinfectez toujours vos instruments de manucure, portez des gants pour le jardinage.
- Nettoyez soigneusement toute plaie, même superficielle, avec de l'eau et du savon.
- Vérifiez que votre vaccination antitétanique est bien à jour.

▸ En cas de début d'infection
- Laissez tremper le doigt 4 à 5 fois par jour dans une solution antiseptique. Puis protégez-le avec un pansement.
- Et pour éviter de contaminer votre entourage, arrêtez momentanément de faire la cuisine.

LES MÉDICAMENTS

Le seul préconisé en automédication est l'HEXOMEDINE TRANSCUTANEE®, au premier stade inflammatoire sans abcès (pus).

ANTIPANARIS

Principes actifs et spécialités	Note	Avis
HEXAMIDINE – Diamidine		
Hexamidine, solution cutanée		
HEXOMEDINE TRANSCUTANEE 1,5 POUR MILLE	12	Activité uniquement bactériostatique. Peut s'avérer suffisant en début de panaris en pansement humide ou en bain de 1 à 3 minutes.

NOTRE MÉDICAMENT FAVORI

HEXOMEDINE TRANSCUTANEE 1,5 POUR MILLE solution pour application locale

Note : 12/20 ◆ **Prix :** 3,00 € ◆ **Remboursement SS :** 15 %

Classe thérapeutique : Antiseptique.

Indications : Affection de la peau bactérienne ou susceptible de se surinfecter ◆ Panaris.

Contre-indications générales : Allergie aux diamidines (hexamidine, pentamidine…) ◆ Allergie au propylèneglycol ◆ Ne pas appliquer sur les muqueuses ou les plaies ouvertes ◆ Nourrisson.

Prudence générale : Ne pas appliquer sur de grandes surfaces, des brûlures, sous pansement.

Contre-indications en association : Autres antiseptiques ou savons.

Posologie : ***Adulte et enfant :*** utiliser pure 2 fois par jour en badigeonnage ou en bains locaux. Dans les infections de l'ongle et du pourtour de l'ongle, la solution peut être utilisée : soit en pansement humide de courte durée (30 à 45 minutes), soit en bain de 1 à 3 minutes (le flacon à large goulot est prévu pour cet emploi). Dans ce cas, il ne faut ni utiliser la solution pour un autre usage antiseptique, ni conserver le flacon après traitement. Le rinçage après application est inutile. Bien refermer le flacon. Après ouverture, utiliser : dans les 15 jours si le produit est déposé sur une compresse stérile avant l'application, dans les 5 jours si le doigt ou l'orteil est trempé directement dans le flacon.

Incidents : Sensation de picotements ◆ Démangeaisons ◆ Brûlure ◆ Sécheresse cutanée ◆ Irritation cutanée.

Arrêt du médicament et consulter le médecin si : Les lésions persistent ◆ Réaction allergique avec éruption cutanée, rougeur cutanée, vésicules ou papules.

Composition : par 100 ml : Hexamidine di-isétionate 0,15 g. ◆ **Excipients à prendre en compte :** Propylèneglycol (excipient à effet notoire).

Présentation : Flacon de 45 ml ◆ **Laboratoire :** Sanofi Aventis

Pilule du lendemain

Vous avez oublié votre pilule hier soir? Le préservatif s'est déchiré? Vous ne voulez pas vous retrouver enceinte. La pilule du lendemain a été conçue pour résoudre ce type d'« accident ».

CE QU'IL FAUT SAVOIR

La pilule du lendemain se présente sous forme d'un comprimé renfermant uniquement un progestatif, à prendre en une seule prise.

Attention! La pilule du lendemain ne remplace en aucun cas la contraception. Elle doit rester EXCEPTIONNELLE.

LES INTERDITS

Pas question de vous croiser les bras, il faut agir vite!
Même si la pilule du lendemain peut stopper une grossesse jusqu'à 72 heures (3 jours) après un rapport sexuel mal protégé, elle est d'autant

Pour une lecture optimale des tableaux, reportez-vous à la page 17.

Pour une lecture optimale des tableaux, reportez-vous à la page 17.

plus efficace qu'elle est prise très rapidement : environ 80 % d'efficacité si elle est prise dans les 24 heures suivant le rapport sexuel, mais moins de 60 % au bout de 72 heures. Dépêchez-vous !

LES BONNES PRATIQUES

• Allez chez un pharmacien, à l'infirmerie de votre établissement scolaire ou dans un centre de planification familiale et demandez une pilule du lendemain. Ce médicament est vendu sans ordonnance, et on ne peut pas vous le refuser. Si vous avez une ordonnance, il est pris en charge à 65 % par la Sécurité sociale. Si vous êtes mineure, vous pouvez obtenir ce produit de façon anonyme et sans payer.
• La pilule du lendemain ne remplace pas votre traitement contraceptif. Si vous avez pris la pilule du lendemain après avoir oublié votre pilule, prenez le dernier comprimé oublié dès que vous vous rendez compte de l'oubli et reprenez votre pilule quotidienne à l'heure habituelle.
• **Attention ! Vous devez utiliser parallèlement à la reprise de votre traitement (pilule contraceptive) un moyen de contraception local (préservatif) au cours des 7 jours qui suivent l'oubli.**
• Après la prise du médicament, vous pouvez souffrir de petits troubles (nausées, maux de tête ou de ventre, petits saignements...). Ces troubles, sans gravité, disparaissent en général rapidement. S'ils se prolongent plus de 8 jours après la prise de la pilule, consultez votre médecin.
• Vous saurez que la pilule du lendemain a été efficace à l'arrivée de vos règles. Pas de panique si la date est un peu modifiée. C'est normal et dû à la prise du contraceptif du lendemain. En revanche, si vous avez un retard de plus de 5 jours, vous pouvez faire un test de grossesse *(voir Tests de grossesse)* et, dans tous les cas, consultez votre médecin.

LES MÉDICAMENTS

Vous trouverez en pharmacie des médicaments sans ordonnance, délivrés gratuitement. Ils sont à base de lévonorgestrel : NORLEVO® ou LEVONORGESTREL XXX, ou à base d'ulipristal : ELLAONE®.

PILULE DU LENDEMAIN

Principes actifs et spécialités	Note	Avis
LEVONORGESTREL		
Lévonorgestrel, comprimé		
LEVONORGESTREL XXX 1,5 mg NORLEVO 1,5 mg	16	Ce médicament ne doit en aucun cas se substituer à une contraception régulière. Il n'est pas efficace à tous les « coups ». En cas de retard de règles, il est impératif de vérifiez l'absence de grossesse par un test de grossesse.

Pour une lecture optimale des tableaux, reportez-vous à la page 17.

ULIPRISTAL		
Ulipristal, comprimé		
ELLAONE 30 mg	14	Idem précédent. Cette spécialité étant plus récente, sa tolérance est moins bien étudiée dans cette indication. Est-ce pour cela que son prix est 3 à 4 fois plus élevé ?

NOTRE MÉDICAMENT FAVORI

LEVONORGESTREL MYLAN 1,5 mg comprimé

Note : 16/20 ◆ **Prix :** 4,22 € ◆ **Remboursement SS :** 65 %

Classe thérapeutique : Pilule du lendemain.

Indications : Contraception d'urgence dans un délai de 72 heures après un rapport sexuel non protégé ou en cas d'échec d'une méthode de contraception.

Contre-indications générales : Allergie au lévonorgestrel.

Prudence générale : Antécédents de salpingite (infection des trompes utérines) ou de grossesse extra-utérine ◆ Insuffisance hépatique ◆ Antécédents personnels ou familiaux de thrombophilie (trouble de la coagulation sanguine) ◆ Maladie de Crohn ◆ Intolérance au lactose ◆ Allaitement (allaiter immédiatement avant la prise du comprimé et ne pas allaiter pendant les 8 heures suivant la prise du comprimé) ◆ Conduite de véhicules ou de machines (en cas de vertiges ou de fatigue).

Contre-indications en association : Inducteurs enzymatiques (certains antiépileptiques, certains antituberculeux, certains médicaments de l'infection par le VIH) ◆ Millepertuis ◆ Pérampanel ◆ Ulipristal. **Si vous êtes sous traitement avec ces médicaments (risque d'inefficacité de la contraception d'urgence), prendre contact avec votre gynécologue ou médecin pour savoir la conduite à tenir.**

Prudence en association : Aprépitant ◆ Bocéprévir ◆ Bosentan ◆ Griséofulvine ◆ Pansements gastro-intestinaux, antiacides et adsorbants à prendre 2 heures avant ou après ce médicament.

Posologie : 1 comprimé à prendre le plus tôt possible, si possible dans les 12 heures après le rapport sexuel non protégé, et dans les 72 heures (3 jours) au plus tard après le rapport. Avaler le comprimé avec un verre d'eau, sans le croquer.
L'efficacité du traitement est d'autant plus grande qu'il est mis en route rapidement après le rapport non protégé ou l'échec de la contraception. Le lévonorgestrel peut être pris à n'importe quel moment du cycle.
En cas de vomissements dans les 3 heures suivant la prise du comprimé, prendre immédiatement un autre comprimé.
Après utilisation de la contraception d'urgence, il est vivement recommandé d'utiliser un moyen contraceptif local (préservatif, spermicide, cape cervicale, diaphragme) jusqu'aux règles suivantes.

Incidents : Vertiges ◆ Mal de tête ◆ Nausées ◆ Vomissements ◆ Diarrhée ◆ Douleur du ventre ◆ Sensation de tension des seins ◆ Retard des règles ◆ Règles abondantes ◆ Règles douloureuses ◆ Fatigue.

Arrêt du médicament et consulter le médecin si : Absence de règles à la date prévue (plus de 5 jours de retard) ◆ Saignements anormaux ◆ Réaction allergique avec éruption ou rougeur cutanée, démangeaisons cutanées, brusque gonflement du visage, du cou et/ou de la langue, difficultés à respirer ou à avaler (œdème de Quincke), malaise brutal avec chute de la pression artérielle, perte de connaissance (choc anaphylactique).

Composition : par comprimé : Lévonorgestrel 1,5 mg. ◆ **Excipients à prendre en compte :** Lactose (excipient à effet notoire).

Présentation : 1 comprimé ◆ **Laboratoire :** Mylan

Pour une lecture optimale des tableaux, reportez-vous à la page 17.

Piqûres d'insectes

Un insecte vous pique? Pas de panique s'il s'agit d'un moustique, d'un taon ou d'une fourmi! Mais prudence s'il s'agit d'une guêpe, d'une abeille ou d'un frelon : leurs piqûres tuent chaque année en France, deux fois plus que les piqûres de vipère.

CE QU'IL FAUT SAVOIR

Dans le cas des piqûres de moustique, de taon ou de fourmi, les réactions sont généralement modérées, même si elles peuvent être désagréables : rougeur et boursouflement de la peau à l'endroit piqué, accompagnés de démangeaisons.
S'il s'agit d'une abeille, d'une guêpe ou d'un frelon, la piqûre est en revanche souvent douloureuse. Votre peau va légèrement gonfler à cet endroit et vous faire mal (ça brûle!) durant quelques heures, voire quelques jours.
Si dans la majorité des cas l'épisode est bénin, il peut s'avérer très grave en cas de réaction allergique sévère ou si le gonflement provoqué par la piqûre entraîne des difficultés respiratoires, voire une asphyxie (piqûre au cou, à la gorge, sur la langue).

Attention! Redoublez de vigilance si :
• Vous (ou la personne piquée) avez déjà fait des réactions allergiques importantes.
• Les piqûres sont multiples.
• Les piqûres se situent au visage.
Au moindre signe d'alerte (malaise, fièvre, gonflement anormal...), consultez votre médecin ou appelez le SAMU (15 ou 112).

La réaction allergique : la reconnaître et y faire face

Les symptômes caractéristiques d'une réaction allergique sont :
• une réaction cutanée importante : plaques rouges sur le corps (urticaire), démangeaisons généralisées;
• des difficultés à respirer, respiration sifflante de type asthmatique;
• un gonflement de la peau, visible surtout au niveau du visage ou de la langue (œdème de Quincke, *voir Allergies*);
• des nausées et douleurs abdominales;
• de la fièvre.
Au stade le plus grave – choc anaphylactique (*voir Allergies*) –, le malaise s'accompagne d'une chute brutale de la tension artérielle, d'une augmentation de la fréquence cardiaque et de troubles digestifs avec des conséquences qui **peuvent devenir GRAVISSIMES. Appelez les pompiers (18) ou le SAMU (15 ou 112)**!

Attention! Les personnes ayant déjà fait des réactions allergiques graves aux piqûres de guêpe ou d'abeille doivent porter EN PERMANENCE une petite trousse contenant de l'adrénaline et un dérivé de cortisone prescrits par leur médecin.

Pour une lecture optimale des tableaux, reportez-vous à la page 17.

LES INTERDITS

☒☒☒ Pas d'automédication mais consultez votre médecin en urgence si :
- Il y a dégradation de l'état général *(voir ci-dessus)*.
- La peau réagit fortement (très rouge, démangeaisons importantes).
- La personne piquée est un nourrisson, un enfant ou une personne âgée.

☒☒ Ne prolongez pas un traitement en automédication plus de 24 heures mais consultez votre médecin rapidement si les symptômes s'aggravent ou si la démangeaison persiste.

- En cas de piqûre d'abeille, si le dard est resté dans la peau, n'appuyez pas sur la poche à venin sous peine de diffuser celui-ci.
- Ne vous grattez pas, la peau risque de s'infecter.

LES BONNES PRATIQUES

▶ Piqûres de moustique, taon, fourmi

- Calmez la peau en appliquant un glaçon enveloppé dans un linge pendant un petit quart d'heure.
- Désinfectez la plaie avec de l'eau et du savon ou une solution hydroalcoolique.

▶ Piqûres de guêpe, abeille, frelon

- Appliquez un glaçon ou un linge imprégné d'eau froide pour calmer la peau ou approchez immédiatement le bout d'une cigarette ou d'un allume-cigare à 1 ou 2 millimètres de la piqûre, pendant une minute, pour détruire le venin par la chaleur (attention à ne pas vous brûler!) puis tamponnez la plaie avec une solution de chlorhexidine (DOSISEPTINE®, etc.).
- En cas de piqûre d'abeille, retirez le dard (s'il est visible) avec une pince à épiler désinfectée puis nettoyez la plaie avec une solution de chlorhexidine (DOSISEPTINE®, etc.).
- Si les démangeaisons sont intenses, appliquez un traitement local à base d'hydrocortisone (CORTAPAISYL®, etc.)..

EN SAVOIR PLUS

Comment se protéger ?

La prévention est la meilleure défense contre les piqûres de moustique et de taon :
- Installez des moustiquaires si vous êtes dans une région à moustiques, un pays chaud.
- Portez des vêtements longs, de couleur claire, des chaussettes, surtout à la tombée de la nuit, et imprégnez-les avec des insecticides (perméthrine).

Pour une lecture optimale des tableaux, reportez-vous à la page 17.

• Éloignez les moustiques avec des produits dits « insectifuges ou *repellent* » à base de diéthyltoluamide (DEET), d'icaridine, d'IR 35/35 (en vente en pharmacie ou dans les rayons droguerie). Appliquez un *repellent* sur votre peau et renouvelez-en l'application car ces produits sont sensibles à la chaleur, la pluie, la sueur...
Respectez les intervalles de pose, particulièrement pour les enfants !
• Utilisez des insecticides en aérosol ou des diffuseurs électriques dans la maison.
• Évitez ce qui attire les insectes : produits cosmétiques parfumés, parfums ou produits sucrés (fruits, desserts, confitures...).
• Plantez sur votre balcon des géraniums, de la citronnelle ou mettez-en dans votre intérieur. Cela éloigne les insectes.

Il n'y a pas de moyens de prévention contre les abeilles, guêpes ou frelons mais :
• Ne faites surtout pas de gestes brusques ni de gesticulations face à eux. Éloignez-vous d'eux doucement ou tuez-les avec précaution.
• Si vous repérez un nid de frelons ou de guêpes, appelez les pompiers ou un spécialiste.

LES MÉDICAMENTS

Attention! Si vous êtes sujet aux réactions allergiques, ayez toujours à votre portée les médicaments prescrits par votre médecin et prévenez votre entourage.

Les médicaments sans ordonnance sont tous des produits à appliquer localement.
En cas de démangeaison localisée, intense et si votre peau est saine (pas de plaie, de lésions infectées ou suintantes ni de peau irritée), vous pouvez utiliser une crème, une pommade, un gel ou une solution cutanée en respectant strictement les limites fixées par le laboratoire (âge, fréquence d'application).
Ne recouvrez pas la plaie avec un pansement. Et lavez-vous les mains après application.

Le seul traitement véritablement efficace est l'hydrocortisone 0,5 % en crème (CORTAPAISYL®...), qui agit sur l'inflammation et la démangeaison. Ne l'utilisez pas sans avis médical chez l'enfant de moins de 6 ans. Respectez strictement la posologie. En cas de persistance ou d'aggravation de la démangeaison (signe d'une possible allergie), stoppez le traitement et consultez votre médecin.

Attention!
• Évitez les antihistaminiques par voie locale, en gel ou en crème, à base des substances suivantes : diphénhydramine, isothipendyl, prométhazine et méfénidramium.
• Évitez les autres médicaments antiprurigineux à base de crotamiton ou de lévomenthol...

En cas de douleur (adulte ou enfant), seul le paracétamol (dose adaptée à l'adulte ou à l'enfant) est indiqué.

Pour une lecture optimale des tableaux, reportez-vous à la page 17.

ANTIPIQÛRES D'INSECTES (CURATIF)

Principes actifs et spécialités	Note	Avis
HYDROCORTISONE – Anti-inflammatoire corticoïde		
Hydrocortisone, crème		
APHILAN DEMANGEAISONS CORTAPAISYL CORTISEDERMYL DERMOFENAC DEMANGEAISONS	14	Bonne balance efficacité/tolérance. Médicament à privilégier.
QUINISOCAINE – Anesthésique local		
Quinisocaïne, crème		
QUOTANE	12	
PHYTOTHÉRAPIE		
Calendula officinalis, solution cutanée		
CALENDULA OFFICINALIS TEINTURE MERE BOIRON CALENDULA OFFICINALIS TEINTURE MERE WELEDA	10	Efficacité limitée.
Calendula officinalis + Hypericum perforatum + Achillea millefollium + Ledum palustre, pommade		
CICADERMA	5	Association sans intérêt. Risque de photosensibilisation liée à la présence de millepertuis (*Hypericum perforatum*).
ACIDE SALICYLIQUE EN ASSOCIATION		
Acide salicylique + Lévomenthol + Résorcinol + Vératrole, solution pour application cutanée		
SYNTHOL	6	Efficacité non démontrée, risque de réaction cutanée.
CROTAMITON – Antiprurigineux		
Crotamiton, crème		
EURAX	5	Inefficace et allergisant. Si votre pharmacien n'en a pas, c'est plutôt bon signe.
DIPHENHYDRAMINE – Antihistaminique H_1		
Diphénhydramine, gel		
BUTIX	5	Les antihistaminiques locaux sont eux-même allergisants. N'utilisez que les antiallergiques pris par la bouche.
ISOTHIPENDYL – Antihistaminique H_1		
Isothipendyl, crème ou gel		
APAISYLGEL SEDERMYL	5	Les antihistaminiques locaux sont à éviter car ils sont eux-même allergisants.
MEFENIDRAMIUM EN ASSOCIATION – Antihistaminique H_1 (méthyldiphénhydramine)		
Méfénidramium + Lidocaïne, crème		
ONCTOSE	4	Produit dépassé. Évitez les antihistaminiques locaux, eux-même allergisants.
Méfénidramium + Lidocaïne + Hydrocortisone, crème		
ONCTOSE HYDROCORTISONE	4	Association inutile et allergisante.
PROMETHAZINE – Antihistaminique phénothiazinique		
Prométhazine, crème		
PHENERGAN	4	Produit dépassé à éviter car très allergisant et photosensibilisant, sauf si vous souhaitez revoir très fréquemment votre dermatologue.

Pour une lecture optimale des tableaux, reportez-vous à la page 17.

NOTRE MÉDICAMENT FAVORI

CORTAPAISYL 0,5 % crème

Note : 14/20 ◆ **Prix :** 5,70 € ◆ **Remboursement SS :** 0 %

Classe thérapeutique : Corticoïde pour la peau.

Indications : Piqûres d'insectes ou d'ortie ◆ Coups de soleil localisés.

Contre-indications générales : Allergie aux parabènes, à l'alcool cétostéarylique ◆ Acné ◆ Rosacée ◆ Plaie ◆ Lésion infectée ◆ Lésion ulcérée (peau creusée et à vif) ◆ Infections de la peau due à des bactéries, des virus, des champignons ou des parasites ◆ Cloques après un coup de soleil ◆ Enfant de moins de 6 ans.

Prudence générale : Ne pas appliquer sur de grandes surfaces ◆ Ne pas recouvrir d'un pansement ◆ Ne pas appliquer sur les seins en cas d'allaitement ◆ Ne pas appliquer d'autres produits sur la peau à traiter ◆ Ne pas augmenter la fréquence des applications (augmente les effets indésirables sans augmenter l'efficacité).

Posologie : ***Adulte et enfant de plus de 6 ans :*** 1 application matin et soir pendant 1 à 3 jours maximum. Se laver les mains avant et après application. Appliquer la crème en touches espacées, puis l'étaler en massant doucement jusqu'à ce qu'elle soit absorbée complètement.

Arrêt du médicament et consulter le médecin si : Les troubles persistent ou s'aggravent après 3 jours de traitement ◆ Réactions allergiques avec éruption, rougeur, desquamation de la peau et démangeaisons (eczéma, urticaire) ◆ Surinfection de la peau.

Composition : par 100 g : Hydrocortisone 0,5 g. ◆ **Excipients à prendre en compte :** Alcool cétostéarylique, parahydroxybenzoates de méthyle et de propyle (parabènes) (excipients à effet notoire).

Présentation : 3 tubes de 5 g ◆ **Laboratoire :** Merck Médication Familiale

ANTIPIQÛRES D'INSECTES (PRÉVENTIF RÉPULSIF)

Principes actifs et spécialités	Note	Avis
ANTIMOUSTIQUES CORPORELS – Parapharmacie, quelques exemples :		
DEET (diéthyltoluamide), lotion		
BIOVECTROL TROPIQUES INSECT ECRAN ZONES INFESTEES	16	Dosés à 50 % en DEET, contre-indiqués chez l'enfant de moins de 12 ans. Nombreuses précautions d'emploi.
MOUSTIDOSE ZONE INFESTEE MOUSTIFLUID ZONES A HAUTS RISQUES	16	Dosés à 30 % en DEET, contre-indiqués chez le nourrisson. Nombreuses précautions d'emploi.
Icaridine, lotion		
APAISYL REPULSIF HAUTE PROTECTION INSECT ECRAN FAMILLES INSECT ECRAN SPECIAL TROPIQUES	14	
IR3535 (Insect Repellent 3535) (Ethyl butylacétylaminopropionate), gel ou lotion		
APAISYL ZONES TROPICALES CINQ SUR CINQ TROPIC CINQ SUR CINQ ZONES TEMPEREES MOUSTIFLUID ZONES TEMPEREES MOUSTIFLUID ZONES TROPICALES	14	

Pour une lecture optimale des tableaux, reportez-vous à la page 17.

ANTIMOUSTIQUES DE L'ENVIRONNEMENT		
Esbiothrine, diffuseur		
CINQ SUR CINQ	12	
MOUSTIKOLOGNE		
Perméthrine, moustiquaire, solution ou spray		
CINQ SUR CINQ TISSUS VETEMENTS	12	
INSECT ECRAN VETEMENTS SPRAY		
MOUSTIFLUID MOUSTIQUAIRE		
MOUSTIFLUID TISSUS VETEMENTS		

Plaies et coupures superficielles

Une écorchure à la main ? Une éraflure au mollet ? Une entaille à l'index ? A *priori*, rien de grave, mais ces petites plaies et blessures légères demandent tout de même quelques soins.

CE QU'IL FAUT SAVOIR

Une éraflure ou une écorchure non profonde affectent la couche superficielle de la peau (épiderme) et cicatrisent plus ou moins rapidement selon l'âge, le niveau d'hygiène, l'état de la peau et la prise de certains médicaments.

LES INTERDITS

☒☒☒ Pas de traitement en automédication mais consultez votre médecin en urgence si :
• La plaie nécessite des points de suture parce qu'elle est trop ouverte ou trop importante.

☒☒ Pas de traitement en automédication mais consultez votre médecin dans les 24 heures si :
• La blessure a été produite par un outil rouillé ou souillé de terre et vous n'êtes pas certain d'être à jour dans la vaccination antitétanique.
• La peau autour de la plaie est rouge et douloureuse.
• La plaie est située au visage, à la tête ou à la main.
• La plaie suppure ou n'arrête pas de saigner, même faiblement.
• Vous avez mal sur le même membre que la plaie mais bien au-delà.
• Il y a un corps étranger dans la plaie difficile à éliminer.
• La plaie fait suite à une morsure ou une griffure d'animal.
• Vous souffrez de diabète ou d'immunodépression (cancer, sida, personnes très âgées).

Pour une lecture optimale des tableaux, reportez-vous à la page 17.

☒☒ Ne prolongez pas un traitement en automédication plus de 48 heures mais consultez votre médecin si :
- La plaie empire : elle devient plus rouge, plus douloureuse et il y a du pus.
- La plaie s'accompagne de fièvre, de gonflement et de douleur aux ganglions.

LES BONNES PRATIQUES

▶ En prévention

- Soyez à jour dans votre vaccination antitétanique et vérifiez celle de votre entourage : le vaccin ou son rappel doit dater de moins de 10 ans *(voir Vaccinations).*
- Mettez des gants épais pour tous les travaux de jardin ou si vous utilisez des outils pointus.

▶ En cas de coupure, écorchure, entaille

- Nettoyez soigneusement la plaie avec beaucoup d'eau et du savon puis séchez-la : c'est indispensable. Vous pouvez alors désinfecter la plaie avec un antiseptique de préférence à base de chlorhexidine aqueuse et laisser sécher. Évitez l'alcool à 70° (ou à 90° !), douloureux et moins efficace.
- Protégez la plaie avec un pansement stérile.
- Si la plaie saigne abondamment, comprimez-la pendant 5 à 10 minutes avec une compresse. Ne posez surtout pas de garrot.

LES MÉDICAMENTS

Attention ! Un grand nombre d'antiseptiques sont déconseillés en automédication car leur pouvoir antiseptique (élimination des bactéries, champignons, certains virus) est faible. Ils ne font que réduire temporairement le nombre de microbes. En revanche, ils peuvent provoquer des complications plus ou moins graves. Dans la liste ci-dessous nous avons sélectionné ceux dont le rapport efficacité/tolérance est le meilleur, c'est-à-dire les mieux adaptés à l'automédication (chlorhexidine aqueuse type DOSISEPTINE®, et hypochlorite de sodium type DAKIN COOPER STABILISE®...).

Les antiseptiques à base d'iode (dont la povidone iodée type BETADINE®) sont d'excellents antiseptiques mais sont contre-indiqués chez les femmes enceintes, pendant l'allaitement et chez les nourrissons.

L'eau oxygénée à 10 volumes n'est pas un bon antiseptique et en plus cela pique. Utilisez-la seulement pour son action coagulante.

Évitez les solutions antiseptiques colorantes à base d'éosine, de merbromine sodique. Leur pouvoir antiseptique est faible et la coloration de la peau risque de gêner le diagnostic du médecin si vous le consultez.

Les autres antiseptiques, à base de chlorocrésol, oxyquinol..., sont peu efficaces.

ANTISEPTIQUE DE LA PEAU

Principes actifs et spécialités	Note	Avis
CHLORHEXIDINE – Biguanide		
CHLORHEXIDINE SEULE		
Chlorhexidine, solution cutanée		
BIORGASEPT 0,5 %	15	Bonne balance efficacité/tolérance. Utilisez de préférence les spécialités sans alcool.
CETAVLEX AQUEUX 0,5 %		
CHLORHEXIDINE ALCOOLIQUE GILBERT HEALTHCARE 0,5 %		
CHLORHEXIDINE AQUEUSE STERILE GILBERT 0,2 %		
DIASEPTYL 0,5 %		
DOSISEPTINE 0,05 %		
GLUCONATE DE CHLORHEXIDINE ALCOOLIQUE A 0,5 % INCOLORE GIFRER		
HIBIDIL		
HIBISCRUB 4 %		
PLUREXID 1,5 %		
SEPTEAL		
SEPTIDOSE 0,05 %		
SEPTIVON 1,5 %		
CHLORHEXIDINE EN ASSOCIATION		
Chlorhexidine + Benzalkonium, solution cutanée		
DERMOBACTER	13	Association discutable et allergisante.
MERCRYL		
MERCRYL SOLUTION MOUSSANTE		
MERCRYLSPRAY		
Chlorhexidine + Benzalkonium + Alcool benzylique, solution cutanée		
BISEPTINE	11	Association discutable et allergisante.
BISEPTINESPRAID		
Chlorhexidine + Hexamidine + Chlorocrésol, solution moussante		
CYTEAL	7	Produit dépassé.
POVIDONE IODEE		
Povidone iodée, compresse imprégnée, gel, pansement médicamenteux ou solution cutanée		
BETADINE 10 %	15	Antiseptique le plus actif sur les bactéries (bactéricide), les champignons et certains virus mais contre-indiqué chez les allergiques à la povidone iodée, les femmes enceintes ou allaitantes, les nourrissons. Colorant pouvant rendre plus difficile le diagnostic du médecin, à réserver à la désinfection des petites plaies.
BETADINE DERMIQUE 10 %		
BETADINE TULLE 10 %		
BETADINE 350 mg		
BETADINE SCRUB 4 %		
POVIDONE IODEE 10 % XXX		
CHLORE (HYPOCHLORITE DE SODIUM)		
Chlore actif, solution cutanée		
AMUKINE 0,06 %	14	Bonne balance efficacité/tolérance.
DAKIN COOPER STABILISE		

Pour une lecture optimale des tableaux, reportez-vous à la page 17.

Pour une lecture optimale des tableaux, reportez-vous à la page 17.

HEXAMIDINE – Diamidine

Hexamidine, gel ou solution cutanée

HEXAMIDINE 0,1 % XXX HEXASEPTINE 0,1 % HEXOMEDINE 0,1 % HEXOMEDINE TRANSCUTANEE 1,5 POUR MILLE	12	Activité uniquement bactériostatique (arrête la multiplication des bactéries mais ne les tue pas).

PEROXYDE D'HYDROGENE (EAU OXYGENEE)

Eau oxygénée, solution cutanée

DOXOXYGENEE 10 VOLUMES EAU OXYGENEE 10 VOLUMES XXX	7	Antiseptique dépassé et entraînant des picotements.

CETRIMIDE – Ammonium quaternaire

Cétrimide, crème ou solution cutanée

CETAVLON STERILENE A 0,5 %	6	Antiseptique peu efficace et très allergisant.

SULFATES DE CUIVRE ET DE ZINC

Sulfates de Cuivre et de Zinc, solution cutanée

RAMET DALIBOUR	6	Antiseptique de faible activité et dépassé.

TRICLOCARBAN – Carbanilide

Triclocarban, solution cutanée

SOLUBACTER 1 %	6	Antiseptique bactériostatique dépassé.

ALCOOL

Alcool, compresse imprégnée ou solution cutanée

ALCOOL A USAGE MEDICAL GILBERT ALCOOL MODIFIE XXX	5	La tartrazine, excipient, est un produit allergisant. La présence de camphre est inutile. Demandez plutôt à votre pharmacien un petit flacon d'alcool à 70° ou un autre antiseptique.

ALOES DU CAP

Aloès du cap, crème

CONTRE-COUPS DE L'ABBE PERDRIGEON	5	L'indication antisepsie des plaies superficielles est scandaleuse !

MIRISTALKONIUM EN ASSOCIATION – Ammonium quaternaire

Miristalkonium + Lopobutan (acide lauryloxypropylbêta aminobutyrique) + Dapabutan (acide laurylaminopropyl aminobutyrique), solution cutanée

STERLANE	5	Association de trois substances peu efficaces et dépassées.

OXYQUINOL EN ASSOCIATION

Oxyquinol + Acide salicylique + Laurylsulfate de sodium + Propionate de sodium + Acide tartrique, solution moussante

DERMACIDE	5	Antiseptique dépassé.

EOSINE – Colorant

Éosine, solution cutanée

EOSINE AQUEUSE 2 % XXX	4	L'éosine est un antiseptique très faible. Les colorants sont à éviter en automédication car ils rendent plus difficile le diagnostic du médecin.

MERBROMINE – Dérivé mercuriel (colorant)		
Merbromine, solution cutanée		
SOLUTION AQUEUSE DE MERCURESCEINE GIFRER 2 %	4	À éviter en automédication. La merbromine est un antiseptique faible. Produit dépassé depuis 40 ans. Mauvaise balance efficacité/tolérance mais toujours dans les pharmacies.

NOS MÉDICAMENTS FAVORIS

DOSISEPTINE 0,05 % solution cutanée

Note : 15/20 ◆ **Prix :** 2,83 € ◆ **Remboursement SS :** 15 %

Classe thérapeutique : Antiseptique de la peau.

Indications : Nettoyage et antisepsie des petites plaies (superficielles et peu étendues).

Contre-indications générales : Allergie à la chlorhexidine ◆ Ne pas appliquer dans les yeux, les oreilles, sur les muqueuses (nez, bouche, muqueuses génitales) ◆ Nourrisson (sans avis médical).

Prudence générale : Ne pas appliquer sur de grandes surfaces, des plaies profondes, des brûlures de la peau.

Contre-indications en association : Autres antiseptiques ou savons.

Posologie : ***Adulte et enfant :*** 1 application 2 fois par jour directement sur les plaies.

Arrêt du médicament et consulter le médecin si : Les lésions persistent ◆ Réaction allergique avec éruption ou rougeur cutanée, démangeaisons cutanées, brusque gonflement du visage, du cou et/ou de la langue, difficultés à respirer ou à avaler (œdème de Quincke), malaise brutal avec chute de la pression artérielle, perte de connaissance (choc anaphylactique).

Composition : par 100 ml : Chlorhexidine gluconate 0,05 g. ◆ **Excipients à prendre en compte :** Aucun excipient à effet notoire.

Présentation : 20 flacons unidoses ◆ **Laboratoire :** Gifrer Barbezat

BETADINE DERMIQUE 10 % solution cutanée

Note : 13/20 ◆ **Prix :** 2,71 € ◆ **Remboursement SS :** 30 %

Classe thérapeutique : Antiseptique de la peau.

Indications : Antisepsie des plaies et brûlures superficielles et peu étendues ◆ Affections de la peau ou des muqueuses, infectées ou pouvant s'infecter.

Contre-indications générales : Allergie à la povidone ◆ Allergie au macrogol ◆ Nourrisson ◆ Grossesse ◆ Allaitement.

Prudence générale : Maladie de la thyroïde ◆ Insuffisance rénale ◆ Application sur de grandes surfaces, des plaies profondes, des brûlures étendues de la peau, sous pansement ◆ Usage prolongé ou répété ◆ Toute lésion de la peau accompagnée de fièvre nécessite un traitement antibiotique pris par voie orale.

Contre-indications en association : Antiseptiques ou autres produits contenant des dérivés du mercure (y compris en excipients) ◆ Autres antiseptiques ou savons.

Posologie : ***Adulte et enfant :*** utiliser la solution pure en badigeonnage sur la peau. Utiliser la solution diluée : au dixième avec de l'eau ou du sérum physiologique stérile pour le lavage des plaies (mélanger 1 volume de solution avec 10 volumes d'eau ou de sérum physiologique) ou à 2 % dans du sérum physiologique stérile pour l'irrigation des plaies (mélanger 2 volumes de solution avec 100 volumes de sérum physiologique).

Incidents : Irritation de la peau ◆ Risque de problèmes thyroïdiens en cas d'utilisation prolongée ou répétée ◆ Coloration de la peau réversible et transitoire.

Pour une lecture optimale des tableaux, reportez-vous à la page 17.

Pour une lecture optimale des tableaux, reportez-vous à la page 17.

Arrêt du médicament et consulter le médecin si : Les lésions ne guérissent pas ou s'aggravent ◆ Réaction allergique avec éruption ou rougeur cutanée, démangeaisons cutanées, brusque gonflement du visage, du cou et/ou de la langue, difficultés à respirer ou à avaler (œdème de Quincke), malaise brutal avec chute de la pression artérielle, perte de connaissance (choc anaphylactique).

Composition : par 100 ml : Povidone iodée 10 g. ◆ **Excipients à prendre en compte :** Macrogol.

Présentation : Flacon de 125 ml ◆ **Laboratoire :** Meda Pharma

Poux, lentes et morpions

Les poux de corps peuvent être porteurs de maladies graves. Soyez intraitables avec eux !

CE QU'IL FAUT SAVOIR

Les poux sont des petits parasites de 1 à 3 millimètres de long, gris ou rougeâtres, légèrement aplatis. Ils se différencient selon l'endroit du corps où ils nichent. Ils sont plus faciles à repérer dans les cheveux et sur la nuque (présence des lentes) que sur le corps, où ils ne laissent qu'une petite lésion rouge.
Ils provoquent des démangeaisons souvent nocturnes, parfois sévères, entraînant des lésions là où l'on se gratte (prurit, *voir Démangeaisons ou prurit*), lésions qui peuvent s'infecter (impétigo), nécessitant alors un traitement antibiotique prescrit par votre médecin.

Comment les reconnaître ?

▶ **Les poux de corps** vivent sur l'homme entre la peau et les vêtements. Leurs œufs, les lentes, s'accrochent aux fibres des vêtements, notamment sur les coutures. Ils éclosent en une semaine à la chaleur du corps humain et atteignent l'âge adulte en 3 à 5 semaines. Ils se développent dans des conditions d'hygiène douteuses, par exemple chez les personnes en situation précaire (ou sur les militaires, en période de guerre !).

▶ **Les poux de tête** affectionnent les cheveux, le derrière des oreilles, le haut de la nuque. Ils se voient à l'œil nu et ils bougent. Les lentes blanchâtres et ovales peuvent se confondre avec des pellicules. Elles sont toutefois plus difficiles à déloger.
À l'école, peu d'enfants y échappent : ils se les transmettent en échangeant bonnets et écharpes et par le biais des patères où ils accrochent leurs vêtements. De retour à la maison, ils contaminent bien sûr leurs parents ! *(voir Poux et lentes chez les enfants).*

▶ **Les poux du pubis** ou morpions se cachent sur la peau et dans les poils de la zone du pubis. Ils se transmettent lors de rapports sexuels, au contact des vêtements ou de la literie.

Pour une lecture optimale des tableaux, reportez-vous à la page 17.

LES INTERDITS

• Ne laissez pas les poux s'installer! En cas de démangeaison intense, cherchez les causes et vérifiez qu'il s'agit de poux : les lentes se voient sur le crâne, plus difficilement sur la peau et sur les vêtements. Demandez l'assistance de votre entourage qui pourra éventuellement utiliser une loupe.
• Ne prolongez pas un traitement en automédication mais consultez votre médecin si les démangeaisons sont intenses, persistent et s'il y a des signes d'infection (impétigo).

LES BONNES PRATIQUES

▶ En prévention

• Si vous avez des enfants en âge scolaire, surveillez avec soin leur hygiène et mettez-les en garde contre les échanges de bonnets, écharpes, écouteurs, téléphones portables...
• Si vos enfants ont attrapé des poux, traitez-les sans attendre (*voir Poux et lentes chez l'enfant*), ainsi que vous-même et toute la famille. Faites un second traitement 8 jours après. Surveillez les têtes de vos enfants par la suite pour vous assurer que les poux sont bien éradiqués.

▶ En cas d'infection (poux ou morpions)

• Lavez draps, oreillers, serviettes de toilette et tous les vêtements portés à plus de 60 °C et emportez au pressing ceux qui ne se lavent pas.
• Traitez vos matelas avec un insecticide.
• Déparasitez les brosses et les peignes soigneusement et par précaution lavez-les tous les 2 jours en les faisant tremper pendant 15 minutes dans de l'eau bouillante.
• Passez l'aspirateur à fond sur les moquettes, les fauteuils et les sièges de voiture (surtout les appuis-tête).
• Rasez si nécessaire les poils des parties infectées.
• Prévenez votre partenaire en cas de morpions.

LES MÉDICAMENTS

• Le malathion (PRIODERM®), la phénothrine (ITAX®, ITEM®...), la dépalléthrine (PARA® spécial poux) sont les produits les plus actifs et présentent peu d'inconvénients, quel que soit le type de poux.
• Préférez les produits en lotion aux shampooings (peu actifs) et aux sprays (trop diffus).
• Il est nécessaire de mesurer l'efficacité des traitements à J + 2 (2e jour après l'application) et à J + 12 en cas de poux à la tête. Pour les autres infections par les poux (pédiculoses), un contrôle à J + 7 est souhaitable.
Attention! Les poux sont parfois résistants à certains médicaments. Le malathion est la substance la plus efficace.
En cas d'échec du traitement, consultez votre médecin.
À noter qu'aucun de ces médicaments n'est remboursé par la Sécurité Sociale, comme si elle les considérait comme des médicaments dits «de confort».

Pour une lecture optimale des tableaux, reportez-vous à la page 17.

DISPOSITIFS MÉDICAUX ET AUTRES ANTIPOUX

• En parapharmacie, on trouve des dispositifs médicaux à base de diméticone, un dérivé siliconé, qui étouffent les poux en les recouvrant (ALTOPOU®, POUXIT®...). Ils sont bien tolérés mais leur efficacité sur les lentes est faible.

• Les traitements à base d'huiles essentielles n'ont jamais prouvé leur efficacité. Mieux vaut les éviter sous peine de voir proliférer ces petits parasites terriblement attachants !

ANTIPOUX

Principes actifs et spécialités	Note	Avis
MALATHION		
MALATHION SEUL		
Malathion, lotion		
PRIODERM	15	Traitement de premier choix. Médicament indispensable non remboursé, cherchez l'erreur, sans doute considéré par les autorités comme un médicament de confort !
MALATHION EN ASSOCIATION		
Malathion + Perméthrine + Butoxyde de pipéronyle, solution pour pulvérisation cutanée		
PARA PLUS	12	Association discutable.
PHENOTHRINE		
Phénothrine, shampooing		
HEGOR SHAMPOOING ANTIPARASITAIRE ITAX ITEM PARASIDOSE	13	Balance efficacité / tolérance positive.
DEPALLETHRINE EN ASSOCIATION		
Dépalléthrine + Butoxyde de pipéronyle, shampooing ou solution pour pulvérisation cutanée		
PARA SPECIAL POUX	12	Association discutable.
PYRETHRE EN ASSOCIATION		
Pyrèthre + Butoxyde de pipéronyle, solution pour pulvérisation cutanée		
SPRAY PAX	12	Poux du pubis uniquement.

NOTRE MÉDICAMENT FAVORI

PRIODERM lotion

Note : 15/20 ◆ **Prix :** 15,85 € ◆ **Remboursement SS :** 0 %

Classe thérapeutique : Antipoux.

Indications : Poux de la tête et lentes.

Contre-indications générales : Allergie au malathion.

Prudence générale : Enfant de moins de 2 ans ◆ Grossesse ◆ Ne pas appliquer sur les muqueuses (yeux, nez, bouche). Protéger les yeux et le visage lors de l'application avec une serviette. En cas de contact accidentel, rincer abondamment à l'eau ◆ Ne pas avaler ◆ Ne pas utiliser près d'une flamme ou d'un objet incandescent (cigarette par exemple) ◆ En raison du caractère irritant du produit, laver et rincer la peau en cas de contact au niveau du cou, des oreilles, des épaules, du visage.

Posologie : Appliquer la lotion sur cuir chevelu et cheveux secs, 10 à 20 ml selon l'épaisseur et la longueur de la chevelure. Frictionner pour imprégner correctement les cheveux et le cuir chevelu. Laisser sécher naturellement à l'air libre (ne pas utiliser de sèche-cheveux en raison du risque d'inflammation). Laisser agir le produit environ 8 heures (4 heures chez l'enfant de moins de 2 ans) puis laver les cheveux avec un shampooing doux facilitant le décrochage des lentes mortes. Peigner avec le peigne fin pour éliminer poux et lentes mortes. Si besoin, renouveler l'application 7 jours après.

Incidents : Irritation de la peau ◆ Rougeur de la peau ◆ Démangeaisons ◆ Sensation de brûlure du cuir chevelu ◆ Apparition de pellicules.

Arrêt du médicament et consulter le médecin si : Réaction allergique avec éruption cutanée.

Composition : par 100 ml : Malathion 0,5 g. ◆ **Excipients à prendre en compte :** Aucun excipient à effet notoire.

Présentation : Flacon de 100 ml ◆ **Laboratoire :** Meda Pharma

Pour une lecture optimale des tableaux, reportez-vous à la page 17.

P

Prise de poids et obésité

Vous avez grossi de façon importante au cours de ces dernières années et cela vous inquiète? En dehors des troubles psychologiques qu'il peut entraîner, l'excédent de poids peut avoir des conséquences négatives sur votre santé. Une bonne hygiène de vie et un peu de discipline peuvent vous aider à revenir à votre poids normal et à le garder!

CE QU'IL FAUT SAVOIR

L'obésité se définit par un excédent de poids de 10 à 20 % au profit de la masse grasse par rapport au poids jugé «normal», c'est-à-dire sans risques pour la santé.
En effet, l'obésité peut provoquer des troubles graves : diabète gras, excès de cholestérol et risque d'infarctus, hypertension artérielle, usure précoce des articulations (arthrose), problème de respiration.

Pour savoir de façon simple si vous avez un poids «normal», calculez votre indice de masse corporelle (IMC) ou indice de Quetelet : poids (en kilos) divisé par le carré de la taille exprimée en mètres. Ce rapport dans l'idéal se situe entre 18 et 25, selon les individus. En dessous de 18, on parle de maigreur. Entre 25 et 28, de surpoids. Au-dessus de 30, d'obésité.
Exemple : pour une femme mesurant 1,70 m et pesant 58 kg, l'indice est de 20,1.
Cet indice n'est qu'un indicateur parmi d'autres. Il doit être pondéré par d'autres facteurs : sexe, âge, niveau de masse musculaire.
Si vous êtes dans la fourchette haute, parlez-en à votre médecin ou prenez l'avis d'un diététicien.

Pour une lecture optimale des tableaux, reportez-vous à la page 17.

LES CAUSES

Très rarement liée à un mauvais fonctionnement des glandes (moins de 1 % des obèses souffrent d'anomalie glandulaire), la prise de kilos et à terme l'obésité est simplement due à un déséquilibre entre l'énergie que l'on absorbe sous forme d'aliments et l'énergie que l'on dépense pour vivre (digérer, respirer, etc.) et bouger quotidiennement.
Si on absorbe plus d'énergie que l'on en dépense, on grossit. *A contrario*, si on consomme plus d'énergie qu'on en absorbe, on maigrit!
Certains facteurs favorisent la prise de poids et l'obésité : des facteurs héréditaires, une alimentation trop riche et mal équilibrée dans la petite enfance mais aussi un contexte psychologique et socioculturel particulier.

LES INTERDITS

☒ Pas d'automédication mais consultez votre médecin si :
- Vous êtes traité pour du diabète, de l'hypertension artérielle, un problème thyroïdien ou une maladie chronique.
- Vous avez plus de 10 kg à perdre.
- Vous êtes dans une période difficile (problèmes familiaux ou professionnels, arrêt du tabac...).
- Vous en êtes à votre énième régime : le poids Yo-Yo – qui monte et qui descend – est néfaste pour la santé!

Ne vous jetez pas sur des produits «miracle» :
- Ne prenez JAMAIS de coupe-faim : ce sont des produits dangereux pouvant même entraîner la mort (accidents cardiaques, problèmes pulmonaires).
- Ne prenez JAMAIS d'extraits thyroïdiens (et méfiez-vous des préparations dites homéopathiques prescrites par des médecins peu scrupuleux!), ils peuvent provoquer de sérieux problèmes cardiaques. En outre, à leur arrêt, ils provoquent le retour des kilos perdus, avec en prime quelques kilos supplémentaires.
- Ne prenez pas de diurétiques : ils provoquent une perte d'eau et de sel qui peut s'avérer dangereuse.

Ne prenez pas de laxatifs et surtout pas de laxatifs irritants. Vous ne perdrez pas de poids et vous prenez des risques *(voir Constipation)*.

Évitez les produits dits «allégés». En dehors du fait qu'ils sont chers, ils incitent à manger plus (on se dit que c'est moins calorique!). N'abusez pas des produits sucrés artificiellement car vous allez vite devenir «accro» au goût du sucre! Méfiez-vous des régimes «miracle» à la mode, souvent déséquilibrés. Si vous n'avez pas de notions de diététique, consultez votre médecin ou un nutritionniste.

LES BONNES PRATIQUES

► En prévention

- Si vous avez une tendance au surpoids, pesez-vous régulièrement (une fois par semaine) et perdez sans attendre les kilos éventuellement gagnés.

En cas d'excès ou après les périodes de fêtes, respectez quelques jours de « diète ».
• Faites des repas équilibrés et variés. Ne sautez pas de repas, privilégiez les poissons, les légumes verts, les fruits et les produits laitiers pauvres en graisse (attention aux fromages, très caloriques, notamment les pâtes sèches).
• Limitez les graisses, les sucres et SURTOUT l'alcool (vin et bières compris).
• Bougez : marchez tous les jours à pas rapides au moins 20 minutes. Garez votre voiture volontairement loin, abandonnez votre bus ou votre métro à quelques stations de chez vous.
• Faites du sport deux fois par semaine et tenez-vous-y. Le sport contribue à muscler votre corps, vous fait dépenser de l'énergie, « déstresse » et vous incite à garder un poids de forme.

► **Pour perdre du poids**
• Mangez moins et mieux, c'est-à-dire diminuez l'énergie absorbée avec un régime minceur équilibré. Une diminution de 9 calories fait perdre 1 gramme de graisse quand il faut marcher 50 km pour perdre 1 kg de graisse.
Si vous consommiez 3000 calories par jour, et que vous n'en consommez plus que 1200 calories, vous allez théoriquement maigrir de 200 g par jour. Si vous en perdez plus, c'est que vous perdez de l'eau.
• Répétons-le, oubliez les aliments gras et sucrés, optez pour les poissons, les légumes verts (notamment en potage : cela rassasie !), les produits laitiers à 0 %, les fruits (sauf bananes et cerises, trop sucrées). Buvez très régulièrement de l'eau, du thé, des tisanes non sucrées.
• Si vous manquez de motivation, rejoignez éventuellement un groupe type Weight Watchers. Vous n'avez bien sûr pas besoin d'acheter leurs produits mais le type de régime proposé est équilibré et le groupe peut être un support psychologique efficace.
• Soyez patient. Plus vous perdez lentement, plus vous avez de chances de maintenir votre poids après la phase dite de régime. Les régimes express font des poids « Yo-Yo » !
• Soyez vigilant après votre régime. Votre organisme s'est accoutumé à vivre avec moins de calories, en dépensant moins. Continuez à surveiller votre alimentation en réintroduisant peu à peu des aliments que vous avez bannis (pain, féculents...). Pesez-vous une fois par semaine et au moindre kilo gagné, reprenez quelques jours votre régime de base.

LES MÉDICAMENTS

Tous les médicaments de synthèse proposés pour lutter contre la prise de poids et l'obésité sont exclusivement délivrés sur ordonnance.
L'orlistat (ALLI®) qui était accessible en pharmacie sans ordonnance ne l'est plus. En effet, il provoquait des atteintes graves du foie pour une efficacité plus que modeste (en moyenne 3 kg en 12 mois).
Il existe de nombreux produits en phytothérapie et homéopathie présentés comme des produits amaigrissants, mais leur efficacité en l'absence d'un régime hypocalorique n'a jamais été démontrée.

Pour une lecture optimale des tableaux, reportez-vous à la page 17.

Pour une lecture optimale des tableaux, reportez-vous à la page 17.

Conclusion : pour maigrir, surveillez votre alimentation et faites du sport ou juste de la marche rapide 3 fois par semaine; ou en cas d'échec, consultez un diététicien ou votre médecin.

AMAIGRISSANT

Principes actifs et spécialités	Note	Avis
PHYTOTHÉRAPIE – Ces adjuvants de régime amaigrissant sont sans doute efficaces si vous remplacez une partie de votre repas par la prise de ces gélules ou de ces tisanes.		
Fucus, gélule		
ARKOGELULES FUCUS	7	Si 130 mg de fucus avant chaque repas peuvent vous rassasier, surtout ne vous gênez pas.
Guarana, gélule		
ARKOGELULES CUPALINE	7	Très léger effet diurétique. Malheureusement, on ne pisse pas de la graisse !
Maté, gélule		
ARKOGELULES MATE	7	Idem.
Prêle, gélule		
ARKOGELULES PRELE DES CHAMPS ELUSANES PRELE DES CHAMPS	7	Idem.
Thé vert, gélule		
CAMILINE ARKOGELULES	7	Idem.
Fucus + Frêne + Romarin, tisane en sachet		
BORIBEL N°9 MINCEUR	5	Association sans intérêt.
Fucus + Frêne + Maté + Piloselle, tisane en sachet		
TISANE MEDIFLOR N°1 MINCEUR	5	Idem.
Frêne + Thé vert + Orthosiphon + Cassis + Menthe poivrée, tisane en sachet		
SANTANE 01 MINCEUR	5	Idem.
HOMÉOPATHIE		
Associations homéopathiques, comprimé		
BADIAGA COMPLEXE N°47 LEHNING FUCUS COMPLEXE N°111 LEHNING	7	Ces spécialités indiquées dans la cellulite ne risquent pas d'enlever son gagne-pain à votre masseur.
OLIGOTHÉRAPIE		
Zinc + Nickel + Cobalt, ampoule buvable		
ZINC-NICKEL-COBALT OLIGOSOL	7	Ce modificateur de terrain ne risque pas de modifier le vôtre.
CAFEINE		
Caféine, gel		
LIPOFEINE 5 % PERCUTAFEINE 5 %	6	Ce traitement local à base de caféine ne risque pas de corriger votre surface.

R

Reflux gastro-œsophagien

Une sensation de brûlure qui remonte derrière le sternum ? Des remontées acides dans la gorge ? Vous êtes probablement atteint d'un reflux gastro-œsophagien ou RGO. Surveillez son évolution. En cas d'aggravation, consultez votre médecin.

CE QU'IL FAUT SAVOIR

Le reflux gastro-œsophagien (RGO) peut se déclencher à tout âge.
Il s'accompagne souvent de troubles d'ordre digestif (nausées, éructation, hoquet) et des symptômes suivants : gorge irritée, voix enrouée, sinusite, douleurs aux oreilles, voire toux, asthme. Ils surviennent majoritairement après les repas ou pendant la nuit.

Même chronique, le RGO n'entraîne pas forcément de complications. Mais s'il n'est pas traité, il peut évoluer vers une inflammation de l'œsophage (œsophagite). À ce stade, la muqueuse de l'œsophage est endommagée, voire ulcérée, d'où des difficultés à avaler. L'œsophagite ulcéreuse peut cicatriser mais la cicatrisation peut éventuellement évoluer vers un cancer. **Consultez un spécialiste (gastro-entérologue) dès les premiers signes d'alerte.**

Attention, futures mamans ! Le reflux gastro-œsophagien peut se déclencher ou s'aggraver au cours d'une grossesse. Si vous souffrez de reflux gastrique, parlez-en à votre médecin.

LES CAUSES

Le reflux gastro-œsophagien est dû principalement à un dysfonctionnement de la partie inférieure de l'œsophage (le conduit reliant la gorge à l'estomac) et/ou à une hernie hiatale.

Pour une lecture optimale des tableaux, reportez-vous à la page 17.

LES INTERDITS

☒☒ Pas d'automédication mais consultez rapidement votre médecin si :
- Les symptômes viennent d'apparaître alors que vous avez plus de 50 ans.
- D'autres troubles surviennent : difficulté à avaler, amaigrissement, régurgitations avec présence de sang.
- Votre douleur est permanente.
- Vous avez la sensation d'être enserré.
- Vous souffrez d'une maladie des reins ou du foie.
- Vous pensez qu'un de vos médicaments est la cause des reflux.

Lors de la consultation, votre médecin vous prescrira sans doute des examens complémentaires.

☒ Ne poursuivez pas un traitement en automédication mais consultez votre médecin si :
- Les symptômes persistent ou s'aggravent après quelques jours de traitement.
- Les brûlures reviennent dès l'arrêt du traitement.

LES BONNES PRATIQUES

▶ **En prévention**, adoptez quelques mesures pour limiter vos problèmes :
- Après un repas, attendez avant de vous allonger ou de vous lancer dans des activités physiques un peu violentes.
- Évitez certaines postures (buste en avant, tête en bas...).
- Bannissez les ceintures et les vêtements trop serrés au niveau de l'abdomen.
- Dormez avec le buste légèrement surélevé (oreillers sous votre tête, cales sous les pieds de la tête de lit).
- Identifiez et évitez les aliments qui vous provoquent des brûlures d'estomac (graisses, épices, boissons gazeuses, chocolat).
- Fractionnez vos repas.
- Revenez à un poids normal, si nécessaire.
- Supprimez ou réduisez drastiquement l'alcool et le tabac.
- Évacuez le stress (sport, yoga, techniques de relaxation...).

LES MÉDICAMENTS

Si les mesures d'hygiène ne suffisent pas et que vos troubles restent occasionnels, certains médicaments sans ordonnance pourront vous soulager. Leur mode d'action varie en fonction du type de médicament :
- Les antiacides à base de sel de magnésium et de sel d'aluminium type XOLAAM®. Ils diminuent l'acidité du suc gastrique : ils agissent en moins de 30 minutes mais leur action est éphémère.

En automédication, c'est le médicament à prendre en premier car il est bien toléré.
- Les alginates. Ils forment un gel qui surnage sur la partie supérieure du contenu de l'estomac, protégeant ainsi la paroi de l'œsophage. Mais leur efficacité est limitée.

• Les inhibiteurs de la pompe à protons (pantoprazole, oméprazole, ésoméprazole) réduisent la sécrétion acide de l'estomac. Cependant l'effet n'est pas immédiat (au bout de 2 à 3 jours) et ils peuvent provoquer maux de tête, confusion, agitation, troubles digestifs, cutanés...

ANTIACIDES

ALUMINIUM ET MAGNESIUM		
Hydroxydes d'aluminium et de magnésium, comprimé à croquer, comprimé à croquer ou à sucer, sachet ou suspension buvable		
MAALOX MAUX D'ESTOMAC HYDROXYDE D'ALUMINIUM / HYDROXYDE DE MAGNESIUM MAALOX MAUX D'ESTOMAC HYDROXYDE D'ALUMINIUM / HYDROXYDE DE MAGNESIUM FRUITS ROUGES XOLAAM	14	Médicaments de premier choix. Bonne balance efficacité / tolérance. MAALOX, anagramme de XOLAAM, est son équivalent non remboursable, vendu environ 2 fois plus cher.
Hydrotalcite, sachet		
RENNIELIQUO	14	Médicament de premier choix. Bonne balance efficacité / tolérance.
Magaldrate, comprimé ou sachet		
RIOPAN	14	Médicament de premier choix. Bonne balance efficacité / tolérance.
Hydroxydes d'aluminium et de magnésium + Carbonate de calcium, comprimé à sucer		
MARGA	12	
Hydroxydes d'aluminium et de magnésium + Monmectite, sachet		
GELOX	12	
Hydroxydes d'aluminium et de magnésium + Phosphate d'aluminium + Gomme guar, comprimé pour solution buvable ou sachet		
MOXYDAR	12	
Hydroxyde d'aluminium + Carbonate de magnésium + Attapulgite de Mormoiron, sachet		
GASTROPULGITE	12	
ALUMINIUM		
Phosphate d'aluminium, sachet ou suspension buvable PHOSPHALUGEL *Hydroxyde d'aluminium, sachet* ROCGEL	12	Médicaments efficaces mais risque de constipation.
CALCIUM ET MAGNESIUM		
Carbonates de calcium et de magnésium, comprimé à croquer ou à sucer		
RENNIE RENNIE ORANGE	11	
Carbonates de calcium et de magnésium + Silicates d'aluminium et de magnésium, comprimé à croquer		
NEUTROSES	11	
Carbonates de calcium et de magnésium + Silicates d'aluminium et de magnésium + Bicarbonate de sodium + Hydroxyde de magnésium + Phosphate de calcium, poudre pour solution buvable		
GASTROPAX	11	

Pour une lecture optimale des tableaux, reportez-vous à la page 17.

Pour une lecture optimale des tableaux, reportez-vous à la page 17.

HOMÉOPATHIE		
Association homéopathique, comprimé		
ARGENTUM COMPLEXE N°98 LEHNING	7	C'est la seule fois où l'argent n'a pas d'intérêt.

NOTRE MÉDICAMENT FAVORI

XOLAAM comprimé à croquer ou à sucer

Note : 14/20 ◆ **Prix :** 2,74 € ◆ **Remboursement SS :** 15 %

Classe thérapeutique : Antiacide.

Indications : Brûlures de l'estomac et remontées acides.

Contre-indications générales : Allergie aux sels d'aluminium ◆ Insuffisance rénale ◆ Troubles associés à une perte de poids ◆ Difficultés à avaler ou gêne abdominale persistante ◆ Douleurs, brûlures ou crampes de l'estomac d'apparition récente et n'ayant pas fait l'objet d'une consultation médicale ◆ Risque de manque de phosphore (ex. régime pauvre en phosphore) ◆ Intolérance au fructose ou au saccharose ◆ Enfant de moins de 15 ans.

Prudence générale : Diabète ou régime hypoglucidique ◆ Sujet âgé ◆ Grossesse.

Prudence en association : Tout autre médicament par voie orale doit être pris à distance (2 heures avant ou après) en raison du risque de diminution de son absorption.

Posologie : ***Adulte :*** 1 à 2 comprimé à sucer ou à croquer au moment des brûlures d'estomac ou des remontées acides sans dépasser 6 fois par jour et 12 comprimés par jour. Durée de traitement de 10 jours maximum.

Incidents : Constipation ◆ Diarrhée.

Arrêt du médicament et consulter le médecin si : Les douleurs persistent ou s'aggravent ◆ Réaction allergique avec éruption ou rougeur cutanée, démangeaisons cutanées, brusque gonflement du visage, du cou et/ou de la langue, difficultés à respirer ou à avaler (œdème de Quincke), malaise brutal avec chute de la pression artérielle, perte de connaissance (choc anaphylactique) ◆ Selles noires (hématémèse) ◆ Amaigrissement.

Composition : par comprimé : Hydroxyde d'aluminium 400 mg + Hydroxyde de magnésium 400 mg. ◆ **Excipients à prendre en compte :** Saccharose, sorbitol (excipients à effet notoire).

Présentation : 40 comprimés ◆ **Laboratoire :** Ranbaxy

INHIBITEUR DE LA SÉCRÉTION ACIDE DE L'ESTOMAC

Principes actifs et spécialités	Note	Avis
PANTOPRAZOLE – Inhibiteur de la pompe à protons (IPP)		
Pantoprazole, comprimé		
INIPEPSIA IPRAALOX PANTOLOC CONTROL PANTOPRAZOLE XXX	12	À n'utiliser qu'en cas d'inefficacité des antiacides. L'action n'est pas immédiate. Balance efficacité/tolérance modérée en automédication.
OMEPRAZOLE – Inhibiteur de la pompe à protons (IPP)		
Oméprazole, comprimé ou gélule		
MOPRALPRO OMEPRAZOLE XXX	12	À n'utiliser qu'en cas d'inefficacité des antiacides. L'action n'est pas immédiate. Balance efficacité/tolérance modérée en automédication.

ESOMEPRAZOLE – Inhibiteur de la pompe à protons (IPP)		
Ésoméprazole, comprimé		
NEXIUM CONTROL	12	Idem.

Pour une lecture optimale des tableaux, reportez-vous à la page 17.

NOTRE MÉDICAMENT FAVORI

PANTOPRAZOLE ARROW CONSEIL 20 mg comprimé

Note : 12/20 • **Prix :** 5,20 € • **Remboursement SS :** 0 %

Classe thérapeutique : Inhibiteur de la pompe à protons.

Indications : Traitement à court terme du reflux gastro-œsophagien (par exemple pyrosis, régurgitation acide) chez l'adulte.

Contre-indications générales : Allergie aux inhibiteurs de la pompe à protons (-prazole) • Allergie au macrogol • Perte de poids importante et involontaire • Vomissements fréquents • Vomissements sanglants • Selles noires • Difficultés à avaler ou gêne abdominale persistante • Pâleur et faiblesse (anémie) • Diarrhée importante et/ou prolongée • Enfant et adolescent de moins de 18 ans • Grossesse • Allaitement.

Prudence générale : Ne pas prendre en traitement préventif • Sujet âgé de plus de 55 ans • Antécédent d'ulcère de l'estomac ou d'opération de l'estomac • Maladie du foie • Insuffisance hépatique • Traitement symptomatique continu contre l'indigestion ou les brûlures d'estomac depuis 4 semaines ou plus • Endoscopie ou test respiratoire à l'urée programmés • Conduite de véhicules ou de machines (risque de vertiges, troubles de la vue).

Contre-indications en association : Atazanavir • Méthotrexate aux doses supérieures à 20 mg par semaine • Posaconazole • Rilpivirine.

Prudence en association : Lédipasvir • Pansements gastro-intestinaux, antiacides et adsorbants à prendre 2 heures avant ou après ce médicament.

Posologie : ***Adulte de plus de 18 ans :*** 1 comprimé par jour avant un repas à la même heure chaque jour, à avaler avec un verre d'eau, sans le croquer ni l'écraser. Ne pas dépasser 1 comprimé par jour. La prise des comprimés pendant 2 ou 3 jours consécutifs peut être nécessaire pour l'obtention d'une amélioration des symptômes. Arrêter le traitement dès disparition des symptômes. Ne pas dépasser 4 semaines de traitement sans avis médical.

Incidents : Mal de tête • Diarrhée • Constipation • Ballonnements • Météorisme (gaz) • Nausées • Vomissements • Sécheresse de la bouche • Douleur du ventre.

Arrêt du médicament et consulter le médecin si : Les troubles persistent ou s'aggravent après 2 semaines de traitement continu • Réaction allergique avec éruption ou rougeur cutanée, démangeaisons cutanées, brusque gonflement du visage, du cou et/ou de la langue, difficultés à respirer ou à avaler (œdème de Quincke), malaise brutal avec chute de la pression artérielle, perte de connaissance (choc anaphylactique) • Troubles de la peau ou des muqueuses avec rougeur, cloques, brûlures, décollement de la peau (syndrome de Stevens-Johnson) pouvant rapidement s'étendre à tout le corps, donnant l'aspect d'un ébouillanté (syndrome de Lyell) • Apparition de bleus, de saignements de nez ou de gencives inhabituels (thrombopénie) • Apparition de fièvre, d'angine ou de toute autre infection (agranulocytose) • Jaunissement de la peau et des yeux (atteinte du foie) • Douleur en urinant et douleur au bas du dos avec fièvre (trouble rénal).

Composition : par comprimé : Pantoprazole 20 mg. • **Excipients à prendre en compte :** Macrogol.

Présentation : 7 comprimés • **Laboratoire :** Arrow Génériques

Pour une lecture optimale des tableaux, reportez-vous à la page 17.

ANTIREFLUX

Principes actifs et spécialités	Note	Avis
ALGINATE EN ASSOCIATION		
Alginate de sodium + Bicarbonate de sodium, sachet ou suspension buvable		
ALGINATE DE SODIUM / BICARBONATE DE SODIUM XXX		
GAVISCON		
GAVISCONELL MENTHE	11	Bonne tolérance mais efficacité limitée.
MAALOX REFLUX ALGINATE DE SODIUM / BICARBONATE DE SODIUM MENTHE		
Alginate de sodium + Bicarbonate de potassium, sachet		
GAVISCONPRO MENTHE	11	Bonne tolérance mais efficacité limitée.
Alginate de sodium + Bicarbonate de sodium + Carbonate de calcium, comprimé à croquer		
GAVISCON MENTHE		
GAVISCONELL FRAISE	11	Bonne tolérance mais efficacité limitée.
GAVISCONELL MENTHE		

NOTRE MÉDICAMENT FAVORI

GAVISCON suspension buvable en sachet

Note : 11/20 ◆ **Prix :** 2,89 € ◆ **Remboursement SS :** 15 %

Classe thérapeutique : Anti-reflux gastro-œsophagien.

Indications : Traitement des symptômes du reflux gastro-œsophagien (brûlures d'estomac, remontées ou renvois acides, aigreurs d'estomac).

Contre-indications générales : Allergie aux alginates ◆ Allergie aux parabènes.

Prudence générale : Régime sans sel (145 mg de sodium par sachet).

Prudence en association : Tout autre médicament par voie orale doit être pris à distance (2 heures avant ou après) en raison du risque de diminution de son absorption ◆ Lithium.

Posologie : 1 sachet 3 fois par jour après les principaux repas et éventuellement le soir au coucher. Cette posologie peut éventuellement être doublée en cas de symptômes sévères. Bien malaxer le sachet avant ouverture.

Incidents : Constipation.

Arrêt du médicament et consulter le médecin si : Les troubles s'aggravent ou persistent ◆ Réaction allergique avec éruption ou rougeur cutanée, démangeaisons cutanées, difficultés à respirer avec sifflement (bronchospasme).

Composition : par sachet : Alginate de sodium 500 mg + Bicarbonate de sodium 267 mg. ◆ **Excipients à prendre en compte :** Parahydroxybenzoates de méthyle et de propyle (parabènes), sodium (excipients à effet notoire).

Présentation : 24 sachets ◆ **Laboratoire :** Reckitt Benckiser Healthcare France

Pour une lecture optimale des tableaux, reportez-vous à la page 17.

Règles douloureuses ou dysménorrhées

Des douleurs sourdes, des élancements au niveau du bas-ventre diffusant parfois jusqu'aux reins, juste avant et durant les premiers jours des règles ? Ce sont les signes de règles douloureuses ou dysménorrhées.

CE QU'IL FAUT SAVOIR

Ce trouble affecte plus de 50 % des femmes en âge d'ovuler et survient généralement après la puberté au moment de l'apparition de l'ovulation, mais aussi lors de la périménopause.
Chez la plupart des femmes, l'arrivée des règles se manifeste par des tensions dans le bas-ventre, voire un certain mal-être (rétention d'eau et prise de poids), mais chez certaines, les règles peuvent être franchement handicapantes. Maux de tête, nausées, vomissements, fatigue, le tout accompagné d'une humeur de chien peuvent vous obliger à rester chez vous !

LES CAUSES

Les dysménorrhées dont on ignore véritablement les causes sont souvent héréditaires et affectent principalement les femmes en surpoids, en état de stress ou les grosses fumeuses.
Les dysménorrhées peuvent être le symptôme d'une affection touchant l'utérus (endométriose ou adénomyose) et à ce titre bénéficier d'un traitement spécifique.
Les règles douloureuses ne sont pas une fatalité : si c'est votre cas, consultez votre gynécologue.

LES INTERDITS

☒ Pas d'automédication mais consultez votre médecin si :
• Les douleurs sont difficilement supportables ou reviennent chaque mois avec la même intensité.
• Les douleurs au bas-ventre arrivent de manière soudaine et sans cause apparente : elles peuvent être dues à une maladie de l'appareil génital (infection vaginale, troubles ovariens, polype de l'utérus, etc.).

Attention ! Évitez les antidouleurs à base d'aspirine, qui risquent d'augmenter les pertes de sang.

LES BONNES PRATIQUES

▸ **En prévention**

• Évitez les situations de stress et pratiquez des activités de relaxation (yoga, qi gong – gymnastique chinoise –, techniques de respiration profonde).

Pour une lecture optimale des tableaux, reportez-vous à la page 17.

- Faites des séances d'acupuncture chez un médecin acupuncteur, cela peut aider à réduire vos douleurs.
- Limitez les excitants (tabac, alcool, café...).
- Adoptez un régime alimentaire riche en poissons gras pour leur teneur en oméga 3 qui contribuerait à réduire les règles douloureuses.

▶ **Au moment des règles**
- Placez une bouillotte sur l'abdomen ou sous les reins.
- Prenez une douche ou un bain chaud.
- Faites un peu d'exercice en douceur : séances d'étirements, marche à pied.
- Reposez-vous.

LES MÉDICAMENTS

- Les antidouleurs, de préférence le paracétamol en cas de douleur légère ou l'ibuprofène en l'absence de contre-indications, peuvent vous soulager. Mais surtout pas d'aspirine, qui augmente le saignement.
- Les antispasmodiques à base de phloroglucinol (SPASFON®, etc.) ont peu d'intérêt dans le cas des règles douloureuses.
- Les médicaments de phytothérapie ainsi que l'homéopathie ont obtenu une indication dans le domaine des règles douloureuses. Même si leur efficacité n'a jamais été scientifiquement démontrée, ils peuvent, dans certains cas, vous soulager. Tant mieux !

ANTIDOULEUR DES RÈGLES

Principes actifs et spécialités	Note	Avis
IBUPROFENE – Vérifiez l'absence d'ibuprofène ou d'autres anti-inflammatoires non stéroïdiens (AINS) dans la composition d'autres médicaments que vous prenez déjà.		
Ibuprofène, capsule molle, comprimé, comprimé orodispersible ou sachet		
ADVIL		
ADVILCAPS		
ADVILMED		
ANTARENE		
HEMAGENE TAILLEUR		
IBUPROFENE XXX		
INTRALGIS		
NUREFLEX	14	L'ibuprofène à 200 mg est à utiliser en premier choix dans le traitement des douleurs des règles en l'absence de contre-indications.
NUROFEN		
NUROFENCAPS		
NUROFENFEM		
NUROFENFLASH		
NUROFENTABS		
SPEDIFEN		
SPIFEN		
UPFEN		

Pour une lecture optimale des tableaux, reportez-vous à la page 17.

PARACETAMOL – Vérifiez l'absence de paracétamol dans d'autres médicaments que vous prenez déjà afin d'éviter un risque de surdosage toxique pour le foie.		
Paracétamol, comprimé, comprimé effervescent, comprimé orodispersible, gélule, lyophilisat, sachet ou suppositoire		
ALGODOL CLARADOL DAFALGAN DOLIPRANE DOLIPRANECAPS DOLIPRANEORODOZ DOLIPRANETABS DOLKO EFFERALGAN EFFERALGANMED GELUPRANE PANADOL PARACETAMOL XXX PARALYOC SAPRAMOL	13	À utiliser en cas de douleurs des règles peu intenses.
HOMÉOPATHIE		
Associations homéopathiques, comprimé ou solution buvable		
L25 LEHNING SEPIA COMPLEXE N°20 LEHNING	7	Si ces spécialités font disparaître vos douleurs, c'est bon signe.
PHYTOTHÉRAPIE		
Grande camomille, gélule		
ELUSANES GRANDE CAMOMILLE	7	Si vous n'êtes pas satisfaite, écrivez au laboratoire.
Gattilier, gélule		
ELUSANES GATTILIER	4	Nombreuses contre-indications, efficacité non démontrée. Demandez l'avis de votre médecin.

NOS MÉDICAMENTS FAVORIS

ANTARENE 200 mg comprimé

Note : 14/20 ◆ **Prix :** 2,27 € ◆ **Remboursement SS :** 65 %

Classe thérapeutique : Antifièvre ◆ Antidouleur ◆ Antidouleur des règles ◆ Anti-inflammatoire non stéroïdien (AINS).

Indications : Traitement de courte durée de la fièvre et des douleurs d'intensité légère à modérée.

Contre-indications générales : Allergie à l'aspirine ou aux AINS ◆ Antécédent d'asthme, de rhinite, de polypes nasaux, de sinusite, d'urticaire allergiques, dû à l'aspirine ou aux AINS ◆ Hémorragie gastro-duodénale, hémorragie cérébrale ou autre hémorragie interne ◆ Ulcère gastro-intestinal ◆ Antécédent d'ulcère digestif, d'hémorragie digestive, de hernie hiatale ou de gastrite ◆ Insuffisance hépatique ◆ Insuffisance rénale ◆ Insuffisance cardiaque ◆ Déshydratation ◆ Lupus érythémateux disséminé ◆ Varicelle ◆ Enfant de moins de 6 ans ◆ Enfant de moins de 20 kg ◆ Femme souhaitant concevoir ◆ Grossesse ◆ Allaitement.

Prudence générale : Asthme ◆ Hypertension artérielle ◆ Maladie cardiaque ◆ Rectocolite hémorragique ◆ Maladie de Crohn ◆ Diverticulose ◆ Sujet âgé ◆ Conduite de véhicules ou de machines (risque de somnolence, vertiges, troubles de la vue).

Pour une lecture optimale des tableaux, reportez-vous à la page 17.

Contre-indications en association : Autres anti-inflammatoires non stéroïdiens (AINS) y compris l'aspirine ◆ Anticoagulants oraux ◆ Héparines ◆ Lithium ◆ Méthotrexate aux doses supérieures ou égales à 20 mg par semaine ◆ Pémétrexed.

Prudence en association : Médicaments cardiaques ou antihypertenseurs (antagonistes de l'angiotensine II, sartans, diurétiques, inhibiteurs de l'enzyme de conversion) ◆ Ciclosporine ◆ Méthotrexate aux doses inférieures à 20 mg par semaine ◆ Pansements gastro-intestinaux, antiacides et adsorbants à prendre 2 heures avant ou après ce médicament ◆ Tacrolimus ◆ Ténofovir disoproxil.

Posologie : ***Adulte et enfant à partir de 6 ans et de 30 kg :*** 1 à 2 comprimés par prise, à renouveler si besoin au bout de 6 heures minimum, sans dépasser 6 comprimés par jour ◆ ***Enfant à partir de 6 ans de 20 à 30 kg :*** 1 comprimé par prise, à renouveler si besoin au bout de 6 heures minimum, sans dépasser 3 comprimés par jour.
Avaler le(s) comprimé(s) tel(s) quel(s) avec un grand verre d'eau, de préférence au cours d'un repas ou d'une collation.

Incidents : Nausées ◆ Vomissements ◆ Diarrhée ◆ Digestion difficile ◆ Flatulence ◆ Constipation ◆ Ulcérations buccales.

Arrêt du médicament et consulter le médecin si : La fièvre persiste plus de 3 jours ◆ La douleur persiste plus de 5 jours ◆ Vomissements sanglants ◆ Selles noires ◆ Maux d'estomac ◆ Crise d'asthme ◆ Réaction allergique avec éruption ou rougeur cutanée, démangeaisons cutanées, brusque gonflement du visage, du cou et/ou de la langue, difficultés à respirer ou à avaler (œdème de Quincke), malaise brutal avec chute de la pression artérielle, perte de connaissance (choc anaphylactique) ◆ Troubles de la peau ou des muqueuses avec rougeur, cloques, brûlures, décollement de la peau (syndrome de Stevens-Johnson) pouvant rapidement s'étendre à tout le corps, donnant l'aspect d'un ébouillanté (syndrome de Lyell) ◆ Troubles de la vue ◆ Maux de tête avec nausées, vomissements, raideur de la nuque (méningite aseptique médicamenteuse).

Composition : par comprimé : Ibuprofène 200 mg. ◆ **Excipients à prendre en compte :** Aucun excipient à effet notoire.

Présentation : 30 comprimés ◆ **Laboratoire :** Elerte

PARACETAMOL EG LABO 500 mg comprimé

Note : 18/20 ◆ **Prix :** 2,10 € ◆ **Remboursement SS :** 65 %

Classe thérapeutique : Antifièvre ◆ Antidouleur ◆ Antidouleur des règles.

Indications : Fièvre et douleurs d'intensité légère à modérée.

Contre-indications générales : Allergie au paracétamol ◆ Insuffisance hépatique ◆ Hépatite virale ◆ Enfant de moins de 6 ans ◆ Enfant de moins de 27 kg.

Prudence générale : Insuffisance rénale ◆ Alcoolisme ◆ Malnutrition ◆ Déshydratation ◆ Déficit en G6PD ◆ Peut fausser le dosage du sucre ou de l'acide urique dans le sang.

Prudence en association : Antivitamines K (anticoagulants oraux) ◆ Pansements gastro-intestinaux, antiacides et adsorbants à prendre 2 heures avant ou après ce médicament.

Posologie : ***Adulte et enfant à partir de 50 kg :*** 1 à 2 comprimés à 500 mg par prise, à renouveler si besoin au bout de 4 heures minimum, sans dépasser 6 comprimés par jour voire exceptionnellement 8 comprimés par jour en cas de douleurs très intenses ◆ ***Adulte de moins de 50 kg :*** 1 à 2 comprimés à 500 mg par prise, à renouveler si besoin au bout de 4 heures minimum, sans dépasser 6 comprimés par jour ◆ ***Enfant à partir de 6 ans de 27 à 41 kg :*** 1 comprimé à 500 mg par prise, à renouveler si besoin au bout de 6 heures minimum, sans dépasser 4 comprimés par jour ◆ ***Enfant à partir de 6 ans de 41 à 50 kg :*** 1 comprimé à 500 mg par prise, à renouveler si besoin au bout de 4 heures minimum, sans dépasser 6 comprimés par jour.
Avaler le(s) comprimé(s) tel(s) quel(s) avec une boisson (eau, lait, jus de fruits).

Arrêt du médicament et consulter le médecin si : La fièvre persiste plus de 3 jours ◆ La douleur persiste plus de 5 jours ◆ Réaction allergique avec éruption ou rougeur cutanée, démangeaisons cutanées, brusque

Pour une lecture optimale des tableaux, reportez-vous à la page 17.

gonflement du visage, du cou et/ou de la langue, difficultés à respirer ou à avaler (œdème de Quincke), malaise brutal avec chute de la pression artérielle, perte de connaissance (choc anaphylactique) ◆ Troubles de la peau ou des muqueuses avec rougeur, cloques, brûlures, décollement de la peau (syndrome de Stevens-Johnson) pouvant rapidement s'étendre à tout le corps, donnant l'aspect d'un ébouillanté (syndrome de Lyell) ◆ Apparition de bleus, de saignements de nez ou de gencives inhabituels (thrombopénie) ◆ Apparition de fièvre, d'angine ou de toute autre infection (agranulocytose) ◆ Prise massive : conduire le malade d'urgence à l'hôpital le plus proche.

Composition : par comprimé : Paracétamol 500 mg. ◆ **Excipients à prendre en compte :** Aucun excipient à effet notoire.

Présentation : 16 comprimés ◆ **Laboratoire :** EG Labo

ANTISPASMODIQUE (GYNÉCOLOGIQUE)

Principes actifs et spécialités	Note	Avis
PHLOROGLUCINOL		
Phloroglucinol, comprimé, comprimé orodispersible, lyophilisat oral ou suppositoire		
PHLOROGLUCINOL 80 mg XXX SPASFON SPASFON LYOC 80 mg SPASFON LYOC 160 mg SPASMOCALM 80 mg	11	Efficacité faible confirmée par la Haute Autorité de santé (HAS).

NOTRE MÉDICAMENT FAVORI

SPASFON LYOC 80 mg lyophilisat oral

Note : 11/20 ◆ **Prix :** 2,35 € ◆ **Remboursement SS :** 15 %

Classe thérapeutique : Antispasmodique.

Indications : Douleurs spasmodiques digestives, biliaires, urologiques ou gynécologiques.

Contre-indications générales : Allergie au phloroglucinol ◆ Allaitement.

Prudence générale : Grossesse.

Prudence en association : Morphine ou ses dérivés ◆ Pansements gastro-intestinaux, antiacides et adsorbants à prendre 2 heures avant ou après ce médicament.

Posologie : ***Adulte :*** 2 lyophilisats à prendre au moment de la crise, à renouveler en cas de spasmes importants. À laisser fondre sous la langue ou à dissoudre dans un verre d'eau ◆ ***Enfant :*** 1 lyophilisat 2 fois par jour à dissoudre dans un verre d'eau.

Arrêt du médicament et consulter le médecin si : Les douleurs persistent ou s'aggravent ◆ Réaction allergique avec éruption ou rougeur cutanée, démangeaisons cutanées, brusque gonflement du visage, du cou et/ou de la langue, difficultés à respirer ou à avaler (œdème de Quincke), malaise brutal avec chute de la pression artérielle, perte de connaissance (choc anaphylactique).

Composition : par lyophilisat : Phloroglucinol 80 mg. ◆ **Excipients à prendre en compte :** Aucun excipient à effet notoire.

Présentation : 10 lyophilisats oraux ◆ **Laboratoire :** Teva Santé

Pour une lecture optimale des tableaux, reportez-vous à la page 17.

Rhino-pharyngite

Vous avez le nez bouché ou le nez qui coule? Vous toussez, vous éternuez, vous avez mal à la gorge et même un peu de fièvre? Ce sont les symptômes d'une rhino-pharyngite.
C'est une maladie bénigne et le plus souvent passagère qu'il est inutile de traiter avec des médicaments, ceux-ci n'étant pas toujours anodins!

CE QU'IL FAUT SAVOIR

La rhino-pharyngite est une inflammation du rhino-pharynx, c'est-à-dire du nez et de la gorge et par extension des fosses nasales. Elle est d'origine virale dans 90 % des cas.

LES CAUSES

Ces organes sont en permanence agressés par des microbes et des virus, mais aussi par la pollution, le tabac et d'autres substances toxiques.

LES INTERDITS

☒☒ Pas d'automédication mais consultez rapidement votre médecin si :
- Vous avez beaucoup de fièvre (plus de 39 °C) pendant plus de 48 heures.
- Vous avez très mal à la gorge.
- Votre nez est encombré de sécrétions purulentes, vous avez très mal à la tête, aux oreilles et vous respirez difficilement.

☒☒ Ne poursuivez pas un traitement en automédication plus de 48 heures mais consultez votre médecin si les symptômes ne faiblissent pas, voire s'amplifient.

LES BONNES PRATIQUES

► **En prévention**, suivez ces quelques règles d'hygiène :
- Mouchez-vous régulièrement, une narine à la fois, avec un mouchoir en papier à usage unique.
- Lavez-vous souvent les mains avec de l'eau et du savon.

► **En cas de rhino-pharyngite**
- Nettoyez vos narines avec du sérum physiologique isotonique (chlorure de sodium à 9 pour 1000) en flacon unidose, afin d'éliminer les sécrétions qui gênent votre respiration. Si vous avez le nez bouché, nettoyez-le avec du sérum hypertonique (chlorure de sodium à 14 pour 1000) ou faites une inhalation (*voir Rhume de cerveau ou coryza*).
- En cas de douleur, prenez du paracétamol en respectant toujours les doses indiquées (en automédication, jusqu'à 3 g par jour mais ne dépassez JAMAIS 4 g par jour, sous peine de grave intoxication du foie).
- Sucez des bonbons pour humidifier et atténuer vos maux de gorge.

Pour une lecture optimale des tableaux, reportez-vous à la page 17.

LES MÉDICAMENTS

Rappelons-le, la rhino-pharyngite est une maladie sans gravité, toutefois vous pouvez utiliser du paracétamol en cas de forte fièvre et de douleurs.

En revanche, vous éviterez :

• Les vasoconstricteurs ou « décongestionnants » (à base de pseudoéphédrine, de phényléphrine, etc.) pris par la bouche. Ils présentent de nombreuses contre-indications (antécédents d'accident vasculaire cérébral ou AVC, hypertension artérielle, insuffisance coronaire, antécédents de convulsions, glaucome par fermeture de l'angle, rétention urinaire, hyperthyroïdie, grossesse et allaitement) et peuvent provoquer des maux de tête, des troubles nerveux, de l'hypertension, des troubles cardiaques, oculaires, psychiatriques, etc.
Malgré la demande de la commission de pharmacovigilance de l'Agence du médicament (ANSM) et de l'Académie de médecine pour que ces médicaments soient prescrits uniquement sur ordonnance, ceux-ci ne le sont toujours pas. C'est regrettable.

• Les antiseptiques par voie nasale qui peuvent déclencher des allergies sont inefficaces dans les affections virales.

• Les antihistaminiques par la bouche ne se justifient pas dans le cas d'une rhino-pharyngite mais uniquement dans le cas d'une rhinite allergique (*voir Rhume des foins*).

• Les pommades à respirer et à passer sur la poitrine contenant de dérivés terpéniques (camphre, menthol, etc.) sont sans réelle efficacité.

TRAITEMENT LOCAL DU NEZ

Principes actifs et spécialités	Note	Avis
SOLUTIONS DE LAVAGE DE NEZ – Dispositifs médicaux permettant d'humidifier, de nettoyer les fosses nasales et incitant à se moucher, c'est la meilleure balance efficacité / tolérance dans l'indication. Quelques exemples :		
CHLORURE DE SODIUM 0,9 %		
Sérum physiologique, unidose		
PHYSIODOSE PHYSIOLOGICA SERUM PHYSIOLOGIQUE XXX	14	Bonne balance efficacité / tolérance. À privilégier.
EAU DE MER OU EAU SALÉE		
Solution isotonique d'eau de mer ou salée, spray		
EAU DE MER ISOTONIQUE XXX HEXAMER ISOTONIQUE PHYSIODOSE ISOTONIQUE PHYSIOLOGICA ISOTONIQUE PHYSIOMER ISOTONIQUE STERIMAR ISOTONIQUE VICKS ISOTONIQUE	13	Risque de contamination par l'embout.

Pour une lecture optimale des tableaux, reportez-vous à la page 17.

Solution hypertonique d'eau de mer ou salée, spray		
EAU DE MER HYPERTONIQUE XXX HEXAMER HYPERTONIQUE PHYSIODOSE HYPERTONIQUE PHYSIOLOGICA HYPERTONIQUE PHYSIOMER HYPERTONIQUE STERIMAR HYPERTONIQUE VICKS HYPERTONIQUE	13	À n'utiliser que si vous avez le nez bouché et peut entraîner un léger picotement. Risque de contamination par l'embout.
BENZALKONIUM – Antiseptique ammonium quaternaire		
BENZALKONIUM SEUL		
Benzalkonium, solution nasale		
HUMEX FOURNIER 0,04 %	8	Antiseptique allergisant (ammonium quaternaire) et dépassé, associé à un excipient dérivé terpénique (eucalyptol ou cinéole).
BENZALKONIUM EN ASSOCIATION		
Benzalkonium + Camphre + Essence de Niaouli + Huile essentielle de géranium, solution nasale		
EUVANOL SPRAY	6	Ammonium quaternaire associé à des dérivés terpéniques, une belle association inefficace.
BENZODODECINIUM – Antiseptique ammonium quaternaire		
BENZODODECINIUM SEUL		
Benzododécinium, solution nasale		
RHINEDRINE	8	Antiseptique allergisant (ammonium quaternaire) et dépassé, associé au camphre en excipient pour traiter un simple rhume.
BENZODODECINIUM EN ASSOCIATION		
Benzododécinium + Polysorbate 80, solution nasale		
PRORHINEL RHUME	8	Antiseptique allergisant (ammonium quaternaire) et dépassé.
HEXAMIDINE – Antiseptique diamidine		
Hexamidine, solution nasale		
DESOMEDINE	8	Antiseptique inefficace dans les affections virales du nez.
DÉRIVÉS SOUFRÉS		
SOUFRE SEUL		
Ténoate d'éthanolamine, solution nasale		
RHINOTROPHYL	6	Ce médicament à base d'un dérivé soufré n'a jamais démontré d'efficacité antiseptique chez l'homme, avec en prime la présence de parabènes susceptibles d'entraîner des réactions allergiques.
Thiophènecarboxylate, solution nasale		
DOLIRHUME THIOPHENECARBOXYLATE 2 %	6	Un dérivé soufré avec comme excipients des parabènes, un médicament en quête d'efficacité thérapeutique !
Ritiométan magnésien, solution nasale		
NECYRANE	5	Dérivé soufré avec en excipients un ammonium quaternaire dépassé et allergisant (myristalkonium) et en prime un dérivé terpénique, un cocktail inutile !

Pour une lecture optimale des tableaux, reportez-vous à la page 17.

Principes actifs et spécialités	Note	Avis
SOUFRE EN ASSOCIATION		
Monosulfure de sodium + Levure Saccharomyces cerevisae, solution nasale		
ACTISOUFRE	6	Du soufre et des extraits de levures proposés comme traitement d'appoint dans les rhinites et rhino-pharyngites dont on attend toujours une démonstration d'efficacité.
PHYTOTHÉRAPIE		
Huiles essentielles de serpolet, pin, eucalyptus, myrte, girofle, thym + Terpinéol, pommade nasale		
NAZINETTE DU DOCTEUR GILBERT	2	Une composition délirante et en prime sous forme de pommade pour déboucher le nez !

ANTI-RHINO-PHARYNGITE

Principes actifs et spécialités	Note	Avis
PARACETAMOL EN ASSOCIATION – Paracétamol + Antihistaminique		
Paracétamol + Chlorphénamine, comprimé, gélule ou sachet		
DRILL RHUME PARACETAMOL CHLORPHENAMINE FLUSTIMEX HUMEXLIB PARACETAMOL CHLORPHENAMINE	8	La présence d'un antihistaminique antiallergique de première génération (chlorphénamine) n'est pas justifiée. Il expose à des désagréments inutiles et disproportionnés (somnolence, constipation, sécheresse de la bouche, palpitations, troubles visuels, rétention urinaire...). Mieux vaut s'en passer.
Paracétamol + Chlorphénamine + Vitamine C, sachet		
ACTIFED ETATS GRIPPAUX CLARIX ETAT GRIPPAL PARACETAMOL CHLORPHENAMINE VITAMINE C	8	La vitamine C comme l'antihistaminique de première génération (chlorphénamine) ne sont pas justifiés dans le traitement de la rhino-pharyngite. L'antihistaminique expose à des désagréments inutiles et disproportionnés (somnolence, constipation, sécheresse de la bouche, palpitations, troubles visuels, rétention urinaire...). Seul le paracétamol est conseillé en cas de forte fièvre (au-delà de 38,5 °C).
Paracétamol + Phéniramine + Vitamine C, sachet		
DOLI ETAT GRIPPAL PARACETAMOL / VITAMINE C / PHENIRAMINE FERVEX ETAT GRIPPAL PARACETAMOL / VITAMINE C / PHENIRAMINE ADULTES FERVEX ETAT GRIPPAL PARACETAMOL / VITAMINE C / PHENIRAMINE ADULTES FRAMBOISE HUMEXLIB ETAT GRIPPAL PARACETAMOL / VITAMINE C / PHENIRAMINE PARACETAMOL / VITAMINE C / PHENIRAMINE XXX	8	L'antihistaminique de première génération (phéniramine) comme la vitamine C ne sont pas justifiés, exposant à de nombreux effets indésirables (somnolence, constipation, sécheresse de la bouche, palpitations, troubles visuels, rétention urinaire...). Seul le paracétamol est conseillé en cas de forte fièvre.
HOMÉOPATHIE		
Associations homéopathiques, comprimé ou solution buvable		
ECHINACEA COMPLEXE N°40 LEHNING IODUM COMPLEXE N°118 LEHNING MERCURIUS SOLUBILIS COMPLEXE N°39 LEHNING	7	Même si l'efficacité n'a jamais été démontrée chez l'homme dans des essais cliniques, ces spécialités conviendront aux personnes recherchant des médicaments alternatifs, sans effets indésirables.

Pour une lecture optimale des tableaux, reportez-vous à la page 17.

OLIGOTHÉRAPIE		
Argent, ampoule buvable		
GRANIONS D'ARGENT	7	Présentés comme des modificateurs de terrain sans aucune preuve d'efficacité clinique. Il est précisé que l'oligothérapie ne dispense pas d'un traitement spécifique, c'est encore une chance ! La Haute Autorité de santé a préconisé son déremboursement en 2006.
Bismuth, ampoule buvable		
GRANIONS DE BISMUTH		
BISMUTH OLIGOSOL		
Cuivre, ampoule buvable		
GRANIONS DE CUIVRE		
CUIVRE OLIGOSOL		
Manganèse + Cuivre, ampoule buvable		
MANGANESE-CUIVRE OLIGOSOL		
Soufre, ampoule buvable		
GRANIONS DE SOUFRE		
SOUFRE OLIGOSOL		
DÉRIVÉS SOUFRÉS		
SOUFRE SEUL		
Sulfosilicoaluminate de sodium, comprimé à croquer		
SULFURYL	5	Dérivé soufré à visée antiseptique mais risque d'intolérance : spécialité inefficace et dépassée avec en prime en excipient un dérivé terpénique (menthe poivrée).
Ténoate d'éthanolamine, gélule		
GELUTROPHYL	5	Dérivé soufré à visée antiseptique mais risque d'intolérance : spécialité inefficace et dépassée.
Thiosulfate de sodium et de magnésium, comprimé ou ampoule buvable		
DESINTEX	5	Dérivé soufré inefficace et dépassé.
SOUFRE EN ASSOCIATION		
Soufre + L-cystine + Vitamine A + Levure, gélule		
SOLACY ADULTES	3	Dérivé soufré inefficace et dépassé. Pour arriver à concevoir une telle ineptie, il faut une ignorance encyclopédique.

DÉCONGESTIONNANT RESPIRATOIRE

Spécialités	Note	Avis
INHALATIONS		
AROMASOL BALSOLENE CALYPTOL INHALANT ESSENCE ALGERIENNE GOMENOL INHALATION HUMEX INHALER PERUBORE INHALATION VICKS INHALER VICKS VAPORUB	9	L'utilisation de différents dérivés terpéniques (eucalyptol, terpinéol, camphre, lévomenthol, huiles essentielles de niaouli, lavande, thym, romarin, sapin, serpolet) dans ces inhalations peut favoriser une décongestion des voies respiratoires. En revanche l'activité antiseptique n'a jamais été démontrée chez l'homme. Ces différents composés sont contre-indiqués en automédication en cas d'antécédents de convulsions ou d'épilepsie, chez les enfants de moins de 12 ans, les femmes enceintes ou allaitantes, et doivent être utilisés avec précaution chez les sujets âgés en raison de possibilité d'agitation, de confusion, voire de convulsions. À noter que quelques feuilles d'eucalyptus ou de romarin dans de l'eau très chaude peuvent aussi bien faire l'affaire.

Pour une lecture optimale des tableaux, reportez-vous à la page 17.

Rhume de cerveau ou coryza

Votre nez coule, vous avez le nez bouché et des difficultés à respirer, vous crachez, vous éternuez, et vous avez peut-être mal à la tête ? Vous avez tout bonnement attrapé un rhume de cerveau : une affection virale bénigne mais contagieuse qui affecte la paroi interne du nez (muqueuse nasale) et qui guérit toujours spontanément. Comme le dit un vieux sage : « Un rhume non traité dure une semaine, un rhume traité dure sept jours ! »

CE QU'IL FAUT SAVOIR

Notre muqueuse nasale secrète en permanence un liquide qui humidifie l'air inspiré et lutte contre les microbes. Mais si elle est soudain irritée, la muqueuse secrète davantage de liquide et se met à gonfler : votre nez se met alors à couler et vous avez l'impression qu'il est bouché !
Vous vous mouchez (attention : une narine après l'autre) pour évacuer le trop-plein de liquide qui peu à peu s'épaissit et devient plus ou moins jaune : ce n'est pas du pus mais l'évolution normale de votre rhume.
Vous vous raclez la gorge pour expulser les sécrétions accumulées à l'arrière des fosses nasales. Une fois couché, vous respirez par la bouche, vous ronflez, votre bouche se dessèche *(voir Sécheresse de la bouche ou xérostomie)* et vous passez une mauvaise nuit !

LES CAUSES

Plus de 200 virus TRÈS contagieux dont 150 rhinovirus peuvent déclencher ce type de rhume. Ils se transmettent très facilement par la toux, les éternuements, les postillons, les mains ou même par contact indirect (billets de banque, rampe d'escalier, poignée de main ou de porte, etc.). Une personne enrhumée est contagieuse dès la veille de l'apparition des symptômes du rhume et ce pendant toute une semaine.

LES INTERDITS

☒☒ Pas d'automédication mais consultez rapidement votre médecin si :
- La fièvre dépasse 38,5 °C et s'accompagne de douleurs ou d'un écoulement de l'oreille, de violents maux de tête, de douleurs au niveau des yeux, du front, des sinus, d'une gêne respiratoire, d'une toux rauque.
- Il y a un écoulement de pus d'une seule narine avec douleurs de la face du même côté.
- Les sécrétions nasales contiennent régulièrement du sang.
- Le nez coule toujours au bout de 10 jours.

▶ **Évitez de :**
- Fumer ou rester dans un univers de fumeurs.
- Visiter une accouchée et son nouveau-né, des personnes âgées ou fragilisées.

Pour une lecture optimale des tableaux, reportez-vous à la page 17.

LES BONNES PRATIQUES

Suivez ces règles d'hygiène pour limiter la propagation des microbes :
- Lavez-vous les mains avec de l'eau et du savon ou, en l'absence d'eau, avec une solution hydroalcoolique, tout particulièrement avant de préparer les repas ou de passer à table.
- Mouchez-vous avec des mouchoirs jetables (puis jetez-les à la poubelle) et lavez-vous les mains après.
- Humidifiez votre muqueuse nasale avec du sérum physiologique.
- Dormez la tête surélevée pour améliorer le passage de l'air dans les narines. Vous respirerez mieux, ronflerez moins et dormirez enfin.
- Évitez l'air conditionné et les appartements surchauffés.
- Aérez à fond, tous les jours, votre intérieur.

LES MÉDICAMENTS

Ils peuvent soulager les manifestations du rhume de trois façons mais certains sont à éviter formellement en raison de leurs contre-indications et des effets indésirables parfois graves.

▶ En local

- Les solutions salines qui nettoient les fosses nasales (dispositifs médicaux), dégagent le nez et humidifient la muqueuse nasale : sérum physiologique isotonique (chlorure de sodium à 9 pour 1000) de préférence en unidose, sinon en flacon (contenant des conservateurs). Elles sont souvent très efficaces. Et en cas de nez bouché, le sérum hypertonique (chlorure de sodium à 14 pour 1000).
- Les antiseptiques administrés par voie nasale sont sans intérêt car inactifs contre les virus.

▶ Par la bouche

- Les antihistaminiques H_1 de première génération à base de phéniramine, chlorphénamine) ne se justifient pas. Ils présentent des contre-indications (glaucome par fermeture de l'angle, rétention urinaire, grossesse et allaitement).

Ils peuvent occasionner de la somnolence, de la constipation, de la sécheresse de la bouche, des palpitations, des troubles visuels, etc.).
- Évitez les associations chlorphénamine + paracétamol (avec ou sans vitamine C) ou phéniramine + paracétamol + vitamine C en raison du cumul des effets indésirables et des contre-indications.
- Les vasoconstricteurs ou « décongestionnants » (à base de pseudoéphédrine, ou de phényléphrine) pris par la bouche présentent de nombreuses contre-indications (antécédents d'accident vasculaire cérébral (AVC), hypertension artérielle, insuffisance coronaire, antécédents de convulsions, glaucome par fermeture de l'angle, rétention urinaire, hyperthyroïdie, grossesse et allaitement) et peuvent provoquer des maux de tête, des troubles nerveux, de l'hypertension, des troubles cardiaques, oculaires, psychiatriques, etc.

Malgré la demande de la commission de pharmacovigilance de l'Agence du médicament (ANSM) et de l'Académie de médecine pour que ces médicaments soient prescrits uniquement sur ordonnance, ceux-ci ne le sont toujours pas. C'est regrettable.

• Les associations pseudoéphédrine + paracétamol ou ibuprofène sont à éviter en raison du cumul des effets indésirables et des contre-indications.

▸ En inhalation

Ce très ancien traitement reste toujours d'actualité en cas de nez bouché. Si vous avez un inhalateur, sortez-le, sinon utilisez un grand bol rempli d'eau chaude. Mettez-y éventuellement un comprimé d'un produit pour inhalation ou quelques feuilles de thym, de romarin ou d'eucalyptus. Couvrez-vous la tête d'une serviette pour que la vapeur d'eau monte plus directement dans votre nez, placez votre tête au-dessus du bol (ou de l'inhalateur) et respirez. Les inhalations humidifient la muqueuse et, en rétractant celle-ci, elles facilitent l'écoulement du mucus et du pus éventuel qui encombrent les fosses nasales et les sinus. Votre nez se débouche. Vous pouvez enfin respirer! À faire deux fois par jour.

Rappel! Les diverses associations antihistaminiques, antalgiques, anti-inflammatoires non stéroïdiens (AINS), vasoconstricteurs, sont à éviter en raison du cumul des effets indésirables et des contre-indications sans pour autant gagner en efficacité. Privilégiez toujours les médicaments ne contenant qu'une seule substance.

EN SAVOIR PLUS

La grippe

Si vous avez des douleurs diffuses du type courbatures, de la fièvre (39 °C) accompagnée éventuellement de maux de gorge et d'une toux sèche importante, il s'agit probablement d'une grippe, provoquée par un virus et contre laquelle il n'y a pas de traitement en dehors d'un anti-fièvre ou antidouleur *(voir Grippe, Fièvre, Douleur)*. Mieux vaut vous faire vacciner tous les ans à l'automne : le virus de la grippe est un mutant!

TRAITEMENT LOCAL DU NEZ

Principes actifs et spécialités	Note	Avis
SOLUTIONS DE LAVAGE DE NEZ – Dispositifs médicaux permettant d'humidifier, de nettoyer les fosses nasales et incitant à se moucher, c'est la meilleure balance efficacité/tolérance dans l'indication. Quelques exemples :		
CHLORURE DE SODIUM 0,9 %		
Sérum physiologique, unidose		
PHYSIODOSE PHYSIOLOGICA SERUM PHYSIOLOGIQUE XXX	14	Bonne balance efficacité/tolérance. À privilégier.

Pour une lecture optimale des tableaux, reportez-vous à la page 17.

Pour une lecture optimale des tableaux, reportez-vous à la page 17.

EAU DE MER OU EAU SALÉE		
Solution isotonique d'eau de mer ou salée, spray		
EAU DE MER ISOTONIQUE XXX HEXAMER ISOTONIQUE PHYSIODOSE ISOTONIQUE PHYSIOLOGICA ISOTONIQUE PHYSIOMER ISOTONIQUE STERIMAR ISOTONIQUE VICKS ISOTONIQUE	13	Risque de contamination par l'embout.
Solution hypertonique d'eau de mer ou salée, spray		
EAU DE MER HYPERTONIQUE XXX HEXAMER HYPERTONIQUE PHYSIODOSE HYPERTONIQUE PHYSIOLOGICA HYPERTONIQUE PHYSIOMER HYPERTONIQUE STERIMAR HYPERTONIQUE VICKS HYPERTONIQUE	13	À n'utiliser que si vous avez le nez bouché. Peut entraîner un léger picotement. Risque de contamination par l'embout.
BENZALKONIUM – Antiseptique ammonium quaternaire		
BENZALKONIUM SEUL		
Benzalkonium, solution nasale		
HUMEX FOURNIER 0,04 %	8	Antiseptique allergisant (ammonium quaternaire) et dépassé, associé à un excipient dérivé terpénique (eucalyptol ou cinéole).
BENZALKONIUM EN ASSOCIATION		
Benzalkonium + Camphre + Essence de Niaouli + Huile essentielle de géranium, solution nasale		
EUVANOL SPRAY	6	Ammonium quaternaire associé à des dérivés terpéniques, une belle association inefficace.
BENZODODECINIUM – Antiseptique ammonium quaternaire		
BENZODODECINIUM SEUL		
Benzododécinium, solution nasale		
RHINEDRINE	8	Antiseptique allergisant (ammonium quaternaire) et dépassé, associé au camphre en excipient pour traiter un simple rhume.
BENZODODECINIUM EN ASSOCIATION		
Benzododécinium + Polysorbate 80, solution nasale		
PRORHINEL RHUME	8	Antiseptique allergisant (ammonium quaternaire) et dépassé.
HEXAMIDINE – Antiseptique diamidine		
Hexamidine, solution nasale		
DESOMEDINE	8	Antiseptique inefficace dans les affections virales du nez.

DÉRIVÉS SOUFRÉS		
SOUFRE SEUL		
Ténoate d'éthanolamine, solution nasale		
RHINOTROPHYL	6	Ce médicament à base d'un dérivé soufré n'a jamais démontré d'efficacité antiseptique chez l'homme, et contient en prime des parabènes susceptibles d'entraîner des réactions allergiques.
Thiophènecarboxylate, solution nasale		
DOLIRHUME THIOPHENECARBOXYLATE 2 %	6	Un dérivé soufré avec comme excipients des parabènes, un médicament en quête d'efficacité thérapeutique !
Ritiométan magnésien, solution nasale		
NECYRANE	5	Dérivé soufré avec en excipients un ammonium quaternaire dépassé et allergisant (myristalkonium) et en prime un dérivé terpénique, un cocktail inutile !
SOUFRE EN ASSOCIATION		
Monosulfure de sodium + Levure Saccharomyces cerevisae, solution nasale		
ACTISOUFRE	6	Du soufre et des extraits de levures proposés comme traitement d'appoint dans les rhinites et rhinopharyngites dont on attend toujours une démonstration d'efficacité.
PHYTOTHÉRAPIE		
Huiles essentielles de serpolet, pin, eucalyptus, myrte, girofle, thym + Terpinéol, pommade nasale		
NAZINETTE DU DOCTEUR GILBERT	2	Une composition délirante et en prime sous forme de pommade pour déboucher le nez !

ANTIRHUME DE CERVEAU

Principes actifs et spécialités	Note	Avis
PARACETAMOL EN ASSOCIATION – Paracétamol + Antihistaminique		
Paracétamol + Chlorphénamine, comprimé, gélule ou sachet		
DRILL RHUME PARACETAMOL CHLORPHENAMINE FLUSTIMEX HUMEXLIB PARACETAMOL CHLORPHENAMINE	8	La présence d'un antihistaminique antiallergique de première génération, la chlorphénamine, n'est pas justifiée. Il expose à des désagréments inutiles et disproportionnés (somnolence, constipation, sécheresse de la bouche, palpitations, troubles visuels, rétention urinaire...). Mieux vaut s'en passer.
Paracétamol + Chlorphénamine + Vitamine C, sachet		
ACTIFED ETATS GRIPPAUX CLARIX ETAT GRIPPAL PARACETAMOL CHLORPHENAMINE VITAMINE C	8	La vitamine C comme l'antihistaminique de première génération (chlorphénamine) ne sont pas justifiés dans le traitement du rhume. L'antihistaminique expose à des désagréments inutiles et disproportionnés (somnolence, constipation, sécheresse de la bouche, palpitations, troubles visuels, rétention urinaire...). Seul le paracétamol est conseillé en cas de forte fièvre (au-delà de 38,5 °C).

Pour une lecture optimale des tableaux, reportez-vous à la page 17.

Pour une lecture optimale des tableaux, reportez-vous à la page 17.

Paracétamol + Phéniramine + Vitamine C, sachet		
DOLI ETAT GRIPPAL PARACETAMOL / VITAMINE C / PHENIRAMINE FERVEX ETAT GRIPPAL PARACETAMOL / VITAMINE C / PHENIRAMINE ADULTES FERVEX ETAT GRIPPAL PARACETAMOL / VITAMINE C / PHENIRAMINE ADULTES FRAMBOISE HUMEXLIB ETAT GRIPPAL PARACETAMOL / VITAMINE C / PHENIRAMINE PARACETAMOL / VITAMINE C / PHENIRAMINE XXX	8	L'antihistaminique de première génération (phéniramine) comme la vitamine C ne sont pas justifiés, exposant à de nombreux effets indésirables (somnolence, constipation, sécheresse de la bouche, palpitations, troubles visuels, rétention urinaire...). Seul le paracétamol est conseillé en cas de forte fièvre.
HOMÉOPATHIE		
Associations homéopathiques, comprimé orodispersible, granules ou solution buvable		
CORYZALIA ECHINACEA COMPLEXE N°40 LEHNING HOMEORUB SINUSPAX	7	Même si l'efficacité n'a pas été démontrée chez l'homme dans des essais cliniques, ces spécialités conviendront aux personnes recherchant des médicaments alternatifs, sans effets indésirables.
OLIGOTHÉRAPIE		
Argent, ampoule buvable GRANIONS D'ARGENT *Bismuth, ampoule buvable* GRANIONS DE BISMUTH BISMUTH OLIGOSOL *Cuivre, ampoule buvable* GRANIONS DE CUIVRE CUIVRE OLIGOSOL *Soufre, ampoule buvable* GRANIONS DE SOUFRE SOUFRE OLIGOSOL	7	Présentés comme des modificateurs de terrain sans aucune preuve d'efficacité clinique. Il est précisé que l'oligothérapie ne dispense pas d'un traitement spécifique, c'est encore une chance ! La Haute Autorité de santé a préconisé son déremboursement en 2006.
PHYTOTHÉRAPIE		
Pélargonium, comprimé ou solution buvable		
ACTIVOX PELARGONIUM RHUME BELIVAIR RHUME PELARGONIUM	5	L'extrait fluide de pélargonium n'a pas démontré une réelle efficacité dans le traitement du rhume mais peut entraîner une toxicité hépatique. À fuir.
PSEUDOEPHEDRINE EN ASSOCIATION – Vasoconstricteur		
Paracétamol + Pseudoéphédrine, comprimé		
DOLIRHUME PARACETAMOL ET PSEUDOEPHEDRINE RHUMAGRIP	5	La présence d'un antifièvre (paracétamol) n'est généralement pas nécessaire. La pseudoéphédrine compte plus d'une dizaine de contre-indications et est susceptible de provoquer des effets indésirables graves (cardio-vasculaires et neurologiques). Mauvaise balance efficacité / tolérance.
Paracétamol + Pseudoéphédrine + Triprolidine, comprimé		
ACTIFED RHUME	4	L'association de paracétamol-pseudoéphédrine et d'un antihistaminique de première génération (triprolidine) n'est pas justifiée pour traiter un simple rhume. Ces associations décuplent les risques d'accidents cardio-vasculaires, neurologiques et psychiatriques. Mauvaise balance efficacité / tolérance.

Pour une lecture optimale des tableaux, reportez-vous à la page 17.

Paracétamol + Pseudoéphédrine + Diphénhydramine, comprimé		
ACTIFED RHUME JOUR ET NUIT	4	L'association de paracétamol-pseudoéphédrine et d'un antihistaminique de première génération (diphénhydramine) n'est pas justifiée pour traiter un simple rhume. Ces associations décuplent les risques d'accidents cardio-vasculaires, neurologiques et psychiatriques. Mauvaise balance efficacité/tolérance.
Paracétamol + Pseudoéphédrine + Doxylamine, comprimé		
DOLIRHUMEPRO PARACETAMOL, PSEUDOEPHEDRINE ET DOXYLAMINE	4	L'association de paracétamol-pseudoéphédrine et d'un antihistaminique de première génération (doxylamine) n'est pas justifiée pour traiter un simple rhume. Ces associations décuplent les risques d'accidents cardio-vasculaires, neurologiques et psychiatriques. Mauvaise balance efficacité/tolérance.
Paracétamol + Pseudoéphédrine + Chlorphénamine, comprimé + gélule		
HUMEX RHUME	4	L'association de paracétamol-pseudoéphédrine et d'un antihistaminique de première génération (chlorphénamine) n'est pas justifiée pour traiter un simple rhume. Ces associations décuplent les risques d'accidents cardio-vasculaires, neurologiques et psychiatriques. Mauvaise balance efficacité/tolérance.
Paracétamol + Pseudoéphédrine + Chlorphénamine + Vitamine C, comprimé		
FERVEX RHUME JOUR ET NUIT	4	Idem.
Ibuprofène + Pseudoéphédrine, comprimé		
NUROFEN RHUME RHINADVIL RHUME IBUPROFENE/PSEUDOEPHEDRINE RHINUREFLEX	3	La présence d'un anti-inflammatoire non stéroïdien (ibuprofène) et d'un vasoconstricteur (pseudoéphédrine) n'est pas justifiée pour traiter un simple rhume. Ces spécialités présentent de très nombreuses contre-indications et peuvent entraîner des effets indésirables graves (cardio-vasculaires et neurologiques). Très mauvaise balance efficacité/tolérance. À fuir !

Rhume des foins et autres rhinites allergiques

Vous éternuez, votre nez coule, vos yeux pleurent, votre nez et votre gorge vous démangent et vous avez le nez bouché ! Il s'agit sans doute d'un rhume des foins, c'est-à-dire une rhinite allergique.

CE QU'IL FAUT SAVOIR

Si vous êtes victime d'un rhume des foins, c'est que vous êtes probablement allergique aux pollens qui apparaissent aux beaux jours (avec les foins)... mais pas seulement ! Les pollens allergisants sont présents toute l'année dans l'atmosphère. La rhino-conjonctivite aux cyprès sévit en

Pour une lecture optimale des tableaux, reportez-vous à la page 17.

décembre dans le sud de la France alors que la rhinite à la pariétaire, une plante herbacée, sévit de mars à octobre...
D'autres substances comme les acariens ou les poils d'animaux (chat, chien, petit rongeur, voire cheval...) peuvent, eux aussi, vous déranger toute l'année.
Ces substances allergéniques irritent les muqueuses respiratoires du nez (rhinite, éternuement) et des bronches (toux, asthme). Et pour couronner le tout, vos yeux larmoient et vous démangent!

LES INTERDITS

☒ Pas d'automédication mais consultez votre médecin si :
- C'est la première fois que vous éprouvez ces symptômes.
- Vous êtes enceinte ou vous allaitez.
- Vous avez de la fièvre (plus de 38,5 °C), des maux de tête ou des douleurs au visage.

☒☒ Ne poursuivez pas un traitement contre le rhume des foins mais consultez rapidement votre médecin si :
- Les symptômes ne s'améliorent pas ou s'aggravent.
- D'autres troubles surviennent (essoufflement, toux...).
- Vous éprouvez des difficultés à respirer.

LES BONNES PRATIQUES

- Si c'est la première fois que cela vous arrive, consultez votre médecin pour identifier les substances provoquant votre rhinite allergique.
- Si vous connaissez déjà le facteur déclenchant de votre allergie suite à un bilan médical, vous pouvez demander à votre pharmacien un médicament disponible sans ordonnance.

Attention, danger! La majorité des traitements proposés (antihistaminiques) font somnoler, voire dormir. Prenez-les de préférence le soir au coucher.
Soyez particulièrement vigilant si vous devez conduire une automobile ou une machine. Abstenez-vous de boire de l'alcool pendant le traitement car l'alcool accentue la somnolence.

LES MÉDICAMENTS

Traitement local :

- Le sérum physiologique isotonique (9 pour 1000) en solution nasale (dispositif médical) s'avère souvent suffisant pour vous soulager.
- L'acide cromoglicique et le lodoxamide en solution nasale ou en collyre peuvent « dégager » un nez bouché et limiter irritation et larmoiement.
- Le dérivé de la cortisone (béclométasone) est utilisé en solution nasale. Mais il peut fragiliser la muqueuse nasale en cas de traitement prolongé.

Traitement par la bouche :

- Les antihistaminiques H_1 permettent de diminuer les sécrétions nasales. Utilisez de préférence les antihistaminiques à base de cétirizine (antihistaminique de deuxième génération). En effet les antihistaminiques de première génération à base de bromphéniramine, de dexchlorphéniramine, de cyproheptadine, de prométhazine, d'alimémazine sont moins bien tolérés. Ils sont contre-indiqués en cas de glaucome par fermeture de l'angle ou de difficultés à uriner. Ils ont un effet sédatif important et peuvent provoquer sécheresse de la bouche, constipation, troubles de la vue, accélération du rythme cardiaque, etc.

Attention! Les vasoconstricteurs (pseudoéphédrine et phényléphrine) sont **formellement déconseillés** car ils présentent une dizaine de contre-indications et peuvent entraîner des effets indésirables graves de type cardio-vasculaire et neurologique.

Quant aux oligoéléments à base de manganèse et cuivre, ils n'ont jamais démontré la moindre efficacité contre le rhume des foins.

EN SAVOIR PLUS

Comment se protéger des substances allergènes

Impossible bien sûr d'éviter tout contact avec les pollens à moins de vous enfermer dans un bocal! Mais pour ne pas aggraver votre cas, à la belle saison protégez-vous pour jardiner (masque et lunettes), évitez de tondre la pelouse et de fumer.

À l'intérieur de votre maison, éliminez au maximum les acariens, hautement allergènes (utilisez des housses spéciales, vaporisez des produits sur vos matelas et vos oreillers) et aspirez soigneusement poussières et poils d'animaux sur les moquettes et les rideaux.

Pour bien vous conseiller, votre pharmacien a besoin de savoir

Pour qui est le médicament? Vous-même? Un enfant et de quel âge? Une personne âgée? Une femme enceinte ou qui allaite?

- Quels symptômes? Nez bouché? Toux? fièvre? Yeux rouges?
- Depuis combien de temps ces symptômes sont-ils apparus?
- Avez-vous des antécédents personnels ou familiaux d'allergie, d'asthme ou de bronchite chronique?
- Êtes-vous traité pour un glaucome, des problèmes prostatiques, une maladie cardiaque, une maladie thyroïdienne ou de l'hypertension?
- Quels médicaments prenez-vous actuellement?
- Devez-vous conduire prochainement pour un long trajet? Ou conduisez-vous un engin particulier (tracteur, pelleteuse...)?

Pour une lecture optimale des tableaux, reportez-vous à la page 17.

Pour une lecture optimale des tableaux, reportez-vous à la page 17.

ANTIRHINITE ALLERGIQUE

Principes actifs et spécialités	Note	Avis
CETIRIZINE – Antihistaminique H_1		
CETIRIZINE SEULE		
Cétirizine, comprimé		
ACTIFED ALLERGIE CETIRIZINE ALAIRGIX ALLERGIE CETIRIZINE CETIRIZINE XXX DRILL ALLERGIE CETIRIZINE HUMEX ALLERGIE CETIRIZINE ZYRTECSET	15	Cet antihistaminique de deuxième génération entraîne moins d'effets indésirables que ceux de première génération.
CETIRIZINE EN ASSOCIATION		
Cétirizine + Pseudoéphédrine, comprimé		
ACTIFED LP RHINITE ALLERGIQUE	8	Attention, la pseudoéphédrine présente plus d'une dizaine de contre-indications. Elle est susceptible d'induire des effets indésirables graves (cardio-vasculaires et neurologiques). Mauvaise balance efficacité/tolérance.
LORATADINE – Antihistaminique H_1		
Loratadine, comprimé		
DOLIALLERGIE LORATADINE HUMEX ALLERGIE LORATADINE LORATADINE XXX	13	Cet antihistaminique de deuxième génération entraîne moins d'effets indésirables que ceux de première génération mais peut provoquer parfois des troubles psychiques.
BROMPHENIRAMINE – Antihistaminique H_1		
Bromphéniramine, gélule		
DIMEGAN	12	Cet antihistaminique de première génération peut présenter un effet sédatif important, sécheresse de la bouche, constipation, troubles de la vue, accélération du rythme cardiaque, difficulté à uriner (effets atropiniques).
DEXCHLORPHENIRAMINE – Antihistaminique H_1		
Dexchlorphéniramine, comprimé		
POLARAMINE	12	Cet antihistaminique de première génération peut présenter un effet sédatif important, sécheresse de la bouche, constipation, troubles de la vue, accélération du rythme cardiaque, difficulté à uriner (effets atropiniques).
CYPROHEPTADINE – Antihistaminique H_1		
Cyproheptadine, comprimé		
PERIACTINE	8	Antihistaminique de première génération peu efficace et dépassé.
HOMÉOPATHIE		
Associations homéopathiques, comprimé orodispersible ou comprimé à sucer		
LERGYPAX RHINALLERGY	7	Spécialités n'ayant toujours pas démontré leur efficacité dans des études cliniques sérieuses. Pour les croyants ! À vos souhaits !

Pour une lecture optimale des tableaux, reportez-vous à la page 17.

OLIGOTHÉRAPIE		
Manganèse, ampoule buvable		
GRANIONS DE MANGANESE MANGANESE OLIGOSOL	7	Présentés comme des modificateurs de terrain sans aucune preuve d'efficacité clinique. Il est précisé que l'oligothérapie ne dispense pas d'un traitement spécifique, c'est encore une chance ! La Haute Autorité de santé a préconisé son déremboursement en 2006.
Manganèse + Cuivre, ampoule buvable		
MANGANESE-CUIVRE OLIGOSOL		
PROMETHAZINE – Antihistaminique phénothiazinique		
Prométhazine, comprimé ou sirop		
PHENERGAN	6	Cet antihistaminique phénothiazinique de première génération présente un effet sédatif important et de nombreux effets indésirables.
ALIMEMAZINE – Antihistaminique phénothiazinique		
Alimémazine, sirop		
THERALENE	5	Cet antihistaminique phénothiazinique ne devrait pas être utilisé en automédication car il entraîne un effet sédatif important, de nombreuses interactions avec d'autres médicaments et des effets indésirables graves.

NOS MÉDICAMENTS FAVORIS

CETIRIZINE SANDOZ CONSEIL 10 mg comprimé

Note : 15/20 ◆ **Prix :** 3,85 € ◆ **Remboursement SS :** 0 %

Classe thérapeutique : Antihistaminique H_1 antiallergique.

Indications : Rhinite allergique ◆ Conjonctivite allergique ◆ Urticaire.

Contre-indications générales : Allergie à la cétirizine, à la lévocétirizine, à l'hydroxyzine, à la méclozine ◆ Allergie au macrogol ◆ Insuffisance rénale ◆ Intolérance au lactose ◆ Enfant de moins de 6 ans ◆ Grossesse ◆ Allaitement.

Prudence générale : Épilepsie ◆ Antécédent de convulsions ◆ Difficultés pour uriner ◆ Tests programmés pour diagnostic d'allergie (arrêt du traitement 3 jours avant) ◆ Conduite de véhicules ou de machines (risque de somnolence, vertiges).

Prudence en association : Pansements gastro-intestinaux, antiacides et adsorbants à prendre 2 heures avant ou après ce médicament.

Posologie : ***Adulte et enfant de plus de 12 ans :*** 1 comprimé une fois par jour ◆ ***Enfant de 6 à 12 ans :*** ½ comprimé matin et soir.
Avaler le comprimé avec une boisson.

Incidents : Somnolence ◆ Vertiges ◆ Mal de tête ◆ Mal de gorge ◆ Rhinite ◆ Sécheresse de la bouche ◆ Nausées ◆ Diarrhée ◆ Fatigue.

Arrêt du médicament et consulter le médecin si : Les troubles persistent ou s'aggravent après 7 jours de traitement ◆ Réaction allergique avec éruption ou rougeur cutanée, démangeaisons cutanées, brusque gonflement du visage, du cou et/ou de la langue, difficultés à respirer ou à avaler (œdème de Quincke), malaise brutal avec chute de la pression artérielle, perte de connaissance (choc anaphylactique) ◆ Apparition de bleus, de saignements de nez ou de gencives inhabituels (thrombopénie).

Composition : par comprimé : Cétirizine 10 mg. ◆ **Excipients à prendre en compte :** Lactose (excipient à effet notoire), macrogol.

Présentation : 7 comprimés ◆ **Laboratoire :** Sandoz

Pour une lecture optimale des tableaux, reportez-vous à la page 17.

LORATADINE MYLAN CONSEIL 10 mg comprimé

Note : 13/20 ◆ **Prix :** 3,78 € ◆ **Remboursement SS :** 0 %

Classe thérapeutique : Antiallergique.

Indications : Rhinite allergique.

Contre-indications générales : Allergie à la loratadine ou à la desloratadine ◆ Intolérance au lactose ◆ Enfant de moins de 6 ans et de moins de 30 kg ◆ Grossesse ◆ Allaitement.

Prudence générale : Insuffisance hépatique ◆ Tests programmés pour diagnostic d'allergie (arrêt du traitement 2 jours avant) ◆ Conduite de véhicules ou de machines (risque de somnolence, vertiges).

Prudence en association : Pansements gastro-intestinaux, antiacides et adsorbants à prendre 2 heures avant ou après ce médicament.

Posologie : ***Adulte et enfant de plus de 6 ans et de plus de 30 kg :*** 1 comprimé une fois par jour. En cas d'insuffisance hépatique sévère, la dose initiale est d'un comprimé tous les 2 jours.
Avaler le comprimé avec un verre d'eau.

Incidents : Somnolence ◆ Mal de tête ◆ Nervosité ◆ Fatigue ◆ Augmentation de l'appétit ◆ Insomnie.

Arrêt du médicament et consulter le médecin si : Les troubles persistent ou s'aggravent après 7 jours de traitement ◆ Réaction allergique avec éruption ou rougeur cutanée, démangeaisons cutanées, brusque gonflement du visage, du cou et/ou de la langue, difficultés à respirer ou à avaler (œdème de Quincke), malaise brutal avec chute de la pression artérielle, perte de connaissance (choc anaphylactique).

Composition : par comprimé : Loratadine 10 mg. ◆ **Excipients à prendre en compte :** Lactose (excipient à effet notoire).

Présentation : 7 comprimés ◆ **Laboratoire :** Mylan SAS

ANTIALLERGIQUE LOCAL DU NEZ

Principes actifs et spécialités	Note	Avis
BECLOMETASONE		
Béclométasone, solution nasale		
HUMEX RHUME DES FOINS A LA BECLOMETASONE	12	Ce dérivé de la cortisone peut diminuer l'inflammation de la muqueuse nasale.
AZELASTINE		
Azélastine, solution nasale		
PROALLERGODIL	12	Antihistaminique d'efficacité modérée mais bien toléré.
CROMOGLICATE DE SODIUM		
Cromoglicate de sodium, solution nasale		
ALAIRGIX RHINITE ALLERGIQUE CROMOGLICATE DE SODIUM CROMORHINOL	12	Efficacité modérée mais bien toléré (brève irritation transitoire en début de traitement).
PHENYLTOLOXAMINE EN ASSOCIATION		
Phényltoloxamine + Céthéxonium, solution nasale		
BIOCIDAN	8	L'association d'un antihistaminique de première génération avec un antiseptique dépassé et allergisant (céthéxonium) n'est pas justifiée.
HOMÉOPATHIE		
Association homéopathique, solution nasale		
GENCYDO	7	L'efficacité clinique reste à démontrer mais cette spécialité peut induire une sensation de brûlure de courte durée.

NOS MÉDICAMENTS FAVORIS

HUMEX RHUME DES FOINS À LA BECLOMETASONE 50 microgrammes/dose solution nasale

Note : 12/20 ◆ **Prix :** 7,30 € ◆ **Remboursement SS :** 0 %

Classe thérapeutique : Corticoïde nasal.

Indications : Rhinite allergique saisonnière (rhume des foins) pendant la durée d'exposition au(x) pollen(s) responsable(s).

Contre-indications générales : Allergie à la béclométasone ◆ Allergie aux ammoniums quaternaires (benzalkonium...) ◆ Saignement de nez (épistaxis) dû à des troubles de la coagulation ◆ Herpès ou infection à champignons (mycose) dans le nez, sur les lèvres, dans la bouche ou dans l'œil ◆ Tuberculose ◆ Ulcère digestif ◆ Opération récente, muqueuse nasale abîmée ou traumatisme du nez, tant que la guérison n'est pas complète ◆ Obstruction nasale ◆ Enfant de moins de 15 ans.

Prudence générale : Infection pulmonaire ◆ Infection bronchique.

Posologie : ***Adulte :*** 1 pulvérisation dans chaque narine 4 fois par jour après mouchage du nez, en répartissant les prises dans la journée. Durée de traitement de 6 semaines maximum.

Incidents : Irritation et sécheresse de la bouche et du nez ◆ Saignement de nez ◆ Mal de tête ◆ Trouble du goût et de l'odorat.

Arrêt du médicament et consulter le médecin si : Les troubles persistent ou s'aggravent après une semaine de traitement ◆ Fièvre, crachats, écoulement jaune du nez ◆ Apparition de conjonctivite ou d'asthme (essoufflement, sifflements, toux...) ◆ Apparition de champignons dans le nez ou la gorge ◆ Réaction allergique avec éruption ou rougeur cutanée, démangeaisons cutanées, brusque gonflement du visage, du cou et/ou de la langue, difficultés à respirer ou à avaler (œdème de Quincke).

Composition : par dose : Béclométasone dipropionate 50 microgrammes ◆ **Excipients à prendre en compte :** Benzalkonium (excipient à effet notoire).

Présentation : Flacon de 100 doses (ou pulvérisations) ◆ **Laboratoire :** Urgo

CROMORHINOL 2 % solution nasale

Note : 12/20 ◆ **Prix :** 5,75 € ◆ **Remboursement SS :** 0 %

Classe thérapeutique : Antiallergique nasal.

Indications : Rhinite allergique saisonnière (rhume des foins) ou non saisonnière (poils d'animaux, moisissures, acariens...).

Contre-indications générales : Allergie au cromoglicate.

Posologie : 1 pulvérisation dans chaque narine 4 à 6 fois par jour. Avant chaque prise, se moucher afin de dégager les narines. Poursuivre le traitement en continu pendant toute la durée d'exposition aux allergènes (responsables de l'allergie).

Incidents : Irritation du nez avec éternuements pouvant survenir dans les minutes suivant la pulvérisation et habituellement transitoire ◆ Saignement de nez (épistaxis).

Arrêt du médicament et consulter le médecin si : Réaction allergique.

Composition : par 100 ml : Cromoglicate de sodium 2 g. ◆ **Excipients à prendre en compte :** Aucun excipient à effet notoire.

Présentation : Flacon de 15 ml ◆ **Laboratoire :** Chauvin

Pour une lecture optimale des tableaux, reportez-vous à la page 17.

S

Saignements de nez ou épistaxis

Vous saignez parfois du nez ? Pas d'affolement ! La plupart du temps, c'est un trouble mineur et en suivant quelques « recettes », la cicatrisation se fait rapidement.

CE QU'IL FAUT SAVOIR

La cloison du nez est particulièrement riche en vaisseaux sanguins très fins qui saignent facilement sous l'effet de certains facteurs.

LES CAUSES

- Un mouchage trop violent, une irritation locale, les doigts dans le nez (surtout chez les enfants), la sécheresse ambiante, un traumatisme sur le visage.
- Parfois, une poussée d'hypertension (faites contrôler votre tension !).

Et plus rarement :

- des troubles de la coagulation ou des troubles provoqués par certains médicaments comme les anticoagulants ou les fluidifiants du sang (anti-agrégants plaquettaires) ;
- une maladie vasculaire ou une déformation au niveau des fosses nasales.

LES INTERDITS

☒☒ Pas d'automédication mais consultez rapidement votre médecin si :

- Les saignements sont abondants ou se prolongent au-delà de 20 minutes.
- Les saignements font suite à un traumatisme à la tête ou au nez ou sont provoqués par un corps étranger dans le nez.

Pour une lecture optimale des tableaux, reportez-vous à la page 17.

☒☒ Ne prolongez pas un traitement en automédication mais consultez votre médecin dans les 48 heures si vous prenez des anticoagulants ou des fluidifiants du sang (aspirine), s'il y a des problèmes de coagulation dans votre famille ou si les saignements se répètent 3 à 4 fois en 2 jours.

LES BONNES PRATIQUES

▶ Si vous êtes sujet aux saignements de nez

Veillez à garder un taux d'humidité correct dans votre intérieur en hiver (coupelles d'eau sur les radiateurs).
Pensez à humidifier régulièrement votre cloison nasale avec du sérum physiologique.

▶ En cas de saignement

- Penchez la tête en avant légèrement (pour éviter d'avaler le sang).
- Pincez énergiquement le nez entre le pouce et l'index pendant 5 à 10 minutes (en respirant par la bouche).
- Si cela ne suffit pas, introduisez délicatement dans la narine en cause une mèche de coton hydrophile imbibée d'eau oxygénée à 10 volumes et laissez-la (mais pas plus de 24 heures).
- Retirez la mèche délicatement, une fois le saignement arrêté. Laissez le caillot se détacher tout seul (sinon le saignement risque de recommencer !).

LES MÉDICAMENTS

Il n'existe pas de médicaments pour stopper un saignement de nez. Cependant, vous pouvez utiliser un dispositif médical à base d'alginate de calcium type STOP HEMO® ou de gélatine type BLOXANG®.

ANTISAIGNEMENT DE NEZ

Principes actifs et spécialités	Note	Avis
ALGINATE DE CALCIUM – Dispositifs médicaux, quelques exemples :		
Alginate de calcium, compresse, mèche ou tampon hémostatiques		
ALGOSTERIL COALGAN STOP HEMO	12	
GELATINE – Dispositif médical, par exemple :		
Gélatine, éponge hémostatique		
BLOXANG	12	
PHENAZONE EN ASSOCIATION		
Phénazone + Acide tannique + Hamamélis, pommade cutanée et nasale		
HEC	2	Mis sur le marché en 1956. La phénazone et le baume du Pérou sont des produits dépassés et allergisants ; heureusement on fait mieux et moins compliqué depuis.

Pour une lecture optimale des tableaux, reportez-vous à la page 17.

Sécheresse de la bouche ou xérostomie

Si vous avez une sensation continue de bouche sèche et que vous avez constamment soif, vous souffrez sans doute de sécheresse de la bouche. Non seulement c'est inconfortable mais l'insuffisance ou l'absence de salive peuvent entraîner des complications.

CE QU'IL FAUT SAVOIR

La salive possède des propriétés antibactériennes.
Le manque de salive peut ainsi rapidement provoquer des caries dentaires, des ulcères de la bouche, une altération du goût, une mauvaise haleine, des difficultés à mâcher, à avaler, voire à parler. Des champignons peuvent même finir par infecter la cavité buccale.

LES CAUSES

De nombreux facteurs peuvent être impliqués :

- Les médicaments : certains tranquillisants, neuroleptiques, antidépresseurs, antiallergiques, antihistaminiques, anti-mal des transports, antiparkinsoniens et tous les médicaments interdits en cas de glaucome par fermeture de l'angle ou de rétention urinaire.
- L'abus de café et de tabac.
- Un rhumatisme chronique proche de la polyarthrite rhumatoïde.
- Le diabète.
- Le traitement par radiothérapie de certains cancers (cerveau, larynx).
- Un rhume banal qui oblige à respirer par la bouche ou toute autre obstruction nasale.
- Un état avancé de déshydratation.
- Les sujets âgés.

LES INTERDITS

Ne prolongez pas un traitement en automédication qui ne fait pas d'effet au bout d'une semaine mais consultez votre médecin.

LES BONNES PRATIQUES

▶ En prévention

- Ayez une bonne hygiène dentaire.
- Mastiquez, cela fait saliver. Efforcez-vous de mâcher longuement vos aliments, ne consommez pas trop d'aliments liquides.
- Réduisez le tabac, l'alcool.

Pour une lecture optimale des tableaux, reportez-vous à la page 17.

▸ En cas de sécheresse de la bouche

- Stoppez la prise des médicaments que vous soupçonnez d'être responsables de la sécheresse de votre bouche, après avoir demandé l'avis de votre médecin.
- Mâchez du chewing-gum (sans sucre à cause des caries), cela augmente la salive.
- Buvez très régulièrement de petites quantités d'eau.
- Croquez des petits bouts de glaçon, cela stimule les mâchoires et donc les glandes salivaires.
- Vaporisez régulièrement votre bouche avec de l'eau minérale ou thermale en spray (type EVIAN®, AVENE®, etc.).

LES MÉDICAMENTS

Si malgré ces mesures votre salive reste vraiment insuffisante, vous pouvez prendre de la salive artificielle type ARTISIAL®. Les comprimés de SULFARLEM 12,5 mg® ou de SULFARLEM S 25 mg® sont déconseillés car l'effet ne se manifeste qu'après plusieurs jours de traitement. De plus, ils contiennent de nombreux excipients à effet notoire pouvant entraîner, en particulier, des réactions allergiques.

ANTISÉCHERESSE DE LA BOUCHE

Principes actifs et spécialités	Note	Avis
CHLORURE DE SODIUM EN ASSOCIATION		
Chlorures de sodium, de potassium, de magnésium et de calcium + Phosphates de potassium, solution endo-buccale		
ARTISIAL	11	
ANETHOLTRITHIONE		
Anétholtrithione, comprimé		
SULFARLEM 12,5 mg SULFARLEM S 25 mg	9	Déconseillés en automédication. Contre-indiqués en cas de blocage des voies biliaires. L'effet ne se manifeste qu'après quelques jours de traitement (efficacité faible). Nombreux excipients à effet notoire allergisants (blé, rouge cochenille A E124, jaune orangé S).

NOTRE MÉDICAMENT FAVORI

ARTISIAL solution pour pulvérisation endo-buccale

Note : 11/20 ◆ **Prix :** 4,65 € ◆ **Remboursement SS :** 15 %

Classe thérapeutique : Salive artificielle.

Indications : Sécheresse de la bouche due en particulier à l'utilisation de certains médicaments, à la radiothérapie ou chez les personnes âgées.

Contre-indications générales : Allergie aux parabènes ◆ Intolérance au fructose.

Prudence générale : Nécessité d'avoir une hygiène bucco-dentaire stricte.

Posologie : 1 pulvérisation dans la bouche environ 6 à 8 fois par jour, en dirigeant le jet vers l'intérieur de la joue. Répéter l'administration chaque fois qu'il existe une sensation de bouche sèche. Tenir le flacon bien verticalement lors de la pulvérisation.

Pour une lecture optimale des tableaux, reportez-vous à la page 17.

Incidents : Picotements dans la bouche ◆ Brûlures de la bouche ◆ Nausées.

Arrêt du médicament et consulter le médecin si : La sécheresse de la bouche persiste ou s'aggrave ou est associée à une sécheresse de l'œil. Réaction allergique avec éruption, rougeur de la muqueuse de la bouche.

Composition : par 100 ml : Chlorure de sodium 86,55 mg + Chlorure de potassium 62,45 mg + Chlorure de magnésium 5,875 mg + Chlorure de calcium 16,625 mg + Phosphate dipotassique 80,325 mg + Phosphate monopotassique 32,6 mg. ◆ **Excipients à prendre en compte :** Parahydroxybenzoate de méthyle (parabène), sorbitol (excipients à effet notoire).

Présentation : Flacon pulvérisateur de 100 ml ◆ **Laboratoire :** Biocodex

Sécheresse oculaire

Vous avez la sensation d'avoir les yeux secs ? Vos yeux vous piquent, vous brûlent ? Vous avez l'impression d'avoir du sable dans les yeux ? Vous avez un peu de mucus autour des yeux ? Vous avez tous les signes d'une sécheresse oculaire, un trouble fréquent surtout chez les femmes après la ménopause.

CE QU'IL FAUT SAVOIR

La sécheresse oculaire est due à un manque d'hydratation de la surface de la cornée ou encore à une qualité médiocre des larmes. Après 40 ans, l'organisme produit moins de larmes. Ce trouble généralement bénin engendre cependant un réel inconfort oculaire. S'il se prolonge ou récidive fréquemment, il peut modifier l'équilibre physiologique du tissu oculaire, voire altérer la surface de la cornée et troubler la vision.

LES CAUSES

La pollution, l'air conditionné, le tabac, le vent, le port de lentilles de contact, des modifications hormonales, le travail sur ordinateur, certains médicaments et certaines affections rhumatismales, en particulier la polyarthrite rhumatoïde, favorisent la sécheresse oculaire.

LES INTERDITS

☒☒ Pas d'automédication mais rendez-vous rapidement chez votre ophtalmologiste si vous avez l'impression que votre vue baisse ou si vos yeux vous font mal.

☒☒ Pas d'automédication mais consultez votre médecin si vous prenez des diurétiques, des bêtabloquants, des antihistaminiques, des somnifères, des tranquillisants, des analgésiques, des antidépresseurs, des neuroleptiques, des antiparkinsoniens, certains antispasmodiques de type atropinique *(voir Médicaments et sécheresse de la bouche)*, médicaments de l'acné, etc.

Pour une lecture optimale des tableaux, reportez-vous à la page 17.

LES BONNES PRATIQUES

En prévention

- Évitez les lentilles de contact si vous êtes sujet à la sécheresse oculaire.
- Mettez des humidificateurs dans votre appartement (ou une simple assiette d'eau sur les radiateurs) et évitez de surchauffer votre appartement (19 °C, c'est suffisant).
- Portez des lunettes pour sortir afin de vous protéger de la poussière.
- Évitez les endroits enfumés.

Pour pallier la sécheresse de l'œil

Vous pouvez utiliser plusieurs fois par jour des «larmes artificielles» sous forme de collyre ou de gel ophtalmique. Mais si les symptômes persistent au-delà de 5 à 6 jours, consultez votre médecin.

Attention! L'œil est un organe très fragile. Nous vous déconseillons dans la majorité des cas de recourir à l'automédication : cela peut s'avérer plus néfaste que bénéfique.

LES MÉDICAMENTS

Sont commercialisés sans ordonnance :

- des collyres à base de sérum physiologique, de préférence en unidoses (donc sans agent de conservation, facteur d'allergie ou d'irritation). À choisir en priorité;
- des collyres à base de carbomère présentant une viscosité plus importante ayant l'avantage de rester plus longtemps sur la cornée (surface de l'œil);
- l'anétholtrithione, SULFARLEM S 25 mg®, est déconseillée en automédication. Son effet ne se manifeste qu'après plusieurs jours de traitement. Et comme ce médicament contient de nombreux excipients à effet notoire, il peut entraîner, en particulier, des réactions allergiques.

LARMES ARTIFICIELLES

Principes actifs et spécialités	Note	Avis
CHLORURE DE SODIUM		
Chlorure de sodium, collyre en flacon ou unidoses		
LARMABAK LARMES ARTIFICIELLES MARTINET UNILARM	13	Ces spécialités sont à utiliser en premier choix dans l'insuffisance lacrymale, notamment chez le sujet âgé, de préférence en unidoses (absence de conservateurs plus ou moins irritants ou allergisants).
CARBOMERE 974P		
Carbomère 974P, gel ophtalmique		
GEL LARMES LACRYVISC SICCAFLUID	12	Privilégiez les unidoses.

Pour une lecture optimale des tableaux, reportez-vous à la page 17.

CARBOMERE 980		
Carbomère 980, collyre ou gel ophtalmique		
AQUAREST	12	Privilégiez les unidoses.
LACRIFLUID		
LACRIGEL		
LACRINORM		
LIPOSIC		
CARMELLOSE SODIQUE		
Carmellose sodique, collyre en unidoses		
CELLUVISC	12	
HYPROMELLOSE		
Hypromellose, collyre en unidoses		
ARTELAC	12	
POVIDONE		
POVIDONE SEULE		
Povidone, collyre en flacon ou unidoses		
DULCILARMES	12	Privilégiez les unidoses.
FLUIDABAK		
NUTRIVISC		
UNIFLUID		
POVIDONE EN ASSOCIATION		
Povidone + Alcool polyvinylique, collyre en unidoses		
REFRESH	12	

NOS MÉDICAMENTS FAVORIS

UNILARM collyre en récipient unidose

Note : 13/20 ◆ **Prix :** 9,45 € ◆ **Remboursement SS :** 0 %

Classe thérapeutique : Larmes artificielles.

Indications : Sécheresse oculaire.

Prudence générale : En cas de traitement avec un autre collyre, espacer les instillations d'au moins 15 minutes ◆ En cas de gêne visuelle après instillation du collyre, attendre la fin des symptômes pour conduire un véhicule ou utiliser une machine.

Posologie : Instiller 1 à 2 gouttes dans l'œil ou les 2 yeux, 3 à 4 fois par jour et jusqu'à 8 fois par jour si besoin, dans le cul-de-sac conjonctival en regardant vers le haut, et en tirant légèrement la paupière inférieure vers le bas. Jeter l'unidose après utilisation. Ne pas la conserver pour un usage ultérieur. Éviter le contact de l'embout du flacon avec l'œil et les paupières. Se laver soigneusement les mains avant et après instillation.

Incidents : Gêne visuelle passagère après instillation du collyre.

Arrêt du médicament et consulter le médecin si : La sécheresse oculaire persiste ou s'aggrave.

Composition : par 100 ml : Chlorure de sodium 900 mg. ◆ **Excipients à prendre en compte :** Aucun excipient à effet notoire.

Présentation : 20 unidoses de 0,65 ml ◆ **Laboratoire :** Europhta

Pour une lecture optimale des tableaux, reportez-vous à la page 17.

LACRYVISC gel ophtalmique en récipient unidose

Note : 12/20 ◆ **Prix :** 4,35 € ◆ **Remboursement SS :** 65 %

Classe thérapeutique : Larmes artificielles.

Indications : Sécheresse oculaire.

Contre-indications générales : Allergie aux carbomères.

Prudence en association : En cas de traitement avec une autre préparation pour les yeux : espacer les instillations de 5 minutes, administrer collyre puis pommade ophtalmique et gel en dernier ◆ En cas de gêne visuelle après instillation du gel, attendre la fin des symptômes pour conduire un véhicule ou utiliser une machine.

Posologie : Instiller 1 goutte dans l'œil ou les 2 yeux, 2 à 4 fois par jour, au cours de la journée lorsque la sécheresse oculaire se fait sentir, dans le cul-de-sac conjonctival en regardant vers le haut, et en tirant légèrement la paupière inférieure vers le bas. Fermer doucement les yeux pour répartir le gel à la surface de l'œil. Jeter l'unidose après utilisation. Ne pas la conserver pour un usage ultérieur. Éviter le contact de l'embout du flacon avec l'œil et les paupières. Se laver soigneusement les mains avant et après instillation.

Incidents : Sensation de picotement dans l'œil ◆ Gêne visuelle passagère après instillation du gel.

Arrêt du médicament et consulter le médecin si : La sécheresse oculaire persiste ou s'aggrave.

Composition : par unidose : Carbomère 974P 1,50 mg. ◆ **Excipients à prendre en compte :** Aucun excipient à effet notoire.

Présentation : 30 unidoses de 0,5 g ◆ **Laboratoire :** Alcon

ANTISÉCHERESSE OCULAIRE

Principes actifs et spécialités	Note	Avis
ANETHOLTRITHIONE		
Anétholtrithione, comprimé		
SULFARLEM S 25 mg	9	Déconseillé en automédication. Contre-indiqué en cas de blocage des voies biliaires. L'effet ne se manifeste qu'après quelques jours de traitement (efficacité faible). Nombreux excipients à effet notoire allergisants (blé, rouge cochenille A E124, jaune orangé S).

Spasmophilie

Vous avez des picotements au niveau des doigts, des lèvres, du visage? Vos paupières ou d'autres muscles du visage tressautent? Vous avez des fourmillements dans les mains ou dans les pieds? Vous avez des malaises, des palpitations, des nausées, des migraines et vous êtes fatigué le matin? Vous avez la sensation d'être déconnecté du monde, d'avoir la tête vide? Vous êtes nerveux? Vous vous sentez angoissé, anxieux? Vous souffrez peut-être de spasmophilie, un trouble qui touche cinq fois plus les femmes que les hommes.

Pour une lecture optimale des tableaux, reportez-vous à la page 17.

CE QU'IL FAUT SAVOIR

La spasmophilie n'est pas vraiment une maladie (elle n'est reconnue qu'en France) mais plutôt un syndrome, c'est-à-dire l'association de plusieurs symptômes.
C'est une hyperexcitabilité musculaire et nerveuse qui ne provoque cependant ni perte de connaissance, ni perte d'urine, ni morsure de la langue.
Les premiers signes se produisent généralement entre l'âge de 15 et 25 ans.

LES CAUSES

Son origine reste mal connue : ses manifestations correspondent à celles engendrées par la peur... mais sans raison légitime. Les taux de calcium et de magnésium s'avèrent généralement normaux.

LES INTERDITS

☒☒ Pas d'automédication mais consultez rapidement votre médecin si :
- Les crises surviennent plus d'une fois par semaine.
- La crise s'est accompagnée de pertes d'urine ou de morsure de la langue.
- La crise survient chez une personne traitée par diurétique.

LES BONNES PRATIQUES

▶ En prévention

- Faites des séances d'acupuncture chez un médecin acupuncteur, cela peut calmer votre nervosité.
- Pratiquez des activités qui calment (natation, yoga, marche à pied...) et testez des techniques de relaxation (respiration, méditation, gymnastique chinoise...).
- Évitez l'alcool, le tabac, les substances contenant de la caféine.

▶ En cas de crise

Contrôlez votre respiration. Vous allez avoir tendance à respirer rapidement, en hyperventilation (votre organisme réagit comme si vous vous prépariez à prendre la fuite). Essayez au contraire de respirer lentement pendant quelques secondes dans un sac en plastique ou en papier. Vous allez absorber alors un air plus concentré en gaz carbonique, ce qui limitera la crise.

Attention! Si vous êtes régulièrement sujet à ce type de manifestation, consultez un médecin, qui vous prescrira le médicament le plus approprié à votre cas et/ou vous proposera une psychothérapie.

LES MÉDICAMENTS

Il existe de très nombreux médicaments à base de magnésium pour lutter contre la spasmophilie mais leur efficacité n'a jamais été démontrée.

Attention! Les médicaments à base de magnésium ne se justifient qu'en présence d'une carence avérée en magnésium liée à la prise de certains médicaments ou à des problèmes rénaux.

Quant aux produits homéopathiques proposés pour ce trouble de santé, ils sont, eux aussi, d'un intérêt limité.

ANTISPASMOPHILIE

Principes actifs et spécialités	Note	Avis
MAGNESIUM		
MAGNESIUM SEUL		
Magnésium, ampoule buvable, comprimé, comprimé à sucer, comprimé effervescent, gélule, granulé ou sachet		
MEGAMAG MAG 2 MAGNESIUM XXX MAGNESPASMYL OROMAG SARGEMAG	7	Il y a de meilleurs placements pour votre santé.
MAGNESIUM EN ASSOCIATION		
Magnésium + Glycine, comprimé		
MAGNESIUM GLYCOCOLLE LAFARGE	5	Que vient faire la glycine dans cette association typiquement française!
Magnésium + Levure Saccharomyces cerevisae, ampoule buvable ou gélule		
SPASMAG	5	La présence de levure est injustifiable.
Magnésium + Vitamine B6 (Pyridoxine), ampoule buvable ou comprimé		
MAGNE B6 MAGNESIUM / VITAMINE B6 XXX MAGNEVIE B6 UVIMAG B6	5	La présence de vitamine B6 n'est pas justifiée car elle ne modifie en rien l'inefficacité du magnésium dans le traitement de la spasmophilie.
Magnésium + Calcium + Zinc + Vitamine B1 + Vitamine B6 + Vitamine B2 + Vitamine PP + Vitamine B5 + Vitamine B12 + Vitamine B8 + Vitamine B9 + Vitamine C, comprimé ou comprimé effervescent		
BEROCCA	3	Nouvelles indications en 2007 pour cette spécialité. Médicament inefficace. Le pharmacien irresponsable a dû faire ses fonds de tiroir pour concevoir une telle absurdité.
OLIGOTHÉRAPIE		
Magnésium, ampoule buvable GRANIONS DE MAGNESIUM MAGNESIUM OLIGOSOL *Phosphore, ampoule buvable* PHOSPHORE OLIGOSOL	7	Présentés comme modificateurs de terrain sans aucune preuve d'efficacité clinique mais également sans risque.

Pour une lecture optimale des tableaux, reportez-vous à la page 17.

Tests de grossesse

Vos règles ont du retard ? Vous avez des nausées le matin ? Et vous vous demandez si vous n'êtes pas enceinte ? Avec un simple test, vous pouvez le savoir immédiatement.

CE QU'IL FAUT SAVOIR

Près de 2,5 millions de tests de grossesse sont commercialisés par an en France.

Il existe deux types de tests en fonction du mode de prélèvement : urinaire (vendus en pharmacie) et sanguin (généralement prescrits et faits en laboratoire).

Les tests de grossesse urinaires (vendus à l'unité ou par deux) coûtent entre 8 et 15 euros et ne sont pas remboursés par la Sécurité sociale.

Les tests de grossesse urinaires permettent de détecter une grossesse dès les premiers jours de retard des règles et certains même 4 à 6 jours avant leur date présumée.

▸ Comment ça marche ?

La femme enceinte sécrète certaines hormones (bêta-HCG ou hormone chorionique gonadotrophique) que l'on peut retrouver dans ses urines et dans le sang.

Les tests urinaires les détectent avec une bonne fiabilité (98 %) : en présence d'urine, ils changent de couleur sous réserve que les conditions d'emploi aient été scrupuleusement respectées.

Les tests sanguins, fiables à 100 %, demandent une prise de sang et sont remboursés s'ils sont prescrits.

Pour une lecture optimale des tableaux, reportez-vous à la page 17.

LES INTERDITS

Survoler la notice d'utilisation des tests urinaires, voire l'ignorer, n'est pas une bonne idée. Ces tests sont sensibles et vous êtes probablement un peu anxieuse. Mieux vaut suivre, à la lettre, le mode d'emploi.

LES BONNES PRATIQUES

- Utilisez le test sur les premières urines du matin, plus concentrées en hormones.
- Placez le testeur dans un flacon d'urine ou sous un jet d'urine. Une coloration indique un certain niveau de bêta-HCG, signe d'une grossesse débutante.
- En cas de réponse négative, recommencez 72 heures après si vos règles ne sont toujours pas arrivées entre-temps.
- En cas de réponse positive, prenez rendez-vous rapidement avec votre médecin qui vous prescrira, s'il le juge utile, un test sanguin de confirmation.

TEST DE GROSSESSE

Dispositifs médicaux	Note	Avis
TESTS DE GROSSESSE – Dispositifs médicaux de diagnostic *in vitro*. Quelques exemples :		
Test de grossesse de détection précoce, stylo		
ALVITA ULTRA EARLY CLEARBLUE DIGITAL CLEARBLUE EARLY EXACTO ULTRA PREDICTOR EARLY	14	Seuil de détection de 10 à 12,5 UI/L d'hormone bêta-HCG. Peuvent être utilisés entre 4 et 6 jours avant la date présumée des règles selon la marque.
Test de grossesse, stylo		
ALVITA CLEARBLUE PLUS EXACTO PREDICTOR SURETEST	12	Seuil de détection de 25 UI/L d'hormone bêta-HCG. Peuvent être utilisés dès le premier jour de retard des règles.

Pour une lecture optimale des tableaux, reportez-vous à la page 17.

Torticolis et douleur de la nuque

Vous avez mal au cou et vous n'arrivez plus à tourner la tête ou à la mettre droite ? Il s'agit sans doute d'un torticolis aigu, une affection le plus souvent mineure mais qui peut faire très mal !

CE QU'IL FAUT SAVOIR

Le torticolis (ou cou tordu) est une contraction douloureuse des muscles situés de chaque côté du cou ou en arrière du cou.

LES CAUSES

Le torticolis peut être provoqué par :

- un faux mouvement lors d'une rotation brutale de la tête ;
- un effort brutal lors du soulèvement d'un objet lourd ;
- une mauvaise position durant le sommeil ;
- un courant d'air froid sur la nuque ;
- un oreiller mal adapté ;
- une extension de la nuque de manière prolongée (peinture d'un plafond, premier rang à un spectacle, dentiste, coiffeur)...

Mais il peut aussi survenir en réaction à certaines maladies :

- une arthrose cervicale ou une autre atteinte des cervicales ;
- une otite, une infection des dents, une angine ;
- des troubles de la vue (chez l'enfant) ;
- une maladie infectieuse du cerveau (méningite par exemple) ou une tumeur ;
- ou suite à la prise de neuroleptiques à base de chlorpromazine, type LARGACTIL®.

LES INTERDITS

☒☒☒ Pas d'automédication mais consultez votre médecin en extrême urgence ou appelez le SAMU (15 ou le 112) si :

- La nuque est raide et associée à de la fièvre, des maux de tête, des frissons, une grande fatigue, de la confusion.
- La douleur de la nuque descend dans un bras et s'accompagne de picotements dans la main ou de faiblesse du bras.
- Vous avez mal à la tête, vous vomissez et vous êtes gêné par la lumière.
- La douleur est difficile à supporter : vous avez du mal à parler et vos jambes et vos bras vous semblent faibles.
- Vous avez des vertiges, des bourdonnements dans l'oreille.

Ces symptômes n'ont rien à voir avec un torticolis banal : ils peuvent être le signe de maladies graves.

Pour une lecture optimale des tableaux, reportez-vous à la page 17.

☒☒ Ne poursuivez pas un traitement en automédication plus de 48 heures si vos douleurs de nuque persistent mais consultez rapidement votre médecin.

LES BONNES PRATIQUES

► En prévention

- Renforcez votre musculature cervicale par des exercices appropriés et certains sports (natation sur le dos, gymnastique).
- Adaptez votre poste de travail si vous travaillez sur ordinateur. L'écran doit être à hauteur des yeux. Réglez votre siège de façon que vos coudes forment un angle droit. Changez très souvent de position. Faites doucement des mouvements de tête, de gauche à droite, menton baissé. Haussez et baissez plusieurs fois les épaules. Étirez-vous et marchez dès que vous le pouvez.
- Si vous roulez beaucoup en voiture, vérifiez la hauteur de votre appuie-tête et de votre siège. Le haut de votre dos ne doit pas être sous tension.
- Dormez sur un matelas ferme, avec un oreiller cervical qui soutient la nuque.
- Si vous êtes sujet au torticolis, ayez toujours un foulard ou une écharpe avec vous pour protéger votre cou des courants d'air ou de l'air conditionné.
- Vérifiez avec des médecins spécialistes que vous n'avez pas de problèmes dentaires ou des anomalies de la vue.

► En cas de torticolis aigu

- Prenez un bain chaud ou restez 5 bonnes minutes sous une douche très chaude, cela permet de décontracter vos muscles, ou appliquez un pack thermique chaud-froid enveloppé dans un linge fin.
- Pour diminuer la douleur, prenez un antidouleur : de préférence du paracétamol (jusqu'à 3 g par jour en automédication, mais ne dépassez JAMAIS 4 g par jour).
- Une fois la crise passée, au bout de 72 heures, faites très doucement des mouvements de la tête (droite, gauche), menton baissé.
- Des massages effectués par un kinésithérapeute peuvent vous soulager, mais évitez toute manipulation. Demandez conseil à votre médecin.

LES MÉDICAMENTS

- En cas de fortes douleurs, prenez un antidouleur. Préférez le paracétamol (en automédication, jusqu'à 3 g par jour mais ne dépassez JAMAIS 4 g par jour, sous peine de grave intoxication du foie). En cas d'allergie au paracétamol ou de maladie grave du foie, prenez de l'ibuprofène (maximum 1 200 mg par jour) ou du kétoprofène (maximum 75 mg par jour).
- En application locale, vous pouvez utiliser des gels anti-inflammatoires non stéroïdiens (AINS) à base de diclofénac type DICLOFENAC TEVA®, d'ibuprofène type ANTARENE® ou d'acide niflumique type NIFLUGEL® (effet modéré), ou des révulsifs salicylés type baume ALGESAL® (efficacité très limitée).

Pour une lecture optimale des tableaux, reportez-vous à la page 17.

Ces derniers peuvent être avantageusement remplacés par des patchs chauffants à base de poudre de fer et de charbon actif type THERMACARE®, AROMAPATCH®, NEXCARE Heat Patch®.

ANTITORTICOLIS

Principes actifs et spécialités	Note	Avis
MEPHENESINE – Décontracturant		
Méphénésine, comprimé		
DECONTRACTYL	8	Balance efficacité/tolérance défavorable en automédication.
OLIGOTHÉRAPIE		
Sélénium, ampoule buvable		
GRANIONS DE SELENIUM SELENIUM OLIGOSOL	7	Aucune preuve d'efficacité clinique. Il est précisé que ces médicaments ne dispensent pas d'un traitement spécifique, c'est encore une chance !
METHOCARBAMOL – Décontracturant		
Méthocarbamol, comprimé		
LUMIRELAX	5	Inefficacité assurée et allergisant.

ANTIDOULEUR

Principes actifs et spécialités	Note	Avis
PARACETAMOL – Vérifiez l'absence de paracétamol dans d'autres médicaments que vous prenez déjà afin d'éviter un risque de surdosage toxique pour le foie.		
PARACETAMOL SEUL		
Paracétamol, comprimé, comprimé effervescent, comprimé orodispersible, gélule, lyophilisat, sachet ou suppositoire		
ALGODOL CLARADOL DAFALGAN DOLIPRANE DOLIPRANECAPS DOLIPRANEORODOZ DOLIPRANETABS DOLKO EFFERALGAN EFFERALGANMED GELUPRANE PANADOL PARACETAMOL XXX PARALYOC SAPRAMOL	18	Le paracétamol est le médicament à privilégier dans le traitement de la fièvre et de la douleur.

Pour une lecture optimale des tableaux, reportez-vous à la page 17.

PARACETAMOL EN ASSOCIATION		
Paracétamol + Codéine, comprimé		
ALGISEDAL CLARADOL CODEINE CODOLIPRANE COMPRALGYL GAOSEDAL CODEINE KLIPAL CODEINE LINDILANE PARACETAMOL CODEINE XXX	17	À n'utiliser que de façon ponctuelle pour des douleurs non calmées par le paracétamol seul. Association certes plus efficace que le paracétamol seul, mais plus d'effets indésirables, dus à la codéine.
Paracétamol + Caféine, comprimé, comprimé effervescent, sachet ou solution buvable		
ALGODOL CAFEINE CEFALINE HAUTH CLARADOL CAFEINE	15	La présence de caféine n'est pas justifiée car elle n'augmente pas l'effet antidouleur et antifièvre et ne peut poser que des problèmes par son effet anxiogène et excitant.
THEINOL	8	Une petite potion d'alcool à 8° remboursée par la Sécurité sociale, avec en prime une bonne dose de caféine. À éviter.
Paracétamol + Vitamine C, comprimé effervescent		
DOLIPRANEVITAMINE C EFFERALGAN VITAMINE C	15	La vitamine C n'ajoute rien à l'action du paracétamol contrairement à ce qui est avancé par les laboratoires : le léger effet stimulant n'a pas été démontré.
Paracétamol + Codéine + Caféine, comprimé		
MIGRALGINE PRONTALGINE	14	La présence de caféine n'est pas justifiée car elle n'augmente pas l'effet antidouleur et ne peut poser que des problèmes par son effet anxiogène et excitant. À éviter.
IBUPROFENE – Vérifiez l'absence d'ibuprofène ou d'autres anti-inflammatoires non stéroïdiens (AINS) dans la composition d'autres médicaments que vous prenez déjà.		
Ibuprofène, capsule molle, comprimé, comprimé orodispersible ou sachet		
ADVIL ADVILCAPS ADVILMED ANTARENE HEMAGENE TAILLEUR IBUPROFENE XXX INTRALGIS NUREFLEX NUROFEN NUROFENCAPS NUROFENFEM NUROFENFLASH NUROFENTABS SPEDIFEN SPIFEN UPFEN	14	Balance efficacité / tolérance correcte. À n'utiliser qu'en traitement de seconde intention, de courte durée et à la plus faible dose possible au vu des contre-indications, des interactions avec d'autres médicaments et des effets indésirables.

Pour une lecture optimale des tableaux, reportez-vous à la page 17.

KETOPROFENE – Vérifiez l'absence de kétoprofène ou d'autres anti-inflammatoires non stéroïdiens (AINS) dans la composition d'autres médicaments que vous prenez déjà.		
Kétoprofène, comprimé		
TOPREC	14	Idem.
ASPIRINE – Vérifiez l'absence d'aspirine ou d'autres anti-inflammatoires non stéroïdiens (AINS) dans la composition d'autres médicaments que vous prenez déjà.		
ASPIRINE SEULE		
Aspirine, comprimé, comprimé effervescent ou sachet		
ALKA-SELTZER ASPEGIC ASPIRINE PH 8 ASPIRINE DU RHONE ASPIRINE UPSA ASPRO ASPROFLASH	13	À n'utiliser contre la douleur et la fièvre que dans les cas de contre-indications au paracétamol ou à l'ibuprofène.
ASPIRINE EN ASSOCIATION		
Aspirine + Vitamine C, comprimé effervescent		
ASPIRINE VIT C OBERLIN ASPIRINE VIT C UPSA ASPRO VITAMINE C	12	La vitamine C n'ajoute rien à l'action de l'aspirine contrairement à ce qui est avancé par les laboratoires : le léger effet stimulant n'a pas été démontré. À éviter.
Aspirine + Caféine, comprimé ou comprimé effervescent		
ASPRO CAFEINE METASPIRINE	12	La présence de caféine n'apporte rien à l'action de l'aspirine sinon un effet anxiogène et excitant.
Aspirine + Caféine + Vitamine C, comprimé		
ANTIGRIPPINE A L'ASPIRINE ETAT GRIPPAL	8	La vitamine C et la caféine n'augmentent pas les effets de l'aspirine (information donnée aux médecins par le ministère de la Santé).
Aspirine + Codéine + Caféine, comprimé		
SEDASPIR	7	Association très discutable. À éviter.
Aspirine + Paracétamol + Caféine, comprimé effervescent		
ACTRON	5	Association sans intérêt. Il est inutile d'associer les risques de l'aspirine au paracétamol. De plus la caféine est à éviter. Un non-sens thérapeutique, à fuir.
Aspirine + Paracétamol + Codéine, comprimé		
NOVACETOL (ASPIRINE PARACETAMOL)	5	Un non-sens thérapeutique, à fuir.
Aspirine + Caféine + Homéopathie, comprimé		
CEPHYL	4	Le seul produit actif est l'aspirine, tous les autres produits ne servent à rien et ces associations sont contraires aux règles modernes de mise au point de médicaments.

Pour une lecture optimale des tableaux, reportez-vous à la page 17.

NOS MÉDICAMENTS FAVORIS

PARACETAMOL EG LABO 500 mg comprimé

Note : 18/20 ◆ **Prix :** 2,10 € ◆ **Remboursement SS :** 65 %

Classe thérapeutique : Antifièvre ◆ Antidouleur ◆ Antidouleur des règles.

Indications : Fièvre et douleurs d'intensité légère à modérée.

Contre-indications générales : Allergie au paracétamol ◆ Insuffisance hépatique ◆ Hépatite virale ◆ Enfant de moins de 6 ans ◆ Enfant de moins de 27 kg.

Prudence générale : Insuffisance rénale ◆ Alcoolisme ◆ Malnutrition ◆ Déshydratation ◆ Déficit en G6PD ◆ Peut fausser le dosage du sucre ou de l'acide urique dans le sang.

Prudence en association : Antivitamines K (anticoagulants oraux) ◆ Pansements gastro-intestinaux, antiacides et adsorbants à prendre 2 heures avant ou après ce médicament.

Posologie : ***Adulte et enfant à partir de 50 kg :*** 1 à 2 comprimés à 500 mg par prise, à renouveler si besoin au bout de 4 heures minimum, sans dépasser 6 comprimés par jour voire exceptionnellement 8 comprimés par jour en cas de douleurs très intenses ◆ ***Adulte de moins de 50 kg :*** 1 à 2 comprimés à 500 mg par prise, à renouveler si besoin au bout de 4 heures minimum, sans dépasser 6 comprimés par jour ◆ ***Enfant à partir de 6 ans de 27 à 41 kg :*** 1 comprimé à 500 mg par prise, à renouveler si besoin au bout de 6 heures minimum, sans dépasser 4 comprimés par jour ◆ ***Enfant à partir de 6 ans de 41 à 50 kg :*** 1 comprimé à 500 mg par prise, à renouveler si besoin au bout de 4 heures minimum, sans dépasser 6 comprimés par jour. Avaler le(s) comprimé(s) tel(s) quel(s) avec une boisson (eau, lait, jus de fruits).

Arrêt du médicament et consulter le médecin si : La fièvre persiste plus de 3 jours ◆ La douleur persiste plus de 5 jours ◆ Réaction allergique avec éruption ou rougeur cutanée, démangeaisons cutanées, brusque gonflement du visage, du cou et/ou de la langue, difficultés à respirer ou à avaler (œdème de Quincke), malaise brutal avec chute de la pression artérielle, perte de connaissance (choc anaphylactique) ◆ Troubles de la peau ou des muqueuses avec rougeur, cloques, brûlures, décollement de la peau (syndrome de Stevens-Johnson) pouvant rapidement s'étendre à tout le corps, donnant l'aspect d'un ébouillanté (syndrome de Lyell) ◆ Apparition de bleus, de saignements de nez ou de gencives inhabituels (thrombopénie) ◆ Apparition de fièvre, d'angine ou de toute autre infection (agranulocytose) ◆ Prise massive : conduire le malade d'urgence à l'hôpital le plus proche.

Composition : par comprimé : Paracétamol 500 mg. ◆ **Excipients à prendre en compte :** Aucun excipient à effet notoire.

Présentation : 16 comprimés ◆ **Laboratoire :** EG Labo

CLARADOL CODEINE 500 mg/20 mg comprimé

Note : 17/20 ◆ **Prix :** 2,61 € ◆ **Remboursement SS :** 65 %

Classe thérapeutique : Antidouleur.

Indications : Douleurs d'intensité modérée à intense non soulagées par l'aspirine, le paracétamol ou l'ibuprofène utilisé seul.

Contre-indications générales : Allergie au paracétamol ou à la codéine ◆ Insuffisance hépatique ◆ Hépatite virale ◆ Insuffisance respiratoire ◆ Asthme ◆ Toux avec expectoration (toux grasse) ◆ Patient de 15 à 18 ans après ablation des amygdales ou des végétations ◆ Patient métaboliseur ultra-rapide de la codéine en morphine ◆ Consommation d'alcool ◆ Enfant de moins de 15 ans ◆ Allaitement.

Prudence générale : Insuffisance rénale ◆ Alcoolisme ◆ Malnutrition ◆ Déshydratation ◆ Hypertension intracrânienne ◆ Absence acquise de vésicule biliaire ◆ Déficit en G6PD ◆ Grossesse ◆ Conduite de véhicules ou de machines (risque de somnolence, vertiges, troubles de la vue) ◆ Peut fausser le dosage du sucre ou de l'acide urique dans le sang.

Pour une lecture optimale des tableaux, reportez-vous à la page 17.

Contre-indications en association : Alcool ou médicaments contenant des quantités importantes d'alcool ◆ Buprénorphine ◆ Nalbuphine ◆ Nalméfène ◆ Naltrexone ◆ Oxybate de sodium.

Prudence en association : Antivitamines K (anticoagulants oraux) ◆ Pansements gastro-intestinaux, antiacides et adsorbants à prendre 2 heures avant ou après ce médicament.

Posologie : ***Adulte de moins de 65 ans :*** 1 à 2 comprimés par prise, à renouveler si besoin au bout de 4 heures minimum, sans dépasser 6 comprimés par jour voire exceptionnellement 8 comprimés par jour en cas de douleurs très intenses ◆ ***Sujet âgé :*** commencer par 1 comprimé par prise et augmenter en fonction de la tolérance, jusque 2 comprimés par prise, à renouveler si besoin au bout de 4 heures minimum, sans dépasser 6 comprimés par jour voire exceptionnellement 8 comprimés par jour en cas de douleurs très intenses.
Avaler le(s) comprimé(s) tel(s) quel(s) avec un grand verre d'eau.

Incidents : Nausées ◆ Vomissements ◆ Constipation ◆ Somnolence ◆ Vertiges.

Arrêt du médicament et consulter le médecin si : La douleur persiste plus de 5 jours ◆ Réaction allergique avec éruption ou rougeur cutanée, démangeaisons cutanées, brusque gonflement du visage, du cou et/ou de la langue, difficultés à respirer ou à avaler (œdème de Quincke), malaise brutal avec chute de la pression artérielle, perte de connaissance (choc anaphylactique) ◆ Troubles de la peau ou des muqueuses avec rougeur, cloques, brûlures, décollement de la peau (syndrome de Stevens-Johnson) pouvant rapidement s'étendre à tout le corps, donnant l'aspect d'un ébouillanté (syndrome de Lyell) ◆ Apparition de bleus, de saignements de nez ou de gencives inhabituels (thrombopénie) ◆ Apparition de fièvre, d'angine ou de toute autre infection (agranulocytose) ◆ Difficultés à respirer avec respiration sifflante (bronchospasme) ◆ Gêne respiratoire (dépression respiratoire) ◆ Douleur abdominale aiguë irradiant dans le dos (pancréatite) ◆ Prise massive : conduire le malade d'urgence à l'hôpital le plus proche.

Composition : par comprimé : Paracétamol 500 mg + Codéine 20 mg. ◆ **Excipients à prendre en compte :** Aucun excipient à effet notoire.

Présentation : 16 comprimés ◆ **Laboratoire :** Bayer-Healthcare

ANTARENE 200 mg comprimé

Note : 14/20 ◆ **Prix :** 2,27 € ◆ **Remboursement SS :** 65 %

Classe thérapeutique : Antifièvre ◆ Antidouleur ◆ Antidouleur des règles ◆ Anti-inflammatoire non stéroïdien (AINS).

Indications : Traitement de courte durée de la fièvre et des douleurs d'intensité légère à modérée.

Contre-indications générales : Allergie à l'aspirine ou aux AINS ◆ Antécédent d'asthme, de rhinite, de polypes nasaux, de sinusite, d'urticaire allergiques, dû à l'aspirine ou aux AINS ◆ Hémorragie gastro-duodénale, hémorragie cérébrale ou autre hémorragie interne ◆ Ulcère gastro-intestinal ◆ Antécédent d'ulcère digestif, d'hémorragie digestive, de hernie hiatale ou de gastrite ◆ Insuffisance hépatique ◆ Insuffisance rénale ◆ Insuffisance cardiaque ◆ Déshydratation ◆ Lupus érythémateux disséminé ◆ Varicelle ◆ Enfant de moins de 6 ans ◆ Enfant de moins de 20 kg ◆ Femme souhaitant concevoir ◆ Grossesse ◆ Allaitement.

Prudence générale : Asthme ◆ Hypertension artérielle ◆ Maladie cardiaque ◆ Rectocolite hémorragique ◆ Maladie de Crohn ◆ Diverticulose ◆ Sujet âgé ◆ Conduite de véhicules ou de machines (risque de somnolence, vertiges, troubles de la vue).

Contre-indications en association : Autres anti-inflammatoires non stéroïdiens (AINS) y compris l'aspirine ◆ Anticoagulants oraux ◆ Héparines ◆ Lithium ◆ Méthotrexate aux doses supérieures ou égales à 20 mg par semaine ◆ Pémétrexed.

Prudence en association : Médicaments cardiaques ou antihypertenseurs (antagonistes de l'angiotensine II, sartans, diurétiques, inhibiteurs de l'enzyme de conversion) ◆ Ciclosporine ◆ Méthotrexate aux doses inférieures à 20 mg par semaine ◆ Pansements gastro-intestinaux, antiacides et adsorbants à prendre 2 heures avant ou après ce médicament ◆ Tacrolimus ◆ Ténofovir disoproxil.

Posologie : ***Adulte et enfant à partir de 6 ans et de 30 kg :*** 1 à 2 comprimés par prise, à renouveler si besoin au bout de 6 heures minimum, sans dépasser 6 comprimés par jour ◆ ***Enfant à partir de 6 ans de***

Pour une lecture optimale des tableaux, reportez-vous à la page 17.

20 à 30 kg : 1 comprimé par prise, à renouveler si besoin au bout de 6 heures minimum, sans dépasser 3 comprimés par jour.
Avaler le(s) comprimé(s) tel(s) quel(s) avec un grand verre d'eau, de préférence au cours d'un repas ou d'une collation.

Incidents : Nausées ◆ Vomissements ◆ Diarrhée ◆ Digestion difficile ◆ Flatulence ◆ Constipation ◆ Ulcérations buccales.

Arrêt du médicament et consulter le médecin si : La fièvre persiste plus de 3 jours ◆ La douleur persiste plus de 5 jours ◆ Vomissements sanglants ◆ Selles noires ◆ Maux d'estomac ◆ Crise d'asthme ◆ Réaction allergique avec éruption ou rougeur cutanée, démangeaisons cutanées, brusque gonflement du visage, du cou et/ou de la langue, difficultés à respirer ou à avaler (œdème de Quincke), malaise brutal avec chute de la pression artérielle, perte de connaissance (choc anaphylactique) ◆ Troubles de la peau ou des muqueuses avec rougeur, cloques, brûlures, décollement de la peau (syndrome de Stevens-Johnson) pouvant rapidement s'étendre à tout le corps, donnant l'aspect d'un ébouillanté (syndrome de Lyell) ◆ Troubles de la vue ◆ Maux de tête avec nausées, vomissements, raideur de la nuque (méningite aseptique médicamenteuse).

Composition : par comprimé : Ibuprofène 200 mg. ◆ **Excipients à prendre en compte :** Aucun excipient à effet notoire.

Présentation : 30 comprimés ◆ **Laboratoire :** Elerte

ASPEGIC 500 mg sachet

Note : 13/20 ◆ **Prix :** 2,71 € ◆ **Remboursement SS :** 65 %

Classe thérapeutique : Antifièvre ◆ Antidouleur.

Indications : Traitement de courte durée de la fièvre et des douleurs d'intensité légère à modérée.

Contre-indications générales : Allergie à l'aspirine, aux salicylés ou aux anti-inflammatoires non stéroïdiens (AINS) ◆ Antécédent d'asthme, de rhinite, de polypes nasaux, de sinusite, d'urticaire allergiques, dû à l'aspirine ou aux AINS ◆ Hémorragie gastro-duodénale, hémorragie cérébrale ou autre hémorragie interne ◆ Ulcère gastro-duodénal ◆ Antécédent d'ulcère digestif, d'hémorragie digestive, de hernie hiatale ou de gastrite ◆ Maladie hémorragique (maladies de la coagulation, de l'hémostase) ◆ Risque de saignement (interventions chirurgicales même minimes comme extraction dentaire) ◆ Règles de durée anormalement longue et très abondantes ◆ Insuffisance hépatique ◆ Insuffisance rénale ◆ Insuffisance cardiaque ◆ Infection virale chez l'enfant (varicelle, syndrome grippal) ◆ Déficit en G6PD ◆ Intolérance au lactose ◆ Enfant de moins de 30 kg ◆ Grossesse ◆ Allaitement.

Prudence générale : Asthme ◆ Sujet âgé ◆ Sujet de faible poids corporel ◆ Goutte ou taux élevé d'acide urique dans le sang.

Contre-indications en association : Acétazolamide ◆ Anagrélide ◆ Anticoagulants oraux ◆ Anti-inflammatoires non stéroïdiens (AINS) ◆ Clopidogrel ◆ Défibrotide ◆ Glucocorticoïdes (sauf hydrocortisone) ◆ Héparines ◆ Médicaments de la goutte (uricosuriques) ◆ Méthotrexate aux doses supérieures ou égales à 20 mg par semaine ◆ Pémétrexed ◆ Ticagrélor ◆ Ticlopidine.

Prudence en association : Médicaments cardiaques ou antihypertenseurs (antagonistes de l'angiotensine II, diurétiques, inhibiteurs de l'enzyme de conversion) ◆ Méthotrexate aux doses inférieures à 20 mg par semaine ◆ Pansements gastro-intestinaux, antiacides et adsorbants à prendre 2 heures avant ou après ce médicament.

Posologie : ***Adulte et enfant de plus de 50 kg :*** 1 à 2 sachets par prise, à renouveler si besoin au bout de 4 heures minimum, sans dépasser 6 sachets par jour ◆ ***Enfant de 41 à 50 kg :*** 1 sachet par prise, à renouveler si besoin au bout de 4 heures minimum, sans dépasser 6 sachets par jour ◆ ***Enfant de 30 à 41 kg :*** 1 sachet par prise, à renouveler si besoin au bout de 6 heures minimum, sans dépasser 4 sachets par jour.
Verser le contenu du sachet dans un verre puis ajouter une petite quantité de boisson (par exemple eau, lait, jus de fruits).

Pour une lecture optimale des tableaux, reportez-vous à la page 17.

Arrêt du médicament et consulter le médecin si : La fièvre persiste plus de 3 jours ◆ La douleur persiste plus de 5 jours ◆ Douleurs du ventre ◆ Vomissements sanglants ◆ Selles noires ◆ Saignements du nez (épistaxis) ◆ Saignements des gencives ◆ Bleus inhabituels ◆ Crise d'asthme ◆ Réaction allergique avec éruption ou rougeur cutanée, démangeaisons cutanées, brusque gonflement du visage, du cou et/ou de la langue, difficultés à respirer ou à avaler (œdème de Quincke), malaise brutal avec chute de la pression artérielle, perte de connaissance (choc anaphylactique) ◆ Bourdonnements d'oreille ou baisse de l'audition, maux de tête survenant en cours de traitement, vertiges (signes de surdosage) ◆ Troubles du comportement, somnolence, évanouissement ou vomissements chez l'enfant (syndrome de Reye).

Composition : par sachet : Acide acétylsalicylique 500 mg. ◆ **Excipients à prendre en compte :** Lactose (excipient à effet notoire).

Présentation : 20 sachets ◆ **Laboratoire :** Sanofi Aventis France

ANTITORTICOLIS LOCAL

Principes actifs et spécialités	Note	Avis
DICLOFENAC – Anti-inflammatoire non stéroïdien (AINS)		
Diclofénac, gel ou emplâtre		
ANTALCALM DICLOFENAC XXX FLECTOR FLECTOREFFIGEL FLECTORTISSUGELEP TENDOL VOLTARENACTIGO VOLTARENACTIGO INTENSE VOLTARENE EMULGEL VOLTARENPLAST VOLTARENSPE XENID	12	Efficacité modérée contre le torticolis.
IBUPROFENE – Anti-inflammatoire non stéroïdien (AINS)		
IBUPROFENE SEUL		
Ibuprofène, gel ou solution cutanée		
ADVILMED ANTARENE IBUFETUM IBUPROFENE XXX NUROFEN	12	Idem.
IBUPROFENE EN ASSOCIATION		
Ibuprofène + Lévomenthol, gel		
CLIPTOL	12	Idem.
ACIDE NIFLUMIQUE – Anti-inflammatoire non stéroïdien (AINS)		
Acide niflumique, gel		
NIFLUGEL	11	Efficacité faible contre le torticolis.

Pour une lecture optimale des tableaux, reportez-vous à la page 17.

RÉVULSIFS (salicylés) – Traitement d'appoint des douleurs tendino-ligamentaires. Contre-indiqué chez les sujets allergiques à l'aspirine ou aux salicylés, intolérants aux dérivés terpéniques. Peut être avantageusement remplacé par des patchs autochauffants.		
Salicylate de diéthylamine, crème		
ALGESAL BAUME	8	Efficacité très limitée. Tolérance moyenne.
Salicylate de méthyle + Girofle + Piment, crème		
BAUME AROMA	8	Idem.
Salicylate de méthyle + Camphre, crème		
INONGAN	8	Idem.
Salicylate d'amyle + Camphre + Lévomenthol + Capsicum, crème		
BAUME SAINT BERNARD	8	Idem.
Salicylate de glycol + Camphre + Lévomenthol + Nicotinate de benzyle, crème		
LUMBALGINE	8	Idem.
Acide salicylique + Lévomenthol + Résorcinol + Vératrole, gel ou solution pour application cutanée		
SYNTHOL	8	Mise sur le marché en 1925, cette petite soupe a bien mal vieilli.
Salicylate de diéthylamine + Myrtécaïne, crème		
ALGESAL SURACTIVE	5	Présence d'un anesthésique local dépassé et allergisant.
MEPHENESINE EN ASSOCIATION – Décontracturant et révulsif		
Méphénésine + Nicotinate de méthyle, pommade		
DECONTRACTYL BAUME	7	Spécialité moyennement inefficace.
METHOCARBAMOL – Décontracturant		
Méthocarbamol, crème		
LUMIRELAX	5	Inefficace et allergisant.

NOS MÉDICAMENTS FAVORIS

DICLOFENAC MYLAN 1 % gel

Note : 12/20 ◆ **Prix :** 2,61 € ◆ **Remboursement SS :** 30 %

Classe thérapeutique : Anti-inflammatoire non stéroïdien (AINS) local.

Indications : Tendinites des membres supérieurs et inférieurs (inflammation des tendons autour de l'articulation) ◆ Œdèmes postopératoires et post-traumatiques (entorse bénigne, contusion) ◆ Arthrose douloureuse des doigts et des genoux.

Contre-indications générales : Allergie aux AINS, à l'aspirine ◆ Allergie au propylèneglycol, au macrogol ◆ Antécédents de crise d'asthme, d'urticaire, de rhinite ou de sinusite dus aux AINS ou à l'aspirine ◆ Application sur la peau abîmée par une plaie, une brûlure, une infection, une maladie de peau (eczéma, urticaire), etc. ◆ Enfant et adolescent de moins de 18 ans ◆ Grossesse ◆ Allaitement.

Prudence générale : Ne pas appliquer sur les muqueuses ou les yeux ◆ Ne pas recouvrir d'un pansement ◆ Ne pas exposer au soleil ou aux UV la zone traitée (port de vêtements).

Posologie : ***Adulte de plus de 18 ans :*** tendinites : 3 à 4 applications de 2,5 g de gel (6 cm de gel environ) par jour. Œdèmes : 2 à 4 applications de 2,5 g de gel (6 cm de gel environ) par jour. Arthrose : 3 à 4 applications de 4 g de gel (10 cm de gel environ) par jour. Faire pénétrer le gel par un massage doux et prolongé sur la région douloureuse ou inflammatoire. Bien se laver les mains après chaque application (sauf en cas d'auto-application dans l'arthrose des doigts).
Durée de traitement de 5 jours maximum.

Pour une lecture optimale des tableaux, reportez-vous à la page 17.

Incidents : Irritations de la peau.

Arrêt du médicament et consulter le médecin si : Les troubles persistent ou s'aggravent après 5 jours de traitement ◆ Réaction allergique avec éruption ou rougeur cutanée, démangeaisons cutanées, rhinite, difficultés à respirer (asthme), brusque gonflement du visage, du cou et/ou de la langue, difficultés à respirer ou à avaler (œdème de Quincke).

Composition : par 100 g : Diclofénac sodique. ◆ **Excipients à prendre en compte :** Propylèneglycol (excipient à effet notoire), macrogol.

Présentation : Tube de 50 g ◆ **Laboratoire :** Mylan

ANTARENE 5 % gel

Note : 12/20 ◆ **Prix :** 2,74 € ◆ **Remboursement SS :** 30 %

Classe thérapeutique : Anti-inflammatoire non stéroïdien (AINS) local.

Indications : Tendinites superficielles (inflammation des tendons) ◆ Traumatismes bénins tels qu'entorse bénigne (ou foulure), contusions.

Contre-indications générales : Allergie à l'ibuprofène, aux AINS ou à l'aspirine ◆ Antécédents de crise d'asthme, d'urticaire, de rhinite ou de sinusite dus aux AINS ou à l'aspirine ◆ Application sur la peau abîmée par une plaie, une brûlure, une infection, une maladie de peau (eczéma, urticaire), etc. ◆ Enfant de moins de 15 ans ◆ Grossesse ◆ Allaitement.

Prudence générale : Ne pas appliquer sur les muqueuses ou les yeux ◆ Ne pas recouvrir d'un pansement.

Posologie : ***Adulte :*** 1 application 3 fois par jour. Appliquer par un massage doux et prolongé sur la région douloureuse ou inflammatoire. Bien se laver les mains après chaque application. Durée de traitement de 5 jours maximum.

Incidents : Irritations de la peau.

Arrêt du médicament et consulter le médecin si : Les troubles persistent ou s'aggravent après 5 jours de traitement ◆ Réaction allergique avec éruption ou rougeur cutanée, démangeaisons cutanées, rhinite, difficultés à respirer (asthme), brusque gonflement du visage, du cou et/ou de la langue, difficultés à respirer ou à avaler (œdème de Quincke).

Composition : par 100 g : Ibuprofène 5 g. ◆ **Excipients à prendre en compte :** Aucun excipient à effet notoire.

Présentation : Tube de 50 g ◆ **Laboratoire :** Elerté

Toux

Vous toussez ? Normal ! Tousser est un réflexe naturel de défense de l'organisme en réponse à une irritation et/ou une inflammation des voies respiratoires (larynx, trachée, bronches), voire des oreilles. La toux n'est pas une maladie mais le symptôme d'un trouble de santé ou d'une maladie parfois grave. Elle ne nécessite généralement pas de traitement par médicaments car ils sont généralement peu efficaces, mais non sans danger.

Pour une lecture optimale des tableaux, reportez-vous à la page 17.

CE QU'IL FAUT SAVOIR

La toux peut être de nature sèche ou grasse. Il est indispensable de la qualifier car **seule la toux sèche peut être traitée par un antitussif**.

► **La toux sèche** ne produit pas de mucosités. Elle se manifeste généralement en quintes provoquées par une irritation et peut se calmer avec certains antitussifs.
☒☒ Mais si elle persiste plus de 3 semaines, elle peut être le signe d'une maladie broncho-pulmonaire ou laryngée. Consultez un ORL (oto-rhino-laryngologiste) : lui seul possède les instruments nécessaires à des examens approfondis.

► **La toux grasse** (ou productive) est due à une sécrétion excessive de mucus qui, n'étant pas évacué, finit par encombrer les bronches et s'évacue sous forme de crachats, comme en fin de grippe, lors d'une bronchite aiguë ou dans la bronchite chronique.
Les femmes cependant, comme les enfants, ont du mal à cracher et avalent les sécrétions !
Ne cherchez surtout pas à calmer cette toux avec des antitussifs car la toux dans ce cas est un réflexe de défense qui permet d'évacuer les sécrétions bronchiques infectées.
Si la toux survient lors d'une affection respiratoire récente et banale (sans fièvre), vous n'avez pas besoin de consulter votre médecin. Adoptez quelques mesures simples *(voir Les bonnes pratiques)*.

LES CAUSES

De multiples facteurs peuvent provoquer une toux :
- une infection respiratoire accompagnée de fièvre ;
- une allergie respiratoire ;
- l'asthme (toux avec expiration difficile accompagnée de sifflements)
- un problème cardiaque (l'essoufflement est lié à l'effort) ;
- une fausse-route (passage de liquide ou d'aliments dans les voies respiratoires) ;
- un reflux gastro-œsophagien, notamment en position couchée ;
- une sinusite ou une inflammation de l'oreille (otite) ;
- le tabac (bronchites chroniques) ;
- la pollution, la poussière ;
- certains médicaments contre l'hypertension (type énalapril, RENITEC®) même après plusieurs mois de traitement, ou contre les troubles du rythme cardiaque (amiodarone, CORDARONE®), etc. ;
- une lésion des voies respiratoires : laryngite (toux « aboyante »), coqueluche (toux quinteuse), lésion des cordes vocales ;
- une lésion des bronches (tumeur bénigne ou maligne) voire des poumons.

Dans tous ces cas, ne prenez pas d'antitussifs. C'est contre-indiqué car cela ne sert à rien !

Toutefois si cette toux persiste ou récidive, consultez votre médecin qui pourra en identifier les causes et les traiter.

Pour une lecture optimale des tableaux, reportez-vous à la page 17.

LES INTERDITS

☒☒☒ Pas d'automédication mais consultez votre médecin de toute urgence, en cas de :
• toux brutale liée à une fausse-route (passage d'aliments dans les voies respiratoires : cacahuètes, gras du jambon… *Voir Que faire en cas de fausse-route ?*);
• oppression et douleurs dans la poitrine;
• essoufflement important, difficultés à respirer;
• crachats mousseux et/ou contenant du sang.

☒ Ne poursuivez pas un traitement en automédication si la toux s'aggrave ou persiste après 5 jours de traitement.
N'essayez pas de calmer la toux du matin qui sert à évacuer le mucus des bronches encombrées par la position allongée.
Ne laissez pas les sirops antitussifs à la portée des enfants. Ils peuvent contenir de l'alcool et leurs substances actives peuvent provoquer des troubles graves.

Que faire en cas de fausse-route ?

Faites immédiatement la **manœuvre de Heimlich** :
Placez-vous debout derrière la victime, passez vos bras sous les siens, mettez votre poing juste en dessous du sternum et l'autre main dessus, coudes écartés pour ne pas appuyer sur les côtes, et tirez violemment vers vous de bas en haut et d'avant en arrière, comme pour le couper en deux.
En cas d'échec, appelez le 15 ou le 112 (SAMU) ou le 18 (pompiers) à partir d'un portable ou d'un téléphone mains libres de préférence et décrivez la situation calmement.

LES BONNES PRATIQUES

• Buvez abondamment : boissons adoucissantes sucrées ou avec du miel, tièdes ou chaudes, ou bien sucez des bonbons avec ou sans sucre (si vous êtes diabétique).
• Humidifiez l'atmosphère.
• Maintenez la température des chambres en dessous de 20 °C.
• Ne fumez pas et évitez les atmosphères enfumées ou polluées.

LES MÉDICAMENTS

Si ces mesures sont sans effet, vous pouvez prendre :
▶ **En cas de toux sèche**
• des antitussifs opiacés à base de dextrométhorphane de préférence à la codéine ou à la codéthyline. Ces derniers sont contre-indiqués en cas d'allergie à l'une des substances actives ou à leurs excipients et en cas d'insuffisance respiratoire;
• **TOUS les antihistaminiques devraient être contre-indiqués dans le traitement de la toux**, alors qu'ils sont en vente en automédication dans les

pharmacies. Ils épaississent en effet les sécrétions bronchiques, ce qui gêne leur expulsion. Ils sont interdits en cas de glaucome par fermeture de l'angle et de rétention urinaire. Sédatifs, ils peuvent entraîner de la somnolence. Fuyez-les!

Les autres antitussifs non opiacés et non antihistaminiques (hélicidine, oxéladine, pentoxyvérine) sont très peu efficaces.
Évitez les antitussifs composés de plusieurs substances car ils multiplient les effets indésirables sans en augmenter l'efficacité, et bien sûr, tous ceux contenant de l'alcool.

► En cas de toux grasse
Les fluidifiants bronchiques et expectorants à base de carbocistéine, acétylcystéine, ambroxol, bromhexine, erdostéine, guaïfénésine, sulfogaïacol, terpine, n'ont jamais démontré une réelle efficacité dans l'élimination des sécrétions, ce qui a été confirmé par la Haute Autorité de santé. En outre, ils peuvent entraîner des troubles digestifs (maux d'estomac, nausées, diarrhées) et des réactions allergiques plus ou moins graves. Ils sont au mieux sans intérêt pour le consommateur mais pas pour les laboratoires, qui ont eu même l'autorisation d'en faire des copies (génériques). Un comble!

Évitez toutes les associations d'antitussifs et, pire, les antitussifs associés à des fluidifiants bronchiques ou à des antiseptiques respiratoires (biclotymol, isomyrtol, eucalyptol). Ces produits n'offrent aucun avantage par rapport à des préparations ne contenant qu'une seule substance et multiplient les risques d'effets indésirables.

Notre conseil : quel que soit le type de toux, préparez-vous une bonne vieille inhalation (feuilles d'eucalyptus, de thym, de serpolet). Cela vous soulagera probablement rapidement… pour un prix modique.

Pour bien vous conseiller, votre pharmacien a besoin de savoir

Pour qui est le médicament ? Vous-même ? Un enfant et de quel âge ? Une personne âgée ? Une femme enceinte ou qui allaite ?

- Quand la toux a-t-elle débuté ?
- Survient-elle le matin ? Après l'effort ? Après le repas ? La nuit ?
- La toux est-elle grasse ? Avec des crachats ?
- Y a-t-il du sang dans les crachats ?
- La toux est-elle sèche, irritante ?
- Est-elle associée à de la fièvre ?
- Fumez-vous ?
- Vivez-vous dans un environnement pollué ?

Pour une lecture optimale des tableaux, reportez-vous à la page 17.

Pour une lecture optimale des tableaux, reportez-vous à la page 17.

ANTITOUX (ANTITUSSIF)

Principes actifs et spécialités	Note	Avis
DEXTROMETHORPHANE – Antitussif opiacé		
DEXTROMETHORPHANE SEUL		
Dextrométhorphane, comprimé, gélule, pastille, sachet, sirop ou solution buvable		
ATUXANE CLARIX TOUX SECHE DEXTROMETHORPHANE ADULTES DEXTROCIDINE DEXTROMETHORPHANE ELERTE DEXTUSSIL DRILL TOUX SECHE DEXTROMETHORPHANE ADULTES ERGIX TOUX SECHE ERGIX ADULTES TOUX SECHE EUPHONYLL TOUX SECHE DEXTROMETHORPHANE ADULTES FLUIMUCIL TOUX SECHE DEXTROMETHORPHANE ADULTES HUMEX ADULTES TOUX SECHE DEXTROMETHORPHANE NODEX ADULTES PULMODEXANE SURBRONC TOUX SECHE DEXTROMETHORPHANE TUSSIDANE VICKS ADULTES TOUX SECHE MIEL ADULTE VICKS TOUX SECHE DEXTROMETHORPHANE ADULTES MIEL	12	Antitussif de référence en automédication, à n'utiliser que sur une courte durée lors de toux sèches ou d'irritation fatigantes.
DEXTROMETHORPHANE EN ASSOCIATION		
Dextrométhorphane + Mépyramine, sirop		
CLARIX TOUX SECHE DEXTROMETHORPHANE MEPYRAMINE ADULTES	6	La présence d'un antihistaminique de première génération n'est pas justifiée et augmente le risque d'effets indésirables.
CODEINE – Antitussif opiacé		
CODEINE SEULE		
Codéine, comprimé, sirop ou solution buvable		
CODEDRILL NEO-CODION ADULTES PADERYL	8	Ce dérivé de l'opium est déconseillé en automédication car il peut entraîner une dépression respiratoire et favoriser une dépendance.
CODEINE EN ASSOCIATION		
Codéine + Cinéole, sirop		
EUCALYPTINE LE BRUN	6	La codéine est à éviter en automédication dans la toux sèche. Association sans intérêt.
Codéine + Erysimum, sirop		
EUPHON POLERY ADULTES	6	La présence d'érysimum, produit dépassé, n'est pas justifiée.

Codéine + Éthylmorphine, comprimé ou solution buvable		
TUSSIPAX	6	Association inutile à finalité commerciale.
Codéine + Éthylmorphine + Espèces pectorales, sirop		
TUSSIPAX	6	Association inutile.
Codéine + Benzoate de sodium + Serpolet, sirop		
DINACODE ADULTES	5	Commercialisé en 1938. Composition illogique du fait de la présence de produits d'action contraire et dépassés.
Codéine + Grindélia + Sulfogaïacol, comprimé		
NEO-CODION	5	Il faut une ignorance encyclopédique pour arriver à concevoir une telle ineptie. Association illogique du fait de la présence de produits d'action contraire et dépassés.
Codéine + Gaïacol, solution buvable		
PULMOSERUM	5	Mis sur le marché en 1910. Association illogique de produits d'action contraire.
Codéine + Élixir de terpine, sirop		
THIOPECTOL ADULTES	5	Association illogique de substances d'action contraire.
ETHYLMORPHINE (ou CODETHYLINE) – Antitussif opiacé		
ETHYLMORPHINE SEULE		
Éthylmorphine, sirop ou solution buvable		
CLARIX TOUX SECHE CODETHYLINE SANS SUCRE SIROP PETER'S	8	La codéthyline, dérivée de l'opium, est à éviter en automédication dans la toux sèche.
ETHYLMORPHINE EN ASSOCIATION		
Éthylmorphine + Grindélia, sirop		
VEGETOSERUM ADULTES	5	Association de produits d'action contraire et dépassés.
HOMÉOPATHIE – Absence de données scientifiques démontrant l'efficacité chez l'homme.		
Associations homéopathiques, comprimé, granules, pâtes à sucer, sirop ou solution buvable		
HOMEOQUINTYL HOMEORUB	7	Spécialités d'AMM récentes dont l'efficacité n'est toujours pas démontrée.
PATES BAUDRY BOIRON	7	Confiserie pharmaceutique.
PATES PECTORALES A LA MANDARINE BOIRON	7	Confiserie pharmaceutique.
STODALINE	7	Spécialité d'AMM récente (2015) n'ayant pas démontré d'efficacité.
DROSERA COMPLEXE N°64 LEHNING	5	Spécialité inefficace. Potion alcoolique à 46° !
DROSETUX	5	Spécialité inefficace. Présence d'excipients allergisants (parabènes).
IPECA COMPLEXE N°65 LEHNING	5	Spécialité inefficace. 47° alcooliques !
KREOSOTUM COMPLEXE N°62 LEHNING	5	Spécialité inefficace. Potion alcoolique à 46° !
PERTUDORON	5	50° alcooliques.
STODAL	5	Pseudo-homéopathie alcoolisée inefficace.
HELICIDINE – Substance extraite du mucus d'escargot		
Hélicidine, sirop		
HELICIDINE	6	Substance inefficace. Risque d'encombrement bronchique.

Pour une lecture optimale des tableaux, reportez-vous à la page 17.

Pour une lecture optimale des tableaux, reportez-vous à la page 17.

ALIMEMAZINE – Antihistaminique phénothiazinique		
Alimémazine, sirop		
THERALENE	6	Cet antihistaminique phénothiazinique est à éviter dans le traitement de la toux sèche.
OXELADINE		
Oxéladine, sirop		
PAXELADINE	6	Peu efficace et allergisant mais encore remboursé en 2016 à 15 %.
OXOMEMAZINE – Antihistaminique phénothiazinique		
Oxomémazine, sirop ou solution buvable		
HUMEX TOUX SECHE OXOMEMAZINE OXOMEMAZINE XXX TOPLEXIL	6	Cet antihistaminique phénothiazinique est à éviter dans le traitement des toux sèches.
PENTOXYVERINE		
Pentoxyvérine, sirop		
VICKS SIROP PECTORAL	6	Effets indésirables de type atropinique (sécheresse de la bouche, rétention d'urine, tachycardie, troubles de la vue...).
NOSCAPINE EN ASSOCIATION – Antitussif opiacé + Antihistaminique phénothiazinique		
Noscapine + Prométhazine, sirop		
TUSSISEDAL	5	La présence de prométhazine, vieil antihistaminique, expose à de nombreux effets indésirables.
PROMETHAZINE EN ASSOCIATION – Antihistaminique phénothiazinique		
Prométhazine + Benzoate de méglumine + Polysorbate 20, sirop		
FLUISEDAL	5	Association de substances d'action contraire et dépassées.
Prométhazine + Carbocistéine, sirop		
RHINATHIOL PROMETHAZINE	4	Association illogique de produits d'action contraire.
PHYTOTHÉRAPIE		
Sambucus + Réglisse, pâte à sucer		
PATES DE REGLISSE AU SAMBUCUS BOIRON	5	Confiserie pharmaceutique, à éviter chez les hypertendus (présence de 4 % de réglisse).

NOS MÉDICAMENTS FAVORIS

PULMODEXANE 300 mg/100 ml solution buvable

Note : 12/20 ◆ **Prix :** 2,80 € ◆ **Remboursement SS :** 30 %

Classe thérapeutique : Antitoux.

Indications : Traitement de courte durée des toux sèches et des toux d'irritation chez l'adulte et l'enfant de plus de 30 kg.

Contre-indications générales : Allergie au dextrométhorphane ◆ Toux avec expectoration (toux grasse) ◆ Maladie chronique des bronches ou des poumons avec toux et crachats ◆ Insuffisance respiratoire ◆ Asthme ◆ Consommation d'alcool ◆ Intolérance au fructose ◆ Enfant de moins de 30 kg ◆

Prudence générale : Sujet âgé ◆ Insuffisance hépatique ◆ Grossesse ◆ Conduite de véhicules ou de machines (risque de somnolence, vertiges).

Pour une lecture optimale des tableaux, reportez-vous à la page 17.

Contre-indications en association : Alcool ou médicaments contenant des quantités importantes d'alcool ◆ Antidépresseurs IMAO ◆ Bleu de méthylène ◆ Cinacalcet ◆ Fluidifiant des sécrétions bronchiques (expectorant, mucolytique) ◆ Linézolide ◆ Oxybate de sodium.

Prudence en association : Pansements gastro-intestinaux, antiacides et adsorbants à prendre 2 heures avant ou après ce médicament.

Posologie : ***Adulte :*** 1 à 2 cuillères-mesures par prise, à renouveler si besoin au bout de 4 heures, sans dépasser 8 cuillères-mesures par jour. Chez le sujet âgé ou en cas d'insuffisance hépatique : commencer le traitement par ½ à 1 cuillère-mesure par prise, à renouveler si besoin au bout de 4 heures, et augmenter en cas de besoin et si le traitement est bien toléré, à 1 ou 1 ½ cuillère-mesure par prise ◆ ***Enfant de plus de 30 kg :*** ½ cuillère-mesure par prise, à renouveler si besoin au bout de 4 heures, sans dépasser 4 cuillères-mesures par jour.
Ne prendre qu'aux horaires où survient la toux. Par exemple, pour une toux ne survenant que le soir, une prise unique le soir peut suffire. Espacer les prises d'au moins 4 heures.
Durée de traitement de 5 jours maximum.

Incidents : Nausées ◆ Vomissements ◆ Constipation ◆ Somnolence ◆ Vertiges.

Arrêt du médicament et consulter le médecin si : La toux persiste ou s'aggrave après 5 jours de traitement ◆ Survenue de fièvre ◆ La toux devient grasse, avec encombrement des bronches, crachats et fièvre ◆ Réaction allergique avec éruption ou rougeur cutanée, démangeaisons cutanées, brusque gonflement du visage, du cou et/ou de la langue, difficultés à respirer ou à avaler (œdème de Quincke), difficultés à respirer avec sifflement (bronchospasme).

Composition : par 100 ml : Dextrométhorphane bromhydrate 300 mg ◆ **Excipients à prendre en compte :** Maltitol (excipient à effet notoire).

Présentation : Flacon de 150 ml ◆ **Laboratoire :** Bailly Creat

TUSSIDANE 30 mg comprimé

Note : 12/20 ◆ **Prix :** 2,60 € ◆ **Remboursement SS :** 30 %

Classe thérapeutique : Antitoux.

Indications : Traitement de courte durée des toux sèches et des toux d'irritation chez l'adulte.

Contre-indications générales : Allergie au dextrométhorphane ◆ Allergie au macrogol ◆ Toux avec expectoration (toux grasse) ◆ Maladie chronique des bronches ou des poumons avec toux et crachats ◆ Insuffisance respiratoire ◆ Asthme ◆ Consommation d'alcool ◆ Enfant de moins de 15 ans.

Prudence générale : Sujet âgé ◆ Insuffisance hépatique ◆ Grossesse ◆ Conduite de véhicules ou de machines (risque de somnolence, vertiges).

Contre-indications en association : Alcool ou médicaments contenant des quantités importantes d'alcool ◆ Antidépresseurs IMAO ◆ Bleu de méthylène ◆ Cinacalcet ◆ Fluidifiant des sécrétions bronchiques (expectorant, mucolytique) ◆ Linézolide ◆ Oxybate de sodium.

Prudence en association : Pansements gastro-intestinaux, antiacides et adsorbants à prendre 2 heures avant ou après ce médicament.

Posologie : ***Adulte :*** ½ comprimé à 1 comprimé 3 à 4 fois par jour sans dépasser 4 comprimés par jour. Chez le sujet âgé ou en cas d'insuffisance hépatique : commencer le traitement par ½ comprimé 2 fois par jour, et augmenter en cas de besoin et si le traitement est bien toléré, à ½ comprimé 4 fois par jour.
Ne prendre qu'aux horaires où survient la toux. Par exemple, pour une toux ne survenant que le soir, une prise unique le soir peut suffire. Espacer les prises d'au moins 4 heures.
Durée de traitement de 5 jours maximum.
Avaler le comprimé avec un verre d'eau.

Incidents : Nausées ◆ Vomissements ◆ Constipation ◆ Somnolence ◆ Vertiges.

Pour une lecture optimale des tableaux, reportez-vous à la page 17.

Arrêt du médicament et consulter le médecin si : La toux persiste ou s'aggrave après 5 jours de traitement ◆ Survenue de fièvre ◆ La toux devient grasse, avec encombrement des bronches, crachats et fièvre ◆ Réaction allergique avec éruption ou rougeur cutanée, démangeaisons cutanées, brusque gonflement du visage, du cou et/ou de la langue, difficultés à respirer ou à avaler (œdème de Quincke), difficultés à respirer avec sifflement (bronchospasme), malaise brutal avec chute de la pression artérielle, perte de connaissance (choc anaphylactique).

Composition : par comprimé : Dextrométhorphane bromhydrate 30 mg ◆ **Excipients à prendre en compte :** Macrogol.

Présentation : 12 comprimés ◆ **Laboratoire :** Elerté

FLUIDIFIANTS BRONCHIQUES ET EXPECTORANTS

Principes actifs et spécialités	Note	Avis
ACETYLCYSTEINE – Fluidifiant bronchique (mucolytique)		
Acétylcystéine, comprimé effervescent, sachet ou solution buvable		
ACETYLCYSTEINE XXX EXOMUC FLUIMUCIL EXPECTORANT ACETYLCYSTEINE FLUIMUCIL EXPECTORANT ACETYLCYSTEINE ADULTES MUCODRILL MUCOMYST MUCOTHIOL SOLMUCOL	6	L'acétylcystéine n'a jamais démontré d'efficacité dans le traitement de la toux grasse, ce qui a entraîné son déremboursement en 2006 après avis de la Haute Autorité de santé. Au vu des effets indésirables (diarrhée, douleurs d'estomac, nausées...), voilà une dépense plus qu'inutile !
CARBOCISTEINE – Expectorant		
Carbocistéine, sachet, sirop ou solution buvable		
BRONCATHIOL EXPECTORANT ADULTES BRONCHOKOD ADULTES BRONCOCLAR ADULTE CARBOCISTEINE ADULTES XXX CLARIX EXPECTORANT CARBOCISTEINE ADULTES DRILL EXPECTORANT ADULTE ERGIX ADULTES EXPECTORANT HUMEX ADULTES EXPECTORANT HUMEX EXPECTORANT CARBOCISTEINE ADULTES MEDIBRONC ADULTES RHINATHIOL EXPECTORANT CARBOCISTEINE ADULTES	6	La carbocistéine n'a jamais démontré d'efficacité dans le traitement de la toux grasse, ce qui a entraîné son déremboursement en 2006 après avis de la Haute Autorité de santé. Au vu des effets indésirables (diarrhée, douleurs d'estomac, nausées...) et pour certains médicaments de la présence d'alcool, voilà une dépense plus qu'inutile !
ERDOSTEINE – Fluidifiant bronchique (mucolytique)		
Erdostéine, gélule ou sachet		
VECTRINE	6	Médicament inefficace et allergisant : mauvaise balance efficacité/tolérance.

GUAIFENESINE – Expectorant		
GUAIFENESINE SEULE		
Guaïfénésine, sirop		
VICKS EXPECTORANT GUAIFENESINE ADULTES MIEL	6	Médicament inefficace et risque de troubles digestifs.
GUAIFENESINE EN ASSOCIATION		
Guaïfénésine + Camphre + Cinéole, suppositoire		
EUCALYPTINE ADULTES	5	Médicament inefficace et dépassé depuis plus de 50 ans.
Guaïfénésine + Benzoate de sodium + Terpine + Cinéole, sirop		
PULMOFLUIDE SIMPLE	3	Association inefficace de 4 substances dépassées avec alcool à 19° en plus.
GUAIETOLINE – Fluidifiant bronchique (mucolytique)		
Guaïétoline, comprimé		
GUETHURAL	6	Médicament inefficace.
MEGLUMINE EN ASSOCIATION – Expectorant		
Benzoate de méglumine + Polysorbate 20, sirop		
FLUISEDAL SANS PROMETHAZINE	6	Médicament inefficace.
PHYTOTHÉRAPIE – Expectorant		
Lierre grimpant, sirop		
PROSPAN	6	Médicament inefficace. Il faut s'accrocher pour y croire !
Baume de Tolu + Ipécacuanha composé, sirop		
PHYTOTUX	5	Médicament inefficace.
TERPINE – Expectorant		
TERPINE SEULE		
Terpine, pâtes ou solution buvable		
ALMA	5	Médicament inefficace.
TERPINE GONNON	3	Médicament inefficace et 31° en titre alcoolique !
TERPINE EN ASSOCIATION		
Terpine + Pin + Niaouli + Eucalyptus, sirop		
EUPHONYLL EXPECTORANT ADULTES TERPONE	3	Médicament inefficace : association de quatre substances dépassées.
Terpine + Benzoate de sodium + Cinéole + Guaïfénésine, solution buvable		
PULMOFLUIDE SIMPLE	3	Association inefficace de quatre substances dépassées avec 19° d'alcool en plus.
AMBROXOL – Expectorant		
Ambroxol, comprimé ou solution buvable		
AMBROXOL XXX MUXOL SURBRONC EXPECTORANT AMBROXOL VICKS EXPECTORANT AMBROXOL	4	Médicaments inefficaces et très allergisants : mauvaise balance efficacité / tolérance.
BROMHEXINE – Expectorant		
Bromhexine, comprimé		
BISOLVON	4	Médicament inefficace et très allergisant : mauvaise balance efficacité / tolérance.

Pour une lecture optimale des tableaux, reportez-vous à la page 17.

ANTISEPTIQUE RESPIRATOIRE

Spécialités	Note	Avis
POMMADES		
BRONCHODERMINE VICKS VAPORUB	5	Ces pommades composées de différents dérivés terpéniques présentées comme des traitements des affections respiratoires sont non seulement inefficaces mais peuvent entraîner des risques d'irritation ou d'allergie, voire de brûlures cutanées.
SUPPOSITOIRES		
BRONCHODERMINE ADULTES BRONCHORECTINE AU CITRAL ADULTES COQUELUSEDAL PARACETAMOL 500 mg COQUELUSEDAL ADULTES TROPHIRES ADULTES	4	Association de différents dérivés terpéniques considérés au XIXe siècle comme des antiseptiques, dont l'efficacité clinique n'a jamais été démontrée, mais qui peuvent entraîner des lésions locales de l'anus et du rectum et provoquer agitation, confusion voire convulsions. Ne présentez que la notice à votre derrière, qui vous en sera reconnaissant !

Troubles de la ménopause et bouffées de chaleur

Une sensation de chaleur soudaine qui remonte jusqu'à la tête? Des sueurs intenses suivies d'une sensation de froid en moins de 3 minutes? C'est ce que l'on appelle des bouffées de chaleur, une des manifestations les plus fréquentes de la ménopause : près de deux femmes ménopausées sur trois en souffrent, outre de nombreux autres troubles. Avec quelques mesures, vous pouvez essayer de les limiter.

CE QU'IL FAUT SAVOIR

La ménopause, qui intervient chez la femme aux alentours de 50 ans, est confirmée après une absence d'un an des règles. Elle suit la périménopause, d'une durée de 5 à 7 ans, au cours de laquelle les règles deviennent irrégulières, moins ou très abondantes.
À cette période vous allez peut-être prendre du poids, souffrir de fourmillements dans les extrémités, de maux de tête et de bouffées de chaleur, le plus souvent nocturnes.

LES CAUSES

La modification des sécrétions hormonales induisant la perte de la fonction reproductrice de la femme est le responsable de ces troubles.
Une fois la ménopause installée, vous allez peut-être être affectée par un ou plusieurs de ces dérèglements qui ne durent en principe que 3 ans et disparaissent ou s'atténuent fortement tout seuls :

- bouffées de chaleur;
- sueurs nocturnes et troubles du sommeil;

- modification du caractère (irritabilité, anxiété, humeur dépressive);
- atrophie de la vulve et du vagin avec rapports sexuels douloureux;
- sécheresse vaginale;
- diminution du volume des seins et de leur tenue;
- troubles urinaires (incontinence);
- baisse de la libido;
- sécheresse de la peau et des cheveux;
- décalcification des os (ostéoporose);
- athérosclérose et maladies cardio-vasculaires.

LES INTERDITS

- Ne vous soustrayez pas à une surveillance gynécologique régulière mais consultez votre gynécologue au moins une fois par an (frottis, examen des seins, examens cliniques). C'est indispensable, surtout si vous avez des antécédents familiaux de cancers ou d'ostéoporose.
- Ne prenez pas de traitement en automédication à base de soja en cas d'antécédents de cancers (sein ou utérus) dans votre famille ou si vous-même en avez eu un.

LES BONNES PRATIQUES

▸ **En prévention**, adoptez une bonne hygiène de vie

- Faites du sport au moins deux fois par semaine. Cela vous évitera de grossir, luttera contre la décalcification et vous aidera à chasser les moments d'anxiété liés à cette période. Marchez dès que vous le pouvez (20 minutes par jour en marche rapide) pour évacuer le stress et vous oxygéner.
- Pratiquez des activités de relaxation (yoga, tai-chi...).
- Nourrissez-vous sainement en faisant des repas équilibrés à base de poissons, céréales, fruits et légumes, légumes secs, oléagineux (noix, noisettes, amandes).
- Limitez l'alcool, les sucreries, les charcuteries, les sauces grasses, les plats épicés et les excitants (café).
- Arrêtez définitivement de fumer.
- Évitez de grignoter entre les repas.
- Maintenez une vie sexuelle active.

▸ **En cas de troubles de la ménopause perturbants**

Consultez votre médecin et discutez avec lui de l'opportunité ou non de prendre un traitement spécifique (traitement de substitution hormonale ou TSH) en fonction de votre cas, des manifestations de la ménopause et de vos antécédents familiaux. Ces traitements sont des médicaments de prescription obligatoire, contre-indiqués en cas de cancer du sein familial ou personnel ou de maladie thrombogène pouvant entraîner une embolie. Ils ne sont prescrits que pour des durées limitées.

Pour une lecture optimale des tableaux, reportez-vous à la page 17.

Pour une lecture optimale des tableaux reportez-vous à la page 17.

LES MÉDICAMENTS

Les médicaments sans ordonnance à base d'un acide aminé (bêta-alanine, ABUFENE®) ainsi que les oligoéléments à base de zinc et de cuivre, les médicaments homéopathiques, peuvent, dans certains cas, diminuer vos troubles. En revanche, la spécialité de phytothérapie CIMIPAX® est déconseillée (toxique pour le foie).
Si vos troubles persistent, consultez votre médecin qui jugera de l'opportunité de vous prescrire des médicaments plus efficaces.

ANTI-BOUFFÉES DE CHALEUR

Principes actifs et spécialités	Note	Avis
BETA-ALANINE		
Bêta-alanine comprimé		
ABUFENE	7	Un acide aminé qui depuis près d'un demi-siècle n'a jamais prouvé son efficacité mais qui est bien toléré.
OLIGOTHÉRAPIE		
Zinc + Cuivre, ampoule buvable		
ZINC-CUIVRE OLIGOSOL	7	Aucune preuve d'efficacité clinique. Il est précisé que ces médicaments ne dispensent pas d'un traitement spécifique, c'est encore une chance !
HOMÉOPATHIE		
Associations homéopathiques, comprimé ou solution buvable		
ACTHEANE LACHESIS COMPLEXE N°122 LEHNING L25 LEHNING	7	Aucune de ces spécialités n'a démontré une réelle efficacité mais dans certains cas elles peuvent rendre service. Les solutions buvables contiennent des concentrations importantes d'alcool.
PHYTOTHÉRAPIE		
Actée à grappes (Cimicifuga racemosa), comprimé		
CIMIPAX	4	Mauvaise balance efficacité/tolérance : atteinte hépatique, manifestations allergiques (urticaire, démangeaisons).

V

Verrues

Très courantes chez les enfants et les adolescents mais aussi chez les personnes âgées, ces petites excroissances contagieuses n'entraînent généralement pas de complications en dehors de leur aspect peu esthétique.

CE QU'IL FAUT SAVOIR

Les verrues se présentent sous plusieurs formes. Seule la verrue vulgaire, petite boule à la surface grisâtre, située généralement sur les mains et les pieds, peut se traiter en automédication, s'il s'agit d'une récidive.

Les autres verrues demandent une consultation médicale :
• La verrue plantaire : comme son nom l'indique, elle est située sur la plante du pied, c'est-à-dire sous le pied. Si elle est profonde, elle est alors douloureuse à la pression.
• Plus rares, les verrues planes de couleur beige clair situées sur le visage et le dos des mains.
• Les verrues situées sur l'anus ou les parties génitales, excroissances charnues roses ou brunes, sont contagieuses et nécessitent TOUJOURS une consultation médicale.

EN SAVOIR PLUS

Ne confondez pas une verrue avec un grain de beauté

Le grain de beauté ou nævus est une tache brune plus ou moins foncée, de forme régulière à limites nettes. Si un grain de beauté saigne, s'écorche ou évolue, consultez rapidement votre médecin. La méthode

Pour une lecture optimale des tableaux, reportez-vous à la page 17.

dite ABCDE est une bonne façon d'évaluer les changements : A pour asymétrie, B pour bords (irréguliers ou dentelés), C pour couleur non homogène, D pour diamètre qui augmente, E pour évolution (changement d'aspect avec le temps).
De manière préventive, en cas de grains de beauté, profitez de la Journée nationale de prévention et santé de la peau pour les faire examiner (consultez le site www.syndicatdermatos.org).

LES CAUSES
Les verrues sont d'origine virale et, de ce fait, sont contagieuses.

LES INTERDITS

☒ Pas d'automédication mais consultez votre médecin si :
• Vous n'êtes pas sûr qu'il s'agit d'une verrue.
• La verrue est douloureuse (mal placée, écorchée…).
• Elle est dans un endroit difficile à soigner (cuir chevelu, verrue plantaire…).
• Il y a des signes d'infection.
• Il s'agit de verrues de l'anus ou du sexe : les deux partenaires doivent alors consulter leur dermatologue.

☒ Ne prolongez pas un traitement en automédication mais consultez votre médecin si :
• Les verrues persistent, grossissent ou se multiplient.

LES BONNES PRATIQUES

▸ En prévention
• Ne marchez pas pieds nus dans les piscines, saunas, salles de gymnastique…
• Séchez-vous minutieusement les pieds avant de vous rechausser.

▸ En cas de verrues vulgaires
Les verrues peuvent disparaître sous l'influence de l'hypnose et de multiples pratiques atypiques qui semblent « magiques ». Cela explique le succès d'un grand nombre de substances inactives dites placebo *(voir Effet placebo et effet nocebo)*.

LES MÉDICAMENTS

En automédication, seuls les médicaments à base d'acide salicylique et d'acide lactique, ou d'acide salicylique seul, sont réellement efficaces, mais ils nécessitent une durée de traitement de 8 à 12 semaines.
L'application d'azote liquide sur la verrue par un médecin est une solution radicale et rapide.

Pour une lecture optimale des tableaux, reportez-vous à la page 17.

ANTIVERRUE

Principes actifs et spécialités	Note	Avis
ACIDE SALICYLIQUE		
ACIDE SALICYLIQUE EN ASSOCIATION		
Acide salicylique + Acide lactique, solution pour application locale		
DUOFILM KERAFILM VERRUFILM	12	Traitement devant être poursuivi pendant 6 à 12 semaines. Ne pas utiliser en automédication chez les diabétiques, en cas d'artérite (inflammation des artères) ou de polynévrite (atteinte des nerfs périphériques).
Acide salicylique + Acide lactique + Thuya, solution pour application locale		
VERRUPAN	10	Idem.
ACIDE SALICYLIQUE SEUL		
Acide salicylique, dispositif pour application cutanée, pommade ou solution pour application locale		
CORICIDE LE DIABLE FEUILLE DE SAULE CORICIDE VERRUCIDE LIQUIDE POMMADE M.O. COCHON SANITOS TRANSVERSID 3,62 mg/6 mm TRANSVERSID 14,54 mg/12 mm	11	Idem.
HOMÉOPATHIE		
Associations homéopathiques, comprimé à sucer ou solution buvable		
THUYA COMPLEXE N°37 LEHNING VERRULIA	7	Efficacité non démontrée mais bien tolérés.

NOTRE MÉDICAMENT FAVORI

DUOFILM solution pour application cutanée

Note : 12/20 ◆ **Prix :** 10,60 € ◆ **Remboursement SS :** 0 %

Classe thérapeutique : Antiverrues.

Indications : Verrues plantaires ◆ Verrues vulgaires de la main ◆ Verrues mosaïques.

Contre-indications générales : Allergie à l'acide salicylique, aux salicylés ◆ Verrues du visage ◆ Verrues des organes génitaux (condylomes).

Posologie : Appliquer 1 fois par jour, de préférence le soir au coucher. Savonner et rincer soigneusement l'endroit à traiter. Sécher. À l'aide du pinceau, appliquer le liquide sur la verrue sans déborder sur la peau saine. Si l'application est faite le matin, recouvrir d'un petit pansement adhésif. Tous les 2 à 3 jours, frotter doucement la surface de la verrue avant l'application avec une lime en carton ou une pierre ponce en évitant de faire saigner et de manière à supprimer la partie rugueuse de la verrue. En cas de saignement, arrêter le traitement pendant 3 jours.
Renouveler l'application tous les jours pendant environ 6 à 12 semaines. Une interruption précoce du traitement peut entraîner des rechutes.

Arrêt du médicament et consulter le médecin si : Les verrues persistent après 3 mois de traitement ◆ Sensation de brûlure et formation de croûtes.

Composition : par 100 g : Acide salicylique 16,7 g + Acide lactique 16,7 g. ◆ **Excipients à prendre en compte :** Aucun excipient à effet notoire.

Présentation : Flacon de 15 ml ◆ **Laboratoire :** Glaxosmithkline Santé Grand Public

Pour une lecture optimale des tableaux, reportez-vous à la page 17.

Vers intestinaux

Troubles intestinaux ? Démangeaisons ? Perte de poids sans perte d'appétit ? Ce sont respectivement quelques-unes des manifestations de l'ascaris, des oxyures et du ténia. Ces vers intestinaux sont des parasites : ces petits organismes vivent en effet sur le dos d'autres organismes, en l'occurrence le nôtre !
Ils se développent quand les conditions d'hygiène sont médiocres.

CE QU'IL FAUT SAVOIR

• **L'ascaris** est un ver rond, blanc rosé, de 15 à 25 centimètres de long, qui vit dans l'intestin grêle où il se nourrit des liquides issus de la digestion. Les œufs pondus par la femelle sont évacués par les selles qui peuvent à nouveau contaminer des aliments par manque d'hygiène. La contamination se fait en effet en ingérant des œufs d'ascaris présents sur des fruits ou des légumes crus. Le ver lui-même peut se retrouver dans les selles. L'ascaridiose se manifeste par des maux de ventre, des vomissements, de la diarrhée, un manque d'appétit ou une toux.

• **Les oxyures** sont des petits vers ronds de 3 à 10 millimètres qui vivent dans le gros intestin. Les femelles pondent leurs œufs près de l'anus, ce qui explique comment ils se propagent par l'enfant. Celui-ci se gratte le derrière qui le démange, mais il ne se lave pas les mains et contamine son entourage.
La présence d'oxyures se reconnaît aux démangeaisons, surtout le soir (le petit garçon se gratte l'anus, la petite fille, le sexe), aux douleurs au ventre (constipation ou diarrhées) et à la présence de petits vers dans les selles ou autour de l'anus.

• **Le ténia** est un ver plat comme un macaroni, segmenté en multiples anneaux (1000 à 2000), qui peut mesurer jusqu'à 10 mètres de long. Il vit dans l'intestin grêle où il s'accroche par un bout, l'autre bout étant éliminé avec les selles par petits morceaux. On peut même retrouver des anneaux dans les sous-vêtements. La contamination se fait en mangeant de la viande de bœuf (cas du *Tænia saginata*) ou de porc (cas du *Tænia solium* ou ver solitaire) infectée et pas suffisamment cuite. Le ténia peut provoquer des douleurs abdominales et plus précisément des douleurs gastriques qui évoquent parfois un ulcère digestif (gastro-duodénal). Il entraîne un amaigrissement insolite sans qu'il y ait de perte d'appétit.

LES INTERDITS

☒ Pas d'automédication mais consultez votre médecin en cas de :
• perte de poids notable sans modification du régime alimentaire ;
• nausées, diarrhées, maux de ventre persistants.

☒ Ne prolongez pas un traitement en automédication mais consultez votre médecin si vous ne constatez aucune amélioration à la fin de la durée préconisée.

Pour une lecture optimale des tableaux, reportez-vous à la page 17.

LES BONNES PRATIQUES

▶ En prévention

- Respectez et faites respecter des règles d'hygiène élémentaires :
- se laver les mains à l'eau et au savon chaque fois que l'on va aux toilettes ;
- se laver les mains à l'eau et au savon avant de préparer les repas et avant de se mettre à table.
- Coupez les ongles des enfants très ras. Mettez des pense-bêtes sur les mesures d'hygiène à respecter dans les toilettes et dans leur chambre.
- Lavez les fruits et les légumes.
- Faites cuire suffisamment la viande.

LES MÉDICAMENTS

▶ Ciblés contre les ascaris et oxyures

- Le flubendazole (FLUVERMAL®), à choisir de préférence à tous les autres produits. Il est d'une grande efficacité et a l'avantage d'être très peu résorbé par le tube digestif. Pour éviter la récidive des vers, faites un deuxième traitement 15 à 20 jours plus tard. Dans certains cas, mieux vaut traiter l'ensemble de la famille.

Autre produit efficace :

- Le pyrantel (COMBANTRIN® ou HELMINTOX®) contre les ascaris et les oxyures (deux unidoses à 15 jours d'intervalle).

Les autres médicaments proposés en pharmacie sont sans intérêt car inefficaces.

▶ Ciblés contre le ténia

Il n'existe aucun médicament en automédication efficace contre le ténia. Consultez votre médecin qui vous prescrira un traitement approprié : niclosamide (TREDEMINE®), praziquantel (BILTRICIDE®).

Pour bien vous conseiller, votre pharmacien a besoin de savoir

Pour qui est le médicament ? Vous-même ? Un enfant et de quel âge ? Une personne âgée ? Une femme enceinte ou qui allaite ?

- Avez-vous remarqué des vers dans les selles ? De quelle forme et de quelle taille sont-ils ?
- Depuis quand ?
- La présence de vers est-elle associée à des nausées, de la diarrhée, des douleurs abdominales, des démangeaisons de l'anus, une perte de poids, de la fatigue ?
- D'autres membres de votre famille sont-ils atteints ?

Pour une lecture optimale des tableaux, reportez-vous à la page 17

- Est-ce la première fois que cela arrive ?
- Sinon comment cela a-t-il été traité la dernière fois et avec quelle efficacité ?

ANTIVERS

Principes actifs et spécialités	Note	Avis
FLUBENDAZOLE		
Flubendazole, comprimé ou suspension buvable		
FLUVERMAL	16	Traitement en automédication des oxyures voire des ascaris. À privilégier.
PYRANTEL		
Pyrantel, comprimé ou suspension buvable		
COMBANTRIN HELMINTOX	14	Bonne balance efficacité / tolérance.

NOTRE MÉDICAMENT FAVORI

FLUVERMAL comprimé

Note : 16/20 ◆ **Prix :** 3,27 € ◆ **Remboursement SS :** 65 %

Classe thérapeutique : Antivers (antihelminthique).

Indications : Infestation par certains vers parasites du tube digestif : oxyures, ascaris.

Contre-indications générales : Allergie au flubendazole, aux benzimidazolés (albendazole, mébendazole, triclobendazole…) ◆ Intolérance au saccharose ◆ Enfant de moins de 6 ans ◆ Grossesse ◆ Allaitement.

Prudence en association : Pansements gastro-intestinaux, antiacides et adsorbants à prendre 2 heures avant ou après ce médicament.

Posologie : ***Adulte et enfant de plus de 6 ans :*** oxyurose : 1 comprimé en prise unique, à renouveler 15 à 20 jours après afin d'éliminer totalement toute infestation. Des mesures d'hygiène corporelle rigoureuses (nettoyage des ongles, ongles coupés court, toilette quotidienne de la région anale et péri-anale, éviter le grattage) et vestimentaires (changer régulièrement de sous-vêtements et de vêtements de nuit) doivent accompagner le traitement. Traiter l'entourage. Ascaridiase : 1 comprimé matin et soir pendant 3 jours.
Avaler le comprimé avec un peu d'eau ou le croquer pendant le repas.

Incidents : Douleurs du ventre ◆ Nausées ◆ Diarrhée.

Arrêt du médicament et consulter le médecin si : Réaction allergique avec éruption ou rougeur cutanée, démangeaisons cutanées, brusque gonflement du visage, du cou et/ou de la langue, difficultés à respirer ou à avaler (œdème de Quincke).

Composition : par comprimé : Flubendazole 100 mg. ◆ **Excipients à prendre en compte :** Saccharose (excipient à effet notoire).

Présentation : 6 comprimés ◆ **Laboratoire :** Johnson & Johnson Santé Beauté France

Vertiges

Les vertiges sont des troubles sérieux qui doivent, dans certains cas, être traités de manière urgente. Ils nécessitent TOUJOURS une consultation médicale.
L'automédication n'est pas appropriée aux vertiges, en dehors de ceux dont vous pouvez éventuellement souffrir si vous êtes sujet au mal des transports *(voir Mal des transports)*.

CE QU'IL FAUT SAVOIR

On distingue deux types de vertiges : les complets ou vrais vertiges et les incomplets ou faux vertiges.

▸ Les vertiges complets

Vous éprouvez la sensation que tout tourne autour de vous comme si vous étiez sur un manège ou que vous tourniez sur vous-même ? Il s'agit vraisemblablement d'un vertige complet ou vrai vertige dû à un dérèglement de l'oreille interne, centre des organes de contrôle de l'équilibre.
Les causes sont toujours sérieuses :
- un traumatisme crânien ;
- une atteinte du cervelet ou du nerf auditif ;
- des troubles circulatoires au niveau du cou ;
- une intoxication liée à des médicaments ;
- une sclérose en plaques ;
- une affection de l'oreille interne.

LES INTERDITS

☒☒☒ Pas de traitement en automédication mais appelez le SAMU (15 ou 112) ou les pompiers (18) si :
- Vos vertiges font suite à un traumatisme crânien (chute ou accident récent) et sont associés à des maux de tête importants.
- Vous êtes diabétique (insulinodépendant).
- Vous avez des vertiges associés à des nausées et des maux de tête que vous pouvez imputer à votre chauffage (gaz, mazout).

☒☒ Consultez dans les 48 heures votre médecin si :
- Vous avez de la fièvre, des maux de tête et des troubles de l'audition.
- Vos vertiges durent depuis plusieurs jours.
- Vous avez des troubles de la vision.
- Vous parlez ou marchez avec difficulté.
- Vous avez la sensation que vos bras et vos jambes sont engourdis.

Pour une lecture optimale des tableaux, reportez-vous à la page 17.

Pour une lecture optimale des tableaux, reportez-vous à la page 17.

▶ **Les vertiges incomplets**
Vous avez l'impression d'être sur un bateau qui tangue et une sensation d'instabilité en position debout? Ce sont les manifestations principales des vertiges incomplets ou faux vertiges.
Plusieurs facteurs peuvent les déclencher :
- une chute de la circulation sanguine due à un durcissement des vaisseaux du cerveau, à une anomalie de l'origine de l'aorte, à un trouble du rythme cardiaque;
- un changement brusque de position (de couché à debout par exemple);
- la station debout prolongée;
- une émotion forte;
- un traitement par certains médicaments (antihypertenseurs, diurétiques, et plusieurs médicaments contre quelques maladies mentales, etc.);
- l'abus d'alcool;
- une atteinte du cervelet;
- une baisse du sucre dans le sang (hypoglycémie);
- le mal des transports.

LES INTERDITS

☒☒☒ Pas d'automédication mais consultez votre médecin en urgence si les vertiges s'accompagnent de maux de tête importants et/ou de fièvre.

LES BONNES PRATIQUES

▶ **En prévention**
- Si vous êtes sujet aux vertiges, efforcez-vous de vous relever très lentement.
- Testez des techniques de relaxation (qi gong, yoga, respiration profonde, tai-chi, hypnose ou autohypnose).
- Réduisez les excitants (alcool, caféine) et évitez de fumer.

▶ **En cas de crise**, en attendant la visite du médecin, allongez-vous, les jambes légèrement surélevées. Buvez un verre d'eau à petites gorgées et respirez profondément.

LES MÉDICAMENTS

Il existe des médicaments vendus sans ordonnance ayant pour indication les problèmes de vertiges mais nous vous déconseillons de les utiliser sans avoir au préalable consulté votre médecin. Lui seul est en mesure d'établir la nature et la cause de vos vertiges et de vous prescrire le médicament adéquat ou de vous adresser à un spécialiste (ORL ou neurologue). En attendant la consultation, vous pouvez prendre un antihistaminique à base de méclozine (AGYRAX®) ou un médicament à base d'acétylleucine (TANGANIL®...).

Pour une lecture optimale des tableaux, reportez-vous à la page 17.

ANTIVERTIGINEUX

Principes actifs et spécialités	Note	Avis
MECLOZINE – Antihistaminique H_1 (dérivé de la pipérazine)		
Méclozine, comprimé		
AGYRAX	12	Traitement symptomatique de la crise vertigineuse par un antihistaminique H_1 de première génération pouvant présenter un effet sédatif important, sécheresse de la bouche, constipation, troubles de la vue, accélération du rythme cardiaque, difficulté à uriner (effets atropiniques de la substance).
ACETYLLEUCINE – Acide aminé		
Acétylleucine, comprimé		
ACETYLLEUCINE XXX TANGANIL TANGANILPRO	10	Un acide aminé bien toléré pour traiter la crise vertigineuse ! Une efficacité très modérée.

NOTRE MÉDICAMENT FAVORI

AGYRAX comprimé

Note : 12/20 ◆ **Prix :** 2,80 € ◆ **Remboursement SS :** 30 %

Classe thérapeutique : Antihistaminique H_1.

Indications : Vertiges ◆ Prévention et traitement du mal des transports.

Contre-indications générales : Allergie à la méclozine, à la cétirizine, à la lévocétirizine, à l'hydroxyzine ◆ Insuffisance hépatique ◆ Glaucome par fermeture de l'angle (ou antécédent familial) ◆ Difficultés pour uriner d'origine prostatique ou autre ◆ Consommation d'alcool ◆ Intolérance au lactose ◆ Enfant de moins de 15 ans ◆ Allaitement.

Prudence générale : Épilepsie ◆ Myasthénie ◆ Démence ◆ Constipation ◆ Sujet âgé ◆ Grossesse ◆ Tests programmés pour diagnostic d'allergie (arrêt du traitement 4 jours avant) ◆ Conduite de véhicules ou de machines (risque de somnolence, vertiges, troubles visuels, baisse de la vigilance).

Contre-indications en association : Alcool ou médicaments contenant des quantités importantes d'alcool ◆ Oxybate de sodium.

Prudence en association : Pansements gastro-intestinaux, antiacides et adsorbants à prendre 2 heures avant ou après ce médicament.

Posologie : ***Adulte :*** vertiges : 1 à 3 comprimés par jour avant les repas. Mal des transports : 1 comprimé 1 à 4 fois par jour en commençant 1 heure avant le voyage.
Avaler le comprimé sans le croquer avec un peu d'eau ou une autre boisson non alcoolisée.

Incidents : Somnolence ◆ Sécheresse de la bouche et des muqueuses ◆ Troubles visuels ◆ Palpitations ◆ Constipation ◆ Douleurs du ventre ◆ Diarrhée ◆ Rétention d'urine ◆ Vertiges ◆ Hypotension.

Arrêt du médicament et consulter le médecin si : Les vertiges s'aggravent ou persistent ◆ Troubles psychiques (hallucinations, confusion…) ◆ Tremblements ◆ Réaction allergique avec éruption ou rougeur cutanée, démangeaisons cutanées, brusque gonflement du visage, du cou et/ou de la langue, difficultés à respirer ou à avaler (œdème de Quincke), malaise brutal avec chute de la pression artérielle, perte de connaissance (choc anaphylactique)

Composition : par comprimé : Méclozine chlorhydrate 25 mg. ◆ **Excipients à prendre en compte :** Lactose (excipient à effet notoire).

Présentation : 15 comprimés ◆ **Laboratoire :** Terali

SYMPTÔMES, MALADIES ENFANTS ET MÉDICAMENTS

L'automédication n'est pas recommandée chez les nourrissons et les enfants.

Elle ne doit JAMAIS se pratiquer sur des nouveau-nés (moins de 4 semaines) et doit être exceptionnelle chez les nourrissons (28 jours à 30 mois). Elle devrait être pratiquée avec une grande modération chez les enfants (30 mois à 12 ans) et modération chez les adolescents (12 à 15 ans). En cas de doute, mieux vaut s'abstenir et consulter son médecin.

C

Constipation de l'enfant

La constipation est fréquente chez l'enfant. Une constipation passagère est un trouble généralement bénin que l'on peut résoudre facilement avec quelques règles diététiques. En revanche, la constipation chronique peut être le signe d'une vraie maladie et **nécessite toujours un avis médical**.

CE QU'IL FAUT SAVOIR

La constipation chez l'enfant se manifeste différemment selon son âge.
• Un nourrisson a des selles molles. Elles sont presque liquides et plutôt jaunes s'il est nourri au sein. Pour autant, l'absence de selles pendant 2 jours n'a rien d'alarmant. S'il est constipé, ses selles vont se durcir : il fait des efforts pour les éliminer en grimaçant de douleur.
• Un jeune enfant est constipé quand ses selles s'espacent (au-delà de 3 jours) et deviennent dures. Comme expulser ses selles dures lui fait mal, il se retient, ses selles s'assèchent et deviennent de plus en plus dures. Un véritable cercle vicieux !
Douleurs abdominales ou ballonnements, apathie ou irritabilité, voire fausses diarrhées (le côlon réagit en sécrétant du liquide), sont souvent associés à la constipation.

LES CAUSES

• Chez les nourrissons de moins de 18 mois, la constipation peut être liée à une alimentation trop pauvre en liquides (une mère qui allaite et qui ne boit pas assez d'eau, des biberons trop épais) ou à un environnement trop sec ou trop chaud.
• Chez les jeunes enfants, la constipation est généralement due à une alimentation déséquilibrée : pas assez de fibres (légumes verts, crudités,

fruits, etc.) et de liquides et trop d'aliments qui constipent (chocolat, banane, coing, riz, féculents, tapioca...).
Mais elle peut aussi venir de son environnement. Cas fréquent : l'enfant n'a pas le temps d'aller à la selle le matin et les toilettes de l'école ne lui conviennent pas. Il se retient et, à force, il en perd le réflexe « exonérateur » (qui permet d'expulser) : les selles stagnantes se déshydratent, deviennent dures et de plus en plus difficiles à expulser.

LES INTERDITS

☒☒ Pas d'automédication pour votre enfant mais consultez rapidement votre médecin si :

- Votre enfant de moins de 18 mois est constipé depuis plus de 3 jours.
- Il y a du sang et/ou des glaires dans ses selles.
- Votre enfant a de la fièvre (plus de 38 °C chez un nourrisson, plus de 38,5 °C chez un enfant), des frissons ou une douleur localisée toujours au même endroit dans le ventre.
- Votre enfant vomit.
- Votre enfant se plaint de douleurs à l'anus.

LES BONNES PRATIQUES

Votre enfant est un nourrisson

► En prévention

- Si vous allaitez, buvez suffisamment (2 à 3 litres d'eau par jour) et donnez régulièrement des biberons d'eau à votre bébé.
- Si vous le nourrissez au biberon, limitez les farines épaississantes et veillez à une bonne dilution de la poudre de lait dans l'eau.

► En cas de constipation, n'utilisez aucun traitement sans avoir consulté votre médecin. En attendant la consultation, vous pouvez lui donner à la cuillère de toutes petites quantités de bouillon de légumes (poireaux) ou de jus de fruits riche en fibres (orange, pomme).

Votre enfant a plus de 30 mois

► En prévention

- Donnez-lui une alimentation riche en fibres (fruits, légumes, pain complet, céréales), faites-lui boire régulièrement de l'eau enrichie de jus de fruits (orange, pomme, ananas, kiwi...).
- Faites-le bouger : pas de console de jeux vidéo ou de séances prolongées devant la télé, mais du sport et des jeux de plein air. L'exercice physique est en effet souverain contre la constipation !

► En cas de constipation

- Enrichissez nettement son alimentation en fibres.
- Si cela ne suffit pas, vous pouvez lui donner un laxatif doux, de préférence un laxatif osmotique, à base de lactulose, de lactitol ou de macrogol. Attention, un peu de patience, leur action n'est pas immédiate mais ce n'est SURTOUT pas une raison pour utiliser un laxatif irritant, à prohiber formellement chez un enfant.

Pour une lecture optimale des tableaux, reportez-vous à la page 17.

Pour une lecture optimale des tableaux, reportez-vous à la page 17.

▶ **En cas de constipation chronique**, généralement liée à de mauvaises habitudes, consultez votre médecin.
Vous serez peut-être amené à réapprendre à votre enfant le réflexe « exonérateur ».
Essayez de savoir pourquoi il se retient. Puis invitez-le à aller tous les jours à la selle à la même heure et au même moment (avant ou après le petit déjeuner par exemple, ou après un grand verre d'eau fraîche), quitte à ce qu'il se lève un quart d'heure plus tôt pendant quelque temps. Placez un petit tabouret ou deux annuaires sous ses pieds pour favoriser l'exonération. Dites-lui de prendre son temps (il peut en profiter pour lire une BD ou réviser ses cours) et expliquez-lui qu'il ne faut pas résister au besoin.

LES MÉDICAMENTS

En l'absence d'un avis médical, l'utilisation des laxatifs chez les enfants (à partir de 3 ans) doit être exceptionnelle et de courte durée (moins de 3 jours).

▶ **Les laxatifs osmotiques**
Ils ramollissent les selles par apport d'eau dans les intestins.
• Les laxatifs osmotiques sucrés :
– Le lactulose (type DUPHALAC®). La dose efficace est variable selon les individus. Une seule prise le matin est souvent suffisante. Il ne passe pas dans le sang. Malgré son goût sucré, il n'apporte pas de calories et peut être prescrit aux diabétiques.
– Le lactitol (type IMPORTAL®) est un produit proche du lactulose.
• Les laxatifs osmotiques non sucrés : le macrogol (type FORLAX®). La dose efficace est variable selon les individus. Une seule prise le matin est souvent suffisante. Il ne passe pas dans le sang.

Pour éviter les ballonnements liés à la prise de ces médicaments, veillez à donner à l'enfant de l'eau ou d'autres boissons peu sucrées (1 litre environ au cours de la journée).

▶ **Les suppositoires :**
– effervescents : préférez EDUCTYL®, non irritant, qui agit en libérant du gaz carbonique dans le rectum et déclenche, par augmentation de la pression intrarectale, le réflexe exonérateur ;
– à base de glycérine peuvent être utilisés de façon ponctuelle.

▶ **Les micro-lavements**
Évitez les micro-lavements à base de sorbitol ou de dihydrogénophosphate de sodium : ils sont irritants pour la paroi du rectum et peuvent entraîner une altération du réflexe exonérateur.

▶ **Les laxatifs irritants** dits laxatifs stimulants sont totalement contre-indiqués en automédication.

Pour une lecture optimale des tableaux, reportez-vous à la page 17.

LAXATIF DOUX (OSMOTIQUE)

Principes actifs et spécialités	Note	Avis
LACTITOL		
Lactitol, sachet		
IMPORTAL JEUNES ENFANTS 2,5 g IMPORTAL ENFANTS 5 g IMPORTAL 10 g	14	Bonne balance efficacité/tolérance en complément des mesures hygiéno-diététiques.
LACTULOSE		
Lactulose, sachet ou solution buvable		
DUPHALAC FLORALAC LACTULOSE XXX LAEVOLAC LAXARON	14	Idem.
MACROGOL		
MACROGOL SEUL		
Macrogol, sachet		
FORLAX 10 g FORLAX 4 g MACROGOL 10 g XXX	13	Bonne balance efficacité/tolérance en complément des mesures hygiéno-diététiques, mais de très rares cas de réactions allergiques (prurit, urticaire, gonflement du visage).
MACROGOL EN ASSOCIATION		
Macrogol + Bicarbonate de sodium + Chlorure de potassium + Chlorure de sodium, sachet		
MOVICOL ENFANTS	12	Association discutable en complément des mesures hygiéno-diététiques sans amélioration de l'efficacité.
PENTAERYTHRITOL		
Pentaérythritol, sachet		
AUXITRANS	12	Spécialité de deuxième choix en complément des mesures hygiéno-diététiques.

NOTRE MÉDICAMENT FAVORI

IMPORTAL ENFANTS 5 g poudre orale en sachet

Note : 14/20 ◆ **Prix :** 2,58 € ◆ **Remboursement SS :** 30 %

Classe thérapeutique : Laxatif doux (osmotique).

Indications : Constipation rebelle aux thérapeutiques hygiéno-diététiques habituelles.

Contre-indications générales : Constipation chronique ◆ Maladies inflammatoires du côlon (rectocolite hémorragique, maladie de Crohn, mégacôlon toxique ou dilatation anormale de l'intestin…) ◆ Obstacle digestif ◆ Perforation intestinale ou suspicion de perforation ◆ Douleurs abdominales (douleurs du ventre) de cause inconnue ◆ Galactosémie ◆ Intolérance au fructose ou au galactose ◆ Régime sans galactose (lactose, produits laitiers, abats, jaune d'œuf, soja et dérivés…) ◆ Désordre hydroélectrolytique (eau, sodium, potassium…) ◆ Insuffisance rénale ◆ Nourrisson allaité ◆ Enfant de moins de 1 an.

Prudence en association : Espacer d'au moins 2 heures la prise de tout autre médicament.

Posologie : ***Enfant de 1 à 7 ans :*** 1 sachet 1 fois par jour ◆ ***Enfant de 7 à 15 ans :*** 2 sachets 1 fois par jour. Dissoudre le(s) sachet(s) dans une boisson ou le(s) mélanger à de la nourriture (yaourt).

Pour une lecture optimale des tableaux, reportez-vous à la page 17.

Incidents : Ballonnements ◆ Flatulence.

Arrêt du médicament et consulter le médecin si : La constipation persiste après 8 jours de traitement ◆ Douleurs du ventre ◆ Diarrhée ◆ Selles noires ou sang dans les selles (hématémèse).

Composition : par sachet : Lactitol 5 g. ◆ **Excipients à prendre en compte :** Absence d'excipient.

Présentation : 10 sachets de 5 g ◆ **Laboratoire :** Serb

LAXATIF PAR VOIE RECTALE

Principes actifs et spécialités	Note	Avis
TARTRATE DE POTASSIUM EN ASSOCIATION		
Tartrate acide de potassium + Bicarbonate de sodium, suppositoire effervescent		
EDUCTYL ENFANTS	13	Bonne balance efficacité/tolérance en cas de constipation basse.
GLYCEROL (GLYCERINE)		
Glycérol, gel rectal ou suppositoire		
BEBEGEL CRISTAL ENFANTS CRISTAL NOURRISSONS SUPPOSITOIRES A LA GLYCERINE ENFANTS XXX SUPPOSITOIRES A LA GLYCERINE NOURRISSONS XXX	12	À utiliser de façon ponctuelle dans les constipations basses.
SORBITOL EN ASSOCIATION		
Sorbitol + Citrate de sodium + Laurilsulfoacétate de sodium, solution rectale		
MICROLAX BEBE SORBITOL CITRATE ET LAURILSULFOACETATE DE SODIUM	8	À n'utiliser que de manière très occasionnelle car désensibilise progressivement le rectum et risque d'entraîner une constipation définitive.
HYDROGENOPHOSPHATE DE SODIUM		
Dihydrogénophosphate de sodium + Hydrogénophosphate de sodium, solution rectale		
NORMACOL LAVEMENT ENFANTS	7	Laxatif irritant à éviter en automédication.

NOTRE MÉDICAMENT FAVORI

EDUCTYL ENFANTS suppositoire effervescent

Note : 13/20 ◆ **Prix :** 2,52 € ◆ **Remboursement SS :** 30 %

Classe thérapeutique : Laxatif par voie rectale.

Indications : Constipation rebelle aux thérapeutiques hygiéno-diététiques habituelles.

Contre-indications générales : Allergie au soja, à l'arachide ◆ Constipation chronique ◆ Maladies inflammatoires du côlon (rectocolite hémorragique, maladie de Crohn, mégacôlon toxique ou dilatation anormale de l'intestin…) ◆ Douleurs abdominales (douleurs du ventre) de cause inconnue ◆ Fissure anale.

Posologie : ***Enfant :*** 1 suppositoire quelques minutes avant le moment choisi pour aller à la selle.

Incidents : Brûlure de l'anus.

Arrêt du médicament et consulter le médecin si : La constipation persiste ◆ Démangeaisons locales.

Composition : par suppositoire : Tartrate acide de potassium 57,5 mg + Bicarbonate de sodium 35 mg. ◆ **Excipients à prendre en compte :** Soja (excipient à effet notoire).

Présentation : 12 suppositoires ◆ **Laboratoire :** Techni-Pharma

D

Diarrhée aiguë de l'enfant de plus de 3 ans

Si les selles de votre enfant deviennent soudainement trop molles ou trop liquides et trop abondantes, c'est qu'il souffre probablement d'une crise de diarrhée aiguë, fréquente chez les jeunes enfants. Dans la plupart des cas, les diarrhées aiguës sont des troubles bénins et passent en quelques jours si on respecte quelques règles élémentaires. Mais si la diarrhée touche un nourrisson (moins de 30 mois) et qu'elle est importante, cela nécessite TOUJOURS une consultation médicale.

CE QU'IL FAUT SAVOIR

Chez l'enfant, la diarrhée peut, parfois, lui faire perdre beaucoup d'eau et occasionner une déshydratation avec perte de poids. Il est essentiel de le réhydrater convenablement.

LES CAUSES

Les diarrhées aiguës sont le plus souvent d'origine infectieuse, généralement virale, et donc très contagieuses (cas des gastro-entérites à rotavirus). Mais elles peuvent être déclenchées par :

- une bactérie (salmonelles, *Escherichia coli*, un contact avec des aliments contaminés, des mains infectées…);
- une intoxication alimentaire due à des aliments avariés;
- une erreur diététique, une intolérance ou une allergie à certains aliments (lactose, gluten, allergie aux protéines du lait de vache…);
- une infection extra-intestinale (otite, infection urinaire…).

Pour une lecture optimale des tableaux, reportez-vous à la page 17.

LES INTERDITS

☒☒☒ Pas d'automédication pour votre enfant mais consultez en urgence votre médecin si :
• La diarrhée persiste au-delà de 48 heures.
• En plus de la diarrhée, votre enfant vomit.
• En plus de la diarrhée, votre enfant a de la fièvre.
• Il y a du sang ou des glaires dans ses selles.
• L'enfant revient d'un pays tropical.
• La diarrhée fait suite à un traitement par antibiotique (certains favorisent la diarrhée).
• Il a maigri rapidement.
• Il émet des paroles confuses, délirantes ou difficiles à comprendre.
• Il est somnolent.

LES BONNES PRATIQUES

► **En prévention**, appliquez ces règles simples d'hygiène :
• Apprenez à votre enfant à se laver les mains plusieurs fois par jour avec du savon et de façon systématique après être allé aux toilettes et avant de manger.
• Nettoyez régulièrement votre réfrigérateur et les plans de travail de votre cuisine avec un désinfectant (eau de Javel par exemple).
• Respectez la chaîne du froid, ne recongelez pas d'aliments décongelés, respectez les dates de validité des produits alimentaires.
• Si vous séjournez dans un pays à faible niveau d'hygiène, soyez vigilant : faites boire à votre enfant de l'eau bouillie ou en bouteille capsulée, ne lui faites consommer que des aliments cuits et pelez ses fruits. Ne lui donnez pas de glace artisanale, ni de glaçons dans ses boissons.

► **En cas de diarrhée**
• Pesez votre enfant toutes les 6 heures en cas de diarrhée importante.
• Mettez votre enfant à un régime pauvre en fibres. Privilégiez viandes, poissons, riz, pâtes, fromages, produits laitiers, bananes, compote de coings.
• Faites-le boire abondamment (1 litre par jour environ) : tisane sucrée, bouillon salé ou boissons type Coca-Cola® ou Pepsi-Cola® dégazéifiées.

LES MÉDICAMENTS

Concernant le traitement de la diarrhée, il existe en pharmacie des médicaments sans ordonnance mais vu leur absence d'efficacité, nous vous déconseillons de les donner à votre enfant.
Leurs modes d'action sont différents. Ce sont :
• des antidiarrhéiques d'origine microbienne à base de levure ou de bactéries type ULTRALEVURE®, LACTEOL®, BACILOR®, etc., inefficaces et dépassés ;
• des médicaments à base de diosmectite (SMECTA ORANGE-VANILLE®), à base d'attapulgite de Mormoiron (ACTAPULGITE®). Ils sont déconseillés

Pour une lecture optimale des tableaux, reportez-vous à la page 17.

car ils donnent l'impression d'agir en épaississant les selles mais sont en réalité inefficaces;

• des médicaments homéopathiques, sans intérêt dans ce type de trouble. Évitez-les si vous n'avez pas envie que votre enfant passe son temps sur le trône!

LES ALIMENTS DIÉTÉTIQUES INFANTILES

En cas de déshydratation, seuls les solutés de réhydratation qui compensent les pertes en eau et en sels minéraux sont efficaces. Mais ils doivent être utilisés sous contrôle médical : ADIARIL®, FANOLYTE®, PHYSIOSALT®, VIATOL®, etc.

ANTIDIARRHÉIQUE

Principes actifs et spécialités	Note	Avis
ATTAPULGITE DE MORMOIRON		
Attapulgite de Mormoiron, sachet		
ACTAPULGITE	7	Inefficace, améliorant légèrement la consistance des selles sans impact sur le risque de déshydratation liée à la diarrhée.
DIOSMECTITE		
Diosmectite, sachet		
DIOSMECTITE XXX SMECTA FRAISE SMECTA ORANGE-VANILLE	7	Idem.
HOMÉOPATHIE		
Association homéopathique, comprimé		
DIARALIA	7	Inefficacité redoutable.
BIFIDOBACTERIUM BIFIDUS		
Bifidobacterium bifidus, sachet		
LYO BIFIDUS	4	Ce médicament est considéré par la Haute Autorité de santé comme inefficace et ne risque pas de mettre votre enfant à l'abri du besoin. Inutile depuis plus d'un demi-siècle mais toujours sur le marché.
LACTOBACILLUS CASEI		
Lactobacillus casei, sachet		
BACILOR	4	Idem.
LACTOBACILLUS LB		
Lactobacillus LB, gélule ou sachet		
LACTEOL	4	Idem.
SACCHAROMYCES BOULARDII		
Saccharomyces boulardii, gélule ou sachet		
ULTRA-LEVURE	4	Idem.
SACCHAROMYCES CEREVISIAE EN ASSOCIATION		
Saccharomyces cerevisiae + Charbon, gélule		
CARBOLEVURE ENFANTS	4	Idem.

Pour une lecture optimale des tableaux, reportez-vous à la page 17.

Douleurs de l'enfant

La douleur peut affecter les enfants dès leur plus jeune âge. Cette expérience désagréable n'est pas toujours facile à soulager, surtout chez les plus jeunes.

CE QU'IL FAUT SAVOIR

Il n'est pas aisé de savoir si votre enfant a mal et où il a mal, surtout s'il est tout petit !
Voici quelques repères :
- Les bébés (jusqu'à 1 an) pleurent constamment quand ils ont mal, ils ne mangent plus et ne dorment pas (ou parfois trop).
- Les nourrissons (jusqu'à 30 mois) peuvent dans certains cas vous montrer là où ils ont mal. De plus, ils vont se montrer grognons, difficiles et ne jouent plus.
- Les petits enfants (jusqu'à 5 ans) ne localisent pas de manière précise où ils ont mal et ne comprennent pas pourquoi ils ont mal.
- Les enfants (de 5 à 12 ans) peuvent vous dire où et avec quelle intensité ils ont mal.
- Les préadolescents et les adolescents sont tout à fait capables de décrire la douleur mais dans certains cas ils la nient ou la minimisent. Soyez vigilant à certains signes (sommeil agité, manque d'appétit, mauvaise humeur...).

LES CAUSES

La douleur est le signal d'alarme d'un très grand nombre de maladies, la réaction normale de l'organisme face à une agression ou au mauvais fonctionnement d'un organe.
Elle peut être causée par un traumatisme, fréquent à cet âge (coup, fracture...), la lésion d'un tissu (plaie, brûlure) ou d'un organe, une inflammation (infection de la gorge ou des oreilles), l'irritation d'un nerf (carie dentaire) ou la dilatation d'un organe creux (tube digestif, voies urinaires, voies biliaires).
Ses manifestations sont multiples : douleur sourde, crampe, mal de tête, brûlure, élancement, douleur dentaire, douleur lombaire...
Les douleurs peuvent être aiguës ou chroniques *(voir Douleur)*.

LES INTERDITS

☒☒☒ Pas de traitement en automédication mais consultez votre médecin en urgence si :
- La douleur est très intense, violente et brutale (maux de tête avec raideur de la nuque par exemple).
- La douleur fait suite à un traumatisme et persiste même s'il n'y a pas de blessure apparente.

Pour une lecture optimale des tableaux, reportez-vous à la page 17.

☒☒ Consultez votre médecin dans les 48 heures si :
• La douleur fait penser à une maladie sérieuse (appendicite, colique néphrétique ou hépatique).
• La douleur persiste même avec un traitement antidouleur.
• La douleur dure depuis plus de 5 jours.

LES BONNES PRATIQUES

• Rassurez votre enfant et faites-lui comprendre que vous (et/ou votre médecin) êtes en train de soigner sa douleur et qu'elle va finir par disparaître.
• Faites-lui un environnement tout doux : une chambre calme, un peu de musique, ses « doudous » préférés.
• Bercez votre enfant ou caressez-le s'il est tout petit, câlinez-le s'il est plus grand. Quel que soit l'âge, quand on a mal, on a besoin de douceur.
• Essayez de focaliser son attention sur autre chose que sa douleur. En fonction de son âge, racontez-lui une histoire, montrez-lui un livre d'images...
• S'il est déjà grand (8-9 ans), apprenez-lui à relâcher ses muscles en commençant par ses pieds, puis ses jambes, ses mains...
Cet exercice va l'aider à se relaxer et à lui faire oublier un temps sa douleur.

• En cas d'hématomes *(voir Bleus, hématomes et ecchymoses)*, appliquez pendant quelques minutes une poche de glace enrobée dans un linge fin ou un pack thermique chaud-froid. Renouvelez l'opération toutes les heures.
Attention! Si votre enfant a moins de 30 mois, demandez conseil à votre médecin.

• En cas de contractures musculaires ou de maux de ventre, posez une bouillotte sur la partie douloureuse en vérifiant toujours la température sur votre peau avant (méfiez-vous du micro-ondes, qui chauffe très vite).
Attention! Si votre enfant a moins de 30 mois, demandez conseil à votre médecin.

LES MÉDICAMENTS

Ce sont des antidouleurs ou antalgiques. Ils diminuent ou suppriment la douleur :
• Le paracétamol. C'est l'antidouleur à utiliser de préférence. Il est très efficace et peut être utilisé sans grands risques sauf en cas de maladie du foie ou d'allergie au paracétamol. Vous ne devez JAMAIS dépasser les doses prescrites en fonction de l'âge de votre enfant, sachant qu'à des doses supérieures, le produit n'est pas plus efficace et que l'on atteint des doses toxiques pour le foie.
Vous devez TOUJOURS utiliser les spécialités enfant ou nourrisson.
Vérifiez que votre enfant ne prend pas parallèlement d'autres médicaments contenant eux aussi du paracétamol afin d'éviter le surdosage.
• Les anti-inflammatoires non stéroïdiens (AINS).
- L'ibuprofène (type ADVILMED®, ANTARENE®...) ne doit être donné à un enfant qu'en cas de contre-indications au paracétamol.

Pour une lecture optimale des tableaux, reportez-vous à la page 17.

- L'aspirine (ASPEGIC®) est formellement contre-indiquée chez les enfants sauf avis médical.
• L'utilisation de la codéine est formellement contre-indiquée chez les enfants de moins de 12 ans et chez les enfants de plus de 12 ans présentant des troubles respiratoires.

EN SAVOIR PLUS

Pourquoi ressent-on de la douleur ? Comment la mesurer ?

Dans le processus de la douleur, certaines substances sont libérées et viennent exciter les terminaisons nerveuses au niveau de l'organe malade. Cette stimulation nerveuse chemine le long des nerfs, puis remonte la moelle épinière pour aboutir au cerveau où elle est analysée et traduite en sensations douloureuses.
Comme il est impossible de mesurer la douleur de manière objective, le médecin peut recourir à un des nombreux tests d'évaluation (dessins, batterie de questions...) afin d'en évaluer l'intensité et la nature, notamment chez les enfants.
Il existe de nombreux établissements spécialisés dans le traitement de la douleur : centres antidouleur, unités de traitement de la douleur et consultations de la douleur. Leur liste est disponible sur www.cnrd.fr

ANTIDOULEUR

Principes actifs et spécialités	Note	Avis
PARACETAMOL – Vérifiez l'absence de paracétamol dans d'autres médicaments que l'enfant prend déjà afin d'éviter un risque de surdosage toxique pour le foie.		
PARACETAMOL SEUL		
Paracétamol, lyophilisat, sachet, suspension buvable ou suppositoire		
DAFALGAN 80 mg DAFALGAN 150 mg DAFALGAN 250 mg DAFALGAN 300 mg DAFALGAN PEDIATRIQUE 3 % DOLIPRANE 100 mg DOLIPRANE 150 mg DOLIPRANE 2,4 % DOLIPRANE 200 mg DOLIPRANE 300 mg DOLIPRANELIQUIZ 200 mg DOLIPRANELIQUIZ 300 mg DOLKO 60 mg/2 ml EFFERALGAN 250 mg PARACETAMOL XXX 300 mg PARALYOC 250 mg	18	Balance efficacité/tolérance positive dans le traitement des douleurs légères et modérées.

Pour une lecture optimale des tableaux, reportez-vous à la page 17.

PARACETAMOL EN ASSOCIATION		
Paracétamol + Grindélia + Gelsémium, suppositoire		
COQUELUSEDAL PARACETAMOL 100 mg COQUELUSEDAL PARACETAMOL 250 mg	12	Association injustifiable et inutile au IIIe millénaire. La forme suppositoire chez l'enfant ne devrait être utilisée qu'en cas de vomissements.
IBUPROFENE – Vérifiez l'absence d'ibuprofène ou d'autres anti-inflammatoires non stéroïdiens (AINS) dans la composition d'autres médicaments que l'enfant prend déjà.		
Ibuprofène, suspension buvable		
ADVILMED ENFANTS ET NOURRISSONS 20 mg/ml ANTARENE 20 mg/ml NOURRISSONS ET ENFANTS IBUPROFENE MYLAN 20 mg/ml ENFANTS ET NOURRISSONS NUROFENPRO 20 mg/ml ENFANTS ET NOURRISSONS	12	Balance efficacité/tolérance positive. À n'utiliser qu'en cas de contre-indication au paracétamol chez l'enfant de moins de 6 ans. Attention à n'utiliser que la seringue doseuse correspondant à la spécialité.
Ibuprofène, capsule molle ou comprimé		
ADVILMED 100 mg ADVIL 200 mg ADVILCAPS 200 mg ANTARENE 100 mg ANTARENE 200 mg HEMAGENE TAILLEUR 200 mg IBUPROFENE XXX 200 mg INTRALGIS 200 mg NUREFLEX 200 mg NUROFEN 200 mg NUROFENFLASH 200 mg SPEDIFEN 200 mg SPIFEN 200 mg UPFEN 200 mg	12	Balance efficacité/tolérance positive. À n'utiliser qu'en cas de contre-indication au paracétamol chez l'enfant de plus de 6 ans.
ASPIRINE – Vérifiez l'absence d'aspirine ou d'autres anti-inflammatoires non stéroïdiens (AINS) dans la composition d'autres médicaments que l'enfant prend déjà.		
Aspirine, sachet		
ASPEGIC NOURRISSONS 100 mg ASPEGIC ENFANTS 250 mg	8	À éviter en automédication dans le traitement de la douleur.

NOS MÉDICAMENTS FAVORIS

DAFALGAN PEDIATRIQUE 3 % solution buvable

Note : 18/20 ◆ **Prix :** 2,31 € ◆ **Remboursement SS :** 65 %

Classe thérapeutique : Antifièvre ◆ Antidouleur.

Indications : Fièvre et douleurs d'intensité légère à modérée.

Contre-indications générales : Allergie au paracétamol ◆ Allergie au propylèneglycol ◆ Insuffisance hépatique ◆ Hépatite virale ◆ Insuffisance rénale ◆ Intolérance au saccharose ◆ Enfant de moins de 4 kg.

Prudence générale : Malnutrition ◆ Déshydratation ◆ Déficit en G6PD ◆ Diabète ou régime hypoglucidique (0,67 g de saccharose par graduation de 4 kg) ◆ Peut fausser le dosage du sucre ou de l'acide urique dans le sang.

Pour une lecture optimale des tableaux, reportez-vous à la page 17.

Prudence en association : Antivitamines K (anticoagulants oraux) ◆ Pansements gastro-intestinaux, anti-acides et adsorbants à prendre 2 heures avant ou après ce médicament.

Posologie : ***Enfant de 4 à 32 kg :*** 1 kg-graduation par kilo 1 à 4 fois par jour, en espaçant les prises de 6 heures minimum. Le système doseur est gradué en kilogrammes, avec mention des poids. Remplir le système doseur en fonction du poids et ajuster le niveau de liquide à la graduation. Par exemple, la posologie pour un enfant de 8 à 9 kg est de 1 graduation 8 kg 1 à 4 fois par jour, en espaçant les prises de 6 heures minimum. Au dessus de 16 kg, remplir une première fois le système doseur jusqu'à la graduation 10 kg puis compléter en remplissant une deuxième fois le système doseur jusqu'à obtenir le poids de l'enfant.
Ne pas utiliser un autre système doseur que celui contenu dans la boîte de ce médicament. Si vous ne connaissez pas le poids de l'enfant, pesez-le afin de lui donner la dose la mieux adaptée.
La solution peut être bue pure ou diluée dans une petite quantité de boisson (par exemple eau, lait, jus de fruits).

Incidents : Irritation dans la bouche.

Arrêt du médicament et consulter le médecin si : La fièvre persiste plus de 3 jours ◆ La douleur persiste plus de 5 jours ◆ Réaction allergique avec éruption ou rougeur cutanée, démangeaisons cutanées, brusque gonflement du visage, du cou et/ou de la langue, difficultés à respirer ou à avaler (œdème de Quincke), malaise brutal avec chute de la pression artérielle, perte de connaissance (choc anaphylactique) ◆ Troubles de la peau ou des muqueuses avec rougeur, cloques, brûlures, décollement de la peau (syndrome de Stevens-Johnson) pouvant rapidement s'étendre à tout le corps, donnant l'aspect d'un ébouillanté (syndrome de Lyell) ◆ Apparition de bleus, de saignements de nez ou de gencives inhabituels (thrombopénie) ◆ Apparition de fièvre, d'angine ou de toute autre infection (agranulocytose) ◆ Prise massive : conduire le malade d'urgence à l'hôpital le plus proche.

Composition : par 100 ml : Paracétamol 3 g. ◆ **Excipients à prendre en compte :** Saccharose, propylèneglycol (excipients à effet notoire).

Présentation : Flacon de 90 ml ◆ **Laboratoire :** Upsa

PARALYOC 250 mg lyophilisat oral

Note : 18/20 ◆ **Prix :** 2,35 € ◆ **Remboursement SS :** 65 %

Classe thérapeutique : Antifièvre ◆ Antidouleur.

Indications : Fièvre et douleurs d'intensité légère à modérée.

Contre-indications générales : Allergie au paracétamol ◆ Phénylcétonurie ◆ Insuffisance hépatique ◆ Hépatite virale ◆ Insuffisance rénale ◆ Intolérance au lactose ◆ Enfant de moins de 13 kg.

Prudence générale : Malnutrition ◆ Déshydratation ◆ Déficit en G6PD ◆ Enfant de moins de 6 ans (dissoudre le lyophilisat avant de le faire boire) ◆ Peut fausser le dosage du sucre ou de l'acide urique dans le sang.

Prudence en association : Antivitamines K (anticoagulants oraux) ◆ Pansements gastro-intestinaux, antiacides et adsorbants à prendre 2 heures avant ou après ce médicament.

Posologie : ***Enfant de 13 à 21 kg :*** 1 lyophilisat à 250 mg par prise, à renouveler si besoin au bout de 6 heures minimum, sans dépasser 4 lyophilisats oraux par jour ◆ ***Enfant de 21 à 26 kg :*** 1 lyophilisat à 250 mg par prise, à renouveler si besoin au bout de 4 heures minimum, sans dépasser 6 lyophilisats oraux par jour ◆ ***Enfant de 26 à 41 kg :*** 2 lyophilisats à 250 mg par prise, à renouveler si besoin au bout de 6 heures minimum, sans dépasser 8 lyophilisats oraux par jour ◆ ***Enfant de 41 à 50 kg :*** 2 lyophilisats à 250 mg par prise, à renouveler si besoin au bout de 4 heures minimum, sans dépasser 12 lyophilisats oraux par jour.
Si vous ne connaissez pas le poids de l'enfant, pesez-le afin de lui donner la dose la mieux adaptée.
Laisser fondre le lyophilisat oral dans la bouche (ne pas le croquer), ou, pour les enfants de moins de 6 ans, boire immédiatement après dissolution complète dans une petite quantité de boisson (eau, lait, jus de fruits).

Arrêt du médicament et consulter le médecin si : La fièvre persiste plus de 3 jours ◆ La douleur persiste plus de 5 jours ◆ Réaction allergique avec éruption ou rougeur cutanée, démangeaisons cutanées, brusque gonflement du visage, du cou et/ou de la langue, difficultés à respirer ou à avaler (œdème de Quincke), malaise brutal avec chute de la pression artérielle, perte de connaissance (choc anaphylactique) ◆ Troubles de la peau ou des muqueuses avec rougeur, cloques, brûlures, décollement de la peau (syndrome de Stevens-Johnson) pouvant rapidement s'étendre à tout le corps, donnant l'aspect d'un ébouillanté (syndrome de Lyell) ◆ Apparition de bleus, de saignements de nez ou de gencives inhabituels (thrombopénie) ◆ Apparition de fièvre, d'angine ou de toute autre infection (agranulocytose) ◆ Prise massive : conduire le malade d'urgence à l'hôpital le plus proche.

Composition : par lyophilisat oral : Paracétamol 250 mg. ◆ **Excipients à prendre en compte :** Aspartam, lactose (excipients à effet notoire).

Présentation : 10 lyophilisats ◆ **Laboratoire :** Teva Santé

Pour une lecture optimale des tableaux, reportez-vous à la page 17.

Douleurs de l'oreille et otite de l'enfant

Votre enfant se frotte souvent l'oreille? Il pleure et semble ne pas être dans son assiette? En âge de parler, il vous dit qu'il a mal à l'oreille? Il souffre peut-être d'une otite, complication fréquente d'une rhino-pharyngite *(voir Rhino-pharyngite de l'enfant)*.
Prudence! Les douleurs dans l'oreille chez l'enfant demandent TOUJOURS une consultation médicale.

CE QU'IL FAUT SAVOIR

L'otite est une infection de l'oreille due à une bactérie ou un virus.
Elle peut se présenter sous deux formes :

- externe : l'infection n'atteint que la peau du conduit auditif externe. L'enfant a mal si on lui tire l'oreille mais il n'a pas de fièvre;
- moyenne : l'infection est localisée dans la cavité située derrière le tympan, où peut s'accumuler du pus. L'enfant a généralement de la fièvre.

Les otites et les douleurs dans l'oreille peuvent s'accompagner de maux de ventre, de diarrhées, de fièvre, voire de diminution de l'audition.

LES INTERDITS

☒☒ Pas d'automédication pour votre enfant mais consultez très rapidement votre médecin si :

- L'enfant a plus de 38 °C de fièvre.
- L'enfant souffre d'une perforation connue du tympan.
- La douleur dure depuis 48 heures et n'a pas l'air de diminuer.
- Du liquide s'écoule de son oreille.

Pour une lecture optimale des tableaux, reportez-vous à la page 17.

Attention! Ne mettez JAMAIS rien dans l'oreille d'un enfant (ni même d'un adulte).
En cas de tympan perforé – ce que seul un médecin peut déterminer – n'importe quelle substance **peut léser l'oreille, entraînant une surdité définitive**.

LES BONNES PRATIQUES

- Pour prévenir la rhino-pharyngite souvent à l'origine de l'otite, apprenez à votre enfant à se moucher dans un mouchoir en papier, une narine après l'autre, et à jeter le mouchoir juste après.
- En cas de douleur dans l'oreille, en attendant la visite du médecin, vous pouvez donner à votre enfant un antidouleur à base de paracétamol en utilisant UNIQUEMENT des spécialités enfant et en respectant strictement les doses recommandées sur la notice.

LES MÉDICAMENTS

En automédication, en dehors du paracétamol utilisé comme antidouleur *(voir Douleur de l'enfant)*, il n'existe **aucun médicament** pour traiter les douleurs de l'oreille.
Les solutions auriculaires contenant des anesthésiques locaux ou des vasoconstricteurs sont fortement déconseillées en l'absence d'un avis médical, car elles peuvent entraîner des problèmes sérieux, voire une surdité définitive.

Les 10 commandements de l'automédication

RÈGLE N° 9 Ne jouez pas les apprentis sorciers! Le médicament n'est pas un produit anodin : celui qui a réussi à votre meilleur(e) ami(e) peut être inefficace voire dangereux pour vous.

F

Fesses rouges du nourrisson ou érythème fessier

Des rougeurs sur les fesses de votre enfant ? Il s'agit sans doute d'un érythème fessier. Rien de grave mais cela demande quelques soins afin d'éviter toute complication.

CE QU'IL FAUT SAVOIR

Les fesses rouges sont une affection de la peau très fréquente chez le nourrisson car celle-ci est particulièrement fragile.

LES CAUSES

Les fesses rouges sont généralement dues à des changements de couches insuffisants : la peau macère, surtout si l'enfant a de la diarrhée.
Ces rougeurs sont surinfectées rapidement par des microbes et des champignons si vous ne les traitez pas immédiatement avec des soins locaux. Elles peuvent s'accompagner d'une irritation due à un nettoyage insuffisant au niveau des zones de plis, nombreuses chez le nourrisson (plis interfessiers, aisselles, cou, oreilles).
Même si la qualité des nouvelles couches absorbantes a fait diminuer les érythèmes fessiers, il faut cependant veiller à les changer fréquemment

Attention ! Mal soignées ou négligées, les fesses rouges peuvent évoluer vers l'érythrodermie de Leiner-Moussous : les lésions rouges, parsemées de plaques sèches et jaunâtres, se détachent alors en écailles graisseuses et s'étendent à tout le corps.

Pour une lecture optimale des tableaux, reportez-vous à la page 17.

Dans ce cas, le seul traitement doit être prescrit par votre médecin qui en suivra attentivement le déroulement.

LES INTERDITS

☒☒ Ne faites pas de traitement « maison » si les fesses de bébé suintent, si les rougeurs s'étendent ou s'aggravent, s'il y a des croûtes ou si apparaissent des plaques jaunâtres, mais consultez rapidement votre médecin.

- Ne mettez pas d'antibiotiques, de sulfamides, de dérivés de la cortisone sur la peau de votre bébé. Seul le médecin peut prescrire les médicaments appropriés.
- N'habillez pas votre bébé avec des vêtements en fibres synthétiques, mais préférez le coton.

LES BONNES PRATIQUES

- Supprimez tout facteur d'irritation tant que l'érythème persiste.
- Changez votre bébé fréquemment et laissez-le, le plus souvent possible, les fesses à l'air.
- Lavez les fesses à l'eau et nettoyez la peau avec un savon doux ou un pain sans savon, type AVENODERM® ou DERMOPAIN DUCRAY®. Rincez bien et séchez doucement les fesses de votre bébé avec une serviette très absorbante sans frotter, ou bien avec un sèche-cheveux (chaleur modérée) en prenant garde de ne pas le brûler.
- Supprimez les laits de toilette (même ceux portant la mention hypoallergénique).
- Lorsque les lésions sont sèches, appliquez une pommade à l'eau à base d'oxyde de zinc mais surtout JAMAIS de colorant type éosine ou merbromine.

LES MÉDICAMENTS

Utilisez une pommade à l'eau à base d'oxyde de zinc ALOPLASTINE®, mais évitez les pommades type DEFLAMOL® ou MITOSYL® en raison d'excipients à effet notoire, irritants et allergisants (lanoline, essence de géranium et vitamine A).

EN SAVOIR PLUS

Bébé, ses changes et son bain

- Changez votre enfant souvent : à chaque repas ou, mieux, dès que l'enfant est sali. Ne vous contentez pas d'essuyer les fesses, lavez-les à l'eau tiède. Séchez-les soigneusement. Mais inutile d'appliquer sur une peau en bon état poudre, crème ou pommade.
- Donnez à votre enfant un bain tous les jours dès la naissance, même si le cordon n'est pas tombé, et prenez soin de l'ombilic après chaque bain.
- Vérifiez avant chaque bain que la baignoire (à réserver uniquement à l'enfant) est propre et lavez-vous soigneusement les mains avant.

Pour une lecture optimale des tableaux, reportez-vous à la page 17.

Contrôlez la température de l'eau (37 °C) avec un thermomètre ou le coude.
• Lavez votre bébé avec un savon de préférence surgras, mais ne faites jamais de frictions à l'eau de Cologne (présence d'alcool). N'en rajoutez pas non plus dans l'eau du bain, car cela sèche la peau et peut l'irriter.
• Lavez soigneusement le cuir chevelu (qui transpire beaucoup), tous les plis de peau ainsi que les organes génitaux. Si vous avez des difficultés à décalotter l'extrémité du gland (phimosis) de votre petit garçon, consultez votre médecin.
• Rincez votre enfant, puis séchez-le sans frotter en insistant sur les plis, toujours sujets à des risques de macération. Terminez en essuyant les narines et les oreilles avec un coton humide mais en restant au bord des orifices (surtout pas de cotons-tiges ou d'allumettes !).

CALMANT DE LA PEAU (ÉRYTHÈME FESSIER)

Principes actifs et spécialités	Note	Avis
OXYDE DE ZINC		
OXYDE DE ZINC EN ASSOCIATION		
Oxyde de zinc + Glycérol + Talc, pâte pour application locale		
ALOPLASTINE	11	Balance efficacité/tolérance positive.
Oxyde de zinc + Dioxyde de titane, pommade		
DEFLAMOL	9	Possibilité d'eczéma de contact lié à la présence de lanoline.
Oxyde de zinc + Huile de foie de poisson, pommade		
MITOSYL IRRITATIONS	6	Présence de deux excipients allergisants.
OXYDE DE ZINC SEUL		
Oxyde de zinc, pommade		
OXYPLASTINE	6	Présence de lanoline et d'huile de ricin pouvant entraîner des réactions allergiques sévères. À fuir !
DEXPANTHENOL		
Dexpanthénol, pommade		
BEPANTHEN DEXPANTHENOL XXX	6	Présence de trois excipients à effet notoire allergisants. Les fesses de votre gamin méritent mieux !

NOTRE MÉDICAMENT FAVORI

ALOPLASTINE pâte pour application locale

Note : 11/20 • **Prix :** 2,48 € • **Remboursement SS :** 15 %

Classe thérapeutique : Protecteur de la peau.

Indications : Irritations de la peau • Érythème fessier (fesses rouges) du nourrisson.

Contre-indications générales : Allergie à l'alcool stéarylique ou à l'alcool cétylique • Infection de la peau au point d'application.

Posologie : 1 application matin et soir, ou plus si nécessaire, en couche épaisse sur toute la zone à protéger.

Pour une lecture optimale des tableaux, reportez-vous à la page 17.

Arrêt du médicament et consulter le médecin si : Les troubles persistent ou s'aggravent ◆ Réaction allergique avec rougeur de la peau, desquamation de la peau, démangeaisons (eczéma).

Composition : par 100 g : Oxyde de zinc 25 g + Talc 25 g + Glycérol 20 g. ◆ **Excipients à prendre en compte :** Alcool stéarylique, alcool cétylique (excipients à effet notoire).

Présentation : Tube de 90 g ◆ **Laboratoire :** Johnson & Johnson Santé Beauté France

Fièvre de l'enfant

La fièvre est une réaction naturelle et saine de l'organisme qui se défend contre une infection virale, bactérienne ou parasitaire. Toutefois, chez l'enfant, la fièvre n'est pas toujours liée à une maladie.

CE QU'IL FAUT SAVOIR

On considère qu'un enfant a de la fièvre si sa température prise après un repos de 20 minutes est supérieure à 38 °C. Cette hausse de température n'est pas forcément le signe d'une infection. L'enfant peut avoir de la fièvre simplement suite à une activité intense ou s'il est trop couvert. En effet, sa thermorégulation (le mécanisme qui permet à un organisme de conserver une température constante) n'est pas encore normalisée, surtout chez les nourrissons.

LES CAUSES

La fièvre peut être provoquée par :
- certaines vaccinations comme celles contre la diphtérie, la coqueluche, le tétanos et la poliomyélite ;
- l'apparition des dents de lait même si la fièvre qui l'accompagne n'est pas forcément liée à la poussée des dents ;
- la plupart des maladies infantiles avec éruptions de la peau ;
- une intolérance à un médicament ou un aliment ;
- le contexte extérieur : enfant trop couvert, une pièce surchauffée ou une voiture en plein soleil, une exposition prolongée au soleil.

LES INTERDITS

Attention ! Jamais d'automédication chez un enfant de moins de 3 ans.
- Si votre enfant est un nourrisson (moins de 30 mois) et qu'il a plus de 38,5 °C, consultez rapidement votre médecin.

☒☒ Si votre enfant (plus de 3 ans) a plus de 38,5 °C : appelez votre médecin et essayez de lui décrire les manifestations qu'il présente : il est pâle ? Il a les yeux brillants ? Il semble abattu ? Il n'a pas faim ? Il se touche l'oreille ? Il vomit ? Il est agité ? Il a de la diarrhée ? Votre médecin vous conseillera en fonction de l'état de votre enfant.

Pour une lecture optimale des tableaux, reportez-vous à la page 17.

☒☒ Si votre enfant (plus de 3 ans) a une forte fièvre (plus de 39 °C) associée à d'autres symptômes, n'essayez pas de traitement en automédication (par exemple en lui donnant un antifièvre) mais appelez votre médecin si :

- La fièvre persiste après une vaccination.
- Il vomit, a mal au ventre ou a de la diarrhée de façon abondante ou du sang dans les selles, il ne mange plus, a mal à la tête.
- Il a une éruption de boutons.
- Il est irritable, il pleure tout le temps.
- Il respire difficilement ou siffle en respirant.
- Il est sous traitement pour une autre maladie ou vient d'être opéré.

LES BONNES PRATIQUES

▶ **En attendant la consultation**

- Découvrez l'enfant.
- Mettez-le dans une pièce à 20 °C, au besoin après l'avoir aérée.
- Donnez-lui à boire par petites quantités répétées : eau sucrée ou salée (bouillon de légumes) ou lait (en l'absence de diarrhée).
- Entourez-le de linges que vous aurez trempés dans de l'eau tiède.
- Et si vous emmenez l'enfant chez votre médecin ou aux urgences, habillez-le légèrement.

▶ **Si la fièvre est modérée** (moins de 38 °C)

- Découvrez l'enfant.
- Faites-le boire régulièrement.
- Plutôt que de lui donner un bain, rafraîchissez-le en passant sur son visage et sur son corps un linge humidifié avec de l'eau tiède.
- Donnez-lui éventuellement une dose de paracétamol.
- Prenez sa température 1 heure après. Si elle est montée, appelez votre médecin.

EN SAVOIR PLUS

Comment bien prendre la température d'un enfant ?

Utilisez un thermomètre électronique en le plaçant sous l'aisselle et en repliant le bras serré contre la poitrine pendant 3 minutes. Ajoutez 0,5 °C à la température indiquée.

Chez les nouveau-nés et les nourrissons, mieux vaut prendre la température par voie rectale.

On peut à la rigueur utiliser un indicateur frontal de température, pratique mais moins précis.

LES MÉDICAMENTS

En cas de fièvre modérée chez un enfant de plus de 3 ans qui ne présente pas d'autre manifestation particulière, on peut éventuellement donner un antifièvre en respectant STRICTEMENT les règles de prescription et en utilisant EXCLUSIVEMENT les formes nourrisson ou enfant selon l'âge.

Pour une lecture optimale des tableaux, reportez-vous à la page 17.

- Le paracétamol est le médicament le mieux adapté : il ne présente pas les contre-indications de l'ibuprofène ou de l'aspirine et ne provoque ni gastrite ni ulcère. Il peut cependant, à très fortes doses, entraîner des lésions du foie. Ne JAMAIS dépasser 60 mg/kg/24 heures, soit 15 mg/kg toutes les 6 heures ou 10 mg/kg toutes les 4 heures.
- L'ibuprofène (forme «enfant» ou «nourrisson») peut être utilisé en cas de contre-indications au paracétamol, en respectant les doses préconisées, et est contre-indiqué en cas de varicelle.
- Évitez l'aspirine (acide acétylsalicylique) en raison des risques d'allergie et d'apparition exceptionnelle du syndrome de Reye (atteinte du foie et du cerveau lors de certaines maladies virales, comme la varicelle, la grippe, etc.).

ANTIFIÈVRE

Principes actifs et spécialités	Note	Avis
PARACETAMOL – Vérifiez l'absence de paracétamol dans d'autres médicaments que l'enfant prend déjà afin d'éviter un risque de surdosage toxique pour le foie.		
PARACETAMOL SEUL		
Paracétamol, lyophilisat, sachet, suspension buvable ou suppositoire		
DAFALGAN 80 mg	18	Le paracétamol est le médicament à privilégier dans le traitement des fièvres supérieures à 38,5 °C.
DAFALGAN 150 mg		
DAFALGAN 250 mg		
DAFALGAN 300 mg		
DAFALGAN PEDIATRIQUE 3 %		
DOLIPRANE 2,4 %		
DOLIPRANE 100 mg		
DOLIPRANE 150 mg		
DOLIPRANE 200 mg		
DOLIPRANE 300 mg		
DOLIPRANELIQUIZ 200 mg		
DOLIPRANELIQUIZ 300 mg		
DOLKO 60 mg/2 ml		
EFFERALGAN 250 mg		
PARACETAMOL XXX 300 mg		
PARALYOC 250 mg		
PARACETAMOL EN ASSOCIATION		
Paracétamol + Grindélia + Gelsémium, suppositoire		
COQUELUSEDAL PARACETAMOL 100 mg	11	La présence de grindélia (expectorant) et de gelsémium (alcaloïde plus ou moins toxique) est injustifiable au IIIe millénaire pour traiter une fièvre. La forme suppositoire chez l'enfant ne devait être utilisée qu'en cas de vomissements.
COQUELUSEDAL PARACETAMOL 250 mg		

Pour une lecture optimale des tableaux, reportez-vous à la page 17.

IBUPROFENE – Vérifiez l'absence d'ibuprofène ou d'autres anti-inflammatoires non stéroïdiens (AINS) dans la composition d'autres médicaments que l'enfant prend déjà.		
Ibuprofène, suspension buvable		
ADVILMED ENFANTS ET NOURRISSONS 20 mg/ml ANTARENE 20 mg/ml NOURRISSONS ET ENFANTS IBUPROFENE MYLAN 20 mg/ml ENFANTS ET NOURRISSONS NUROFENPRO 20 mg/ml ENFANTS ET NOURRISSONS	8	Risques injustifiés dans le traitement de la fièvre en automédication. À réserver aux cas de contre-indication au paracétamol chez l'enfant de moins de 6 ans.
Ibuprofène, capsule ou comprimé		
ADVILMED 100 mg ADVIL 200 mg ADVILCAPS 200 mg ANTARENE 100 mg ANTARENE 200 mg HEMAGENE TAILLEUR 200 mg IBUPROFENE XXX 200 mg INTRALGIS 200 mg NUREFLEX 200 mg NUROFEN 200 mg NUROFENFLASH 200 mg SPEDIFEN 200 mg SPIFEN 200 mg UPFEN 200 mg	8	Risques injustifiés dans le traitement de la fièvre en automédication. À réserver aux cas de contre-indications au paracétamol chez l'enfant de plus de 6 ans.
ASPIRINE – Vérifiez l'absence d'aspirine ou d'autres anti-inflammatoires non stéroïdiens (AINS) dans la composition d'autres médicaments que l'enfant prend déjà.		
Aspirine, sachet		
ASPEGIC NOURRISSONS 100 mg ASPEGIC ENFANTS 250 mg	6	L'aspirine en automédication doit être contre-indiquée dans le traitement symptomatique de la fièvre, en particulier chez l'enfant atteint d'infections virales (varicelle, grippe), en raison du risque d'atteinte cérébrale et hépatique (syndrome de Reye).

NOS MÉDICAMENTS FAVORIS

DAFALGAN PEDIATRIQUE 3 % solution buvable

Note : 18/20 ◆ **Prix :** 2,31 € ◆ **Remboursement SS :** 65 %

Classe thérapeutique : Antifièvre ◆ Antidouleur.

Indications : Fièvre et douleurs d'intensité légère à modérée.

Contre-indications générales : Allergie au paracétamol ◆ Allergie au propylèneglycol ◆ Insuffisance hépatique ◆ Hépatite virale ◆ Insuffisance rénale ◆ Intolérance au saccharose ◆ Enfant de moins de 4 kg.

Prudence générale : Malnutrition ◆ Déshydratation ◆ Déficit en G6PD ◆ Diabète ou régime hypoglucidique (0,67 g de saccharose par graduation de 4 kg) ◆ Peut fausser le dosage du sucre ou de l'acide urique dans le sang.

Prudence en association : Antivitamines K (anticoagulants oraux) ◆ Pansements gastro-intestinaux, antiacides et adsorbants à prendre 2 heures avant ou après ce médicament.

Pour une lecture optimale des tableaux, reportez-vous à la page 17.

Posologie : ***Enfant de 4 à 32 kg :*** 1 kg-graduation par kilo 1 à 4 fois par jour, en espaçant les prises de 6 heures minimum. Le système doseur est gradué en kilogrammes, avec mention des poids. Remplir le système doseur en fonction du poids et ajuster le niveau de liquide à la graduation. Par exemple, la posologie pour un enfant de 8 à 9 kg est de 1 graduation 8 kg 1 à 4 fois par jour, en espaçant les prises de 6 heures minimum. Au dessus de 16 kg, remplir une première fois le système doseur jusqu'à la graduation 10 kg puis compléter en remplissant une deuxième fois le système doseur jusqu'à obtenir le poids de l'enfant.
Ne pas utiliser un autre système doseur que celui contenu dans la boîte de ce médicament. Si vous ne connaissez pas le poids de l'enfant, pesez-le afin de lui donner la dose la mieux adaptée.
La solution peut être bue pure ou diluée dans une petite quantité de boisson (par exemple eau, lait, jus de fruits).

Incidents : Irritation dans la bouche.

Arrêt du médicament et consulter le médecin si : La fièvre persiste plus de 3 jours ◆ La douleur persiste plus de 5 jours ◆ Réaction allergique avec éruption ou rougeur cutanée, démangeaisons cutanées, brusque gonflement du visage, du cou et/ou de la langue, difficultés à respirer ou à avaler (œdème de Quincke), malaise brutal avec chute de la pression artérielle, perte de connaissance (choc anaphylactique) ◆ Troubles de la peau ou des muqueuses avec rougeur, cloques, brûlures, décollement de la peau (syndrome de Stevens-Johnson) pouvant rapidement s'étendre à tout le corps, donnant l'aspect d'un ébouillanté (syndrome de Lyell) ◆ Apparition de bleus, de saignements de nez ou de gencives inhabituels (thrombopénie) ◆ Apparition de fièvre, d'angine ou de toute autre infection (agranulocytose) ◆ Prise massive : conduire le malade d'urgence à l'hôpital le plus proche.

Composition : par 100 ml : Paracétamol 3 g. ◆ **Excipients à prendre en compte :** Saccharose, propylèneglycol (excipients à effet notoire).

Présentation : Flacon de 90 ml ◆ **Laboratoire :** Upsa

PARALYOC 250 mg lyophilisat oral

Note : 18/20 ◆ **Prix :** 2,35 € ◆ **Remboursement SS :** 65 %

Classe thérapeutique : Antifièvre ◆ Antidouleur.

Indications : Fièvre et douleurs d'intensité légère à modérée.

Contre-indications générales : Allergie au paracétamol ◆ Phénylcétonurie Insuffisance hépatique ◆ Hépatite virale ◆ Insuffisance rénale ◆ Intolérance au lactose ◆ Enfant de moins de 13 kg.

Prudence générale : Malnutrition ◆ Déshydratation ◆ Déficit en G6PD ◆ Enfant de moins de 6 ans (dissoudre le lyophilisat avant de le faire boire) ◆ Peut fausser le dosage du sucre ou de l'acide urique dans le sang.

Prudence en association : Antivitamines K (anticoagulants oraux) ◆ Pansements gastro-intestinaux, antiacides et adsorbants à prendre 2 heures avant ou après ce médicament.

Posologie : ***Enfant de 13 à 21 kg :*** 1 lyophilisat à 250 mg par prise, à renouveler si besoin au bout de 6 heures minimum, sans dépasser 4 lyophilisats oraux par jour ◆ ***Enfant de 21 à 26 kg :*** 1 lyophilisat à 250 mg par prise, à renouveler si besoin au bout de 4 heures minimum, sans dépasser 6 lyophilisats oraux par jour ◆ ***Enfant de 26 à 41 kg :*** 2 lyophilisats à 250 mg par prise, à renouveler si besoin au bout de 6 heures minimum, sans dépasser 8 lyophilisats oraux par jour ◆ ***Enfant de 41 à 50 kg :*** 2 lyophilisats à 250 mg par prise, à renouveler si besoin au bout de 4 heures minimum, sans dépasser 12 lyophilisats oraux par jour
Si vous ne connaissez pas le poids de l'enfant, pesez-le afin de lui donner la dose la mieux adaptée.
Laisser fondre le lyophilisat oral dans la bouche (ne pas le croquer), ou, pour les enfants de moins de 6 ans, boire immédiatement après dissolution complète dans une petite quantité de boisson (eau, lait, jus de fruits).

Arrêt du médicament et consulter le médecin si : La fièvre persiste plus de 3 jours ◆ La douleur persiste plus de 5 jours ◆ Réaction allergique avec éruption ou rougeur cutanée, démangeaisons cutanées, brusque gonflement du visage, du cou et/ou de la langue, difficultés à respirer ou à avaler (œdème de Quincke), malaise brutal avec chute de la pression artérielle, perte de connaissance (choc anaphylactique) ◆ Troubles de la peau ou des muqueuses avec rougeur, cloques, brûlures, décollement de la peau (syndrome de Stevens-Johnson) pouvant rapidement s'étendre à tout le corps, donnant l'aspect d'un ébouillanté (syndrome de Lyell) ◆ Apparition de bleus, de saignements de nez ou de gencives inhabituels (thrombopénie) ◆ Apparition de fièvre, d'angine ou de toute autre infection (agranulocytose) ◆ Prise massive : conduire le malade d'urgence à l'hôpital le plus proche.

Composition : par lyophilisat oral : Paracétamol 250 mg. ◆ **Excipients à prendre en compte :** Aspartam, lactose (excipients à effet notoire).

Présentation : 10 lyophilisats ◆ **Laboratoire :** Teva Santé

Pour une lecture optimale des tableaux, reportez-vous à la page 17.

F

Les 10 commandements de l'automédication

RÈGLE N° 10 Conservez le médicament dans son emballage d'origine avec la notice, à l'abri de la lumière et de l'humidité, hors de la portée des enfants.

M

Mal de gorge et angine de l'enfant

Votre enfant se plaint de douleurs au fond de la gorge ? Il a des difficultés à avaler ? Les maux de gorge sont très fréquents chez les enfants. Ils sont généralement liés à une inflammation des amygdales, situées au fond de la gorge, et nécessitent parfois une consultation médicale.

CE QU'IL FAUT SAVOIR

En l'absence de fièvre ou de ganglions, les maux de gorge peuvent être simplement dus à un contexte irritant tel qu'une atmosphère polluée (parents fumeurs) ou sèche (appartement surchauffé) ou bien au fait que les enfants ont trop crié ou trop chanté à la récré !

Si les maux de gorge sont associés à de la fièvre et/ou des ganglions, ils sont le signe d'une angine, en général d'origine virale, surtout chez les très jeunes enfants.

Chez les enfants plus âgés, l'angine est parfois due à une bactérie (streptocoque dit hémolytique).

Attention ! Toute angine chez un enfant doit être traitée par un médecin. Lui seul est à même de poser le bon diagnostic (origine virale, bactérienne) et de prescrire les médicaments efficaces pour soulager rapidement la douleur, traiter la cause et éviter les complications *(voir En savoir plus)*.

Pour une lecture optimale des tableaux, reportez-vous à la page 17.

LES INTERDITS

☒☒ **Si votre enfant a moins de 3 ans.** Pas de traitement en automédication mais consultez votre médecin rapidement s'il a plus de 38,5 °C de fièvre.

☒☒☒ **Si votre enfant est âgé de plus de 3 ans.** Pas de traitement en automédication mais consultez votre médecin en urgence si votre enfant :
• vomit, a l'air de craindre la lumière ou est gêné par le bruit ;
• a des taches rouges sur le corps ;
• a mal à la tête ;
• a beaucoup de fièvre (plus de 39 °C), se plaint de douleurs intenses à la déglutition, sa gorge est très rouge, il a des ganglions douloureux au niveau du cou ;
• sa gorge est recouverte de membranes blanchâtres. Il s'agit d'une angine bactérienne, que seul le médecin peut traiter.

LES BONNES PRATIQUES

▶ **En prévention**
• Ne fumez pas en présence des enfants. Cela irrite les bronches et la gorge, sans parler des dégâts occasionnés par le tabac sur les fumeurs passifs.
• Aérez régulièrement les pièces à vivre et les chambres au moins 15 minutes, même en hiver !
• Placez des humidificateurs dans les chambres, l'hiver.
• Apprenez à votre enfant à se laver les mains régulièrement, cela évite d'attraper des microbes.
• Veillez à ce qu'il se mouche régulièrement, une narine après l'autre. S'il renifle constamment, il risque d'avaler ses propres sécrétions : cela peut contribuer à irriter sa gorge.

▶ **En cas de mal de gorge**
• Prenez la température de votre enfant.
• Vérifiez l'état de sa gorge en l'éclairant avec une lampe de poche tout en appuyant doucement sur sa langue avec un bâtonnet plat (dites-lui de faire AHAHAH). Si elle est rouge, avec éventuellement des points blancs, c'est qu'il a une angine.
• S'il a l'air fatigué, sans énergie, gardez-le à la maison : il couve peut-être une angine.
• S'il est âgé de plus de 6 ans, apprenez-lui à faire un gargarisme avec une préparation salée (une cuillère à café de sel dans une tasse d'eau chaude). Cela peut suffire à calmer l'irritation de sa gorge.
• Donnez-lui des bonbons, de préférence sans sucre (l'abus de sucre peut provoquer des caries !). Cela fait saliver donc humidifie sa gorge, la rafraîchit et diminue l'irritation.
• Faites-lui boire des tisanes, des potages, manger des bouillies, des purées, des compotes, voire des glaces. Les aliments liquides sont plus faciles à avaler.
• Donnez-lui éventuellement un médicament antidouleur s'il se plaint.

Pour une lecture optimale des tableaux, reportez-vous à la page 17.

LES MÉDICAMENTS

- Chez les enfants, seul le paracétamol est indiqué pour faire baisser la fièvre et diminuer la douleur. Vous devez l'administrer toujours en spécialité enfant, sans JAMAIS dépasser 60 mg/kg/24 heures, soit 15 mg /kg toutes les 6 heures ou 10 mg/kg toutes les 4 heures.
- L'ibuprofène (forme « enfant » ou « nourrisson ») peut être utilisé en cas de contre-indications au paracétamol, en respectant les doses préconisées et est contre-indiqué en cas de varicelle.
- Évitez l'aspirine (acide acétylsalicylique) en raison des risques d'allergie et d'apparition exceptionnelle du syndrome de Reye (atteinte du foie et du cerveau lors de certaines maladies virales, comme la varicelle, la grippe, etc.).
- Divers sirops, suppositoires, pastilles et autres confiseries pharmaceutiques sont délivrés sans ordonnance. Leur utilité est nulle. En revanche, ils peuvent entraîner divers effets indésirables. Ces pseudo-médicaments agissent essentiellement parce qu'ils font déglutir et hydratent l'arrière-gorge au même titre qu'une tisane, du lait ou des bonbons de confiserie (sans sucre !)
- Ne donnez JAMAIS d'antibiotiques à votre enfant sans une prescription médicale.

EN SAVOIR PLUS

Angine virale ou angine bactérienne

Angine virale

Elle peut survenir à tout âge.
Début progressif, la fièvre est variable.
Légères douleurs à la déglutition.
Gorge rouge associée à de la toux avec écoulement nasal.

Angine bactérienne

Hiver, début de printemps.
Âge : de 3 à 15 ans.
Début brutal, fièvre élevée : 38,5 à 39 °C.
Douleurs intenses à la déglutition.
Gorge très rouge avec apparition de ganglions douloureux.
Se soigne avec un traitement par antibiotique prescrit par le médecin.

ANTI-MAL DE GORGE*

Principes actifs et spécialités	Note	Avis
TETRACAINE		
Tétracaïne, comprimé à sucer		
SOLUTRICINE MAUX DE GORGE TETRACAINE	7	Efficacité des plus limitées, dans la mesure où le temps de contact de l'anesthésique est trop court. Pour une petite efficacité, il faudrait sucer les pastilles en continu, en s'exposant à un risque de fausse-route !

*** En automédication, toutes les spécialités des maux de gorge (et angines) chez l'enfant sont sans intérêt et devraient être évitées. Elles sont pour la majorité d'entre elles contre-indiquées chez l'enfant de moins de 6 ans.**

Pour une lecture optimale des tableaux, reportez-vous à la page 17.

BENZALKONIUM EN ASSOCIATION		
Benzalkonium + Lidocaïne, collutoire		
HUMEX MAL DE GORGE LIDOCAINE / BENZALKONIUM	7	Antiseptique non justifié, car le mal de gorge n'est provoqué ni par un virus ni par une bactérie. Anesthésique local à l'efficacité des plus limitées, dans la mesure où le temps de contact est trop court, et une utilisation plus fréquente pourrait entraîner un risque de fausse-route.
CETYLPYRIDINIUM EN ASSOCIATION		
Cétylpyridinium + Lidocaïne, comprimé à sucer		
EUPHONYL MAUX DE GORGE CETYLPYRIDINIUM LIDOCAINE	7	Antiseptique non justifié, anesthésique local dont l'efficacité est très limitée.
Cétylpyridinium + Lysozyme, comprimé à sucer		
LYSOPAINE MAUX DE GORGE CETYLPYRIDINIUM LYSOZYME LYSOPAINE MAUX DE GORGE CETYLPYRIDINIUM LYSOZYME FRAISE LYSOPAINE MAUX DE GORGE CETYLPYRIDINIUM LYSOZYME MIEL CITRON	5	Association de deux composants dépassés et inefficaces. Le lysozyme n'a démontré son efficacité qu'en laboratoire, mais pas dans des essais cliniques contrôlés. Cela n'empêche pas le laboratoire d'en faire la publicité à la télévision.
HEXAMIDINE EN ASSOCIATION		
Hexamidine + Lidocaïne, collutoire		
COLLUDOL	7	Antiseptique non justifié, anesthésique local dont l'efficacité est très limitée.
AMYLMETACRESOL EN ASSOCIATION		
Amylmétacrésol + Alcool dichlorobenzylique + Lidocaïne, collutoire ou pastille		
HUMEX MAL DE GORGE LIDOCAINE / ALCOOL DICHLOROBENZYLIQUE / AMYLMETACRESOL MENTHE HUMEX MAL DE GORGE LIDOCAINE / ALCOOL DICHLOROBENZYLIQUE / AMYLMETACRESOL MENTHE GLACIALE HUMEX MAL DE GORGE LIDOCAINE / ALCOOL DICHLOROBENZYLIQUE / AMYLMETACRESOL MIEL CITRON STREPSILSPRAY (A LA LIDOCAINE) STREPSILS LIDOCAINE	7	Un anesthésique local, associé à des antiseptiques inutiles et dépassés.
Amylmétacrésol + Alcool dichlorobenzylique, pastille		
STREPSILS CITRON STREPSILS FRAISE STREPSILS MENTHE GLACIALE STREPSILS MIEL CITRON	5	La présence de ces deux antiseptiques n'est pas justifiée car le mal de gorge n'est provoqué ni par des bactéries ni par des virus. Allez plutôt chez votre confiseur.
Amylmétacrésol + Alcool dichlorobenzylique + Vitamine C, pastille		
STREPSILS ORANGE VITAMINE C	4	L'association de la vitamine C à des antiseptiques inutiles et dépassés n'est pas justifiée.
CHLORHEXIDINE		
CHLORHEXIDINE EN ASSOCIATION		
Chlorhexidine + Lidocaïne, collutoire		
ANGI-SPRAY MAL DE GORGE CHLORHEXIDINE / LIDOCAINE	7	Antiseptique non justifié, anesthésique local dont l'efficacité est très limitée.

Pour une lecture optimale des tableaux, reportez-vous à la page 17.

Chlorhexidine + Tétracaïne, collutoire ou pastille		
DRILL DRILL ANIS MENTHE DRILL CITRON MENTHE DRILL MIEL ROSAT DRILL PAMPLEMOUSSE ELUDRIL	7	Antiseptique non justifié, car le mal de gorge n'est provoqué ni par un virus ni par une bactérie. Anesthésique local à l'efficacité des plus limitées, dans la mesure où le temps de contact est trop court, et une utilisation plus fréquente pourrait entraîner un risque de fausse-route.
Chlorhexidine + Tixocortol, collutoire		
RHINADVIL MAUX DE GORGE TIXOCORTOL / CHLORHEXIDINE THIOVALONE	7	La présence d'antiseptique associé à un dérivé de la cortisone n'est pas justifiée pour traiter un mal de gorge.
Chlorhexidine + Tétracaïne + Lysozyme, comprimé à sucer		
CANTALENE	6	Association sans intérêt. Si votre palais brûle, évitez ce mauvais extincteur.
CHLORHEXIDINE SEULE		
Chlorhexidine, collutoire		
COLLUNOVAR	5	La présence d'un antiseptique seul même efficace n'est pas justifiée pour traiter un mal de gorge.
ENOXOLONE EN ASSOCIATION		
Énoxolone + Lidocaïne + Érysimum, pâte à sucer		
VOCADYS	7	L'association d'énoxolone (pseudo-anti-inflammatoire) à un anesthésique local (lidocaïne) et à l'érysimum (plante destinée à l'enrouement) demeure sans intérêt pour le patient.
PHYTOTHÉRAPIE		
PHYTOTHÉRAPIE SEULE		
Érysimum, pastille		
DRILL ENROUEMENT EUPHON EUPHON MENTHOL	7	Médicaments à base d'érysimum, une plante traditionnellement utilisée pour lutter contre les enrouements. Ils pourront donc aider à adoucir les cordes vocales, même si son efficacité n'a jamais été démontrée.
PHYTOTHÉRAPIE EN ASSOCIATION		
Lévomenthol + Alcool benzylique + Eucalyptus + Camphre + Thymol + Baume de Tolu, pastille à sucer		
PASTILLES MEDICINALES VICKS MENTHOL EUCALYPTUS	5	Médicament sans intérêt thérapeutique, qui pourrait être avantageusement remplacé par une confiserie.
Réglisse + Sambucus, pâte à sucer		
PATES DE REGLISSE AU SAMBUCUS BOIRON	5	Confiserie pharmaceutique, à éviter chez les hypertendus (présence de 4 % de réglisse).
HOMÉOPATHIE		
Associations homéopathiques, comprimé, comprimé orodispersible, granules, solution buvable		
ANGIPAX ECHINACEA COMPLEXE N°40 LEHNING HOMEOGENE 9 HOMEOVOX MERCURIUS SOLUBILIS COMPLEXE N°39 LEHNING VOXPAX	7	Aucune de ces spécialités n'a démontré une efficacité clinique. Pas d'effets indésirables en vue ! À réserver aux croyants.

Pour une lecture optimale des tableaux, reportez-vous à la page 17.

ALFA-AMYLASE		
Alfa-amylase, sirop		
ALFA-AMYLASE BIOGARAN DRILL MAUX DE GORGE ALFA-AMYLASE MEGAMYLASE	6	Médicament inefficace, très allergisant et dépassé depuis 50 ans.
BICLOTYMOL		
BICLOTYMOL SEUL		
Biclotymol, collutoire		
HEXASPRAY HEXASPRAY FRUITS EXOTIQUES	5	Ce médicament n'a jamais prouvé son efficacité, ce qui a entraîné son déremboursement en 2006. Il contient un antiseptique, qui n'est pas justifié pour traiter un mal de gorge.
Biclotymol, pastille		
HUMEX MAL DE GORGE BICLOTYMOL FRUITS ROUGES HUMEX MAL DE GORGE BICLOTYMOL MENTHE HUMEX MAL DE GORGE BICLOTYMOL MIEL CITRON HUMEX MAL DE GORGE BICLOTYMOL ORANGE	5	Un antiseptique inefficace et non justifié pour traiter un mal de gorge ! Allez directement chez votre confiseur.
BICLOTYMOL EN ASSOCIATION		
Biclotymol + Lysozyme + Énoxolone, comprimé à sucer		
HEXALYSE	4	Association de produits dépassés et inutiles.
DÉRIVÉ SOUFRÉ		
DÉRIVÉ SOUFRÉ SEUL		
Sulfosilicoaluminate de sodium, comprimé à croquer		
SULFURYL	5	Dérivé soufré à visée antiseptique mais risque d'intolérance : spécialité inefficace et dépassée avec en prime en excipient un dérivé terpénique (menthe poivrée).
Ténoate d'éthanolamine, gélule		
GELUTROPHYL	5	Dérivé soufré à visée antiseptique mais risque d'intolérance : spécialité inefficace et dépassée.
Thiosulfate de sodium et de magnésium, comprimé et ampoule buvable		
DESINTEX	5	Dérivé soufré inefficace et dépassé.
DÉRIVÉ SOUFRÉ EN ASSOCIATION		
Ténoate d'éthanolamine + Lysozyme, comprimé sublingual		
GLOSSITHIASE	4	Association de 2 substances inefficaces et dépassées.
Soufre + L-cystine + Vitamine A + Levure, comprimé pour suspension buvable		
SOLACY PEDIATRIQUE	3	Dérivé soufré inefficace et dépassé. Pour arriver à concevoir une telle ineptie, il faut une ignorance encyclopédique.
GUAIFENESINE EN ASSOCIATION		
Guaïfénésine + Bismuth + Cinéole, suppositoire		
PHOLCONES BISMUTH ENFANTS	4	Association de produits dépassés et inefficaces : une spécialité qui donne un air très pénétré !
LYSOZYME EN ASSOCIATION		
Lysozyme + Pyridoxine, comprimé sublingual		
LYSO 6	4	Association loufoque sans doute préparée par un pharmacien imbibé. On se demande pourquoi une telle mise sur le marché.

Pour une lecture optimale des tableaux, reportez-vous à la page 17.

Mal des transports chez l'enfant

Peu d'enfants y échappent ! Le mal des transports et son cortège de nausées et vomissements sont un grand classique des voyages avec enfants, surtout ceux effectués en voiture et en bateau. Avec quelques mesures, vous pouvez limiter ces malaises.

CE QU'IL FAUT SAVOIR

Les causes du mal des transports sont complexes. L'organisme aurait du mal à analyser les informations diverses et contradictoires qu'il perçoit tandis qu'il est soumis aux mouvements divers du véhicule emprunté. Ainsi, plus ces mouvements sont fréquents et importants (route sinueuse de montagne, mer démontée, roulis, turbulences), plus forts sont les symptômes.

LES INTERDITS

☒☒ Ne donnez pas de traitement en automédication à votre enfant mais consultez votre médecin rapidement si les nausées ou les vomissements persistent alors que l'enfant n'est plus dans le véhicule ou que celui-ci est à l'arrêt depuis plus d'une demi-heure.

LES BONNES PRATIQUES

▸ En prévention

• Avant de partir, surtout en mer, donnez à votre enfant une collation légère et épaisse (des biscuits, une banane). Emportez toujours un vêtement chaud (même par grand beau temps), une bouteille d'eau et un gant de toilette ou des serviettes en papier… au cas où ! Prenez aussi une bouteille Thermos remplie d'une boisson chaude sucrée.
• Si votre enfant est sujet au mal des transports, donnez-lui 1 heure avant le départ un médicament *(voir tableau)*.
• Choisissez-lui une « bonne » place :
– en bateau, au centre, et surtout pas à côté du moteur ou en cabine. Mettez-le à l'air frais s'il se sent mal ;
– en voiture, à l'avant en cas de route très sinueuse et si l'enfant a plus de 10 ans. Laissez la fenêtre entrouverte ;
– en train, préférez une place dans le sens de circulation.
• Incitez-le à regarder le paysage au loin ou à suivre un point à l'horizon (en particulier en bateau ou en voiture).
• Veillez à ce qu'il n'ait pas la tête penchée en avant.
• Captez son attention en lui faisant faire des jeux (devinettes…) mais évitez les BD et les jeux vidéo posés sur ses genoux.

Pour une lecture optimale des tableaux, reportez-vous à la page 17.

▶ **En cas de vomissements :** en voiture, arrêtez-vous, passez-lui de l'eau fraîche sur le visage et faites-lui faire quelques pas. En bateau, en train ou en avion, débarbouillez-le. Dans tous les cas, donnez-lui à boire une boisson sucrée et faites-lui prendre l'air... dès que possible.

LES MÉDICAMENTS

- Les antihistaminiques H_1 de première génération type NAUSICALM® ou NAUTAMINE® sont à prendre 1 heure avant le départ. Si les troubles persistent, vous pouvez renouveler la prise au bout de 6 heures. Comme pour tout médicament, assurez-vous qu'il n'est pas contre-indiqué pour votre enfant.
- Les médicaments homéopathiques peuvent se révéler suffisants dans certains cas.

ANTI-MAL DES TRANSPORTS

Principes actifs et spécialités	Note	Avis
DIMENHYDRINATE – Antihistaminique H_1		
DIMENHYDRINATE SEUL		
Dimenhydrinate, sirop		
NAUSICALM	12	Contre-indiqué chez l'enfant de moins de 2 ans, cet antihistaminique H_1 de première génération peut entraîner un effet sédatif important, sécheresse de la bouche, constipation, troubles de la vue, difficultés à uriner...
DIMENHYDRINATE EN ASSOCIATION		
Dimenhydrinate + Caféine, comprimé		
MERCALM	7	La présence de caféine peut entraîner un état d'excitation, des palpitations, une insomnie. À éviter chez l'enfant.
DIPHENHYDRAMINE – Antihistaminique H_1		
Diphénhydramine, comprimé		
NAUTAMINE	12	Contre-indiqué chez l'enfant de moins de 2 ans, cet antihistaminique H_1 de première génération peut entraîner un effet sédatif important, sécheresse de la bouche, constipation, troubles de la vue, difficultés à uriner...
HOMÉOPATHIE		
Associations homéopathiques, comprimé orodispersible, dose globule ou solution buvable		
COCCULINE COCCULUS COMPLEXE N°73 LEHNING FAMENPAX	7	Effets selon croyance.

Pour une lecture optimale des tableaux, reportez-vous à la page 17.

NOTRE MÉDICAMENT FAVORI

NAUSICALM sirop

Note : 12/20 ◆ **Prix :** 6,73 € ◆ **Remboursement SS :** 0 %

Classe thérapeutique : Antihistaminique H_1 antinausées.

Indications : Prévention et traitement du mal des transports ◆ Traitement de courte durée des nausées et vomissements non accompagnés de fièvre.

Contre-indications générales : Allergie au dimenhydrinate ◆ Allergie aux parabènes ◆ Glaucome par fermeture de l'angle (ou antécédent familial) ◆ Difficultés pour uriner d'origine prostatique ou autre ◆ Vomissements sanglants et/ou associés à de la fièvre et/ou à un ballonnement important avec absence de selles et surtout de gaz depuis 24 heures ◆ Asthme ◆ Consommation d'alcool ◆ Intolérance au saccharose ◆ Enfant de moins de 2 ans dans la prévention et le traitement du mal des transports ◆ Enfant de moins de 6 ans dans le traitement des nausées et vomissements non accompagnés de fièvre ◆ Allaitement.

Prudence générale : Insuffisance rénale ◆ Insuffisance hépatique ◆ Constipation ◆ Sujet âgé ◆ Grossesse ◆ Conduite de véhicules (y compris le vélo) ou de machines (risque de somnolence, vertiges, troubles visuels, baisse de la vigilance).

Contre-indications en association : Alcool ou médicaments contenant des quantités importantes d'alcool ◆ Oxybate de sodium.

Prudence en association : Pansements gastro-intestinaux, antiacides et adsorbants à prendre 2 heures avant ou après ce médicament.

Posologie : ***Enfant de 2 à 6 ans :*** mal des transports : ½ à 1 cuillère à café à renouveler en cas de besoin sans dépasser 5 cuillères à café par jour ◆ ***Enfant de 6 à 15 ans :*** mal des transports : 1 à 2 cuillères à café à renouveler en cas de besoin sans dépasser 10 cuillères à cafés par jour. Nausées et vomissements : 1 à 2 cuillères à café toutes les 6 à 8 heures sans dépasser 10 cuillères à cafés par jour. ◆ ***Adulte :*** 1 à 2 cuillères à soupe toutes les 6 à 8 heures sans dépasser 8 cuillères à soupe par jour.
Dans le cas de nausées et vomissements, la durée du traitement est de 2 jours maximum.
Contre le mal des transports : la première prise doit avoir lieu une demi-heure avant le départ. La prise peut éventuellement être renouvelée au cours du transport.

Incidents : Somnolence ◆ Sécheresse de la bouche et des muqueuses ◆ Troubles visuels ◆ Palpitations ◆ Constipation ◆ Rétention d'urine ◆ Vertiges ◆ Hypotension.

Arrêt du médicament et consulter le médecin si : Les nausées et vomissements s'aggravent ou persistent après 2 jours de traitement ◆ Troubles psychiques (hallucinations, confusion…) ◆ Tremblements ◆ Réaction allergique avec éruption ou rougeur cutanée, démangeaisons cutanées, brusque gonflement du visage, du cou et/ou de la langue, difficultés à respirer ou à avaler (œdème de Quincke), malaise brutal avec chute de la pression artérielle, perte de connaissance (choc anaphylactique) ◆ Apparition de bleus, de saignements de nez ou de gencives inhabituels (thrombopénie) ◆ Apparition de fièvre, d'angine ou de toute autre infection (agranulocytose).

Composition : par 150 ml : Dimenhydrinate 47,2 mg. ◆ **Excipients à prendre en compte :** Saccharose, parahydroxybenzoates de méthyle et de propyle (parabènes) (excipients à effet notoire).

Présentation : Flacon de 150 ml ◆ **Laboratoire :** Les Laboratoires Nogues

Pour une lecture optimale des tableaux, reportez-vous à la page 17.

Maux de ventre de l'enfant

Les maux de ventre sont fréquents chez les jeunes enfants. Mais il est souvent difficile pour les parents d'en évaluer la gravité et de savoir quand ils doivent consulter.
Si votre enfant se plaint ou a l'air d'avoir très mal, surtout d'une façon soudaine, consultez TOUJOURS rapidement votre médecin.

CE QU'IL FAUT SAVOIR

Les maux de ventre peuvent avoir des origines multiples :
• L'appendicite, caractérisée par une douleur située en bas et à droite du ventre, avec une fièvre modérée (37,5-38 °C), une pâleur au visage, des nausées et des vomissements. Le diagnostic sera confirmé au cours d'une d'hospitalisation de 48 heures.
• L'invagination intestinale aiguë, qui peut arriver chez le jeune enfant jusqu'à 3 ans environ : les douleurs sont intenses et soudaines, l'enfant crie et pleure, se tord dans son lit, refuse de manger et parfois vomit. Puis l'enfant se calme et reprend ses activités habituelles avant qu'une nouvelle crise n'arrive plus ou moins vite.
• La hernie étranglée d'une partie du tube digestif ou de l'ovaire.
• La torsion du testicule.
☒☒☒ Dans tous ces cas, **consultez votre médecin en urgence**.

D'autres troubles peuvent occasionner des maux de ventre :
• Une constipation (très fréquente) : s'il n'y a pas de selles depuis au moins 3 jours et / ou si les selles sont dures.
• Une gastro-entérite : des vomissements et diarrhées précédés souvent par des maux de ventre.
• Les coliques du nourrisson.
• Une allergie alimentaire.
• Des parasites intestinaux.
• Des infections urinaires.
• Une hépatite virale avant l'apparition de la jaunisse.
• Des rhumatismes articulaires aigus.
• Parfois même, les maux de ventre peuvent être d'origine psychologique (anxiété).

LES INTERDITS

☒☒☒ Pas d'automédication mais consultez votre médecin en urgence si :
• Les douleurs sont apparues brutalement et sont violentes.
• L'enfant a de la fièvre (plus de 38,5 °C) et des frissons.
• Il est pâle et a des sueurs froides.
• Il a mal dans le bas du ventre à droite (et n'a jamais été opéré de l'appendicite).

Pour une lecture optimale des tableaux, reportez-vous à la page 17.

- Son ventre est très ballonné et il ne peut évacuer ni selles ni gaz.
- Il vomit du sang, ses selles sont noires, il a du sang dans les urines.
- Il a mal suite à un traumatisme (coup, chute) sur le ventre.

LES BONNES PRATIQUES

▶ **En prévention**
Si votre enfant est sujet à des maux de ventre peu intenses, cela peut être lié à son alimentation. Limitez les fruits et les légumes crus au profit de compotes de fruits et de purées de légumes.

▶ **En cas de maux de ventre sans autre symptôme associé**, posez une bouillotte tiède (ou un pack chauffant enveloppé d'un linge fin) sur son ventre. La chaleur peut le soulager.

Si ces mesures s'avèrent inefficaces, consultez votre médecin.

EN SAVOIR PLUS

La perception du mal de ventre chez l'enfant
Jusqu'à environ 5 ans, le jeune enfant a du mal à localiser une douleur au ventre. La plupart du temps, il montre son nombril et est incapable de faire un lien entre l'intensité de la douleur et la gravité de la maladie ☒☒☒ **Attention!** Si votre enfant se plaint d'une douleur soudaine dont on peut préciser exactement le moment de l'apparition et qui persiste 1 heure ou plus, il faut consulter très rapidement votre médecin pour un examen sérieux.

LES MÉDICAMENTS

Il existe des médicaments susceptibles de diminuer les spasmes, les contractions de l'intestin responsables, dans certains cas, de maux de ventre. Mais leur efficacité est faible. Ils sont à base de phloroglucinol (SPASFON®, SPASMOCALM®, etc.). Ne les donnez à votre enfant qu'après avoir pris l'avis de votre médecin.

P

Poussées dentaires

Votre bébé mâchonne ses doigts et ses jouets? Il bave et salive abondamment? Cela ressemble fort à une poussée dentaire. Rien que de très normal même si cela peut entraîner quelques douleurs et pleurs!

CE QU'IL FAUT SAVOIR

La sortie des dents de lait chez le nourrisson et le jeune enfant peut s'accompagner de certains troubles mais sans gravité et lui occasionner des démangeaisons au niveau de la gencive.
À l'examen, la gencive est rouge et gonflée à l'endroit où la dent va sortir. L'enfant est agité et dort mal; il présente aussi parfois un larmoiement et un écoulement nasal.
À ces troubles locaux peuvent s'associer de la diarrhée, des rougeurs sur les fesses, plus rarement un petit peu de fièvre (moins de 38 °C), pas toujours en rapport avec la poussée des dents!

LES INTERDITS

Inutile de vous inquiéter! Les poussées dentaires n'entraînent pas de complications particulières.
En revanche, si la fièvre et la diarrhée persistent sans raison, consultez votre médecin, car elles témoignent souvent d'une affection virale associée (rhino-pharyngite, bronchite).

Pour une lecture optimale des tableaux, reportez-vous à la page 17.

LES BONNES PRATIQUES

- À la place de l'index, traditionnellement utilisé par les mamans pour calmer les douleurs de gencives, vous pouvez donner à votre bébé un petit anneau de dentition à mordiller, voire un anneau de dentition réfrigérant, à placer au réfrigérateur avant utilisation.
- À l'aide du doigt enduit d'une solution gingivale anesthésique pour bébé, faites des petits attouchements de la gencive.

LES MÉDICAMENTS

On peut masser doucement la gencive avec une solution gingivale à base d'amyléine (DOLODENT®). Il existe également 2 spécialités homéopathiques en suppositoires ou en solution buvable dont l'efficacité n'a pas été, à notre connaissance, démontrée.

ANTIDOULEUR DENTAIRE DU NOURRISSON

Principes actifs et spécialités	Note	Avis
AMYLEINE – Anesthésique local		
Amyléine, solution gingivale		
DOLODENT	11	Balance efficacité/tolérance positive.
HOMÉOPATHIE		
Chamomilla vulgaris, suppositoire		
CHAMOMILLA VULGARIS 9 CH BOIRON	7	Bonbon à fesses qui doit beaucoup voyager avant de soulager les douleurs dentaires de votre petit(e).
Association homéopathique, solution buvable		
CAMILIA	7	Sans intérêt sauf pour le laboratoire.

NOTRE MÉDICAMENT FAVORI

DOLODENT solution gingivale

Note : 11/20 ◆ **Prix :** 8,20 € ◆ **Remboursement SS :** 0 %

Classe thérapeutique : Anesthésique (antidouleur) des gencives.

Indications : Douleurs liées à la poussée dentaire.

Contre-indications générales : Allergie à l'amyléine ◆ Allergie au propylèneglycol.

Prudence générale : Ne pas avaler après application.

Posologie : 2 à 3 applications par jour sur la gencive douloureuse en massant doucement avec le doigt propre. Durée de traitement de 5 jours maximum.

Incidents : Irritation de la gencive ou de la peau du doigt applicateur.

Arrêt du médicament et consulter le médecin si : La douleur persiste après 5 jours de traitement ◆ Réaction allergique avec éruption ou rougeur dans la bouche, démangeaisons dans la bouche, brusque gonflement du visage, du cou et/ou de la langue, difficultés à respirer ou à avaler (œdème de Quincke).

Composition : par 100 g : Amyléine chlorhydrate 0,75 g. ◆ **Excipients à prendre en compte :** Propylèneglycol (excipient à effet notoire).

Présentation : Flacon pompe de 27 g ◆ **Laboratoire :** Gilbert

Pour une lecture optimale des tableaux, reportez-vous à la page 17.

Poux et lentes chez l'enfant

C'est la rentrée scolaire. Votre enfant se gratte frénétiquement la tête ? Il y a de grandes chances que ce soit des poux. Ne les laissez pas se propager !

CE QU'IL FAUT SAVOIR

Les poux sont des parasites de 1 à 3 millimètres de long, gris ou rougeâtres, légèrement aplatis. Ils vivent sur l'homme entre la peau et les vêtements. Chez les enfants, ils se logent de préférence sur la tête, derrière les oreilles et sur le haut de la nuque. Mobiles, ils sont faciles à voir. Leurs petites morsures laissent de minuscules points rouges sur la peau. Dans les cheveux, les œufs des poux (les lentes), blanchâtres et ovales, peuvent se confondre avec des pellicules mais ils sont plus durs à déloger !

Les poux se transmettent très facilement, soit par contact direct, soit par les vêtements que les enfants ou leur entourage s'échangent. Ils provoquent des démangeaisons souvent nocturnes, parfois sévères, entraînant des lésions là où l'on se gratte, lésions qui peuvent s'infecter.

LES INTERDITS

☒ Ne restez pas les bras croisés mais démarrez un traitement immédiatement !

☒ Ne prolongez pas un traitement en automédication mais consultez votre médecin si :

- Les démangeaisons sont intenses.
- Les zones de grattage semblent infectées.
- Les poux ont atteint les cils de l'enfant et que ses paupières sont irritées.

LES BONNES PRATIQUES

▸ En prévention

- En période scolaire, soyez vigilant. Si votre enfant se gratte souvent la tête, vérifiez qu'il n'a pas de lentes. Examinez sa tête avec un peigne fin en partant de la lisière des cheveux, derrière les oreilles et sur le cou. Faites cette petite inspection régulièrement.
- Faites couper court les cheveux de vos enfants : les poux se cachent plus facilement dans les cheveux longs !
- Responsabilisez vos enfants : à chacun son bonnet et son écharpe. Pas question de les échanger avec les copains, même chose avec les barrettes, les « chouchous », les peignes. Attention aux portables et aux écouteurs, ils peuvent transmettre aussi les poux.

Pour une lecture optimale des tableaux, reportez-vous à la page 17.

▶ Si vos enfants ont attrapé des poux

- Prévenez l'école et commencez vite un traitement.
- Traitez l'ensemble de la famille en deux cures à 8 jours d'intervalle avec un des médicaments recommandés.
- Lavez draps, serviettes de toilette et tous les vêtements portés à plus de 60 °C.
- Déparasitez les brosses et les peignes soigneusement et par la suite lavez-les tous les deux jours.

EN SAVOIR PLUS

En guerre contre lentes et poux !

Rincez les cheveux de l'enfant avec de l'eau vinaigrée (une cuillère à soupe par litre) puis entourez-les d'une serviette humide et chaude (passée aux micro-ondes par exemple) pendant une petite demi-heure. Puis coiffez-le soigneusement avec un peigne très fin, les lentes mortes se détacheront. Lavez la serviette à 60 °C.
Quant aux traitements antipoux, appliquez-les très soigneusement au plus près de la racine des cheveux et s'ils nécessitent un temps de pose, mettez un bonnet de bain sur la tête de votre enfant pour renforcer l'efficacité du produit.

LES MÉDICAMENTS

Le malathion (PRIODERM®) est le produit le plus efficace. Même s'il peut être utilisé chez les enfants de plus de 2 ans, pour les tout-petits, un avis médical est toujours souhaitable.
Il existe aussi des shampooings à base de phénothrine (type ITAX®...) mais moins actifs.
Mesurez l'efficacité des traitements au 2e jour et au 12e jour après l'application.

En parapharmacie, vous pouvez trouver des produits à base de diméticone qui étouffent les poux en les recouvrant (type ALTOPOU®, POUXIT®...). Ils sont bien tolérés mais peu efficaces sur les lentes.
Les traitements à base d'huiles essentielles n'ayant jamais prouvé leur efficacité, mieux vaut les éviter, sous peine de voir proliférer ces petits parasites terriblement attachants.

ANTIPOUX

Principes actifs et spécialités	Note	Avis
MALATHION		
MALATHION SEUL		
Malathion, lotion		
PRIODERM	15	La substance la plus efficace mais à éviter chez les nourrissons et les jeunes enfants. Médicament indispensable non remboursé, cherchez l'erreur, sans doute considéré par les autorités comme un médicament de confort !

Pour une lecture optimale des tableaux, reportez-vous à la page 17.

MALATHION EN ASSOCIATION		
Malathion + Perméthrine + Butoxyde de pipéronyle, solution pour pulvérisation cutanée		
PARA PLUS	11	Association discutable contre-indiquée chez les enfants asthmatiques.
PHENOTHRINE		
Phénothrine, shampooing		
HEGOR SHAMPOOING ANTIPARASITAIRE ITAX ITEM PARASIDOSE	13	Balance efficacité / tolérance positive.
DEPALLETHRINE EN ASSOCIATION		
Dépalléthrine + Butoxyde de pipéronyle, shampooing ou solution pour pulvérisation cutanée		
PARA SPECIAL POUX	11	Association discutable. Pulvérisateur contre-indiqué chez les enfants asthmatiques.

NOTRE MÉDICAMENT FAVORI

PRIODERM lotion

Note : 15/20 ◆ **Prix :** 15,85 € ◆ **Remboursement SS :** 0 %

Classe thérapeutique : Antipoux.

Indications : Poux de la tête et lentes.

Contre-indications générales : Allergie au malathion.

Prudence générale : Enfant de moins de 2 ans ◆ Grossesse ◆ Ne pas appliquer sur les muqueuses (yeux, nez, bouche). Protéger les yeux et le visage lors de l'application avec une serviette. En cas de contact accidentel, rincer abondamment à l'eau ◆ Ne pas avaler ◆ Ne pas utiliser près d'une flamme ou d'un objet incandescent (cigarette par exemple) ◆ Laver et rincer la peau en cas de contact au niveau du cou, des oreilles, des épaules, du visage.

Posologie : Appliquer la lotion sur cuir chevelu et cheveux secs, 10 à 20 ml selon l'épaisseur et la longueur de la chevelure. Frictionner pour imprégner correctement les cheveux et le cuir chevelu. Laisser sécher naturellement à l'air libre (ne pas utiliser de sèche-cheveux en raison du risque d'inflammation). Laisser agir le produit environ 8 heures (4 heures chez l'enfant de moins de 2 ans) puis laver les cheveux avec un shampooing doux facilitant le décrochage des lentes mortes. Peigner avec le peigne fin pour éliminer poux et lentes mortes. Si besoin, renouveler l'application 7 jours après.

Incidents : Irritation de la peau ◆ Rougeur de la peau ◆ Démangeaisons ◆ Sensation de brûlure du cuir chevelu ◆ Apparition de pellicules.

Arrêt du médicament et consulter le médecin si : Réaction allergique avec éruption cutanée.

Composition : par 100 ml : Malathion 0,5 g. ◆ **Excipients à prendre en compte :** Aucun excipient à effet notoire.

Présentation : Flacon de 100 ml ◆ **Laboratoire :** Meda Pharma

R

Régurgitations et vomissements du nourrisson

Un rejet de lait non caillé ou caillé suite à un petit rot? Ce n'est pas un vomissement mais une régurgitation, un incident extrêmement fréquent chez les nourrissons, généralement favorisé par une tétée trop rapide ou trop abondante. Vous pouvez y remédier.

CE QU'IL FAUT SAVOIR

La valve anti-reflux située entre l'œsophage et l'estomac est souvent encore déficiente chez le nourrisson et le repas de bébé remonte facilement. Ce petit trouble est accentué par le fait que la nourriture est liquide et que l'enfant est généralement en position couchée!

LES INTERDITS

• Ne confondez pas rejet et vomissement. Le vomissement est un rejet soudain, abondant, explosif, de toute ou d'une partie de la tétée. Il peut être liquide ou glaireux. Il survient juste après la tétée ou le biberon (ou plus tardivement) et s'accompagne parfois de cris, d'agitation, de pâleur. Le rejet ne provoque ni pleurs, ni cris, ni malaise.

☒☒☒ Ne négligez pas des vomissements si ceux-ci :
• ne s'arrêtent pas;
• contiennent du sang;

Pour une lecture optimale des tableaux, reportez-vous à la page 17.

- jaillissent en jet sans effort;
- sont accompagnés d'autres symptômes :
- ventre ballonné depuis plus de 24 heures *(voir Constipation de l'enfant)*;
- forte fièvre (plus de 38,5 °C);
- diarrhées *(voir Diarrhée de l'enfant)*.

Dans tous ces cas, consultez très rapidement votre médecin ou votre pédiatre.

LES BONNES PRATIQUES

▶ Pour éviter les rejets

- Vérifiez la grosseur du trou de la tétine et faites des pauses pendant la tétée.
- Épaississez, si nécessaire, le biberon avec de la pectine.
- Installez l'enfant en position semi-verticale pour lui donner son biberon et gardez-le ainsi pendant 1 heure après la tétée.

LES MÉDICAMENTS

GELOPECTOSE® peut être utilisé pour épaissir les biberons.

EN SAVOIR PLUS

Les vomissements

Les vomissements sont assez fréquents chez l'enfant. Comme chez l'adulte *(voir Nausées et vomissements)*, ils peuvent avoir différentes origines. Ils nécessitent TOUJOURS un avis médical, surtout s'ils sont importants, s'ils ne s'arrêtent pas, s'ils sont associés à d'autres symptômes (fièvre, mal de tête, maux de ventre) ou s'ils récidivent régulièrement.

En cas de vomissements sans gravité, nettoyez l'enfant avec un linge humide et couchez-le sur le côté (position de sécurité). Ne lui donnez aucun médicament mais essayez de lui faire boire un peu d'eau sucrée. Caressez-le et parlez-lui doucement afin de le rassurer.

NOTRE MÉDICAMENT FAVORI

GELOPECTOSE poudre orale

Note : 11/20 ◆ **Prix :** 7,53 € ◆ **Remboursement SS :** 0 %

Classe thérapeutique : Épaississant.

Indications : Régurgitations du nourrisson.

Contre-indications générales : Constipation du prématuré ◆ Certaines maladies du tube digestif (mucoviscidose, maladie de Hirschsprung…) ◆ Épilepsie ◆ Antécédent de convulsions.

Prudence générale : Régime sans sel (13,85 mg de sodium par cuillère à café).

Posologie : Utiliser à la dose de 3 à 5 % (soit 3 à 5 g de poudre pour 100 ml d'eau avant reconstitution). Par exemple, utiliser 2 cuillères à café rases de poudre pour 90 ml de liquide avant reconstitution. Consulter la notice, qui vous donne les doses de poudre à utiliser en fonction du volume de liquide.

Pour une lecture optimale des tableaux, reportez-vous à la page 17.

Dans un biberon d'eau (faiblement minéralisée) ou de lait reconstitué très chaud (50 à 60 °C), verser la quantité de poudre. Agiter vigoureusement environ 30 secondes, puis laisser reposer jusqu'à l'obtention du gel et de la température souhaitée pour l'administrer au nourrisson. Surtout, ne pas réagiter le biberon après obtention du gel. Le biberon peut être conservé au réfrigérateur (4 °C) pendant 24 heures maximum. Pour l'utilisation, le réchauffer au bain-marie sans l'agiter.

Arrêt du médicament et consulter le médecin si : Les troubles persistent ou s'aggravent après 8 jours de traitement.

Composition : par 100 g : Pectine 12 g + Cellulose microcristalline 9 g + Silice colloïdale hydratée 5,50 g. ◆ **Excipients à prendre en compte :** Sodium (excipient à effet notoire).

Présentation : Boîte de 120 g ◆ **Laboratoire :** DB Pharma

Rhino-pharyngite de l'enfant

Votre enfant a le nez bouché ou qui coule? Il tousse, il éternue, il a peut-être mal à la gorge et même un peu de fièvre? Il est sans doute victime d'une rhino-pharyngite, la maladie la plus fréquente chez les enfants. La rhino-pharyngite est une maladie bénigne, le plus souvent passagère. Il est généralement inutile de la traiter avec des médicaments… pas toujours anodins!

CE QU'IL FAUT SAVOIR

La rhino-pharyngite est une inflammation du rhino-pharynx, c'est-à-dire du nez et de la gorge et, par extension, des fosses nasales, des organes constamment agressés par les microbes et les virus, mais aussi par la pollution, le tabac, autres substances toxiques. Elle est d'origine virale dans 90 % des cas.

LES INTERDITS

☒☒ Ne traitez pas votre enfant en automédication mais consultez votre médecin si :
- Votre enfant a une forte fièvre (plus de 38,5 °C) qui persiste plus de 48 heures.
- Il a très mal à la gorge.
- Son nez est encombré de sécrétions purulentes, il a très mal à la tête, aux oreilles et respire difficilement.

☒☒ Ne poursuivez pas un traitement en automédication plus de 48 heures mais consultez votre médecin si les symptômes ne faiblissent pas, voire s'amplifient.

Pour une lecture optimale des tableaux, reportez-vous à la page 17.

LES BONNES PRATIQUES

▶ **En prévention**, suivez ces quelques règles d'hygiène :
• Apprenez à votre enfant à se moucher, une narine à la fois, avec un mouchoir en papier à usage unique.
• Incitez-le à se laver les mains souvent avec de l'eau et du savon.

▶ **En cas de rhino-pharyngite**
• Nettoyez son nez avec du sérum physiologique (chlorure de sodium isotonique à 9 g pour 1000 ml) en flacon unidose afin d'éliminer les sécrétions qui gênent sa respiration.
• Soulagez sa fièvre si elle est supérieure à 38,5 °C avec du paracétamol en spécialité enfant, en respectant scrupuleusement la dose en fonction de son poids.
• Si votre enfant a plus de 6 ans, vous pouvez lui donner à sucer de simples bonbons (de préférence sans sucre) pour le faire saliver, ce qui atténuera ses maux de gorge.
• Quel que soit son âge, donnez-lui à boire souvent, cela humidifiera son arrière-gorge.

LES MÉDICAMENTS

Étant donné que c'est une maladie sans gravité, nous vous déconseillons de donner à votre enfant un autre médicament que du paracétamol (en spécialité enfant) pour lutter contre sa fièvre et du sérum physiologique pour nettoyer son nez.
Quant aux antibiotiques (toujours prescrits par un médecin), sachez qu'ils sont INUTILES dans le cas de la rhino-pharyngite car c'est une maladie virale. Ils ne sont donnés par le médecin qu'en cas de complication (par exemple une otite, fréquente chez le nourrisson).

Nous vous rappelons que :
• Les pulvérisations buccales en spray sont TRÈS DANGEREUSES chez les très jeunes enfants.
• Les antiseptiques par voie nasale sont inefficaces contre les virus et peuvent déclencher des allergies.
• Les antiallergiques par voie nasale n'ont aucun intérêt dans le cadre d'une rhino-pharyngite.
• Les pommades à respirer et à passer sur la poitrine contiennent des dérivés terpéniques en particulier à base de menthol ou de camphre et peuvent entraîner des convulsions chez les enfants de moins de 12 ans.
• Les médicaments à base de soufre en suspension, en pulvérisation ou pris par la bouche sont sans aucun intérêt.
• Les « décongestionnants » contenant de la pseudoéphédrine sont contre-indiqués car très dangereux : fuyez-les !

Pour une lecture optimale des tableaux, reportez-vous à la page 17.

TRAITEMENT LOCAL DU NEZ

Principes actifs et spécialités	Note	Avis
SOLUTIONS DE LAVAGE DE NEZ – Dispositifs médicaux permettant d'humidifier, de nettoyer les fosses nasales et incitant à se moucher, c'est le meilleur rapport efficacité/tolérance dans l'indication. Quelques exemples :		
CHLORURE DE SODIUM 0,9 %		
Sérum physiologique, unidose		
PHYSIODOSE PHYSIOLOGICA SERUM PHYSIOLOGIQUE XXX	14	Bonne balance efficacité/tolérance. Traitement de premier choix à privilégier.
EAU DE MER OU EAU SALÉE		
Solution isotonique d'eau de mer ou salée, spray		
EAU DE MER ISOTONIQUE XXX HEXAMER ISOTONIQUE PHYSIODOSE ISOTONIQUE PHYSIOLOGICA ISOTONIQUE PHYSIOMER ISOTONIQUE STERIMAR ISOTONIQUE VICKS ISOTONIQUE	13	Risque de contamination par l'embout.
BENZODODECINIUM EN ASSOCIATION – Antiseptique		
Benzododécinium + Polysorbate 80, solution nasale		
PRORHINEL RHUME	7	Antiseptique allergisant (ammonium quaternaire) et dépassé.
HEXAMIDINE – Antiseptique		
Hexamidine, solution nasale		
DESOMEDINE	7	Antiseptique inefficace dans les affections virales du nez.
DÉRIVÉS SOUFRÉS		
SOUFRE SEUL		
Ténoate d'éthanolamine, solution nasale		
RHINOTROPHYL	6	Ce médicament à base d'un dérivé soufré n'a jamais démontré d'efficacité antiseptique chez l'homme, et contient en prime des parabènes susceptibles d'entraîner des réactions allergiques.
Thiophènecarboxylate, solution nasale		
DOLIRHUME THIOPHENECARBOXYLATE 2 %	6	Un dérivé soufré associé aux excipients parabènes, en quête d'une efficacité thérapeutique.
SOUFRE EN ASSOCIATION		
Monosulfure de sodium + Levure Saccharomyces cerevisae, solution nasale		
ACTISOUFRE	6	Du soufre et des extraits de levures proposés comme traitement d'appoint dans les rhinites et rhinopharyngites dont on attend toujours une démonstration d'efficacité.

ANTIRHUME DE CERVEAU OU ANTI-RHINO-PHARYNGITE

Principes actifs et spécialités	Note	Avis
HOMÉOPATHIE		
Associations homéopathiques, comprimé à croquer, comprimé orodispersible, granules ou solution buvable		
CORYZALIA ECHINACEA COMPLEXE N°40 LEHNING HOMEORUB MERCURIUS SOLUBILIS COMPLEXE N°39 LEHNING SINUSPAX	7	Même si l'efficacité n'a pas été démontrée chez l'homme dans des essais cliniques, ces spécialités conviendront aux personnes recherchant des médicaments alternatifs, sans effets indésirables.
PARACETAMOL EN ASSOCIATION		
Paracétamol + Prométhazine, suppositoire		
ALGOTROPYL	5	La présence d'un antihistaminique phénothiazinique n'est pas justifiée et peut entraîner de nombreux effets indésirables.
DÉRIVÉS SOUFRÉS		
SOUFRE SEUL		
Ténoate d'éthanolamine, gélule		
GELUTROPHYL	5	Dérivé soufré inefficace et dépassé.
Thiosulfate de sodium et de magnésium, comprimé ou ampoule buvable		
DESINTEX	5	Dérivé soufré inefficace et dépassé.
Sulfosilicoaluminate de sodium, comprimé à croquer		
SULFURYL	3	Dérivé soufré à visée antiseptique mais risque d'intolérance : spécialité inefficace et dépassée contenant en prime en excipient un dérivé terpénique qui peut provoquer des convulsions chez l'enfant.
SOUFRE EN ASSOCIATION		
Soufre + L-cystine + Vitamine A + Levure, comprimé pour suspension buvable		
SOLACY PEDIATRIQUE	3	Dérivé soufré inefficace et dépassé. Pour arriver à concevoir une telle ineptie, il faut une ignorance encyclopédique.
PHYTOTHÉRAPIE		
Pélargonium, comprimé ou solution buvable		
ACTIVOX PELARGONIUM RHUME BELIVAIR RHUME PELARGONIUM	3	L'extrait fluide de pélargonium n'a pas démontré une réelle efficacité dans le traitement du rhume mais peut entraîner des troubles gastro-intestinaux et en prime une atteinte du foie. À fuir.

Pour une lecture optimale des tableaux, reportez-vous à la page 17.

Toux de l'enfant

Votre enfant tousse ? Tousser est un réflexe naturel de défense de l'organisme en réponse à une irritation, en particulier des voies respiratoires (larynx, trachée, bronches), voire des oreilles. Ce n'est pas une maladie, mais le symptôme d'un trouble de santé ou d'une maladie.
La meilleure façon de traiter la toux est d'en traiter la cause. La stopper à tout prix, c'est se priver d'un mécanisme de défense efficace.

CE QU'IL FAUT SAVOIR

Différents facteurs peuvent déclencher la toux chez un enfant, dont certains peuvent avoir des conséquences très graves. Sachez les identifier !

☒☒☒ L'inhalation, c'est-à-dire le passage de liquide, d'aliments ou d'un corps étranger (petits jouets en plastique, pièces de monnaie, billes...) dans les voies respiratoires. C'est la « fausse-route ». La toux est soudaine, avec des quintes dites expulsives, parfois avec étouffement.
Appelez tout de suite le SAMU (15 ou 112) ou les pompiers (18) avec un portable ou un sans-fil et branchez si possible le haut-parleur du téléphone pour pouvoir être plus libre de vos mouvements *(voir Que faire en cas de fausse-route ?)*.

☒☒☒ Une laryngite aiguë, c'est-à-dire une inflammation du larynx pouvant entraîner une asphyxie d'origine infectieuse (bactérie ou virus). La toux est alors rauque, aboyante. L'enfant peut avoir des difficultés à respirer et de la fièvre. Appelez le SAMU (15 ou 112).

En dehors de ces deux facteurs qui relèvent de l'urgence médicale, la toux chez l'enfant (très rare chez le nouveau-né) peut être due à :
• Une rhino-pharyngite : nez bouché gênant la prise des biberons, mucosités abondantes favorisant des vomissements.
• Une sinusite provoquant une toux chronique mais pas forcément de douleurs au niveau des pommettes et du front.
• Une trachéite allergique.
• Une crise d'asthme : la toux est alors associée à des difficultés respiratoires. La respiration est sifflante.
• Un début de rougeole avec une fièvre souvent élevée (plus de 38,5 °C), des taches blanchâtres sur la face interne des joues, des larmoiements.
• Une bronchite si la toux est associée à une forte fièvre.
• Une coqueluche, avec des quintes de toux devenant de plus en plus fréquentes (si l'enfant n'a pas été vacciné, *voir Vaccinations*).
• Un reflux gastro-œsophagien : la toux est grasse et se produit généralement quand l'enfant est couché.
• Une réaction à des substances irritantes : poussière, gaz, fumée.

Pour une lecture optimale des tableaux, reportez-vous à la page 17.

LES INTERDITS

Attention! En cas de fausse-route, n'improvisez pas mais suivez nos recommandations *(voir Que faire en cas de fausse-route ?)*.

☒☒☒ Ne pratiquez pas d'automédication mais consultez votre médecin de toute urgence ou appelez le SAMU (15 ou 112) si :
• Votre enfant tousse et éprouve des difficultés pour respirer ou avale difficilement.
• Votre enfant tousse et a de la fièvre (plus de 38,5 °C).

☒☒ Ne poursuivez pas un traitement en automédication si la toux s'aggrave ou persiste après 48 heures de traitement, mais consultez votre médecin.

▶ Évitez de donner à votre enfant, en cas de toux isolée, des sirops antitussifs : ils sont souvent inefficaces, inadaptés et même parfois dangereux pour l'enfant de moins de 3 ans. L'Agence européenne du médicament a proscrit ces médicaments chez les enfants de moins de 6 ans, en raison d'une balance bénéfice/risque défavorable.

▶ Ne laissez pas les sirops antitussifs à la portée des enfants car ils les apprécient en raison de leur goût sucré. Ces sirops peuvent contenir de l'alcool et leurs substances actives risquent de provoquer des troubles graves.

LES BONNES PRATIQUES

▶ **En prévention**
• Soyez très vigilant avec l'environnement de votre enfant : rangez tous les petits objets qui traînent et vérifiez l'état de ses jouets.

Pour une lecture optimale des tableaux, reportez-vous à la page 17.

• Méfiez-vous de certains aliments : cacahuètes (responsables de 50 % des fausses-routes), amandes, noix, bonbons, morceaux de pain, mais aussi des aliments qui peuvent se coller à l'œsophage (grains de raisin, gras de jambon, feuille de salade). S'il mange tout seul, coupez-lui sa viande en petits morceaux, faites de même pour le pain ou tout autre aliment un peu dur.

► **En cas de toux**

• Faites-le boire abondamment : boissons adoucissantes sucrées ou avec du miel, tièdes ou chaudes.
• Humidifiez l'atmosphère.
• Gardez les pièces à une température en dessous de 20 °C.
• Ne fumez pas et aérez au moins 10 minutes par jour, même en hiver, les pièces où vit notamment l'enfant.

Si ces mesures sont sans effet et que la toux devient vraiment gênante, appelez votre médecin.

LES MÉDICAMENTS

► **En cas de toux sèche**

Si votre enfant a plus de 6 ans, vous pouvez lui donner un antitussif à base de dextrométhorphane, sauf en cas d'allergie connue à cette substance ou aux excipients ou en cas d'insuffisance respiratoire.

Les antitussifs à base de codéine sont interdits chez les enfants de moins de 12 ans ainsi que chez les enfants de plus de 12 ans présentant des troubles respiratoires.

Quant aux autres antitussifs (antihistaminique, hélicidine, oxéladine, pentoxyvérine), ils sont à éviter et devraient être contre-indiqués !

► **En cas de toux grasse**

Les fluidifiants bronchiques et expectorants à base de carbocistéine, acétylcystéine, méglumine, guaïfénésine, sulfogaïacol, benzoate de sodium, terpine, n'ont jamais démontré leur efficacité (point confirmé par la Haute Autorité de santé). De plus, ils peuvent entraîner des troubles digestifs (maux d'estomac, nausées, diarrhées) et des réactions allergiques.

Attention ! Ils sont totalement interdits chez les nourrissons de moins de 24 mois.

Évitez toutes les associations d'antitussifs ou, pire, les antitussifs associés à des fluidifiants bronchiques ou à des antiseptiques respiratoires (eucalyptol, cinéole, thymol, menthol...). Ces produits n'offrent aucun avantage par rapport à des préparations ne contenant qu'une seule substance et multiplient les risques d'effets indésirables.

► **Pour tous les types de toux** et si votre enfant a 6 ans et plus : préparez une inhalation avec une infusion de feuilles d'eucalyptus, de thym ou de serpolet dans un grand bol. À faire quelques minutes, 3 à 4 fois par jour, avec éventuellement une serviette sur la tête pour que la vapeur de l'inhalation ne se diffuse pas dans l'air de la pièce. Faites attention : l'eau doit être chaude mais pas bouillante !

Évitez chez les enfants de moins de 12 ans les solutions ou comprimés pour inhalation, en particulier les dérivés terpéniques à base de camphre ou de menthol : ils peuvent entraîner des convulsions.

Que faire en cas de fausse-route ?

(Extrait des recommandations de la Commission de sécurité des consommateurs www.securiteconso.org/rubrique123.html)

- Appelez le 15 ou le 112 (SAMU) ou le 18 (pompiers) à partir d'un portable ou d'un téléphone mains libres de préférence et décrivez la situation calmement.
- Si l'enfant tousse, attendez qu'il reprenne sa respiration. Ne le suspendez pas par les pieds, ne mettez pas vos doigts dans sa bouche. Conduisez-le, en position assise ou debout, aux urgences de l'hôpital le plus proche.
- Si l'enfant ne tousse pas, ne peut plus parler, ni respirer, il est en danger. Essayez, dans un premier temps, de chasser le corps étranger par cinq claques vigoureuses dans le dos entre ses omoplates.
- Si cela ne suffit pas, faites immédiatement la **manœuvre de Heimlich** :

– Si l'enfant est debout : placez-vous debout derrière lui, passez vos bras sous les siens, mettez votre poing juste en dessous du sternum et l'autre main dessus, coudes écartés pour ne pas appuyer sur les côtes, et tirez violemment vers vous de bas en haut et d'avant en arrière, comme pour le couper en deux.

– Si l'enfant est assis, placez-vous derrière lui, genoux fléchis pour être à sa hauteur et faites la manœuvre décrite précédemment.

– Si l'enfant est étendu sur le sol, allongez-le sur le dos, mettez-vous à califourchon sur ses hanches, placez un poing au creux de son estomac, l'autre main sur la première côte, les avant-bras appuyant si possible sur les dernières côtes, et appuyez fortement.

Si la victime est un nourrisson, utilisez la **manœuvre de Mofenson** : posez le bébé sur le ventre à califourchon sur votre cuisse, la tête dépassant votre genou et frappez violemment entre les deux omoplates avec le plat de la main (comme pour lui faire faire un rot mais en beaucoup plus fort). Ces manœuvres peuvent être répétées plusieurs fois de suite en quelques secondes.

Notre recommandation : suivez des cours d'apprentissage des gestes de premier secours, cela peut toujours servir ! Adressez-vous à votre mairie ou à la Croix-Rouge.

Pour une lecture optimale des tableaux, reportez-vous à la page 17.

Pour une lecture optimale des tableaux, reportez-vous à la page 17.

ANTITOUX (ANTITUSSIF)*

Principes actifs et spécialités	Note	Avis
DEXTROMETHORPHANE – Antitussif opiacé		
Dextrométhorphane, sirop ou solution buvable		
BIOCADEXTRO ENFANTS DEXTROCIDINE DEXTROMETHORPHANE ELERTE DRILL TOUX SECHE DEXTROMETHORPHANE ENFANTS HUMEX ENFANTS TOUX SECHE DEXTROMETHORPHANE PULMODEXANE TUSSIDANE	10	Balance efficacité/tolérance faible.
HOMÉOPATHIE – Absence de données scientifiques démontrant l'efficacité chez l'homme.		
Associations homéopathiques, comprimé, granules, sirop ou solution buvable		
HOMEOQUINTYL HOMEORUB	7	Spécialités d'AMM récentes dont l'efficacité n'est toujours pas démontrée.
STODALINE	7	Spécialité d'AMM récente (2015) n'ayant pas démontré d'efficacité.
DROSERA COMPLEXE N°64 LEHNING	5	Spécialité inefficace. Potion alcoolique à 46° !
DROSETUX	5	Spécialité inefficace. Présence d'excipients allergisants (parabènes).
IPECA COMPLEXE N° 65 LEHNING	5	Spécialité inefficace. 47° alcooliques !
PERTUDORON	5	50° alcooliques.
STODAL	5	Pseudo-homéopathie alcoolisée inefficace.
HELICIDINE – Substance extraite du mucus d'escargot		
Hélicidine, sirop		
HELICIDINE	6	Contre-indiqué chez l'enfant de moins de 2 ans. Substance inefficace. Risque d'encombrement bronchique.
OXOMEMAZINE – Antihistaminique phénothiazinique		
Oxomémazine, sirop ou solution buvable		
HUMEX TOUX SECHE OXOMEMAZINE OXOMEMAZINE XXX TOPLEXIL	5	Cet antihistaminique est à éviter dans le traitement des toux sèches. Balance bénéfice/risque défavorable.
PENTOXYVERINE		
Pentoxyvérine, sirop		
CLARIX TOUX SECHE PENTOXYVERINE ENFANTS	5	Effets indésirables de type atropinique (sécheresse de la bouche, rétention d'urine, tachycardie, troubles de la vue…).
ETHYLMORPHINE (ou CODETHYLINE) – Antitussif opiacé		
Éthylmorphine, solution buvable		
CLARIX TOUX SECHE CODETHYLINE SANS SUCRE	5	La codéthyline, dérivée de l'opium, est contre-indiquée en automédication chez l'enfant.

*** En automédication, les antitussifs sont contre-indiqués chez l'enfant de moins de 6 ans et déconseillés chez l'enfant de 6 à 12 ans.**

ALIMEMAZINE – Antihistaminique phénothiazinique		
Alimémazine, sirop		
THERALENE	5	Cet antihistaminique est à éviter dans le traitement de la toux sèche. Balance bénéfice/risque défavorable.
PROMETHAZINE EN ASSOCIATION – Antihistaminique phénothiazinique		
Prométhazine+ Benzoate de méglumine + Polysorbate 20, sirop		
FLUISEDAL	4	Association de substances d'action contraire et dépassées.
Prométhazine + Carbocistéine, sirop		
RHINATHIOL PROMETHAZINE	4	Association illogique de produits d'action contraire.
NOSCAPINE EN ASSOCIATION – Antitussif opiacé		
Noscapine + Prométhazine, sirop		
TUSSISEDAL	3	L'association d'un antitussif opiacé et d'un antihistaminique phénothiazinique est un non-sens pharmacologique. À fuir !

Pour une lecture optimale des tableaux, reportez-vous à la page 17.

NOTRE MÉDICAMENT FAVORI

BIOCADEXTRO 1 mg/ml ENFANTS sirop

Note : 10/20 ◆ **Prix :** 2,55 € ◆ **Remboursement SS :** 30 %

Classe thérapeutique : Antitoux.

Indications : Traitement de courte durée des toux sèches et des toux d'irritation chez l'enfant de plus de 20 kg.

Contre-indications générales : Allergie au dextrométhorphane ◆ Allergie aux parabènes, au propylèneglycol ◆ Toux avec expectoration (toux grasse) ◆ Maladie chronique des bronches ou des poumons avec toux et crachats ◆ Insuffisance respiratoire ◆ Asthme ◆ Insuffisance hépatique ◆ Consommation d'alcool ◆ Intolérance au fructose ◆ Enfant de moins de 20 kg ◆ Enfant de moins de 6 ans ◆ Enfant de 6 à 12 ans (en automédication sans avis médical).

Prudence générale : Grossesse ◆ Conduite de véhicules (y compris le vélo) ou de machines (risque de somnolence, vertiges).

Contre-indications en association : Alcool ou médicaments contenant des quantités importantes d'alcool ◆ Antidépresseurs IMAO ◆ Bleu de méthylène ◆ Cinacalcet ◆ Fluidifiant des sécrétions bronchiques (expectorant, mucolytique) ◆ Linézolide ◆ Oxybate de sodium.

Prudence en association : Pansements gastro-intestinaux, antiacides et adsorbants à prendre 2 heures avant ou après ce médicament.

Posologie : ***Enfant de plus de 6 ans de 20 à 40 kg :*** 1 godet doseur par prise, à renouveler si besoin au bout de 4 heures, sans dépasser 4 godets doseurs par jour ◆ ***Enfant de 40 à 50 kg :*** 2 godets doseurs par prise, à renouveler si besoin au bout de 4 heures, sans dépasser 4 godets doseurs par jour.
Ne prendre qu'aux horaires où survient la toux. Par exemple, pour une toux ne survenant que le soir, une prise unique le soir peut suffire. Espacer les prises d'au moins 4 heures.
Durée de traitement de 5 jours maximum.

Incidents : Irritation dans la bouche ◆ Nausées ◆ Vomissements ◆ Constipation ◆ Somnolence ◆ Vertiges.

Arrêt du médicament et consulter le médecin si : La toux persiste ou s'aggrave après 5 jours de traitement ◆ Survenue de fièvre ◆ La toux devient grasse, avec encombrement des bronches, crachats et fièvre ◆ Réaction allergique avec éruption ou rougeur cutanée, démangeaisons cutanées, brusque gonflement du visage, du cou et/ou de la langue, difficultés à respirer ou à avaler (œdème de Quincke), difficultés à respirer avec sifflement (bronchospasme).

Pour une lecture optimale des tableaux, reportez-vous à la page 17.

Composition : par millilitre : Dextrométhorphane bromhydrate 1 mg ◆ **Excipients à prendre en compte :** Maltitol, parahydroxybenzoate de méthyle (parabène), propylèneglycol (excipients à effet notoire).

Présentation : Flacon de 100 ml ◆ **Laboratoire :** Zambon France

FLUIDIFIANT BRONCHIQUE ET EXPECTORANT

Principes actifs et spécialités	Note	Avis
ACETYLCYSTEINE – Fluidifiant bronchique (mucolytique)		
Acétylcystéine, comprimé effervescent, sachet ou solution buvable		
ACETYLCYSTEINE XXX EXOMUC FLUIMUCIL EXPECTORANT ACETYLCYSTEINE FLUIMUCIL EXPECTORANT ACETYLCYSTEINE ENFANTS MUCOMYST MUCOTHIOL SOLMUCOL	5	Contre-indiqué chez le nourrisson de moins de 2 ans et déconseillé chez les plus âgés. L'acétylcystéine n'a jamais démontré d'efficacité dans le traitement de la toux grasse, ce qui a entraîné son déremboursement en 2006 après avis de la Haute Autorité de santé. Au vu des effets indésirables (diarrhée, douleurs d'estomac, nausées...), voilà une dépense plus qu'inutile !
CARBOCISTEINE – Expectorant		
Carbocistéine, sirop ou solution buvable		
BRONCATHIOL ENFANTS BRONCHOKOD ENFANTS CARBOCISTEINE XXX ENFANTS CLARIX EXPECTORANT CARBOCISTEINE ENFANTS MEDIBRONC ENFANTS RHINATHIOL EXPECTORANT CARBOCISTEINE ENFANTS	5	Contre-indiqué chez le nourrisson de moins de 2 ans et déconseillé chez les plus âgés. La carbocistéine n'a jamais démontré d'efficacité dans le traitement de la toux grasse, ce qui a entraîné son déremboursement en 2006 après avis de la Haute Autorité de santé. Au vu des effets indésirables (diarrhée, douleurs d'estomac, nausées...), voilà une dépense plus qu'inutile !
PHYTOTHÉRAPIE – Expectorant		
Lierre grimpant, sirop		
PROSPAN	4	Médicament inefficace. Il faut s'accrocher pour y croire !
Baume de Tolu + Ipécacuanha composé, sirop		
PHYTOTUX	4	Association de deux expectorants inefficaces.
MEGLUMINE EN ASSOCIATION – Expectorant		
Benzoate de méglumine + Polysorbate 20, sirop		
FLUISEDAL SANS PROMETHAZINE	3	Contre-indiqué chez le nourrisson de moins de 2 ans et à fuir pour les plus âgés.
BENZOATE DE SODIUM EN ASSOCIATION – Expectorant		
Benzoate de sodium + Sulfogaïacol, sirop		
PASSEDYL ENFANTS ET NOURRISSONS	3	Association inutile et inefficace.
Benzoate de sodium + Grindélia + Polygala, sirop		
NEO-CODION NOURRISSONS	2	Association de substances d'action contraire et dépassée avec en prime la présence d'alcool et de plusieurs excipients à effet notoire très allergisants. À fuir.

GUAIFENESINE EN ASSOCIATION – Expectorant		
Guaïfénésine + Cinéole, suppositoire		
EUCALYPTINE ENFANTS	2	Association d'un expectorant et d'un dérivé terpénique. Médicament inefficace et dépassé depuis plus de 50 ans. Le derrière de votre enfant ne mérite pas une telle ineptie.

ANTISEPTIQUE RESPIRATOIRE

Spécialités	Note	Avis
POMMADES		
BRONCHODERMINE VICKS VAPORUB	5	Ces pommades composées de différents dérivés terpéniques présentées comme des traitements des affections respiratoires sont non seulement inefficaces mais peuvent entraîner des risques d'irritation ou d'allergie, voire de brûlures cutanées.
SUPPOSITOIRES		
BRONCHODERMINE ENFANTS BRONCHORECTINE AU CITRAL ENFANTS COQUELUSEDAL NOURRISSONS COQUELUSEDAL ENFANTS TROPHIRES ENFANTS	4	Association de différents dérivés terpéniques considérés au XIXe siècle comme des antiseptiques, dont l'efficacité clinique n'a jamais été démontrée, mais qui peuvent entraîner des lésions locales de l'anus et du rectum et provoquer agitation, confusion voire convulsions. Ne présenter que la notice au derrière de votre enfant qui vous en sera reconnaissant !

Pour une lecture optimale des tableaux, reportez-vous à la page 17.

Bibliographie

Ouvrages professionnels

LANGUE FRANÇAISE

Abrégé de matière médicale, Pharmacognosie, M. Paris, M. Hurabielle, Masson, 2007.

Automédication ou les mirages de l'autonomie, PUF, 2012.

Bulletin d'information de pharmacologie 2016 (*BIP31.fr*).

Dictionnaire homéopathique d'urgence, L. Pommier, Vigot/Maloine, 2003.

Dictionnaire Vidal 2016.

Folia pharmacotherapeutica Belgique.

Formulaire MRS 2016. Guide pour la prescription rationnelle des médicaments chez les personnages âgées.

Guide pratique de dermatologie, D. Wallach, Masson, 2007.

Les médicaments du rhume à base de vasoconstricteurs doivent être prescrits sur ordonnance, Bull. Acad. méd. Séance du 23 juin 2015.

Les Médicaments, leurs cibles, leurs effets bénéfiques et indésirables, Pierre Allain, 4e édition CDM, 2014.

L'Officine, F. Dorvault, Vigot, 1996.

Médicament : restaurer la confiance, Les rapports du Sénat, 2005-2006.

Pharmacologie clinique, bases de la thérapeutique, J-P. Giroud, G. Mathé, G. Meyniel, Expansion scientifique française, 1988.

Pharmacologie, des concepts fondamentaux aux applications thérapeutiques, M. Schorderet, Frison-Roche/Slatkine, 2003.

Précis de matière médicale homéopathique, L. Vannier, J. Poirier, Boiron, 2014.

Répertoire commenté des médicaments, Centre belge d'information pharmacothérapeutique (CBIP), 2016.

Revue PRESCRIRE

Traité de médecine, P. Godeau, S. Herson, J.-C. Piette, Flammarion/Médecine Sciences, 2004.

LANGUE ÉTRANGÈRE

Adverse Drug Reactions to self-médication: a study in a pharmacovigilance database, A. Berreni *et al*, Fundamental and clinical pharmacology, p. 517-520, 2015.

Advice for the Patient Drug Information in Lay Language, Thomson Healthcare, 2005.

British National Formulary, BNF, 2016.

Goodman & Gilman's, The Pharmacological Basis of Therapeutics, 12e édition, 2014.

Handbook of Nonprescription Drugs, APhA Publications, 2004.

Index Nominum, International Drug Directory, Medpharm, 2012.

Non-prescription Medicines, Alan Nathan, Pharmaceutical Press, 2007.

The Complete Drug Reference, Martindale, 38e édition, juin 2014.

Banques de données sur les médicaments

OFFICIELLE

Banque de données publique sur les médicaments de l'Agence nationale de sécurité des médicaments (ANSM)

PRIVÉES
Banque Claude-Bernard (BCB)
Thériaque
Vidal Expert

Sites Web
www.ansm.sante.fr
www.base-donnees-publique.medicaments.gouv.fr/
www.bip31.fr
www.bnf.org/
www.cbip.be/fr/chapters
www.chu-rouen.fr/cismefp/
www.formindep.org
www.has-sante.fr/portail/
www.lecrat.fr/
www.lepharmacien.fr/produit/medicament
www.passeportsante.net
www.pharmacorama.com
www. vosdroits.service-public.fr

Index général

EN MAJUSCULE ET EN GRAS, sont mentionnés les chapitres consacrés aux troubles de santé (symptômes et maladies).
EN MAJUSCULE, sont mentionnés les chapitres consacrés aux généralités sur les médicaments et l'automédication.
EN MAJUSCULE ET EN ITALIQUE, sont mentionnées les catégories de médicaments associés aux différents troubles de santé, présentés sous forme de liste (par ex. : *ANTIDOULEUR*).

Index des médicaments

EN MAJUSCULE ET EN GRAS, sont mentionnés les médicaments sous leur DCI (Dénomination commune internationale), c'est-à-dire leur principe actif (par ex. : **PARACETAMOL**).
EN MAJUSCULE, sont mentionnés les médicaments sous leur nom de spécialités, c'est à dire leur nom de marque (par ex. : DOLIPRANE).
Le nom de certaines spécialités est suivi de XXX. Cela signifie que leur composition est identique, mais que ces spécialités sont fabriquées par des laboratoires différents.

La pagination des médicaments renvoie au début du tableau.

Index des favoris

Cet index regroupe 85 médicaments que nous avons sélectionnés comme ayant la meilleure balance efficacité / tolérance, en fonction du trouble de santé à traiter.

Département éditorial Art de vie

Achevé d'imprimer en février 2017
par Normandie Roto Impression s.a.s., à Lonrai
N° d'impression : 1605754
Dépôt légal : mars 2017
Imprimé en France